H. J. Hislop, J. Montgomery

Daniels' und Worthinghams Muskeltests

PROVOKATIONSTEST :

ANSPANNEN IN DEHNSTELLUNG!

Daniels' und Worthinghams Muskeltests Manuelle Untersuchungstechniken

7. Auflage

Helen J. Hislop, Ph.D., Sc.D., FAPTA
Professor, Department of Biokinesiology and Physical Therapy
University of Southern California, Los Angeles

Jaqueline Montgomery; M.A:, P.T.
Director of Physical Therapie
Rancho Los Amigos Medical Center, Downey, California
Clinical Professor, Department of Biokinesiology and Physical Therapy
University of Southern California, Los Angeles

Mit Beiträgen von Barbara Connolly, Ed.D., P.T.
Vorsitzende des Department of Rehabilitation Sciences
University of Tennessee

Übersetzt von Renata Horst, Ebringen
Übersetzung bearbeitet von Gerlinde Supplitt, Hamburg

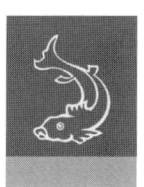

Urban und Fischer Verlag, München – Jena

Zuschriften an: Urban & Fischer Verlag, Lektorat Fachberufe,
Karlstr. 45, 80333 München

Titel der Originalausgabe: Daniels' and Worthingham's Muscle Testing
Originalverlag: W.B. SAUNDERS COMPANY
Übersetzt von Renata Horst, Ebringen
Übersetzung bearbeitet von Gerlinde Supplitt, Hamburg

Bibliografische Information Der Deutschen Bibliothek
Die deutsche Bibliothek verzeichnet diese Publikation in der Deutschen
Nationalbibliografie; detaillierte bibliografische Daten sind im Internet
unter http://dnb.ddb.de abrufbar.

Die 1.–5. deutsche Auflage erschien im Gustav Fischer Verlag unter dem
Titel „Muskelfunktionsprüfung".
6. Auflage Juni 1992
7. Auflage Januar 1999

05   5   4   3   2

© Elsevier GmbH, München

Der Urban & Fischer Verlag ist ein Imprint der Elsevier GmbH.

Lektorat: Marie-Luise Bezzenberger, Hans Reuter
Herstellung: Wolfram Friedrich, Lektorat Fachberufe
Satz: imprint, Söhlde
Druck: Legoprint, Lavis/Italien
Umschlaggestaltung: SpieszDesign, Neu-Ulm
Titelfoto: MEV-Verlag, Augsburg

Aktuelle Informationen finden Sie im Internet unter
www.elsevier.de und www.elsevier.com.

Vorwort

Die neue Auflage von Daniels und Worthinghams Muskeltests unterscheidet sich wesentlich von früheren Auflagen:

- Die Autorinnen sind neu

- Neue Abschnitte befassen sich mit Tests bei Säuglingen und bei Patienten mit Verletzung des 2. Motoneurons sowie mit Tests der Atemmuskulatur und besonders ausführlich mit Nacken- und Augenmuskeltests

- Das Werk enthält eine Zusammenfassung der Anatomie der Muskulatur und deren Innervation, so daß die Leser, insbesondere Schüler und Studenten, ihre Kenntnisse über Muskeltopographie und -funktion leicht auffrischen können. Um dem Leser eine Hilfe zu geben, ist jeder Muskel mit einer festen Referenznummer versehen, so daß schnell quergelesen werden kann und Details über jeden beliebigen Muskel in Kapitel 9 „Anatomische Register" nachgelesen werden können.

Die jetzigen Verfasserinnen erkennen dankbar die grundlegenden Beiträge der früheren Autorinnen Lucille Daniels und Catherine Worthingham zu diesem Werk an. Diese haben die inhaltliche Struktur festgelegt und die Methoden der Muskeltests ausführlich beschrieben, die in dieser Auflage leicht modifiziert worden sind.

Dieses Buch ist ein Handbuch für die manuelle Beurteilung von Muskelkraft und beabsichtigt nicht, einen umfassenden Überblick über Begründungen und Variationen solcher Tests zu geben. Meßbare Methoden für die Beurteilung von Muskelkraft und Muskelarbeit sind ebenso nicht enthalten.

Der inhaltliche Schwerpunkt dieses Buches sind erprobte und bewährte Methoden für die Beurteilung und Einstufung von Muskelfunktionen. Trotz der überaus detaillierten Beschreibung können die Techniken nicht sofort perfekt umgesetzt werden, da die einzige Möglichkeit, die Verfahren der klinischen Beurteilung einschließlich der manuellen Muskelfunktionsüberprüfung zu beherrschen, ist, sie immer und immer wieder zu üben. Während die Erfahrungen im Umgang mit Patienten mit der Zeit reifen, können die Nuancen, auf die der Untersucher bei seinen vielfältigen Patienten trifft, nie vollständig beschrieben werden. Sie sind durch Intuition und Wissenschaft gleichermaßen bestimmt. Der erfahrene Untersucher wird Muskeltests als Bestandteil jeder Befunderhebung einsetzen, unabhängig davon, ob ein detaillierter Befundbogen ausgefüllt oder ein Behandlungsaufbau vorbereitet wird. Die Muskeltests gehören zu den grundlegenden Fähigkeiten des Physiotherapeuten wie auch des Ergotherapeuten und andere Praktiker. Lernen Sie, entwickeln Sie Ihre Fähigkeiten und bewahren Sie einen hohen Standard. Dem Patienten kommt es zugute, wenn Sie einen hohen Leistungsstand erreichen.

Wir möchten unsere Anerkennung einigen Personen gegenüber zum Ausdruck bringen, die uns bei der Überprüfung des Inhaltes, bei der redaktionellen Barbeitung und mit Vorschlägen zur Seite standen. Dies sind Barbara Connelly für ihr Kapitel über manuelle Tests an Säuglingen; Maureen Rodgers, die jede einzelne Testfolge sowie die neuen Zeichnungen dieser Ausgabe überprüfte und die sicherlich die begabteste Muskelprüferin ist, die wir kennen; Jaqueline Perry für ihr außerordentliches Wissen in der funktionellen Anatomie; Arthur Hsu, der nicht das geringste anatomische Detail ausließ; Linda Wood für redaktionelle Arbeiten, die die Autorinnen klar mit den Lesern kommunzieren ließ; unsere Zeichner Larry Ward, der alle klinische Testsequenzen gezeichnet hat, und Walter Stuart für die wunderbaren Innervationszeichnungen und die neuen anatomischen Abbildungen einschließlich der drei Tafeln; Hazel Adkins und im Gedenken an Viola Robins für ihre zentrale Arbeit an Atem- und Augenmuskeltests in den Tagen der Kinderlähmung. Nicht zuletzt möchten wir Florence Kendall unsere Anerkennung aussprechen, nicht nur für ihre Pionierarbeit bei den Muskeltests und ihr ständig hohes Maß an Patientenfürsorge, sondern auch für ihre Freundschaft und Diskussionsbeiträge zu den Testverfahren, die hier aufgeführt sind. Wir sind allen gegenüber zutiefst dankbar.

Helen J. Hislop, PH.D., P.T.

Jacqueline Montgomery, M.A., P.T.

Für

Catherine A. Worthingham; P.T., Ph.D. und

Jacquelin Perry, P.T., M.D.

zwei der berühmtesten und angesehendsten Physiotherapeutinnen unserer Zeit, in Dankbarkeit für ihre bedeutenden Beiträge für die Physiotherapie.

Inhaltsverzeichnis

Einführung

Im Frühjahr 1907 hat mich Dr. Robert Lovett als Verantwortliche für den Trainingsraum eingestellt, den er und Dr. James S. Stone für ihre orthopädischen Patienten eingerichtet haben. Viele dieser Patienten hatten aufgrund von Kinderlähmung eine geschwächte Muskulatur. Es war meine Aufgabe, diese geschwächten Muskeln zu beüben. Um das tun zu können, mußte ich unbedingt wissen, welche Bewegungen die Kontraktion eines jeden Muskels auslösen würden. Aber wer konnte mir das sagen? Gray (Anatomie) bezeichnete die Außenrotation der Hüfte als Aktivität der Adduktorengruppe. Aber wenn ich Patienten, die auf dem Rücken lagen, aufforderte, ihre Hüften einwärts zu drehen, kontrahierten sich die Adduktoren sehr stark. Was war richtig? Die Natur oder Gray? Konnte es möglich sein, das beide Recht hatten?

Alle Anatomen seit Duchenne waren außerdem einstimmig der Meinung, daß die Mm. lumbricales die proximalen Gelenke der Finger flektieren und die anderen beiden Gelenke extendieren. Wenn dies der Fall ist, konnte man annehmen, daß die Mm. lumbricales arbeiteten, wenn alle drei Gelenke der Finger flektiert waren, und ebenso, wenn alle drei Gelenke extendiert waren? Wie kann man die Mm. lumbricales am besten testen und wie kann man sie am besten beüben, wenn sie schwach waren? Es war diese Art von Fragen, auf die ich keine sofortige Antwort fand. [...]

Die große Anzahl von gelähmten Patienten, die in der Klinik untersucht wurden, gaben mir Gelegenheit, endlose Kombinationen von gelähmten und normalen Muskeln zu beobachten. Ein Muskel blieb normal, während alle anderen in seiner Gruppe ausfielen. Oder ein Muskel in einer Gruppe war gelähmt, während alle anderen normale Kraft entwickelten, usw. Ich beobachtete mit der Geduld einer Katze vor einem Mauseloch; und ab und zu, vielleicht einmal im Jahr oder in zwei Jahren zeigte sich vorsichtig die Lösung einer meiner Rätsel und ich stürzte mich in freudiger Erregung darauf. [...]

Ich stieß auf ein kleines Buch [...] von Beevor „*Croonian Lectures on Muscular Movements*" [...] und ich versuchte, mit der unteren Extremität zu tun, was Beevor so gekonnt mit der oberen tat. Später entschloß ich mich, meine Arbeit durch das Testen der oberen Extremität zu vervollständigen; auch in der Hoffnung, ein bißchen mehr Licht auf einige der Probleme zu werfen, die Beevor nicht zufriedenstellend gelöst hatte.

Beevors Untersuchungsmethode die er „physiologische oder natürliche Methode" nannte, bestand darin, „eine Person zu beauftragen, eine bestimmte Bewegung auszuführen und zu beobachten, welche Muskeln sich an dieser Bewegung beteiligen."

Die Vorteile dieser Methode gegenüber der anatomischen Methode, an den Muskeln einer Leiche oder an einem Skelett befestigte Schnüre zu ziehen und die daraus resultierende Bewegung zu beobachten, und gegenüber der elektrischen Methode, die Muskulatur unter Beobachtung zu faradisieren, sind, daß sie uns nicht sagt, was „ein Muskel vielleicht tun wird, sondern was ein Muskel tatsächlich tut" [...]

Mein Dank gilt Dr. Lovett ,der die Großzügigkeit besaß, eigenes Denken seiner Angestellten zu fördern. […]

Wilhelmine Wright

Vorwort (1927) zu *Muscle Function*. New York: Paul Hoeber, 1928.

Die leitende Assistentin in meiner privaten Praxis, Wilhelmine G. Wright, hat das Material […] zu diesem Thema geliefert. Sie hat schon seit einigen Jahre fast ihre ganze Zeit dem Bereich der Physiotherapie gewidmet und bereits einen Artikel über das Thema publiziert. Ich bin ihr zu Dank verpflichtet, daß sie für mich die Übungen und Tests beschrieben hat […]."

Robert W. Lovett, M.D.

Vorwort zu *Treatment of Infantile Paralysis*, Philadelphia: Blakiston's, 1917

Dieses Buch zeigt ein Beurteilungsverfahren für Muskelkraft und -funktion als grundlegende Komponenten von Bewegung und Leistung. Klassische Muskeltests umfassen manuelle Beurteilungsmethoden und beruhen auf der Arbeit und Erfahrung zahlreicher Wissenschaftler. Die Arbeit einiger von ihnen wurde durch wissenschaftliche Untersuchungen bestätigt. Die Mehrzahl der manuellen Muskeltestverfahren wird erst jetzt wissenschaftlich untersucht. Aber fast ein Jahrhundert praktischer Erprobung hat für einen Reichtum an klinischer Bestätigung gesorgt, der die empirische Gültigkeit dieser Tests untermauert.

Die Anwendung manueller Muskeltests empfiehlt sich bei gesunden Personen sowie bei solchen mit Schwäche oder Paralyse bei Störungen der motorischen Einheit (Läsionen des 2. Motorneurons und Muskeldysfunktionen). Die Anwendung bei Menschen mit Dysfunktionen der höheren neuralen Zentren ist wegen Sensibilitätsstörungen oder Veränderungen im Tonus oder der motorischen Kontrolle nur eingeschränkt möglich.

Trotzdem muß bei diesen Patienten die Muskelfunktion beurteilt werden, obwohl die Vorgehensweisen hierfür unterschiedlich sein können. Ein Verfahren für eine Bewegungsanalyse bei Patienten mit Störungen innerhalb des 1. Motorneurons ist in diesem Buch enthalten. Zusätzliche Testverfahren für diese Patienten müssen noch systematisch erfaßt werden, und andere Methoden, die umfangreiche Techniken erfordern, werden uns wahrscheinlich bis zur Jahrhundertwende für klinische Routineanwendungen zur Verfügung stehen.

Dieses Buch, wie auch die vorangegangenen Ausgaben, konzentriert sich auf manuelle Verfahren. Seine Struktur beruht auf Bewegungen von Gelenken, z.B. Hüftflexion, anstatt Aktivitäten einzelner Muskeln, z.B. M. iliopsoas. Der Grund hierfür ist, daß jede Bewegung i.d.R. das Resultat der Aktivität mehrerer Muskeln ist. Obwohl sogenannte primäre Bewegungsauslöser identifiziert werden können, sollte die Bedeutung der sekundären oder Hilfsmuskulatur nicht außer acht gelassen werden. Selten ist der Hauptmuskel der einzige aktive Muskel für eine Bewegung, und er wird selten isoliert für eine bestimmte Bewegung eingesetzt. Zum Beispiel ist die Knieextension die Hauptfunktion der fünf Anteile des M. quadriceps femoris, jedoch extendiert keiner der fünf das Knie isoliert ohne Beteiligung anderer Synergisten. Die Aktivität eines bestimmten Muskels bei einer gegebenen Bewegung kann nur durch kinesiologische Elektromyographie präzise festgestellt werden. Trotz der hohen Anzahl solcher Studien sind sie noch unvollständig.

Es gibt Beispiele manueller Testmethoden, bei denen der Untersucher eine Extremität mit der Absicht positioniert, einen bestimmten Muskel bei der Bewegung auszuschließen. Neuere Arbeiten über elektromyographische Aufzeichnungen von Muskeln, die bei den manuellen Untersuchungen beteiligt sind, werden über das tatsächliche Mitwirken der beteiligten Muskeln bei bestimmten Bewegungen aufklären. Ein Beispiel hierfür ist der Test, der durchgeführt wird, um den M. soleus zu isolieren. Der M. gastrocnemius wird bei keiner Plantarflexionsbewegung inaktiv. Deshalb wird jeder Test verfälscht, der vorgibt, den M. soleus zu isolieren. Der M. gastrocnemius wird tatsächlich weniger aktiv, wenn das Knie flektiert wird, am meisten bei > 45°. Der M. gastrocnemius ist in dieser Position jedoch immer noch an der Plantarflexionsbewegung beteiligt, so daß der M. soleus in der Tat nicht vollständig „isoliert" ist. Für weitere Details wird der Leser auf die Tests für die Plantarflexion verwiesen.

Bewegungsausmaße werden in diesem Buch nur soweit dargestellt, wie es der Physiotherapeut benötigt, um die Muskulatur korrekt testen zu können. Eine Übereinstimmung der typischen Bewegungsausmaße wird mit jedem Test gezeigt. Die Meßtechniken, die verwendet werden, sind aber nicht Bestandteil dieses Buches.

Eine kurze Geschichte der Muskeltests

Wilhelmine Wright und Robert W. Lovett, M.D., Professor für orthopädische Traumatologie an der medizinischen Fakultät der Harvard Universität, waren die Urheber des Muskeltestsystems, das die Wirkung der Schwerkraft integrierte. Janet Merrill, P.T., Leiterin der Physiotherapieabteilung des Kinderkrankenhauses und der Harvard Kommission für Säuglingsparalyse in Boston, eine frühere Kollegin von Dr. Lovett, erklärte, daß die Tests zuerst 1912[1] von Wright im Trainingsraum der Praxis von Lovett angewendet wurden.

Die wörtliche Beschreibung der Tests, die heute überwiegend verwendet wird, wurde von Wright verfaßt und im Jahre 1912[2] publiziert. Dieser folgten ein Artikel von Lovett und Martin 1916[3] und Wrights Buch 1928[4]. Wilhelmine Wright war eine Vorgängerin der heutigen Physiotherapeuten, wobei es in ihrer Zeit keine Ausbildung für Physiotherapie gab. Sie leitete jedoch die physiotherapeutische Abteilung in Lovetts Klinik. Lovett würdigte sie in seinem 1917 erschienenen Buch „Treatment of Infantile Paralysis[5]", das sich mit Tests bei Polio befaßte. In diesem Buch werden Muskeln auf der Basis eines Widerstandes gegen die Schwerkraft unter Benutzung einer Skala von 0–6 getestet. Eine weitere numerische Skala für Muskeltests wurde von Charles L. Lowman, M.D., dem Gründer und medizinischen Direktor des orthopädischen Krankenhauses Los Angeles, beschrieben.

Lowmans System (1927) behandelte die Wirkung der Schwerkraft und des vollen Bewegungsausmaßes auf alle Gelenke und war besonders hifreich für die Beurteilung extremer Schwäche[6]. Lowman beschrieb weiterhin Muskeltestverfahren in der „Physical Therapy Review" 1940[7].

Der Arzt H.S. Stewart hat im Jahr 1925 eine kurze Beschreibung von Muskeltests publiziert. Sowohl anatomisch als auch von der Vorgehensweise stimmten sie nicht mit dem überein, was heute durchgeführt wird. Seine Beschreibungen beinhalteten ein auf Widerstand basierendes Beurteilungssystem, das sich allerdings nicht wesentlich von dem System unterscheidet, welches heute verwendet wird: maximaler Widerstand für einen normalen Muskel, Ausführung einer Bewegung gegen die Schwerkraft ohne weitere Widerstände für eine mittelmäßige Einstufung usw.[8]

Henry und Florence Kendall gehörten zu den ersten Untersuchern, die Muskeltests systematisiert haben und diese Tests mit fundierten und dokumentierten kinesiologischen Vorgehensweisen, wie sie heute ausgeführt werden, untermauerten.

Die ersten publizierten Dokumentationen über umfassende manuelle Muskeltests waren 1936 und 1938 verfügbar[9,10]. Die Monographie über Muskeltests von 1938 wurde publiziert und vom U.S. Public Health Service an alle Armeekrankenhäuser in den Vereinigten Staaten verteilt. Ein weiterer früher Beitrag kam von Signe Brunnstrom und Marjorie Dennen 1931. Ihr Werk beschrieb ein System, das Bewegung beurteilte anstatt einzelne Muskeln als Modifikation von Lovetts Arbeit über Schwerkraft und Widerstand.[11]

Zur gleichen Zeit kam Elizabeth Kenny mit ihren einmaligen Erfahrungen bei der Behandlung von Poliopatienten im australischem Hinterland nach Amerika. Kenny hat nicht zur Entwicklung von Muskeltests beigetragen. In ihrem Buch und ihren Reden war sie klar gegen solche Beurteilungskriterien, die sie für gefährlich hielt. Ihr Beitrag war, das Bewußtsein der organischen Medizin für die Gefahren einer längeren und unangemessenen Immobilisation von Poliopatienten zu wecken. Das äußerten Physiotherapeuten in diesem Land schon seit einiger Zeit, wurden aber zu dem Zeitpunkt nicht beachtet.[12,13]

Kenny hat auch die frühe Anwendung von „heißen feuchten Umschlägen" (heiße Packungen) in der akuten Phase der Erkrankung befürwortet. In der Tat hat Kenny vehement behauptet, daß Poliomyelitis keine Erkrankung des zentralen Nervensystems ist, die zu schlaffer Parese führt, sondern vielmehr, daß die Muskulatur eine „mentale Vereinsamung" vom Gehirn erfährt.[12,14]

In ihrem System „kamen Deformitäten nie vor". Sie hat auch zu keinem Zeitpunkt Daten über die Muskelkraft oder muskuläre Dysbalancen ihrer Patienten im Verlauf der Erkrankung vorgestellt.[13,14]

Ein weiteres Buch über Muskeltests, das in den frühen 40er Jahren an Schulen verwendet wurde, ist 1932 von A.T. Legg und Janet Merrill veröffentlicht worden. Dieses Buch enthielt ein umfassendes System der Muskeltests. Muskulatur wurde auf einer Skala von 0–5 beurteilt, mit zusätzlicher Kennzeichnung durch „plus" oder „minus" bei allen Stufen außer 1 und 0.

Das erste umfassende Werk über Muskeltests ist immer noch lieferbar. Es ist der Vorgänger von dieser sechsten Ausgabe über manuelle Muskeltests. Es wurde von Lucille Daniels, M.A., P.T., Marian Williams, PhD., P.T., und Catherine Worthingham, PhD., P.T., verfaßt und 1946 publiziert. Diese drei Autorinnen haben ein umfassendes Handbuch über das Thema der manuellen Testmethoden vorbereitet, das präzise und einfach zu verwenden war. Es gehört derzeit zu den meistverwendeten Werken der Welt. Marian Williams starb 1962 und ihre beiden Co-Autorinnen haben die fünfte Auflage alleine überarbeitet.

Die Kendalls – zunächst gemeinsam, nach dem Tod von Henry 1979 Florence allein – publizierten mehr als sechs Jahrzehnte lang Arbeiten über Muskeltests und verwandte Themen.

Dies ist sicherlich eines der bemerkenswertesten Lebenswerke in der Physiotherapie oder sogar in der medizinischen Geschichte.[10,17-19]

Ihre erste Ausgabe von *„Muscles: Testing and Function"* erschien 1949[17]. Davor hatten die Kendalls ein System nach Prozenten entwickelt, das von 0–100 reichte, um die Einstufung der Muskulatur in Bezug zur Norm zum Ausdruck zu bringen. Später reduzierten sie die Betonung dieser Skala und kehrten erst in der letzten Ausgabe (1993) hierzu zurück, in der Florence wieder eine Skala von 0–10 einführte.[19] Die Beiträge der Kendalls sollten jedoch nicht auf die Einführung von Beurteilungsskalen beschränkt werden. Die Verbindungen von Muskelfunktionen und Haltung bzw. Schmerz, die in zwei verschiedenen Büchern[17,18] und dann in einem weiteren Buch[19] beschrieben wurden, ist einmalig und ein extrem wertvoller Beitrag für die Physiotherapie.

Muskeltestverfahren, die in nationalen Feldversuchen angewendet wurden, in denen die Verwendung von Gammaglobuline für die Vorbeugung von paralytischer Poliomyelitis untersucht wurde, sind von den Physiotherpeutinnen Carmella Gonnella, Georgianna Harmon und Miriam Jacobs beschrieben worden. Die späteren Feldversuche für den Impfstoff von Salk benutzten ebenfalls Muskeltestverfahren. Die epidemiologischen Teams an den Zentren für Erkrankungskontrolle wurden mit der Beurteilung der Gültigkeit und Zuverlässigkeit des Impfstoffes beauftragt. Weil es keine andere Methode für die präzise „Messung" der vorhandenen oder fehlenden Muskelkraft gab, wurden manuelle Testverfahren verwendet.

Eine Gruppe der D.T. Watson Schule für Naturheikunde bei Pittsburgh, zu der Jesse Wright, M.D., Mary Elizabeth Kolb, P.T., und Miriam Jacobs, P.T., gehörten, haben ein Testverfahren entwickelt, das letztendlich in den Feldversuchen verwendet wurde. Der Test war eine gekürzte Version des vollständigen Testverfahrens, aber er beurteilte die Hauptmuskeln jeder funktionellen Gruppe und jedes Körperabschnittes. Er benutzte numerische Werte, denen Einstufungen zugewiesen waren. Jeder Muskel oder jede Muskelgruppe hatte einen zugewiesenen wilkürlichen Faktor, der so nah wie möglich mit der Masse des Gewebes übereinstimmte. Der Faktor der Masse multipliziert mit der Teststufe ergab einen „Index der Beteiligung", der als Verhältnis ausgedrückt wurde.[21]

Vor den Versuchen wurden Kolb und Jacobs nach Atlanta geschickt, um Ärzte anzuleiten, die die Muskeltests ausführen sollten. Es wurde aber dann entschieden, erfahrene Physiotherapeuten zu bevorzugen, um die Zuverlässigkeit der Testergebnisse zu gewährleisten[22]. Lucy Blair, die damalige Beraterin für Poliomyelitis an der *American Physical Therapy Association*, wurde von Catherine Worthingham, die der nationalen Gesellschaft für Säuglingsparalyse angehörte, beauftragt, ein Team erfahrener Physiotherapeuten zusammenzustellen, das die Muskeltests für die Feldversuche leiten sollte. Eine Gruppe von 67 Therapeuten wurde von Kolb und Jacobs in der Anwendung des gekürzten Tests ausgebildet. Eine unvollständige Liste der Teilnehmer wurde in einem Aufsatz von Lilienfeld in der *Physical Therapy Review*, 1954 (S. 289)[21], hinzugefügt. Diese Vorgehensweise und die Auswertungen der Physiotherapeuten in den Feldversuchen über das Vorhandensein oder das Fehlen von Schwäche und Lähmung führten schließlich zur durchschlagenden Befürwortung des Impfstoffes von Salk.

Seit den Feldversuchen für den Polioimpfstoff kam es hin und wieder zu Untersuchungen über manuelle Muskeltests, ebenso wie zur wiederholten Infragestellung ihres Wertes als anerkanntes Werkzeug zur Beurteilung. Iddings und Kollegen bemerkten, daß die Zuverlässigkeit innerhalb eines Tests zwischen verschiedenen Praktikern um ca. 4 % variierte, was sich erfreulicherweise mit der Bandbreite von 3 % unter den sorgfältig ausgebildeten Physiotherapeuten, die an den Feldversuchen für den Impfstoff teilnahmen, vergleichen ließ.[23]

Es bestand ein zunehmendes Interesse an der Festlegung von Normen über Muskelkraft und -funktion. Frühe Bemühungen in dieser Richtung wurden von Willis Beasley[24] – obwohl sein frühestes Werk nur bei wissenschaftlichen Tagungen präsentiert wurde –, Marian Williams und Helen J. Hislop[26-27] fortgesetzt, die die Vorarbeit für die objektivierbaren Meßungen von Bohannon und anderen leistete. Die Literatur über objektive Messungen wächst jährlich, was lange überfällig war. Die Ergebnisse dieser Studien müssen auf manuelle Tests bezogen werden, so daß Zusammenhänge zwischen gemessenen und manuellen Muskelbeurteilungen festgestellt werden können.

Bis instrumentale Verfahren für jede Klinik bezahlbar sind, werden weiter manuelle Techniken der Muskeltests durchgeführt werden. Die manuellen Testverfahren sind ein entscheidendes praktische Werkzeug, das jeder Physiotherapeut nicht nur studieren, sondern auch beherrschen muß. Ein Physiotherapeut, der als erfahrener Untersucher anerkannt ist, würde diesen Status ohne außerordentliche Fähigkeiten in manuellen Testverfahren und ohne die präzise Beurteilung der muskulären Leistung erlernt zu haben, nie erreicht haben.

Wie man dieses Buch anwendet

Die Grundprinzipien, die die manuellen Muskeltests bestimmen, werden in Kapitel 1 erklärt. In den Kapiteln 2–8 werden Techniken für das Testen der Muskelgruppen des Körperabschnittes beschrieben, der in dem jeweiligen Kapitel vorgestellt wird.

Jeder Muskeltest wird im Detail der Reihe nach beschrieben und mit Illustrationen versehen, die dem Anwender helfen, den Test durchzuführen.

Um den sofortigen Zugang zu anatomischen Informationen zu ermöglichen, ohne daß zu jeder Muskeltestbehandlung ein großes Anatomiebuch mitgenommen werden muß, wird in Kapitel 9 ein schnelles Nachschlagewerk der Anatomie angeboten. Dieses Kapitel ist eine Zusammenfassung der Muskelanatomie, der Muskulatur als Teil von Bewegungen sowie der Muskelinnervation und Myotome.

Um dem Leser eine Hife zu geben, wurde jeder Muskel mit einer Referenznummer versehen, die, angefangen mit Kopf und Gesicht, fortgesetzt am Nacken, Thorax, Abdomen, Perineum, an der oberen und unteren Extremität, auf der topographischen Reihenfolge basiert. Diese Referenznummer wird durch den gesamten Text beibehalten, so daß Quervergleiche möglich sind. Zum Beispiel werden die Mm. multifidi mit der Referenznummer 94 versehen; M. flexor digiti minimi brevis der Hand hat die Nummer 160; und der Muskel mit demselben Namen am Fuß hat die Nummer 216. Der Zweck dieser Referenznummer ist, dem Leser einen schnellen Bezug von einem auf der Textseite aufgelisteten Muskel zu einer detaillierteren Beschreibung seiner Anatomie und Innervation im Nachschlagewerk zu ermöglichen.

Zwei Listen der Muskeln mit ihrer Referenznummer werden in Kapiel 9 vorgestellt: eine alphabetische und eine topographische, um den Leser bei der Suche im Anatomischen Register zu unterstützen.

Die Namen der Muskeln

Muskelnamen haben gebräuchliche Konventionen. Die formellste Verwendung und die korrekte Form für viele Publikationen ist die Terminologie, die vom Komitee für Internationale Anatomische Nomenklatur etabliert und 1955, 1960 und 1965[29] überarbeitet worden ist. Gebräuchlichere Anwendungen lassen jedoch diese vorgeschriebenen Namen zugunsten kürzerer oder einfacher auszudrückender Namen außer acht. Die Autoren dieses Werkes rechtfertigen sich nicht dafür, sich nicht strikt an die formelle Ausdrucksweise gehalten zu haben. Die Mehrzahl der beschriebenen Muskeln folgen der Nomina Anatomica. Andere werden mit Namen bezeichnet, die am gebräuchlichsten sind. Die alphabetische Auflistung der Muskeln (9.1) gibt die Namen an, die in diesem Werk verwendet werden und bei Abweichungen wird der korrekte Ausdruck der Nomina Anatomica in Klammern gesetzt.

Die Gebrauch von Pfeilen im Text

Offene Pfeile zeigen die Bewegungsrichtung eines Körperteils an, entweder aktiv durch den Patienten oder passiv durch den Untersucher. Die Länge und die Richtung des Pfeiles zeigen das relative Bewegungsausmaß des Körperteils an.

Geschlossene Pfeile zeigen den Widerstand durch den Untersucher an. Der Pfeil gibt die Entfernung an und die Breite eine ungefähre Vorstellung davon, ob der Widerstand groß oder klein ist.

Abb.: Offene Pfeile   Abb.: Geschlossene Pfeile

Quellenverzeichnis

1. Merril J. Personal letter dated January 5, 1945 to Lucille Daniels.
2. Wright WG. Muscle training in the treatment of infantile paralysis. M. & S. J. 167:567-574, 1912.
3. Lovett RW, Martin EG. Certain aspects of nfantile paralysisand a description of a method of muscle testing. JAMA66:792-733, 1916.
4. Wright WG. Muscle Funktion. New York: Paul B. Hoeber,1928.
5. Lobett RW. Treatment of Infantile Paralysis, 2nd ed. Philadelphia: Blakiston's Son & Co., 1917.
6. Lowman Cl. A method of recording muscle test. Am J Surg 3:586-591, 1927.
7. Lowman CL. Muscle Strength testing. Physiother Rev 20:69-71, 1940.
8. Sterwart HS. Physiotherapy: Theory and Clinical Application. New York: Paul B. Hoeber, 1925.
9. Kendall HO: Some interesting observation about the after care of infantile paralysis patients. J Excep Child 3:107, 1936.
10. Kendall HO, Kendall FP. Care during the recovery period of paralytic poliomyelitis. U.S. Public Health Bulletin No. 242. Washington D.C.: U.S. Government Printing Office, 1938.
11. Brunnstrom S, Dennen M. Round table on muscle testing. New York: Annual Conference of the American Physical Therapy Association, Federation of Crippled and Disabled, Inc. (mimeographed), 1931.
12. Kenny E. Paper read at Northwestern Pediatric Conference at St. Paul University Club; November 14, 1940.
13. Plastridge Al. Personal report to the National Foundation for Infantile Paralysis after a trip to observe work of Sister Kenny, 1941.
14. Kendall HO, Kendall FP. Report on the Sister Kenny Method of Treatment in Anterior Poliomyelitis made to the National Foundation for Infantile Paralysis. New York, March 10, 1941.
15. Legg AT, Merrill J. Physical therapy in infantile paralysis. In: Mock. Principles and Practice of Physical Therapy, Vol. 2. Hagerstown, MD: W.F. Prior, 1932.
16. Daniels L, William M, Worthingham CA. Muscle Testing: Techniques of Manual Examination. Philadelphia: W.B. Sauders, 1946.
17. Kendall HO, Kendall FP. Muscle: Testing and Function. Baltimore: Williams & Wilkens, 1949.
18. Kendall HO, Kendall FP. Posture and Pain. Baltimore, Williams & Wilkens, 1952.
19. Kendall FP, McCreary EK, Provance PG. Muscle: Testing and Function, 4th ed. Baltimore: Williams & Wilkens, 1993.
20. Gonnella C, Harmon G, Jacobs M. The role of the physical Therapist in the gamma globulin poliomyelitis Prevention study. Phys Ther Rev 33:337-345, 1953.
21. Lilienfeld AM, Jacobs M, Wiilis M. Study of the reproducibility of muscle testing and certain other aspects of muscle scoring. Phys Ther Rev 34:279, 1954.
22. Kolb ME. Personal communication, October 1993.
23. Iddings DM. Smith LK, Spencer WA. Muscle testing. Part 2: Reliability in clinical use. Phys Ther Rev 41:249-256, 1961.
24. Beasley W. Quantitative muscle testing: Principles and applications to research and clinical service. Arch Phys Med Rehabil 42:398-425, 1961.

25. Williams, M, Stutzman L. Strength variation through the range of joint motion. The Rev 39:145-152, 1959.
26. Hislop HJ. Quantitative change in human muscular strength during isometric exercise. Phys Ther 43:21-36, 1963.
27. Hislop HJ. Perrine JJ. Isokinetic concept of exercise. Phys Ther 47:114-117, 1967.
28. Bohannon RW. Manual muscle test score and dynamometer test scores of knee extension strength. Arch Phys Med Rebabil 67:204, 1986.
29. International Anatomical Nomenclature Committee. Nomina Anatomica. Amsterdam: Excerpta Medica Foundation, 1965.

Weiterführende Literatur

Bailey JC. Manual muscle testing in industry. Phys Ther Rev 41:165-169, 1961.

Bennett RL. Muscle testing: A discussion of the importance of accurate muscle testing. Phys Ther Rev 27:242-243, 1947.

Borden R, Colachis S. Quntitative measurement of the Good and Normal ranges in muscle testind. Phys Ther 48:839-843, 1968.

Brunnstrom S. Muscle group tseting. Physsiother Rev 21:-3-21, 1941.

Currier DP. Maimal isometric tension of the elbow extensors at varied positions. Phys Ther Rev 52:52, 1972.

Downer AH. Strength of the elbow flexor muscle. Phys Ther Rev 33:68-70, 1953.

Fisher FJ, Houtz SJ. Evaluation of the function of the Gluteus Maximus Muscle. Am J Phys Med 47:182-191, 1968.

Frese E, Brown M, Norten BJ. Clinical reliability of manual muscle testing: Middle trapezius and gluteus medius muscle. Phys Ther 67:1072-1076, 1987.

Gonnella C. the manual muscle test in the patient's evaluation and program for treatment. Phys Ther Rev 34:16-18, 1954.

Granger CV. The clinical discernment of muscle weakness. Arch Phys Med 44:430438, 1963.

Hoppenfeld S. Physical Examination of the Spine and Extremities. New York: Appleton-Century-Crofts, 1976.

Janda V. Muscle Function Testing. Boston: Butterworths, 1983.

Jarvis DK. Relative strength of hip rotator muscle groups. Phys Ther Rev 32:500-503, 1952.

Kendall FP. Testing the muscle of the abdomen. Phys Ther Rev 21:22-24, 1941.

Palmer ML, Epler ME. Clinical Assessment Procedures in Physical Therapy. Philadelphia: J.B. Lippincott, 1990.

Salter N, Darcus HD. Effect of the degree of elbow flexion on the maximum torque developed in pronation and supination of the right hand. J Anat 86-b:197, 1952.

Smidt GL, Rogers MW. Factors contributing to the regulation and clinical assesment of muscular strength. Phys Ther 62:1283-1289, 1982.

Wadsworth CT, Krishnan R, Sear M, et al. Intrarater reiability of manual muscle testing and hand held dynametric testing. Phys Ther 67:1342-1347, 1987.

Wintz M. Variations in Current muscle testing. Phys Ther Rev 39:466-475,1959.

Zimny N, Kirk C. Comparison of methods of manual muscle testing. Clin Manag 7:6-11, 1987.

1 Prinzipien der manuellen Muskeltests

1.1 Die Bewertung

Bewertungen für einen manuellen Muskeltest werden als numerische Werte registriert und reichen von 0 (keine Aktivität) bis 5 (normale Reaktion, d.h. so normal, wie das Resultat eines manuellen Tests sein kann). Weil sich dieses Buch mit der Beurteilung von Bewegungen und nicht mit dem Testen einzelner Muskeln befaßt, zeigt der Wert die Leistung aller an der jeweiligen Bewegung beteiligten Muskeln an. Das System von 5 bis 0 ist das am häufigsten verwendete.

Jeder numerischen Bewertung kann ein Begriff zugeteilt werden, der die Testleistung qualitativ beschreibt.

Tabelle 1.1: Kurze Beschreibung der numerischen Bewertung

Numerische Bewertung	Qualitative Bewertung
5	normale Muskelkraft)
4	Bewegung gegen leichten bzw. moderatem Widerstand
3	Bewegung gegen Schwerkraft, volles Bewegungsausmaß
2	Bewegung ohne Schwerkraft, Bewegungsausmaß eingeschränkt
1	gerade spürbare Aktivität
0	keine Aktivität

Diese Werte basieren auf mehreren Faktoren des Testens und der Reaktionen.

Haltetest

Der Begriff Widerstand bezeichnet eine Kraft, die der Kontraktion eines Muskels entgegenwirkt. Manueller Widerstand sollte immer entgegen der Zugrichtung des beteiligten Muskels oder der beteiligten Muskeln angebracht werden.

Am Ende des vorhandenen Bewegungsausmaßes oder in dem Bewegungsabschnitt, in dem der Muskel am stärksten gefordert wird, wird der Patient aufgefordert, die Stellung zu halten und nicht zuzulassen, daß der Untersucher die Haltearbeit der Muskulatur mit seinem manuellem Widerstand überwindet.

Eine sitzende Testperson wird z.B. aufgefordert, den Ellbogen bis ans Ende des Bewegungsausmaßes zu flektieren. Wenn diese Stelle erreicht wird, gibt der Untersucher Widerstand am Handgelenk und versucht so, die Haltearbeit zu überwinden und den Unterarm in Extensionsrichtung zu bewegen. Dies wird als Haltetest bezeichnet und ist heute die am häufigsten benutzte Vorgehensweise bei manuellen Tests.

Eine empfohlene Alternative ist, den jeweiligen Körperteil vom Untersucher ans Ende der Bewegung zu plazieren, anstatt den Patienten die Bewegung aktiv ausführen zu lassen. Bei dieser Vorgehensweise stellt der Untersucher eine korrekte Ausgangsstellung für die Durchführung des Tests sicher und ermöglicht eine ausreichende Stabilisierung.

Aktiver Widerstandstest

Eine Alternative zum Haltetest ist der manuelle Widerstand gegen aktiv kontrahierende Muskeln oder Muskelgruppen, z.B. entgegen der Bewegungsrichtung, um diese Bewegung zu verhindern. Dies kann als aktiver Widerstandstest bezeichnet werden. Während der Bewegung steigert der Untersucher den Widerstand bis zur Toleranzgrenze des Patienten, bzw. bis die Bewegung zum Stillstand kommt. Diese Art des manuellen Tests erfordert sehr viel Geschick und Erfahrung. Das Resultat ist sehr oft unklar, so daß seine Anwendung nicht empfohlen wird.

Anwendung von Widerstand

Die Grundprinzipien manueller Testverfahren, die hier vorgestellt werden und in allen Quellen seit 1921 veröffentlicht wurden, beruhen auf den grundlegenden Erkenntnissen über das Verhältnis zwischen Muskellänge und Spannung und der Gelenkmechanik [1,2]. Im Falle des M. biceps brachii z.B. ist bei gestrecktem Ellbogen der Hebelarm kurz. Der Hebel wird größer, wenn der Ellbogen flektiert und erreicht sein Maximum und seine größte Effizienz bei etwa 90°, wird aber bei zunehmender Flexion über diesen Punkt hinaus wieder kürzer und weniger effizient.

Bei manuellen Tests wird bei den eingelenkigen Muskeln am besten eine gleichmäßige Aktivität gewährleistet, wenn die von außen angebrachte Kraft (Widerstand) am Ende der Bewegungsbahn appliziert wird und nicht versucht wird, die vermutete mittlere Position festzustellen. Bei zweigelenkigen Muskeln liegt der geeignete Punkt für maximalen Widerstand generell in oder nahe der mittleren Bewegungsbahn, z.B. bei der medialen oder lateralen ischiokruralen Muskulatur.

Der Punkt, an dem der Untersucher Widerstand geben sollte, liegt am distalen Ende der Extremität oder des Körperteils, an dem der Muskel ansetzt. Es gibt zwei allgemein bekannte Ausnahmen zu dieser Regel: die Hüftabduktoren und die Schultergürtelmuskulatur. Beim Test würde der Widerstand am distalen Ende des Femurs kurz oberhalb des Knies angebracht werden. Die Hüftabduktoren sind jedoch so stark, daß die meisten Untersucher den Widerstand bei normaler Kraft im Kniebereich und bei intaktem Gelenk am Knöchel anbringen. Der längerer Hebel, der durch den am Knöchel angebrachten Widerstand entsteht, stellt eine größere Herausforderung für die Abduktoren dar und entspricht eher den funtionellen Anforderungen des Ganges.

Bei Patienten mit Schwäche im Kniebereich sollte der Widerstand für die Abduktoren am distalen Femurende kurz oberhalb des Kniegelenkes angebracht werden. Wenn der kurze Hebelarm benutzt wird, sollten die Abduktoren nicht höher als 4 eingestuft werden, auch wenn die Muskeln gegen maximalen Widerstand arbeiten.

Ein Beispiel für das Testen mit einem kurzen Hebelarm ist bei einem Patienten mit einer Oberschenkelamputation gegeben, wobei die Bewertung 4 beträgt, auch wenn der Patient die Abduktion gegen maximalem Widerstand halten kann. Dies wird wegen des fehlenden Gewichts des Beines so gehandhabt und ist sehr wichtig, insbesondere wenn der Untersucher den Patienten für eine Prothesenanpassung evaluiert. Die vorhandene Muskelkraft sollte nicht überschätzt werden, wenn die Fähigkeit des Patienten eingeschätzt wird, eine Prothese benutzen zu können.

Beim Testen der vertebroskapularen Muskulatur, z.B. Mm. rhomboidei, ist der geeignete Ort des Widerstands am Arm und nicht an der Skapula, wo diese Muskeln inserieren. Die Verwendung des längeren Hebels gleicht eher den funktionellen Anforderungen, da das Gewicht des Armes miteinbezogen wird. Weitere Ausnahmen zur generellen Regel, distalen Widerstand zu verwenden, sind Kontraindikationen wie Schmerzzustände oder eine Wunde an der Stelle, an der sonst Widerstand appliziert werden würde.

Das Anbringen eines Widerstandes sollte nie plötzlich oder ungleichmäßig geschehen. Der Untersucher sollte den Widerstand langsam und allmählich anbringen, um die maximal tolerierte Intensität zu erreichen.

Einfluß des Untersuchers auf den Test

Das Wissen und die Geschicklichkeit des Untersuchers bestimmen die Genauigkeit und Vertretbarkeit eines manuellen Muskeltests. Die spezifischen Aspekte dieser Qualitäten sind:

- Kenntnis der Lage und der anatomischen Gegebenheiten der zu testenden Muskeln. Außerdem sollte der Untersucher in der Lage sein, sich die Sehnenansätze und weitere benachbarte Sehnen und Strukturen vorstellen zu können, z.B. liegt die Sehne des M. extensor carpi radialis longus auf der radialen Seite der Sehne des M. extensor carpi radialis brevis am Handgelenk

- Kenntnis des Verlaufs der Muskelfasern und ihrer Zugrichtung

- Wissen über die beteiligte Muskulatur, z.B. Synergisten, primäre Bewegungsauslöser, Hilfsmuskeln

- Vertrautheit mit der Ausgangsstellung und Fixation, die für jeden Testvorgang notwendig sind

- Kenntnis der Ausweichmechanismen, die bei den Tests auftreten können. Diese basiert auf dem Wissen, ob andere Muskeln die zu testenden Muskeln ersetzen können

- Fähigkeit, Kontraktionsaktivität sowohl während der Kontraktion als auch bei der Relaxation festzustellen, insbesondere bei kaum aktivierter Muskulatur

- Sensibilität für Unterschiede in Kontur und Masse der zu testenden Muskeln im Seitenvergleich oder im Vergleich mit Erwartungen bezogen auf Körpergröße, Beruf usw.

- Fähigkeit, Abweichungen der Bewegungsausmaße von den Normwerten und Gelenkinstabilitäten oder -deformitäten zu bemerken

- Einsicht darüber, daß ein Muskelbauch nie während eines Tests fest angefaßt werden darf, außer um Schmerz oder Empfindlichkeit und Muskelmasse festzustellen

- Fähigkeit, Muskulatur mit der gleichen Innervation zu identifizieren, um eine umfassende Beurteilung der Muskulatur und präzise Interpretation der Testergebnisse sicherzustellen. Schwäche eines Muskels in einem Myotom erfordert das Testen aller anderen zugehörigen Muskeln

- Wissen über das Verhältnis von Diagnose zu Testsequenz und Ausmaß des Tests, z.B. wird der komplette C7-Querschnittpatient maßgebliche Tests der oberen Extremität, aber nur bestätigende Tests der unteren Extremität benötigen

- Fähigkeit, Testverfahren wenn nötig zu modifizieren, ohne die Testergebnisse zu verfälschen und Verständnis über den Einfluß der Modifikation auf das Testergebnis

- Kenntnis über den Ermüdungseffekt auf die Testergebnisse, insbesondere auf die Werte der zuletzt getesteten Muskeln, und ein Gefühl für die Ermüdung bei bestimmten Diagnosen wie Myasthenia gravis oder Eaton-Lambert-Syndrom

- Verständnis für den Einfluß von Sensibilitätsverlust auf das Bewegungsverhalten.

Der Untersucher kann die Testergebnisse auch ungewollt beeinflussen und sollte extrem wachsam sein, wenn in folgenden Situationen getestet wird:

- Bei Patienten mit offenen Wunden oder andere Bedingungen, die den Gebrauch von Handschuhen erfordern und so die Palpationsfähigkeit verringern

- Bei Patienten, die unter schwierigen Umständen beurteilt werden müssen, z.B. bei Patienten auf der Intensivstation mit zahlreichen Schläuchen und Monitoren, Patienten unter Extension, oder Patienten, bei denen Lagewechsel kontraindiziert sind, außerdem bei beatmeten oder fixierten Patienten.

Der unerfahrene Untersucher muß der Versuchung widerstehen, Schnellverfahren oder die Kniffe der „alten Hasen" zu benutzen, bevor er die Grundprinzipien beherrscht. Sonst werden solche Schnellverfahren zu einem persönlichem Standard der Ungenauigkeit. Ein häufiger Fehler des unerfahrenen Untersuchers ist, einen Muskel fälschlich mit einer niedrigeren Stufe zu bewerten, weil der Test für die höhere Bewertung ohne Erfolg war, ohne daß der Test in der für die niedrigere Stufe erforderlichen Ausgangsstellung durchgeführt worden ist.

Schafft es der Patient z.B. beim Testen der Rumpfflexion bei hinter dem Kopf verschränkten Armen nur teilweise, die Skapula von der Unterlage anzuheben (Ausgangsstellung für Stufe 5, ☞ 3.3), könnte man verleitet sein, diesen Test mit 4 zu bewerten. Doch hiermit könnte die tatsächliche Stärke des Rumpfes überschätzt werden, es sei denn, der Patient wird tatsächlich mit vor dem Körper verschränkten Armen getestet, um die Stufe 4 zu bestätigen (☞ 3.3).

Der frühe Kendall

Die Genauigkeit der Untersuchungen hängt sehr vom Wissen des Untersuchers über die isolierten und kombinierten Muskelaktivitäten sowohl bei normalen Personen als auch bei denen mit schwacher oder gelähmter Muskulatur ab.

Die Tatsache, daß Muskeln kombiniert tätig sind, erlaubt es, einen schwächeren Muskel durch einen stärkeren zu kompensieren. Für genaue Muskeluntersuchungen sollten keine Kompensationen erlaubt werden. Das heißt, die Bewegung, die als Test beschrieben wird, sollte ohne Ausweichmechanismen durchgeführt werden, die anderen Muskeln erlauben würden, die Bewegung der schwachen oder gelähmten Muskulatur zu übernehmen. Die einzige Möglichkeit, Kompensationen festzustellen, ist, die normale Funktion und die Leichtigkeit, mit der ein normaler Muskel die genaue Testbewegung ausführt, zu kennen.

Kendall HO, Kendall FP

Aus „Care During the Recovery Period in Paralytic Poliomyelitis". Public Health Bulletin No. 242. Washington, D.C., U.S. Government Printing Office, 1937, 1939, p. 26.

Der gute Untersucher mißachtet nie die Äußerungen eines Patienten. Er muß ein guter Zuhörer sein, nicht nur bei Fragen, sondern auch bei der Wortwahl des Patienten und derer Bedeutung. Diese Qualität ist essentiell für gute Kommunikation und fördert Verständnis und Respekt zwischen Therapeut und Patient. Der Patient ist der beste Wegweiser für einen erfolgreichen Muskeltest.

Einfluß des Patienten auf den Test

Einem lebenden, mit Gefühl erfüllten Menschen ein wohlgeordnetes Testpaket aufzudrängen, kann die Beurteilung eines unachtsamen Untersuchers verfälschen. Die folgenden Situationen sollten erkannt werden:

- Die Mitarbeit des Patienten kann bei jedem Test unterschiedlich ausfallen. Der Test kann z.B. das Bestreben des Patienten zeigen, einen Test meistern zu wollen oder auch den Wunsch, stärker behindert zu wirken, als es den Tatsachen entspricht

- Die Bereitschaft des Patienten, Schmerz oder Unannehmlichkeit zu ertragen kann variieren, z.B. beim stoischen, überempfindlichen oder leistungsorientierten Patient

- Bei manchen Tests kann das Verständnis für die Erfordernisse des Tests wegen Begriffs- oder Sprachbarrieren begrenzt sein

- Die motorischen Fähigkeiten können bei einigen Patienten unzureichend sein, z.B. beim ungeschickten oder unbeholfenen Patienten, der die velangte Bewegung einfach nicht ausführen kann

- Trägheit und Depressionen können beim Patienten Gleichgültigkeit gegenüber dem Test und dem Untersucher verursachen

- Entblößung und Palpation eines Körperteils können kulturell, sozial und geschlechtlich bedingte Probleme bereiten.

Prinzipien des Testens (1925)

Die folgenden Punkte sind für fast jeden Fall eines Muskeltests zutreffend und außerordentlich wichtig für die erfolgreiche Arbeit:

1. Stellen Sie durch sorgfältiges Testen fest, welche Muskeln beteiligt sind und dokumentieren Sie das Kraftausmaß jedes Muskels oder der Muskelgruppen, die behandelt werden.

2. Bestehen Sie auf Intimsphäre und Disziplin, um die ungeteilte Aufmerksamkeit und Kooperation des Patienten zu gewinnen.

3. Verwenden Sie irgendeine vorbereitende Maßnahme, um die Muskulatur zu erwärmen... doppelt wichtig bei kalter, zyanotischer und geschwächter Muskulatur.

4. Legen Sie das gesamte Körperteil frei und unterstützen Sie es so, daß es zu keiner Überlastung kommt... durch die Einwirkung der Schwerkraft... oder durch Antagonisten.

Harry Eaton Stewart, M.D.

Aus Physiotherapy: Theory and Clinical Application. New York: Paul B. Hoeber, 1925.

1.2 Kriterien für die Bewertung von Muskeln

Die Bewertung durch einen manuellen Test vereinigt subjektive und objektive Faktoren. Zu den subjektiven Faktoren gehört der Eindruck des Untersuchers über die Stärke des Widerstandes, der vor dem eigentlichen Test gegeben werden sollte, und über die Stärke, die der Patient tatsächlich während des Tests toleriert. Objektive Faktoren schließen die Fähigkeit des Patienten ein, das volle Bewegungsausmaß durchzuführen, die Position zu halten, in der er plaziert worden ist, und das Körperteil gegen die Schwerkraft zu bewegen, oder auch sein Unvermögen, sich überhaupt zu bewegen. Sämtliche dieser Faktoren müssen in die Beurteilung miteinbezogen werden, was das manuelle Testen zu einer herausragenden Fähigkeit macht, die viel Erfahrung verlangt. Eine genaue Bewertung ist nicht nur wichtig, um eine funktionelle Diagnose erstellen zu können, sondern auch, um den Verlauf des Fortschrittes des Patienten während Rekonvaleszenz und Therapie zu beschreiben.

Bewertungsstufe 5

Das breite Spektrum der „normalen" Muskelleistung führt zu einer erheblichen Unterschätzung der Fähigkeiten eines Muskels. Wenn es dem Untersucher an Erfahrung mit der Untersuchung von gesunden Personen mangelt, ist es unwahrscheinlich, daß realistisch beurteilt werden kann, was normal ist und wie die Norm variieren kann. Im allgemeinen lernt der Physiotherapieschüler manuelle Muskeltests durch das Üben an Mitschülern. Dies erfordert aber nur eine minimale Erfahrung im Vergleich zu dem, was in der Praxis benötigt wird.

Es sollte beispielsweise berücksichtigt werden, daß der durchschnittliche Physiotherapeut die Knieextension eines jungen gesunden Mannes nicht überwinden kann, nicht einmal durch einen Handstand auf seinem Bein! Diese und ähnliche Beobachtungen gehen aus objektiven Vergleichen der motorischen Leistung hervor, in denen die Stärke des gegeben Widerstandes beurteilt und anschließend die maximale Kraft der Muskelgruppe an einem isokinetisches Dynamometer getestet wurde.[3-6]

Der Untersucher sollte bei jeder Gelegenheit normale Muskulatur testen. Insbesondere bei Patienten mit einem unilateralen Problem sollte auch die contralaterale Extremität getestet werden. In fast allen Fällen, in denen der Untersucher die Haltearbeit nicht durchbrechen kann, wird die Bewertungsstufe 5 gegeben. Für diese Bewertung muß der Patient in der Lage sein, gegen maximalen Widerstand das volle Bewegungsausmaß durchzuführen oder die endgradig ausgeführte Bewegung beibehalten zu können.

Bewertungsstufe 4

Die Bewertungsstufe 4 steht für eine echte Schwäche im manuellen Muskeltestverfahren. Sharrad zählte a-Motoneurone im Spinalkanal bei der Autopsie von an Poliomyelitis Erkrankten. Er verglich die dokumentierten Bewertungen der manuellen Tests mit der Anzahl der übriggebliebenen Motoneurone in den Vorderhörnern. Seine Daten zeigten, daß mehr als 50 % der Motoneurone einer Muskelgruppe verschwunden waren, wenn die Testresultate mit der Stufe 4 bewertet worden waren. Folglich hat ein Muskel, der einem Widerstand zwar noch erheblich, aber weniger als normal entgegenwirken kann, bereits die Hälfte seiner Innervation eingebüßt.

Die Bewertungsstufe 4 wird verwendet, um eine Muskelgruppe zu kennzeichnen, die das volle Bewegungsausmaß gegen die Schwerkraft vollenden und starken Widerstand tolerieren kann, ohne daß die Testposition durchbrochen wird. Der mit der Stufe 4 gekennzeichnete Muskel gibt bei maximal angebrachten Widerstand bis zu einem gewissen Grad am Ende seines Bewegungsausmaßes nach. Wenn der Muskel auf maximalen Widerstand nachgibt, wird er mit der Stufe 4 bewertet.

Bewertungsstufe 3

Stufe 3 des Muskeltests basiert auf einem objektiven Bewertungsmaßstab. Der Muskel oder die Muskelgruppe kann das volle Bewegungsausmaß gegen die Schwerkraft vollenden. Wenn ein Muskel durch die gesamte Bewegungsbahn arbeiten kann, aber ein zusätzlicher Widerstand – gleichgültig wie gering – die Bewegung unterbricht, wird der Muskel mit der Stufe 3 bewertet.

Sharrad zitierte eine Autopsie, bei der die Anzahl der Motoneurone in der Muskulatur, die durch Poliomyelitis gelähmt war, 15 % betrug und bereits mit der Stufe 3 beurteilt worden war. Das bedeutet, daß 85 % der inervierenden Neurone zerstört worden waren.[7]

Direkte Kraftmessungen haben gezeigt, daß das Kraftausmaß der mit der Stufe 3 bewerteten Muskeln meistens sehr gering ist, so daß es zwischen den Stufen 5 und 3 zu einem viel größeren Verlust der Funktion kommt als zwischen den Stufen 3 und 1. Man kann sagen, daß die Einstufung 3 eine definitive funktionelle Grenze für jede getestete Bewegung darstellt und anzeigt, daß der Muskel oder die Muskeln die minimale Aufgabe leisten können, um das Körperteil innerhalb des Bewegungsausmaßes gegen die Schwerkraft zu bewegen.

Obwohl diese Fähigkeit für die obere Extremität von Bedeutung ist, ist sie unzureichend für die funktionellen Anforderungen sehr vieler Muskeln der unteren Extremität, die für das Gehen benötigt werden, insbesondere solcher Gruppen wie die der Hüftabduktoren und der Plantarflexoren. Der Untersucher muß sicher sein, daß sich während des Tests der Muskeln, die mit der Stufe 3 bewertet worden sind, die jeweiligen Gelenke nicht in der verriegelten Stellung befinden, daß z.B. nicht während der Knieextension versehentlich ein verriegeltes Knie getestet wird.

Bewertungsstufe 2

Der mit der Stufe 2 bewertete Muskel ist in der Lage, das volle Bewegungsausmaß in einer Ausgangsstellung durchzuführen, die die Einwirkung der Schwerkraft minimiert. Als eine solche „schwerelose" Position wird oft die Bewegung in der horizontalen Ebene bezeichnet.

Bewertungsstufe 1

Die Stufe 1 bedeutet, daß der Untersucher sichtbar oder spürbar eine kontraktile Aktivität des an einer Bewegung beteiligten Muskels oder Muskelgruppen feststellen kann, vorausgesetzt der Muskel liegt oberflächlich genug, um palpiert werden zu können. Der Untersucher kann eventuell sehen oder fühlen, wie eine Sehne anspringt, während der Patient versucht, die geforderte Bewegung auszuführen. Es kommt jedoch in Folge der kontraktilen Aktivität zu keiner Bewegung des betreffenden Körperteils.

Die Muskeln mit der Stufe 1 können in fast jeder Ausgangsstellung des Patienten getestet werden. Wenn die Stufe 1 vermutet wird, sollte der Untersucher den Körperteil passiv in die Testposition bringen und den Patienten auffordern, die Position zu halten und dann zu entspannen. So kann der Untersucher den Muskel, die Sehne oder beides gemeinsam während der versuchten Kontraktion und während der Entspannung palpieren.

Bewertungsstufe 0

Der Muskel mit der Stufe 0 ist inspektorisch und palpatorisch völlig inaktiv.

Plus(+)- und Minus(–)-Bewertungen

Mit Ausnahme von zwei Fällen wird davon abgeraten, beim manuellen Muskeltest ein + oder – hinzuzufügen: 3+ und 2–. Meßbare Abstufungen können in anderen Fällen mit einer Verbesserung oder Verschlechterung innerhalb einer verteilten Testeinstufung, so wie Stufe 4, dokumentiert werden, ohne + oder – zu verwenden.

Sinn und Zweck, die Verwendung von + oder – einzuschränken, ist, die Spannweite der manuellen Testbewertungsstufen auf jene zu reduzieren, die von Bedeutung sind und sich belegen lassen.

Bewertungsstufe 3+

Der Muskel mit der Stufe 3+ kann das volle Bewegungsausmaß gegen die Schwerkraft ausführen und der Patient kann die Endposition gegen leichten Widerstand halten. Diese Bewertungsstufe ist wichtig für die Beurteilung der Funktionalität.

Zum Beispiel kann ein Patient mit der Stufe 3 eine Handgelenksorthese nicht effektiv benutzen, während ein Patient mit der Stufe 3+ dazu in der Lage ist. In ähnlicher Weise kann ein Patient, der für die Dorsalflexion des oberen Sprunggelenks nur mit der Stufe 3 bewertet worden ist, eine als Schuheinsatz konzipierte Sprunggelenksorthese nicht funktionell verwenden. Der Patient mit der Einstufung 3+ kann das zusätzliche Gewicht der Schiene tolerieren, was mit dem leichten Widerstand, der im Test eingesetzt wird, vergleichbar ist.

Die Hinzufügung des + zu der Bewertungsstufe 3 wird von vielen Praktikern als ein Ausdruck nicht nur für Kraft, sondern auch für zusätzliche Ausdauer, die bei dem Muskel mit der einfachen Stufe 3 fehlt, in Erwägung gezogen.

Bewertungsstufe 2–

Der mit der Stufe 2– bewertete Muskel kann einen Teil des Bewegungsausmaßes in der Horizontalebene durchführen, in der die Einwirkung der Schwerkraft gering ist. Der Unterschied zwischen Muskeln der Stufe 2 und 1 weist auf einen großen funktionellen Unterschied hin, so daß ein – wichtig ist, um sogar geringe Verbesserungen der Funktionalität zu beurteilen.

Zum Beispiel demonstriert der Patient mit einer infektiösen Neuronitis, z.B. Landry-Guillain-Barré Syndrom, der sich von der Stufe 1 zur Stufe 2– steigert, einen erheblichen Fortschritt bei seiner Genesung und Prognose.

Vorhandenes Bewegungsausmaß

Wenn durch einen Krankheitszustand die Gelenkbeweglichkeit eingeschränkt ist, kann der Patient nur innerhalb des vorhandenen Bewegungsausmaßes arbeiten. In diesem Fall ist das vorhandene Bewegungsausmaß als das volle Bewegungsausmaß des Patienten zu diesem Zeitpunkt zu betrachten, obwohl es nicht „normal" ist. Dies ist das Bewegungsausmaß, in dem der Muskel bewertet wird.

Das normale Bewegungsausmaß für die Knieextension liegt z.B. zwischen 135° und 0°. Ein Patient mit einer Kniebeugekontraktur von 20° wird für die Kraft in der Knieextension getestet. Das maximale Bewegungsausmaß des Patienten in Richtung Knieextension beträgt –20°. Wenn dieses Ausmaß im Sitzen gegen maximalen Widerstand vollzogen werden kann, würde die zugewiesene Bewertungsstufe 5 betragen. Wenn der Patient dieses Bewegungsausmaß nicht durchführen kann, muß die Bewertungsstufe 3 gegeben werden. Der Patient sollte dann in der Seitlage positioniert werden, um eine korrekte Einstufung zu gewährleisten.

1.3   Kontrolltests

Im Interesse von Zeit- und Kostenersparnis ist es selten notwendig, Muskeltests für den ganzen Körper durchzuführen. Zwei Ausnahmen unter vielen sind Patienten mit einem Landry-Guillain-Barré-Syndrom und mit einer inkompletten Querschnittslähmung. Um herauszufinden, welche Körperteile unbedingt getestet werden müssen, kann der Untersucher eine Reihe von Verfahren anwenden, um die Körperabschnitte auszuschließen, die keine Tests benötigen. Die vollständige Beobachtung des Patienten gibt wertvolle Hinweise auf muskuläre Schwäche und Leistungsdefizite. Zum Beispiel kann der Untersucher:

- den Patienten beobachten, wenn er zur Behandlung kommt, um starke Gangabnormalitäten festzustellen

- den Patienten beobachten, wie er vom Stuhl aufsteht und sich wieder hinsetzt, wie er Aufnahme- oder Anamneseformulare ausfüllt oder sich entkleidet

- den scheinbar gesunden Patienten bitten, auf den Fersen und dann auf den Zehen zu gehen

- den Patienten bitten, die Hand des Untersuchers fest zu umfassen

- grobe Überprüfungen bilateraler Muskelgruppen durchführen.

1.4 Vorbereitung für Muskeltests

Der Untersucher und der Patient müssen harmonisch zusammenarbeiten, wenn der Test erfolgreich sein soll. Dies bedeutet, daß einige Basisprinzipien und grundsätzliche Vorgehensweisen zur „zweiten Natur" des Untersuchers werden müssen.

1. Bei der Durchführung der Tests sollte der Patient möglichst von Schmerz oder Unannehmlichkeiten frei sein. Es wird vielleicht notwendig sein, einigen Patienten zu erlauben, sich zwischen den Tests zu bewegen oder sie anders zu lagern.

2. Die Tests sollten in einer ruhigen Umgebung stattfinden, so daß keine Ablenkungen auftreten. Die Temperatur sollte für den teilweise entkleideten Patienten angenehm sein.

3. Die Behandlungsbank oder der Mattentisch sollte stabil sein. Ideal ist eine feste Auflage, die leicht oder gar nicht gepolstert ist. Die harte Auflage wird verhindern, daß der Rumpf oder die Extremitäten „einsinken". Reibung durch die Unterlage sollte auf ein Minimum eingeschränkt werden. Wenn der Patient relativ mobil ist, kann eine Behandlungsbank verwendet werden. Sie sollte aber nicht zu schmal sein, so daß der Patient keine Angst vor dem Hinabfallen oder Abrutschen hat. Wenn der Patient stark paretisch ist, ist ein Mattentisch die günstigere Alternative. Er sollte höhenverstellbar sein, um zu gewährleisten, daß der Therapeut mit korrekten Hebeln und richtiger Körpermechanik arbeiten kann.

4. Die Ausgangsstellung des Patienten sollte sorgfältig vorbereitet werden, um das Wechseln der Ausgangsstellung während einer Testfolge aufs Minimum einzuschränken. Die Ausgangsstellung sollte eine adäquate Fixation des getesteten Körperteils oder der Körperteile durch deren Eigengewicht oder durch Hilfestellung des Untersuchers ermöglichen.

5. Alle Gegenstände, die für den Test benötigt werden, sollten bereitliegen. Dies ist besonders wichtig, wenn ein Patient aus irgendeinem Grund ängstlich wird oder zu schwach ist, um unbeaufsichtigt zu bleiben.

Im einzelnen benötigt man:

- Muskeltest-Befundbögen (Abb.1.1)
- Kugelschreiber, Bleistift oder Computer
- Kissen, Handtücher, Lagerungsmaterialien
- Laken oder andere Zudecktücher
- Winkelmesser
- Dolmetscher, falls nötig
- Helfer für das Umdrehen, Bewegen und die Fixation des Patienten
- Notrufsystem, falls kein Assistent anwesend ist
- Nachschlagewerke.

1.5   Zusammenfassung

Aus dem Vorausgegangenem sollte klar sein, daß manuelles Muskeltesten eine Fähigkeit ist, die Genauigkeit verlangt. Erfahrung, Erfahrung und nochmals Erfahrung ist unbedingt erforderlich, um diese Fähigkeit auf einen annehmbaren Leistungsstand zu bringen, ohne von praktischer Beherrschung zu sprechen.

Quellennachweis

1. LeVeau B. Biomechanics of Human Motion, 2nd ed. Philadelphia: W.B. Saunders, 1977.
2. Soderberg GL. Kinesiology: Application to Pathological Motion. Baltimore: Williams & Wilkens, 1986.
3. Neasley WC. Influence of method on estimates of normal knee extensor force among normlal and post-polio children. Phys Ther Rev 36:21-41, 1956.
4. Williams M, Stutzman L. Strenght variation through the range of motion. Phys Ther Rev 39:145-152, 1959.
5. Bohannon RW. Test retest reliability of hand held dynamometry during single session of strength assessment. Phys Ther 66:206-209, 1986.
6. Bohannon Rw. Manual muscle test scores and dynamometer test scores of knee extension strength. Arch Phys Med Rehabil 67:204, 1986.
7. Sharrard WJW. Muscle recovery in poliomyelitis. J Bone Joint Surg 37B:63-69, 1955.

Tabelle 1.2: Dokumentation der Muskeltests

links					rechts		
3	**2**	**1**	**Datum**	**Untersucher**	**1**	**2**	**3**
			Nacken				
			Kopfextension				
			Halsextension				
			kombinierte Kopf-Halsextension				
			Kopfflexion				
			Halsflexion				
			kombinierte Kopf-Halsflexion				
			kombinierte Flexion-Rotation				
			Rumpf				
			Lendenwirbelsäulenextension				
			Brustwirbelsäulenextension				
			Beckenelevation				
			Rumpfflexion				
			Rumpfrotation				
			Diaphragma				
			maximale Inspiration und maximale Exspiration				
			Husten				
			obere Extremität				
			Scapualabduktion und craniale Rotation				
			Scapulaelevation				
			Scapualadduktion				
			Scapualadduktion und caudale Rotation				
			Schulterflexion				
			Schulterextension				
			Schulterscaption				
			Schulterabduktion				
			horizontale Schulterabduktion				
			horizontale Schulteradduktion				
			Schulteraußenrotation				
			Schulterinnenrotation				
			Ellbogenflexion				
			Ellbogenextension				
			Unterarmsupination				
			Unterarmpronation				
			Handgelenkflexion				
			Handgelenkextension				
			Fingerflexion (MCP)				
			Fingerflexion (PIP)				
			Fingerflexion (DIP)				
			Fingerextension (MCP)				
			Fingerabduktion				
			Fingeradduktion				

Tabelle: Dokumentation der Muskeltests – Seite 2

3	2	1	Datum	Untersucher	1	2	3
				links			
				rechts			
			Daumenflexion (MCP)				
			Daumenflexion (IP)				
			Daumenextension (MCP)				
			Daumenextension (IP)				
			Daumenabduktion (CMC)				
			Daumenabduktion und -extension (CMC)				
			Daumenadduktion				
			Daumenoppsition				
			Kleinfingeropposition				
			untere Extremität				
			Hüftflexion				
			Hüftflexion, -abduktion, -außenrotation bei gebeugtem Knie				
			Hüftextension				
			Hüftextension (M. gluteus maximus)				
			Hüftabduktion				
			Hüftabduktion und -flexion				
			Hüftadduktion				
			Hüftaußenrotation				
			Hüftinnenrotation				
			Knieflexion				
			Knieflexion mit Beinaußenrotation				
			Knieflexion mit Beininnenrotation				
			Knieextension				
			Sprunggelenkplantarflexion				
			Sprunggelenkplantarflexion (M. soleus)				
			Fußdorsalflexion und -inversion				
			Fußinversion				
			Fußeversion und -plantarflexion				
			Fußeversion und -dorsalflexion				
			Großzehflexion (MTP)				
			Zehflexion (MTP)				
			Großzehflexion (IP)				
			Zehflexion (IP)				
			Großzehextension (MTP)				
			Zehextension (MTP)				
			Großzehextension (IP)				
			Zehextension (IP)				

Kommentare

2 Tests der Nackenmuskulatur

Dieser Abschnitt des Buches über Tests der Nackenmuskulatur wird unterteilt in Tests für Kopf- und Nackenextension und -flexion und deren Kombination. Diese Unterscheidung wurde erstmals von Perry als eine notwendige und effektive Methode, Schwäche oder Lähmung im Bereich des Kopfes festzustellen, beschrieben.[1]

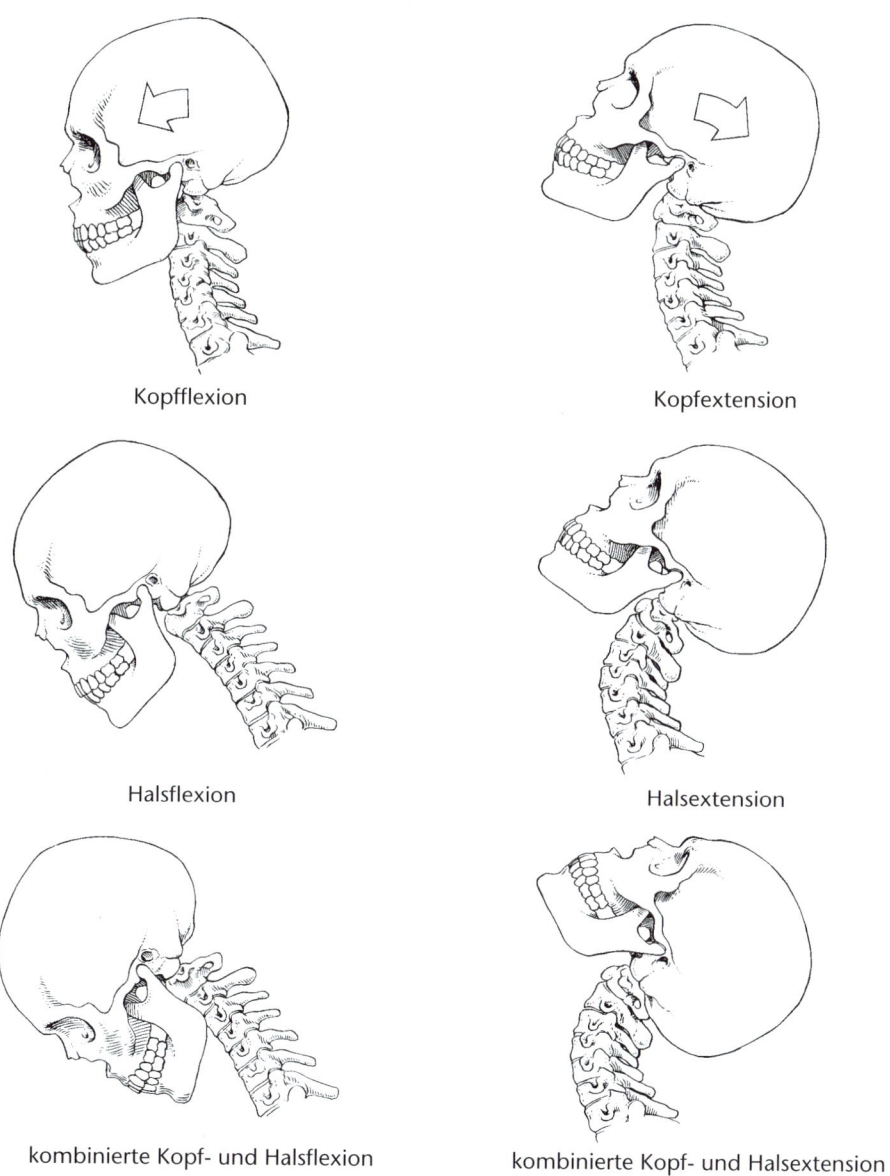

Kopfflexion

Kopfextension

Halsflexion

Halsextension

kombinierte Kopf- und Halsflexion

kombinierte Kopf- und Halsextension

Bildtafel 1: Flexion und Extension des Kopfes und der Halswirbelsäule

2.1 Extension des Kopfes

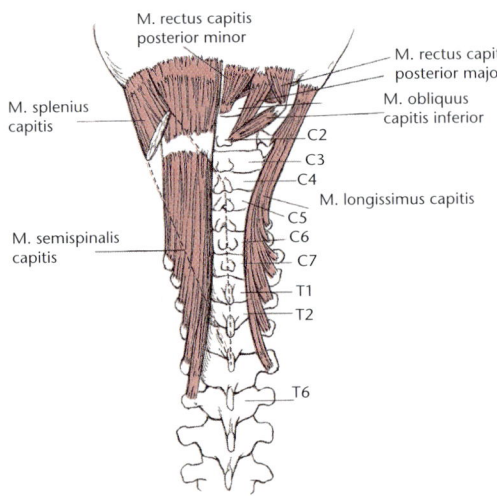

Abb. 2.1: An der Extension des Kopfes beteiligte Muskeln, Ansicht von hinten

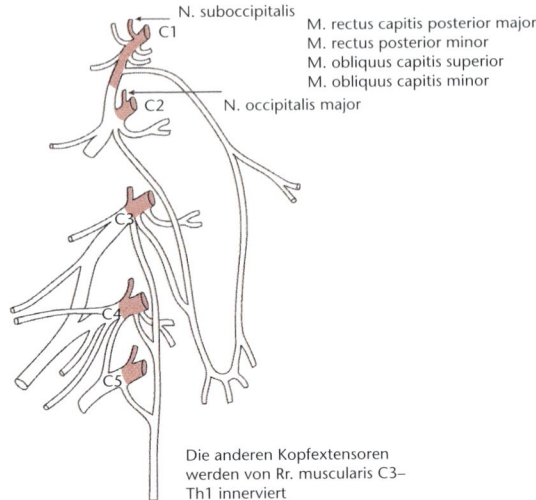

Die anderen Kopfextensoren werden von Rr. muscularis C3–Th1 innerviert

Abb. 2.2: Innervation der an der Extension des Kopfes beteiligten Muskeln

Bewegungsausmaß 0–25°.

Tabelle 2.1: An der Extension des Kopfes beteiligte Muskeln

Muskel	Ursprung	Ansatz
56. M. rectus capitis post. major	Proc. spinosus des Axis	Linea nuchae inf. des Occiput
57. M. rectus capitis post. minor	Atlas	Linea nuchae inf. des Occiput
60. M. longissimus capitis	• Proc. transversi Th1–Th5 • Proc. articulares C4–C7	Proc. mastoideus
58. M. obliquus capitis superior	Proc. transversus des Atlas	Occiput zwischen Linea nuchae sup. und inf.
59. M. obliquus capitis inferior	Proc. spinosus des Axis	Atlas dorsal vom Proc. transversus
61. M. splenius capitis	• Lig. nuchae C3–C7 • Proc. spinosus C7–Th4	• Proc. mastoideus • Occiput caudal der Linea nuchae
62. M. semispinalis capitis	• Proc. transversus C7–Th6 • Proc. articularis C4–C6	Occiput zwischen Linea nuchae sup. und inf.

Alle Muskeln, die auf den Kopf einwirken, inserieren am Schädel. Die Muskeln, die dorsal der Frontalebene ansetzen, werden als Extensoren des Kopfes bezeichnet. Die Bewegungsachse liegt im Bereich der atlanto-occipitalen und atlanto-axialen Gelenke.

Stufe 5 und 4

Ausgangsstellung des Patienten

Bauchlage mit dem Kopf in Überhang, Arme neben dem Körper.

Ausgangsstellung des Therapeuten

Stehend am Kopfende des Patienten. Eine Hand gibt Widerstand am Occiput (Abb. 2.3). Die andere Hand wird unterhalb des Kinns plaziert für den Fall, daß der Kopf unter dem gesetzten Widerstand nachgibt.

Test

Der Patient extendiert den Kopf, indem er das Kinn mit einer Nickbewegung nach oben bewegt. Die Halswirbelsäule wird dabei nicht extendiert.

Anweisung für den Patienten

„Schauen Sie zur Wand. Halten Sie. Lassen Sie nicht zu, daß ich Ihren Kopf nach unten bewege."

Bewertung

Stufe 5: Der Patient bewegt über das komplette Bewegungsausmaß, ohne durch eine Extensionsbewegung des Nackens zu kompensieren. Er toleriert maximalen Widerstand.
Kopfextensoren sind eine starke Muskelgruppe.

Stufe 4: Der Patient bewegt über das komplette Bewegungsausmaß, ohne durch eine Extensionsbewegung des Nackens zu kompensieren. Er toleriert starken bis mittleren Widerstand.

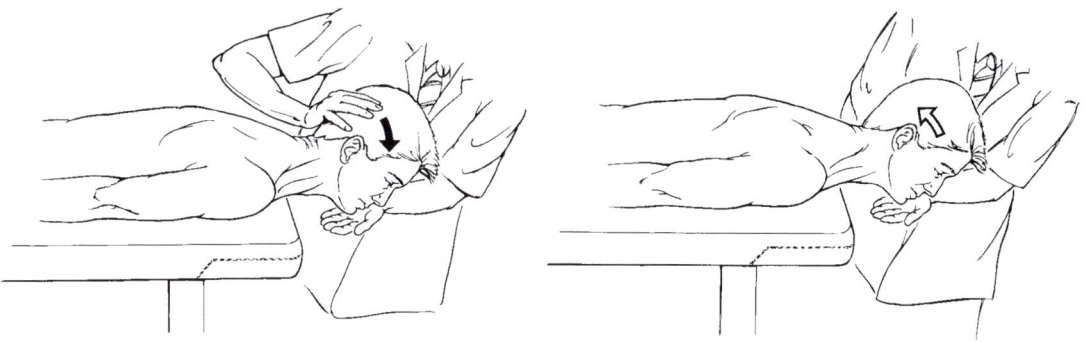

Abb. 2.3: Test der Kopfextensoren für Stufe 5 und 4   Abb. 2.4: Test der Kopfextensoren für Stufe 3

Stufe 3

Ausgangsstellung des Patienten

Bauchlage mit Kopf im Überhang und vom Therapeuten unterstützt. Arme an der Seite.

Ausgangsstellung des Therapeuten

Stehend neben dem Kopf des Patienten. Eine Hand sollte unter dem Kopf bleiben, um ihn aufzufangen, falls die Muskeln die Position nicht halten können (Abb. 2.4).

Anweisung für den Patienten

„Schauen Sie zur Wand."

Bewertung	**Stufe 3:** Der Patient bewegt über das komplette Bewegungsausmaß ohne Widerstand.
	Stufe 2, 1 und 0
Ausgangsstellung des Patienten	Rückenlage auf der Behandlungsliege, Arme neben dem Körper, Kopf liegt auf.
Ausgangsstellung des Therapeuten	Stehend am Fußende der Behandlungsbank. Der Kopf wird mit beiden Händen unter dem Occiput gestützt. Die Fingerkuppen sollten lateral der Wirbelsäule an der Basis des Occiputs plaziert werden, um die Kopfextensoren palpieren zu können. Der Kopf darf leicht von der Bank angehoben werden, um Reibung zu vermeiden (Abb. 2.5).
Test	Der Patient versucht nach hinten in Richtung des Untersuchers zu schauen, ohne den Kopf von der Unterlage anzuheben.
Anweisung für den Patienten	„Heben Sie Ihr Kinn an" oder „Schauen Sie zu mir zurück. Heben Sie Ihren Kopf nicht an."
Bewertung	**Stufe 2:** Der Patient führt die Bewegung nicht ganz zu Ende aus.
	Stufe 1 und **Stufe 0**: Eine Palpation der Kopfextensoren an der Basis des Occiputs lateral der Wirbelsäule kann schwierig sein. Der M. splenius capitis liegt lateral und die Mm. recti liegen unmittelbar neben der Wirbelsäule.

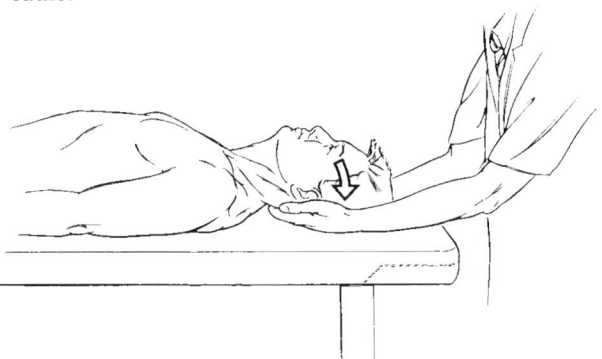

Abb. 2.5: Test der Kopfextensoren für Stufe 2, 1 und 0

Nützliche Hinweise

1. Daran denken, daß der Kopf ein sehr schweres Objekt ist, das auf einer schwachen Stütze befestigt ist. Wann immer der Kopf im Überhang über der Bankkante getestet wird, ist äußerste Vorsicht in Hinsicht auf die Sicherheit des Patienten angebracht, insbesondere wenn Nacken- oder Rumpfschwäche vermutet wird. Falls Unsicherheit besteht, sollte immer eine Hand unter den Kopf plaziert werden, um ihn auffangen zu können, falls die Muskeln nachgeben.

2. Eine bedeutende Schwäche der Nackenextensoren in Verbindung mit Schwäche des Larynx und des Pharynx kann eine Insuffizienz des Luftweges bedingen. Es kann auch sein, daß Schlucken nicht möglich ist. Beide Probleme treten auf, weil das Fehlen der Kopfextensoren ein Überwiegen der Kopfflexoren bedingt und somit die bevorzugte Position, insbesondere in Rückenlage, mit angezogenem Kinn ist[1]. Dieses Problem beschränkt sich nicht auf Patienten mit schwerer Polioparalyse, es ist auch bei Patienten mit schwerster rheumatoider Arthritis vorhanden.

2.2 Extension der Halswirbelsäule

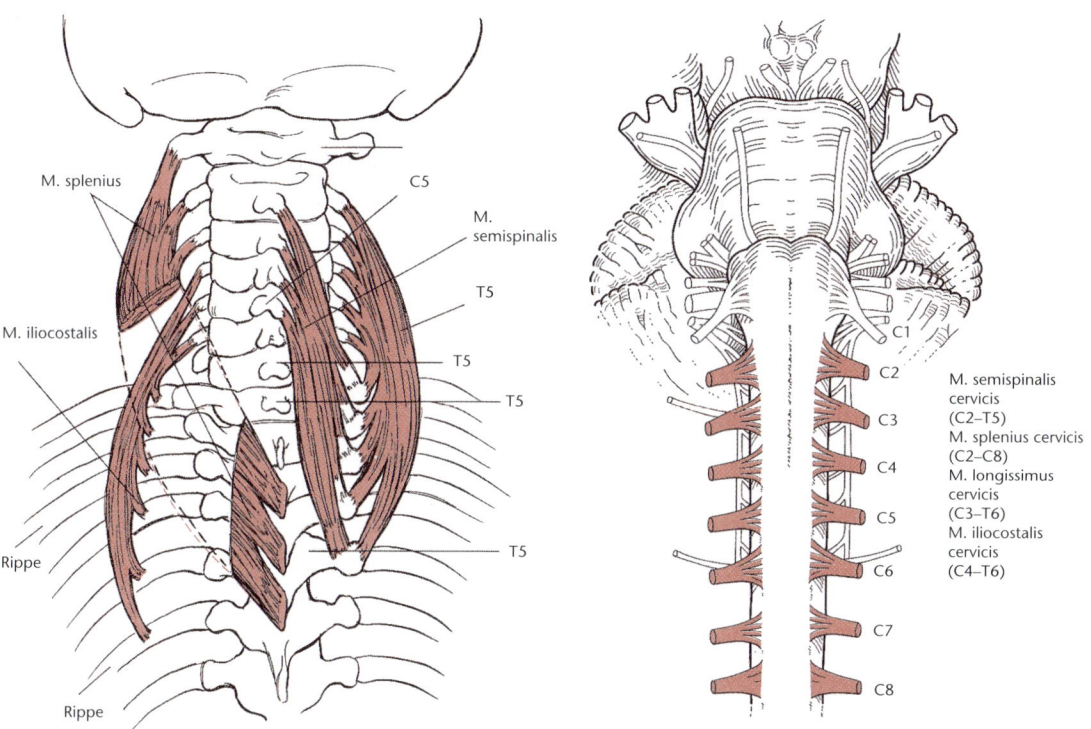

Abb. 2.6: An der Extension der Halswirbelsäule beteiligte Muskeln, Ansicht von hinten

Abb. 2.7: Innervation der an der Extension der Halswirbelsäule beteiligten Muskeln

Bewegungsausmaß   0° bis < 30°.

Tabelle 2.2: An der Extension der Halswirbelsäule beteiligte Muskeln

Muskel	Ursprung	Ansatz
64. M. longissimus cervicis	Proc. transversus Th1–Th5	Proc. transversus C2–C6
65. M. semispinalis cervicis	Proc. transversus Th1–Th5	Proc. spinosus von Axis bis C5
66. M. iliocostalis cervicis	Angulus der 3.–6. Rippe	Proc. transversus C4–C6
67. M. splenius cervicis	Proc. spinosus Th3–Th6	Proc. transversus C1–C3

Als Extensionsmuskeln gelten die Muskeln, die ausschließlich auf die Halswirbelsäule mit Schwerpunkt auf die Bewegung in der unteren HWS einwirken[2,3].

Stufe 5 und 4

Ausgangsstellung des Patienten	Bauchlage mit dem Kopf in Überhang, Arme seitlich abgelegt.
Ausgangsstellung des Therapeuten	Stehend neben dem Kopf des Patienten. Eine Hand ist auf das Hinterhaupt gelegt, um Widerstand zu geben (Abb. 2.8). Die andere Hand ist unter das Kinn gelegt, um den Kopf aufzufangen, falls er plötzlich unter Widerstand nachgibt.
Test	Der Patient extendiert die Halswirbelsäule, ohne das Kinn anzuheben.
Anweisung für den Patienten	„Drücken Sie nach oben gegen meine Hand, aber schauen Sie weiterhin zum Boden. Halten Sie. Lassen Sie mich nicht ihren Kopf nach unten schieben."
Bewertung	**Stufe 5**: Der Patient führt das gesamte Bewegungsausmaß aus und hält gegen maximalen Widerstand. Der Untersucher muß vorsichtig sein, weil diese Muskeln nicht stark sind und auch in maximaler Anspannung nicht viel Widerstand tolerieren können.
	Stufe 4: Der Patient führt das gesamte Bewegungsausmaß gegen moderaten Widerstand aus.

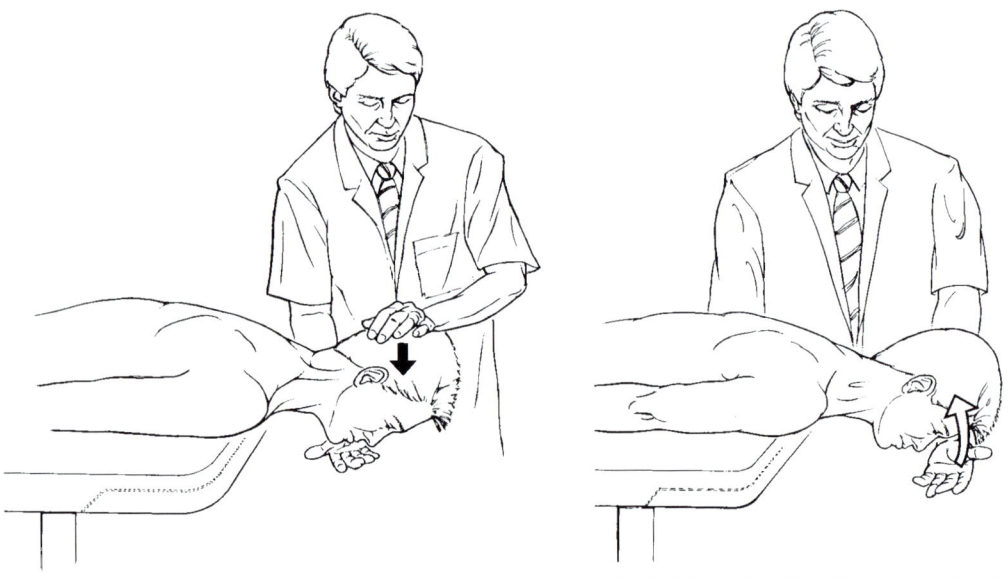

Abb. 2.8: Test der HWS-Extensoren für Stufe 5 und 4   Abb. 2.9: Test der HWS-Extensoren für Stufe 3

Stufe 3

Ausgangsstellung des Patienten	Bauchlage mit dem Kopf in Überhang, Arme neben dem Körper.
Ausgangsstellung des Therapeuten	Stehend neben dem Kopf des Patienten mit einer Hand als Unterstützung der Stirn oder bereit, die Stirn zu unterstützen (Abb. 2.9).
Test	Patient extendiert seine Halswirbelsäule, ohne nach oben zu schauen oder sein Kinn anzuheben.

| Anweisung für den Patienten | „Heben Sie Ihre Stirn von meiner Hand ab und schauen Sie weiterhin zum Boden." |

Bewertung   **Stufe 3:** Der Patient führt das volle Bewegungsausmaß aus, verträgt aber keinen Widerstand.

Alternativer Test für Stufe 3

Dieser Test sollte angewendet werden, wenn eine Schwäche der Rumpfextensoren bekannt ist oder vermutet wird. Der Untersucher sollte immer einen Assistenten einbeziehen, um Schutz unter der Stirn des Patienten zu gewährleisten. Dieser Test ist identisch mit dem vorhergehenden Test der Stufe 3, außer daß der Therapeut den Rumpf fixiert, um nötigenfalls eine Rumpfschwäche zu kompensieren. Der obere Rücken wird mit dem Unterarm des Therapeuten fixiert, die Hand liegt dabei über der Schulter (Abb. 2.10).

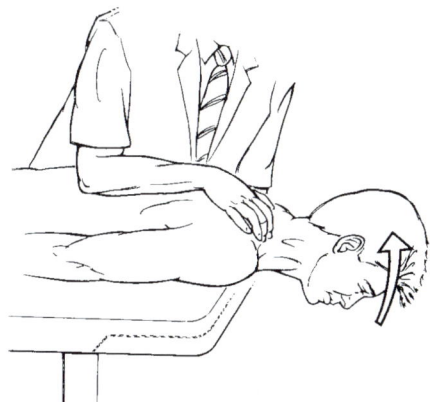

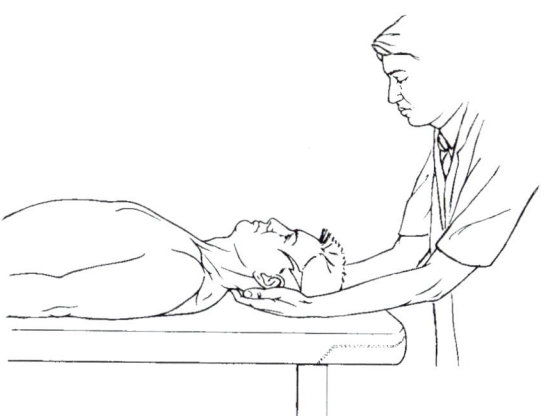

Abb. 2.10: Alternativer Test der HWS-Extensoren für Stufe 3

Abb. 2.11: Test der HWS-Extensoren für Stufen 2, 1 und 0

Stufe 2, 1 und 0

Ausgangsstellung des Patienten   Rückenlage auf der Bank, Kopf liegt vollkommen auf, Arme seitlich abgelegt.

Ausgangsstellung des Therapeuten   Am Kopfende der Bank stehend mit dem Gesicht zum Patienten. Beide Hände sind unter dem Kopf plaziert. Die Fingerkuppen befinden sich distal des Occiputs auf Höhe der Halswirbelsäule, um palpieren zu können (Abb. 2.11).

Test   Der Patient versucht die Halswirbelsäule gegen die Bank zu extendieren.

Anweisung für den Patienten   „Versuchen Sie Ihren Kopf in meine Hände zu drücken."

Bewertung   **Stufe 2**: Der Patient führt einen Teil der Bewegung der Extension aus, indem er gegen die Hände des Therapeuten drückt.

Stufe 1: Im Bereich der Nackenextensoren wird kontraktile Aktivität palpiert.

Stufe 0: keine spürbare Muskelaktivität.

2.3 Kombinierte Extension von Kopf und Halswirbelsäule

Bewegungsausmaß	0–30°.

Stufe 5 und 4

Ausgangsstellung des Patienten	Bauchlage mit Kopf im Überhang. Arme seitlich abgelegt.
Ausgangsstellung des Therapeuten	Stehend neben dem Kopf des Patienten. Eine Hand befindet sich auf dem Hinterhaupt, um Widerstand nach unten und nach vorne zu geben (Abb. 2.12). Die andere Hand ist unterhalb des Kinns, bereit den Kopf aufzufangen, falls die Muskulatur unter Widerstand nachgibt.
Test	Der Patient extendiert Kopf und Halswirbelsäule durch die gesamte Bewegungsbahn, indem er den Kopf anhebt und nach oben schaut.
Anweisung für den Patienten	„Heben Sie Ihren Kopf und schauen Sie nach oben. Halten Sie. Lassen Sie nicht zu, daß ich Ihren Kopf nach unten drücke."
Bewertung	**Stufe 5**: Der Patient führt das gesamte Bewegungsausmaß gegen maximalen Widerstand aus.
	Stufe 4: Der Patient führt das gesamte Bewegungsausmaß gegen moderaten Widerstand aus.

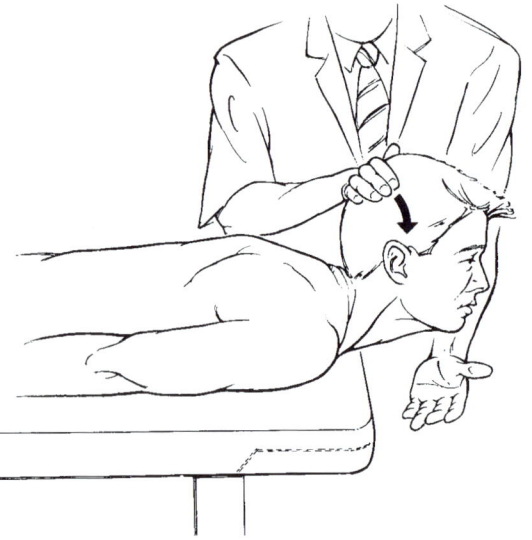

Abb. 2.12: Test der Kopf- und HWS-Extensoren für Stufen 5 und 4

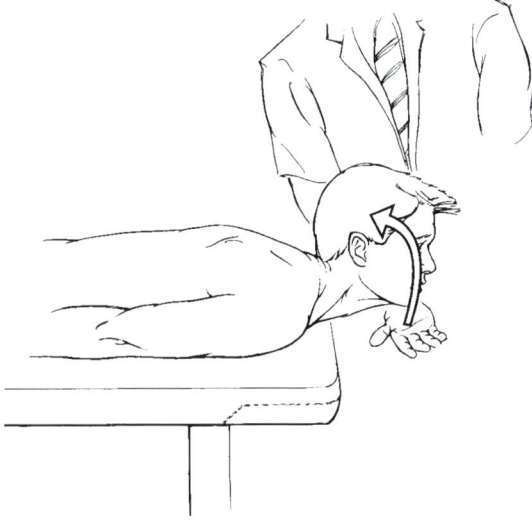

Abb. 2.13: Test der Kopf- und HWS-Extensoren für Stufe 3

Stufe 3

Ausgangsstellung des Patienten

In Bauchlage mit Kopf im Überhang. Arme seitlich abgelegt.

Ausgangsstellung des Therapeuten

Stehend neben dem Kopf des Patienten.

Test

Der Patient extendiert Kopf und Halswirbelsäule, indem er den Kopf anhebt und nach oben schaut (Abb. 2.13).

Anweisung für den Patienten

„Heben Sie Ihren Kopf von meiner Hand hoch und schauen Sie nach oben."

Bewertung

Stufe 3: Der Patient führt das vorhandene Bewegungsausmaß ohne Widerstand nur gegen die Wirkung der Schwerkraft durch.

Alternativer Test für Stufe 3

Dieser Test wird angewendet, wenn der Patient Rumpf- oder Hüftextensionsschwäche hat. Dieser Test ist identisch mit dem vorhergehenden, außer daß der Therapeut für die Fixation des oberen Rumpfes sorgt (Abb. 2.14).

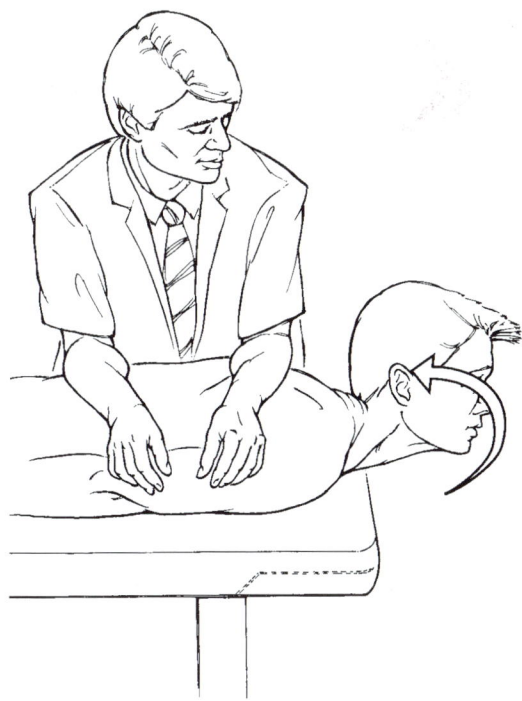

Abb. 2.14: Alternativer Test der Kopf- und HWS-Extensoren für Stufe 3

Stufe 2, 1 und 0

Ausgangsstellung des Patienten

Bauchlage, der Kopf liegt auf der Unterlage, Arme neben dem Körper.

Ausgangsstellung des Therapeuten	Stehend neben dem oberen Rumpf des Patienten. Beide Hände im Bereich der Halswirbelsäule und auf der Basis des Occiput, um palpieren zu können.
Test	Der Patient versucht, den Kopf anzuheben und nach oben zu schauen.
Anweisung für den Patienten	„Versuchen Sie Ihren Kopf anzuheben und nach oben zu schauen."
Bewertung	**Stufe 2**: Der Patient bewegt sich durch einen Teil der Bewegungsbahn.
	Stufe 1: spürbare kontraktile Aktivität der Kopf- und HWS-Extensoren, aber keine Bewegung.
	Stufe 0: keine spürbare Aktivität der Muskeln.

Nützliche Hinweise

Die Extensoren der rechten (bzw, linken) Seite können durch Rotation des Kopfes nach rechts (bzw. nach links) und Extension des Kopfes und der Halswirbelsäule getestet werden.

2.4 Flexion des Kopfes

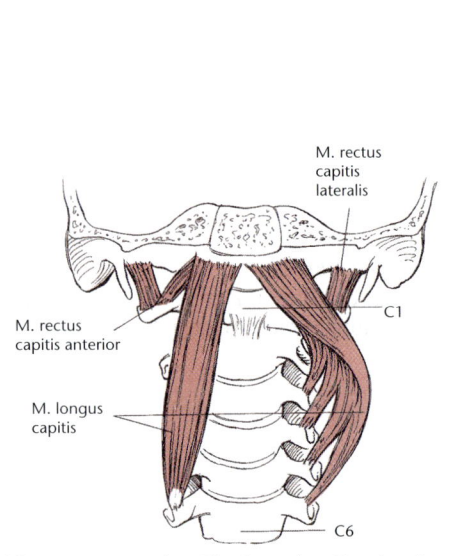

Abb. 2.15: An der Flexion des Kopfes beteiligte Muskeln, Ansicht von vorne

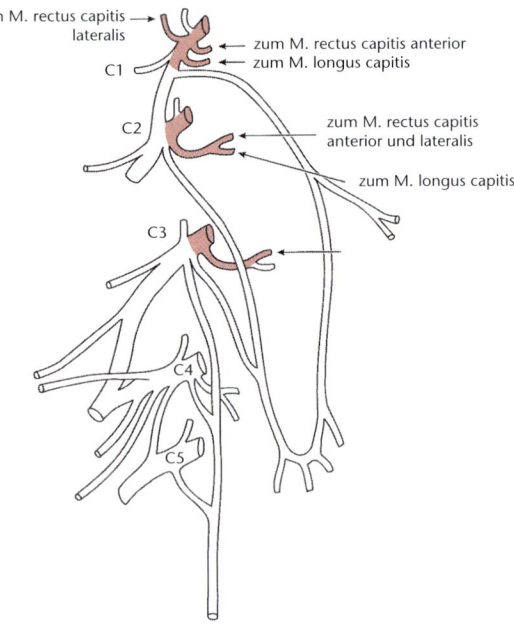

Abb. 2.16: Innervation der an der Flexion des Kopfes beteiligten Muskeln

Bewegungsausmaß   0–10°(–15°).

Tabelle 2.3: An der Flexion des Kopfes beteiligte Muskeln

Muskel	Ursprung	Ansatz
72. M. rectus capitis anterius	lateraler Atlas	Pars basilaris des Os occipitalis
73. M. rectus capitis lateralis	Proc. transversus des Atlas	Processus jugularis des Os occipitalis
74. M. longus capitis	Proc. transversus C3–C6	Pars basilaris des Os occipitalis

Alle Muskeln, die auf den Kopf einwirken, inserieren am Schädel. Diejenigen, die sich vor der Frontalebene befinden, werden Kopfflexoren genannt. Ihre Bewegungsachse liegt in atlanto-occipitalen oder atlanto-axialen Gelenken[2,3].

Ausgangsstellung des Patienten   Bei allen Kopf-, Nacken-, und kombinierten Flexionstests liegt der Patient in Rückenlage, der Kopf liegt auf der Unterlage und die Arme neben dem Körper (Abb. 2.17).

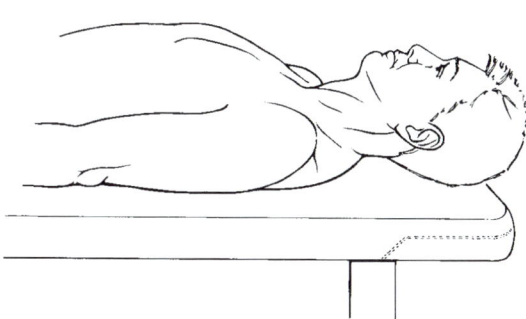

Abb. 2.17: Ausgangsstellung für Flexionstests des Kopfes

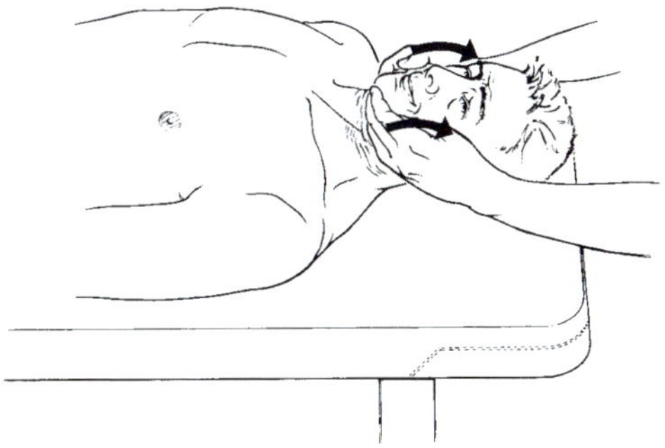

Abb. 2.18: Test der Kopfflexoren für Stufe 5 und 4

Stufe 5 und 4

Ausgangsstellung des Therapeuten   Stehend am Kopfende der Behandlungsbank mit dem Gesicht zum Patienten. Beide Hände umfassen die Mandibula mit Berührung der Wangen, um Widerstand gegen eine aufwärts- und rückwärtsgerichtete Bewegung zu geben (Abb. 2.18).

Test   Der Patient zieht das Kinn an die Brust, ohne den Kopf von der Unterlage abzuheben. Es sollte keine Bewegung in der Halswirbelsäule enstehen. Dies entspricht der nach unten gerichteten Bewegung des Nickens.

Anweisung für den Patienten   „Ziehen Sie Ihr Kinn an. Heben Sie Ihren Kopf nicht von der Unterlage ab. Halten Sie. Lassen Sie nicht zu, daß ich ihr Kinn anhebe."

Bewertung	**Stufe 5**: Der Patient führt das vorhandene Bewegungsausmaß gegen maximalen Widerstand durch. Kopfflexoren sind sehr starke Muskeln.
	Stufe 4: Der Patient führt das vorhandene Bewegungsausmaß gegen moderaten Widerstand durch.

Stufe 3

Ausgangsstellung des Therapeuten	Stehend am Kopfende der Behandlungsbank mit dem Gesicht zum Patienten gerichtet.
Test	Der Patient zieht das Kinn heran, ohne den Kopf von der Unterlage anzuheben (Abb. 2.19).
Anweisung für den Patienten	„Ziehen Sie Ihr Kinn an den Hals heran. Heben Sie Ihren Kopf nicht von der Unterlage ab."
Bewertung	**Stufe 3:** Der Patient führt das gesamte Bewegungsausmaß ohne Widerstand durch.

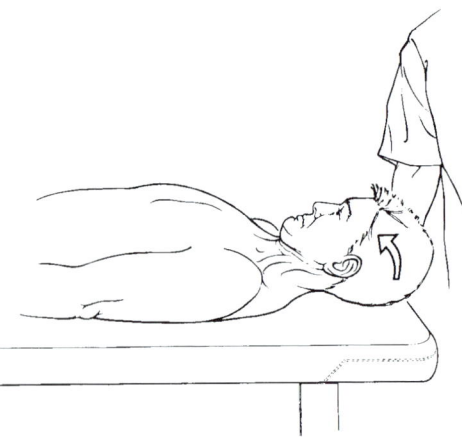
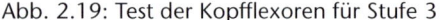
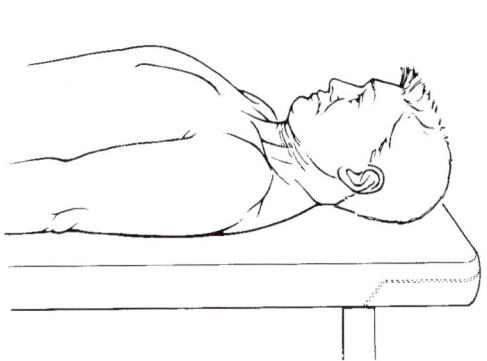

Abb. 2.19: Test der Kopfflexoren für Stufe 3   Abb. 2.20: Test der Kopfflexoren für Stufe 2, 1 und 0

Stufe 2, 1 und 0

Ausgangsstellung des Therapeuten	Stehend am Kopfende der Behandlungsbank mit dem Gesicht zum Patienten gerichtet.
Test	Der Patient versucht, sein Kinn heranzuziehen (Abb. 2.20).
Anweisung für den Patienten	„Versuchen Sie Ihr Kinn an den Hals heranzuziehen."
Bewertung	**Stufe 2**: Der Patient führt einen Teil der Bewegungsbahn durch.
	Stufe 1: Kontraktile Aktivität der Kopfflexoren kann palpiert werden.
	Stufe 0: keine kontraktile Aktivität.

Nützliche Hinweise

1. Eine Palpation der kleinen und tiefen Kopfflexoren kann schwierig sein, es sei denn der Patient hat gravierende Atrophien. Es wird nicht empfohlen, in solchen Fällen viel Druck auszuüben. Denken Sie daran, daß die aufsteigende arterielle Versorgung des Gehirns in dieser Region sehr oberflächlich verläuft.

2. Bei Patienten mit Läsionen des 1. Motorneurons (einschließlich Poliomyelitis), die die Hirnnerven nicht beeinflussen, ist die Kopfflexion selten schwach. Dies kann zum Teil der suprahyoidalen Muskulatur zugeschrieben werden, die von den Hirnnerven versorgt wird. Die Aktivität der suprahyoidalen Muskulatur kann durch Kontrolle des Mundbodens und der Zunge festgestellt werden, ebenso durch das Ausbleiben einer Schluckstörung oder der Sprache[1].

3. Wenn die Kopfflexion eingeschränkt ist oder fehlt, ist in der Regel eine gravierende Störung der Hirnnerven vorhanden. Dann sind auch weitere Zeichen einer zentralnervösen Störung vorhanden.

2.5   Flexion der Halswirbelsäule

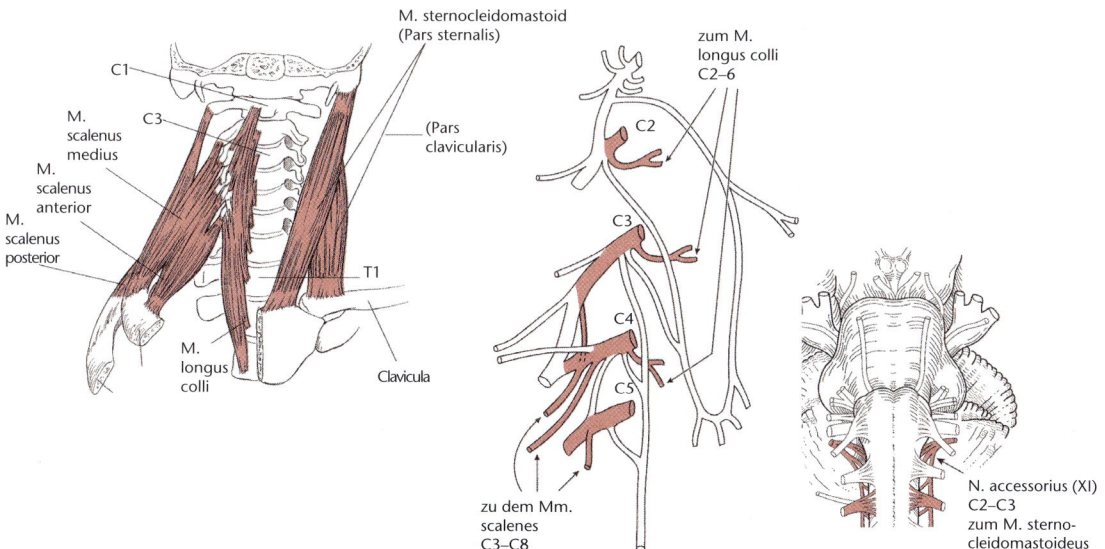

Abb. 2.21: An der Flexion der Halswirbelsäule beteiligte Muskeln, Ansicht von vorne

Abb. 2.22: Innervation der an der Flexion der Halswirbelsäule beteiligten Muskeln

Bewegungsausmaß 0–35°(–40°). Frauen haben häufig eine stärkere Lordose der Halswirbelsäule als Männer, deshalb ist es wahrscheinlich, daß auch das Bewegungsausmaß größer ist.

Tabelle 2.4: An der Flexion der Halswirbelsäule beteiligte Muskeln

Muskel	Ursprung	Ansatz
80. M. scalenus anterior	Tubercula anteriora der Proc. transversi C3–C6	Tuberculum m. scaleni anterioris an der 1. Rippe
81. M. scalenus medius	Tubercula anteriora der Proc. transversi C2–C7	obere Fläche der 1. Rippe
82. M. scalenus posterior	Tubercula posteriora der Proc. transversi C5–C7	Außenfläche der 2. Rippe
83. M. sternoclaidomstoideus	• Pars sternalis des Manubrium sterni • Pars clavicularis (mediales Drittel der Clavicula)	Proc. mastoideus, laterale Hälfte der Linea nuchea sup.

Die Nackenflexoren wirken lediglich auf die Halswirbelsäule, die Bewegungsachse liegt im Bereich der unteren Halswirbelsäule.

Stufe 5 und 4

Ausgangsstellung des Patienten Es gilt die Ausgangsstellung für alle Flexionstests (☞ 2.4): Rückenlage mit den Armen neben dem Körper. Der Kopf liegt auf der Unterlage.

Ausgangsstellung des Therapeuten Stehend neben dem Kopf des Patienten. Die Hand auf die Stirn gelegt, um Widerstand zu geben. Benutzen Sie nur 2 Finger (Abb. 2.23). Die andere Hand kann auf die Brust gelegt werden, aber eine Fixation ist nur notwendig, wenn der Rumpf schwach ist.

Test Der Patient flektiert seine Halswirbelsäule, indem er den Kopf von der Unterlage anhebt, ohne das Kinn anzuziehen. Dies ist eine schwache Muskelgruppe.

Anweisung für den Patienten „Heben Sie Ihren Kopf von der Unterlage. Schauen Sie weiterhin zur Decke. Heben Sie Ihre Schultern nicht von der Unterlage ab. Halten Sie. Lassen Sie nicht zu, daß ich Ihren Kopf nach unten drücke."

Bewertung **Stufe 5**: Der Patient führt das vorhandene Bewegungsausmaß gegen moderatem, mit zwei Fingern gegebenen Widerstand durch.

Stufe 4: Der Patient führt das vorhandene Bewegungsausmaß gegen leichten Widerstand von zwei Fingern durch.

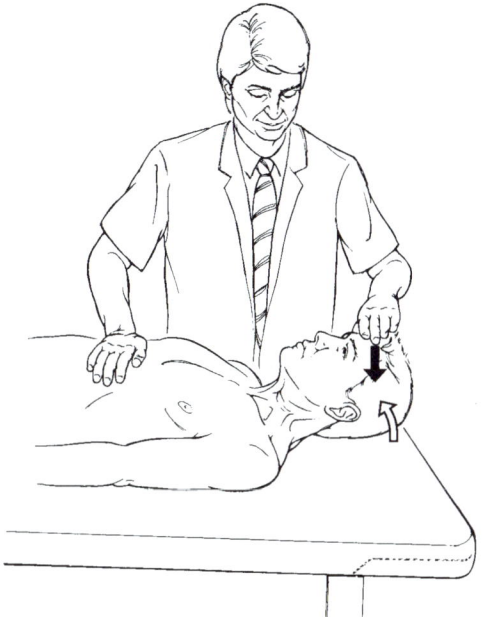 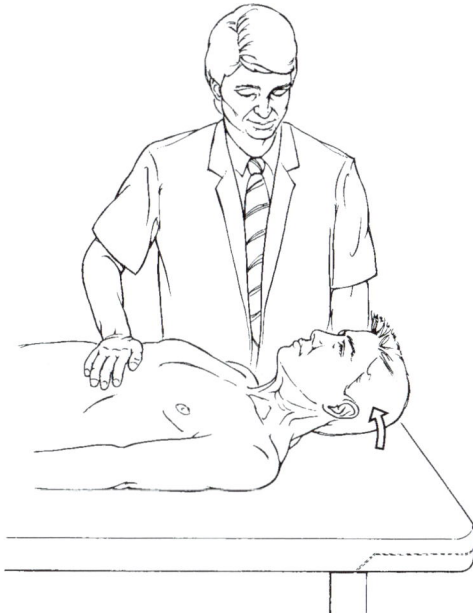

Abb. 2.23: Test der Halswirbelsäulen-Flexoren für Stufe 5 und 4

Abb. 2.24: Test der Halswirbelsäulen-Flexoren für Stufe 3

Stufe 3

Ausgangsstellung des Patienten und des Therapeuten	Wie beim Test für die Stufe „normal". Auf die Stirn wird kein Widerstand gegeben.
Test	Der Patient flektiert die Halswirbelsäule, mit den Augen zur Decke gerichtet (Abb. 2.24).
Anweisung für den Patienten	„Heben Sie Ihren Kopf von der Bank an und schauen Sie dabei weiterhin zur Decke. Behalten Sie Ihre Schultern ganz auf der Bank."
Bewertung	**Stufe 3:** Der Patient führt das vorhandene Bewegungsausmaß korrekt aus.

Stufe 2, 1 und 0

Ausgangsstellung des Patienten	Rückenlage mit dem Kopf auf der Unterlage, Arme neben dem Körper.
Ausgangsstellung des Therapeuten	Stehend am Kopfende der Behandlungsbank mit dem Gesicht zum Patienten. Die Finger beider Hände oder nur die Zeigefinger sind auf den Mm. sternocleidomastoidei gelegt, um ihn palpieren zu können (Abb. 2.25).
Test	Der Patient rollt seinen Kopf von einer Seite zur anderen. Dabei bleibt sein Kopf auf der Unterlage liegen.

Anweisung für den Patienten	„Rollen Sie Ihren Kopf nach links und nach rechts."
Bewertung	**Stufe 2**: Der Patient führt einen Teil der Bewegungsbahn aus. Der rechte M. sternocleidomastoideus bewirkt das Rollen nach links und umgekehrt.

Stufe 1: Es geschieht keine Bewegung, aber kontraktile Aktivität kann mit einer oder mit beiden Händen palpiert werden.

Stufe 0: Es kommt zu keiner Bewegung und kontraktile Aktivität kann nicht palpiert werden.

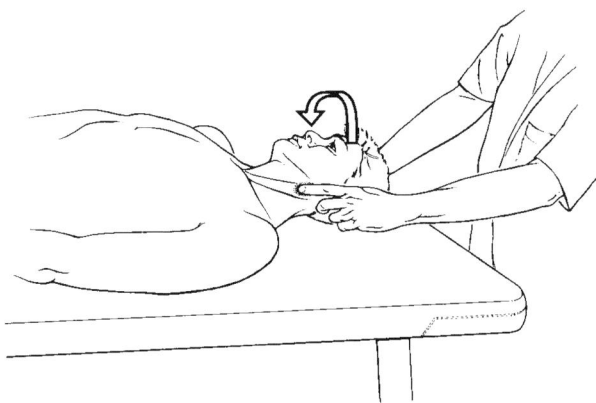

Abb. 2.25: Test der Halswirbelsäulen-Flexoren für Stufe 2, 1 und 0

Nützliche Hinweise

Während der kombinierten oder Nackenflexion kann es sein, daß der M. platysma als Kompensation für schwache oder nicht vorhandene Mm. sternocleidomastoidei eingesetzt wird. Wenn dies geschieht, werden die äußeren Mundwinkel nach unten gezogen. Ein Ausdruck wie eine Grimasse oder „Was soll ich jetzt machen?" kann beobachtet werden. Eine oberflächliche Muskelaktivität ist über die Fläche des Nackens mit Faltenbildung der Haut sichtbar.

2.6 Kombinierte Flexion von Kopf und Halswirbelsäule

Stufe 5 und 4

Ausgangsstellung des Patienten

Rückenlage mit dem Kopf auf der Behandlungsbank, Arme neben dem Körper.

Ausgangsstellung des Therapeuten

Stehend neben der Behandlungsbank in Schulterhöhe. Die Hand auf die Stirn des Patienten gelegt, um Widerstand zu geben (Abb. 2.26). Ein Arm kann benutzt werden, um den Thorax zu fixieren, falls Rumpfschwäche vorhanden ist. In solchen Fällen wird der Unterarm am unteren Rippenbogen über dem Brustkorb plaziert. Obwohl dieser Arm keinen Widerstand gibt, kann es notwendig sein, viel Kraft aufzuwenden, um den Rumpf in einer stabilen Position zu halten. Bei einem großen Patienten kann es sogar nötig sein, beide Arme zu benutzen, um die Fixation zu gewährleisten. Dabei fixiert der untere Arm das Becken. Der Untersucher muß vorsichtig sein, um nicht zu viel Druck auf verletzungsgefährdete, nicht durch Knochen gesicherte Körperteile, wie zum Beispiel das Abdomen, auszuüben.

Test

Der Patient flektiert Kopf und Nacken und bringt dabei das Kinn auf die Brust (Abb. 2.26).

Anweisung für den Patienten

„Bringen Sie Ihren Kopf nach oben bis ihr Kinn auf die Brust kommt und heben Sie dabei nicht die Schulter an. Halten Sie. Lassen Sie nicht zu, daß ich den Kopf nach unten drücke."

Bewertung

Stufe 5: Der Patient führt das volle Bewegungsausmaß durch und duldet starken Widerstand. Dieser kombinierte Flexionstest ist stärker als die Kopf- oder cervikale Komponente allein.

Stufe 4: Der Patient führt das gesamte Bewegungsausmaß durch und duldet moderaten Widerstand.

Stufe 3

Ausgangsstellung des Patienten

Rückenlage mit dem Kopf auf der Unterlage. Arme neben dem Körper.

Ausgangsstellung des Therapeuten

Stehend neben der Behandlungsbank ungefähr auf Höhe des Brustkorbes. Es wird kein Widerstand gegen die Kopfbewegung gegeben. Bei Rumpfinstabilität wird der Thorax fixiert.

Test

Der Patient flektiert seinen Nacken mit zieht Kinn an, bis das Bewegungsausmaß vollzogen ist (Abb. 2.27).

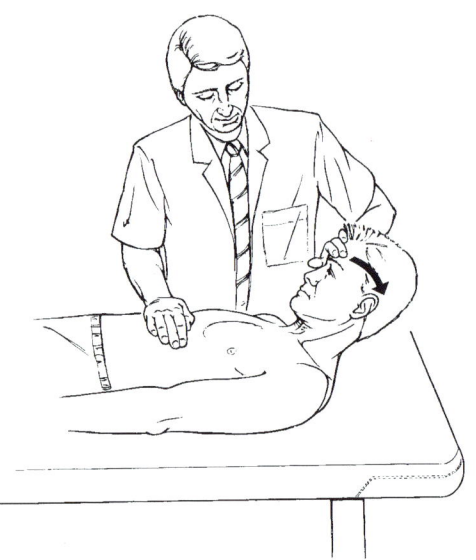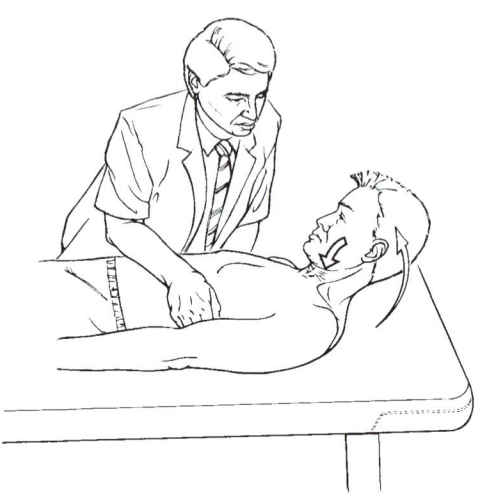

Abb. 2.26: Test der Kopf- und HWS-Flexoren für Stufe 5 und 4

Abb. 2.27: Test der Kopf- und HWS-Flexoren für Stufe 3

Anweisung für den Patienten	„Beugen Sie Ihren Kopf auf Ihren Brustkorb. Heben Sie nicht Ihre Schultern ab."
Bewertung	**Stufe 3:** Der Patient führt das gesamte Bewegungsausmaß ohne Widerstand durch.
	Stufe 2, 1 und 0
Ausgangsstellung des Patienten	Rückenlage mit dem Kopf vollständig auf der Unterlage. Arme neben dem Körper.
Ausgangsstellung des Therapeuten	Stehend am Kopfende der Behandlungsbank mit dem Gesicht zum Patienten gerichtet. Die Finger beider Hände oder vorzugsweise nur die Zeigefinger sollten benutzt werden, um die Mm. sternocleidomastoidei beidseitig zu palpieren.
Test	Der Patient versucht, den Kopf von einer Seite zur anderen zu rollen. Der M. sternocleidomastoideus der einen Seite rotiert den Kopf zur gegenüberliegenden Seite.
Anweisung für den Patienten	„Versuchen Sie, Ihren Kopf zur rechten Seite zu rollen und dann ganz nach links zurück."
Bewertung	**Stufe 2**: Der Patient bewegt nur über einen Teil der Bewegungsbahn.
	Stufe 1: Kontraktile Aktivität der Muskulatur kann palpiert werden, aber es kommt zu keiner Bewegung.
	Stufe 0: keine spürbare Muskelaktivität.

Nützliche Hinweise

Wenn die Kopfflexoren schwach sind und der M. sternocleidomastoideus ziemlich stark ist, wird der letztere Muskel die Extension der Halswirbelsäule wegen seiner Insertion dorsal am Processus mastoideus vergrößern, was ihn zu einem schwachen Extensor macht. Dies trifft nur zu, wenn die Kopfflexoren nicht aktiv genug sind, den Kopf in Flexion vorher zu stabilisieren. Wenn die Kopfflexoren normal sind, fixieren sie die Wirbelsäule in Flexion und der M. sternocleidomastoideus funktioniert als Flexor. Sind die Kopfflexoren schwach, kann der Kopf von der Unterlage angehoben werden, aber es wird in einer Stellung der Kopfextension mit dem Kinn voraus geschehen.

2.7   Isolierte Testung des M. sternocleidomastoideus

Dieser Test sollte ausgeführt werden, wenn eine Kraftasymmetrie dieser Nackenflexormuskeln vermutet wird oder bekannt ist.

Bewegungsausmaß	0–45°(–55°).
	Stufe 5, 4 und 3
Ausgangsstellung des Patienten	Rückenlage mit dem Kopf auf die Behandlungsbank gestützt und nach links rotiert, um den rechten M. sternocleidomastoideus zu testen.
Ausgangsstellung des Therapeuten	Stehend am Kopfende de Behandlungsbank mit dem Gesicht zum Patienten. Eine Hand ist auf dem temporalem Teil oberhalb des Ohrs plaziert, um Widerstand zu geben (Abb. 2.28).
Test	Der Patient hebt den Kopf von der Unterlage an.
Anweisung für den Patienten	„Heben Sie Ihren Kopf an. Ihr Kopf bleibt dabei gedreht und Ihr Ohr bleibt oben."
Bewertung	**Stufe 5**: Der Patient bewegt über das gesamte Bewegungsausmaß und verträgt starken Widerstand. Dies ist gewöhnlich eine starke Muskelgruppe.
	Stufe 4: Der Patient bewegt über das vorhandene Bewegungsausmaß und verträgt moderaten Widerstand.
	Stufe 3: Der Patient bewegt über das gesamte Bewegungsausmaß, verträgt aber keinen Widerstand (Abb. 2.29).

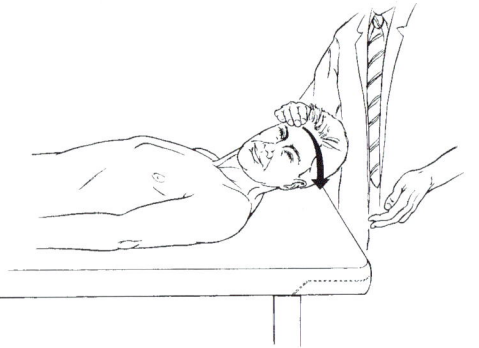 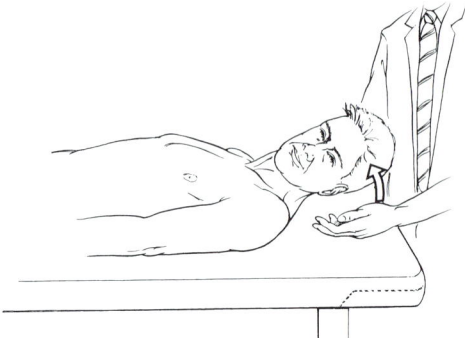

Abb. 2.28: Test des rechten M. sternoclaidomastoideus für Stufe 5, 4 und 3

Abb. 2.29: Bewertung Stufe 3 beim Test des rechten M. sternoclaidomastoideus

Stufe 2, 1 und 0

Ausgangsstellung des Patienten	Rückenlage mit dem Kopf auf der Unterlage.
Ausgangsstellung des Therapeuten	Stehend am Kopfende der Behandlungsbank mit dem Gesicht zum Patienten. Die Finger oder nur die Zeigefinger sind seitlich am Nacken und Kopf plaziert, so daß sie den M. sternocleidomastoideus palpieren können (Abb. 2.25).
Test	Der Patient versucht den Kopf von einer Seite auf die andere zu rollen.
Anweisung für den Patienten	„Rollen Sie Ihren Kopf nach rechts und dann auch links."
Bewertung	**Stufe 2**: Der Patient bewegt über nur einen Teil der Bewegungsbahn.
	Stufe 1: Kontraktile Aktivität im Bereich des M. sternocleidomastoideus kann palpiert werden, aber es kommt zu keiner Bewegung.
	Stufe 0: keine spürbare kontraktile Aktivität.

2.8 Rotation der Halswirbelsäule

Stufe 5, 4 und 3

Ausgangsstellung des Patienten
Rückenlage mit der Halswirbelsäule in Flexion und Extension in neutraler Stellung. Der Kopf ist mit dem Gesicht so weit wie möglich zu einer Seite gedreht auf die Unterlage gestützt. Eine alternative Ausgangsstellung für alle Tests ist der Sitz.

Ausgangsstellung des Therapeuten	Stehend am Kopfende der Behandlungsbank mit dem Gesicht zum Patienten. Nur bei den Stufen 5 und 4 wird die Hand seitlich oberhalb des Ohrs auf den Kopf gelegt, um Widerstand zu geben.
Test	Der Patient rotiert den Kopf gegen maximalen Widerstand in die Null-Stellung. Dies ist eine starke Muskelgruppe. Wiederholen für die Rotatoren der Gegenseite. Alternativ kann der Patient von der linken, auf der Bank liegenden Gesichtshälfte auf die rechte drehen.
Anweisung für den Patienten	„Drehen Sie Ihren Kopf und schauen Sie zur Decke. Halten Sie. Lassen Sie nicht zu, daß ich Ihren Kopf zurückdrehe."
Bewertung	**Stufe 5**: Der Patient dreht den Kopf gegen maximalen Widerstand nach rechts und links durch das ganze verfügbare Bewegungsausmaß.
	Stufe 4: Der Patient dreht den Kopf gegen moderaten Widerstand nach links und rechts durch das ganze verfügbare Bewegungsausmaß.
	Stufe 3: Der Patient dreht den Kopf ohne Widerstand nach rechts und links durch das ganze verfügbare Bewegungsausmaß.

Stufe 2, 1 und 0

Ausgangsstellung des Patienten	Sitzend. Der Rumpf und der Kopf können gegen eine hohe Stuhllehne gestützt werden. Der Kopf ist in Neutral-Stellung.
Ausgangsstellung des Therapeuten	Stehend direkt vor dem Patienten.
Test	Der Patient versucht den Kopf von einer Seite zur anderen zu drehen und dabei seinen Nacken in Neutral-Stellung zu halten. Das Kinn weder nach oben noch nach unten halten.
Anweisung für den Patienten	„Drehen Sie Ihren Kopf soweit nach links, wie sie können. Behalten Sie Ihr Kinn gerade." Wiederholen für das Drehen nach rechts.
Bewertung	**Stufe 2**: Der Patient führt ein Teil der Bewegungsbahn aus.
	Stufe 1: Kontraktile Aktivität des M. sternocleidomastoideus oder dorsaler Muskeln sichtbar oder spürbar, keine Bewegung.
	Stufe 0: keine spürbare kontraktile Aktivität.

Quellennachweis

1. Perry J. Nickel VL. Total cervical-spine fusion for neck paralysis. J Bone Joint Surg 41A:37-60, 1959.
2. Fielding JW. Cineroentgenography of the normal cervical spine. J Bone Joint Surg 39A:1280-1288, 1957.
3. Ferlic D. The range of motion of the ‚normal' cervical Spine. Johns Hopkins Hosp Bull 110:59, 1962.

3 Tests der Rumpfmuskulatur

3.1 Extension des Rumpfes

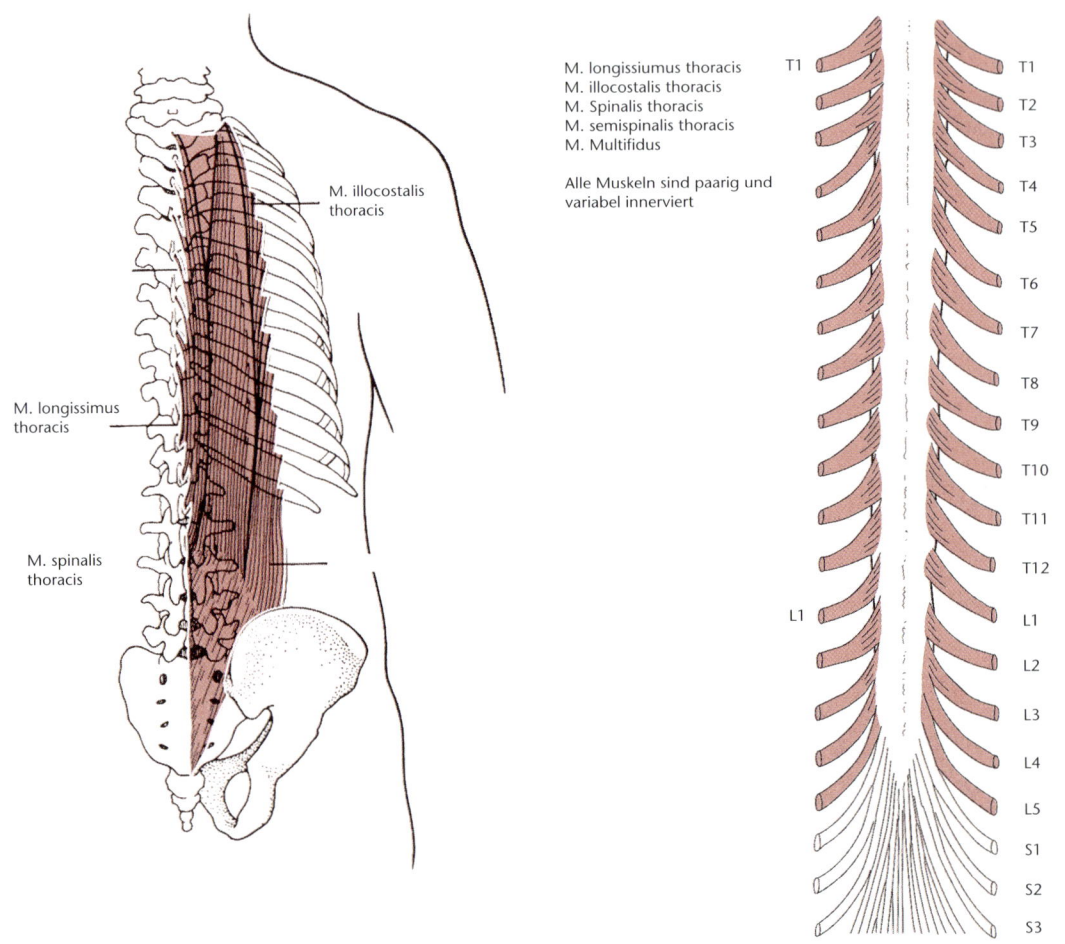

M. longissiumus thoracis
M. illocostalis thoracis
M. Spinalis thoracis
M. semispinalis thoracis
M. Multifidus

Alle Muskeln sind paarig und
variabel innerviert

M. illocostalis thoracis

M. longissimus thoracis

M. spinalis thoracis

Abb. 3.1: An der Extension des Rumpfes beteiligte Muskeln, Ansicht von hinten

Abb. 3.2: Innervation der an der Extension des Rumpfes beteiligten Muskeln

Bewegungsausmaß

- Brustwirbelsäule: 0°
- Lendenwirbelsäule: 0–25°.

Tabelle 3.1: An der Rumpfextension beteiligte Muskeln

Muskel	Ursprung	Ansatz
89. M. iliocostales thoracis	7.–12. Rippe	1.–6. Rippe
90. M. iliocostales lumborum	• Crista iliaca • Sakrum	5.–12. Rippe
91. M. longissimus thoracis	• Sakrum • L1–L5	• L1–L3 • Th1–Th12 2.–12. Rippe
92. M. spinalis thoracis	• Th11–Th12 • L1–L2	Th1–Th4(–Th8)
93. M. semispinalis thoracis	Proc. transversus Th6–Th10	Processus spinosus C6–Th4
94. M. multifidus	• Sakrum • Aponeurose des M. erector spinae • PSIS Ilium • Ligg. sacroiliaca • Th1–Th12	nächst höherliegender Wirbel, kann 2–4 Wirbel vor Insertion überspringen
95., 96. Mm. rotatores thoracis und lumborum	Processus transversus thorakaler und lumbaler Wirbelkörper	Processus spinosus des nächst höherliegender Wirbel

Die Tests der Stufen 5 und 4 für Wirbelsäulenextension sind für die Lendenwirbelsäule und die Brustwirbelsäule unterschiedlich. Ab der Stufe 3 werden die Tests für beide Höhen kombiniert.

Lendenwirbelsäule: Stufe 5 und 4

Ausgangsstellung des Patienten

Bauchlage mit den Händen hinter dem Kopf gefaltet.

Ausgangsstellung des Therapeuten

Stehend, die unteren Extremitäten oberhalb der Sprunggelenke zu fixierend, wenn der Patient „normale" Kraft in der Hüftextension hat (Abb. 3.3).

Alternative Ausgangsstellung

Wenn der Patient Hüftextensionsschwäche hat, fixiert der Therapeut die unteren Extremitäten mit seinem Körpergewicht und beiden Armen über dem Becken. Es ist sehr schwierig, bei erheblicher Hüftextensionsschwäche das Becken ausreichend zu fixieren (Abb. 3.4).

Test

Der Patient extendiert die Lendenwirbelsäule, bis der gesamte Brustkorb von der Bank angehoben wird, der Bauchnabel wird frei.

Anweisung für den Patienten

„Heben Sie Ihren Kopf, Ihre Schultern und Ihren Brustkorb von der Bank ab. Kommen Sie so hoch, wie Sie können."

Bewertung

Stufe 5 und 4: Der Untersucher unterscheidet zwischen Muskulatur der Stufe 5 und 4 in der Art der Reaktion: Der Muskel der Stufe 5 hält wie ein Schloß. Der Muskel der Stufe 4 gibt wegen seiner Elastizität am Ende der

Bewegung leicht nach. Der Patient mit „normalen" Rumpfextensionsmuskeln kann schnell an die Endstellung gelangen und diese Position ohne große Mühe halten. Der Patient mit Rumpfextensoren der Stufe 4 kann in die Endstellung kommen, dabei aber schwanken oder Anzeichen von Anstrengung zeigen.

UNFUNKTIONELL

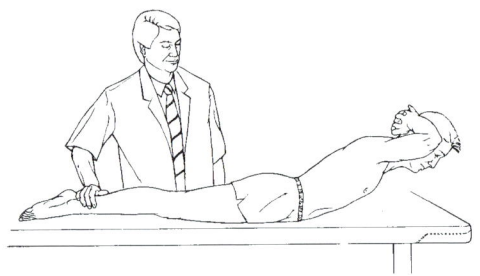

Abb. 3.3: Test der LWS-Extension für Stufe 5 und 4

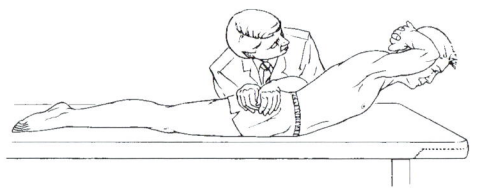

Abb. 3.4: Alternativer Test der LWS-Extension bei Hüftextensionsschwäche für Stufe 5 und 4

Brustwirbelsäule: Stufe 5 und 4

Ausgangsstellung des Patienten	Bauchlage, Kopf und Brustkorb bis zu den Mamillen über der Tischkante hängend, Hände hinter dem Kopf verschränkt (Abb. 3.5).
Ausgangsstellung des Therapeuten	Stehend, die unteren Extremitäten oberhalb der Sprunggelenke fixierend.
Test	Der Patient streckt die Brustwirbelsäule in die Horizontale.
Anweisung für den Patienten	„Heben Sie Ihren Kopf, Ihre Schultern und Ihren Brustkorb Brustkorb bis auf Höhe des Tisches an".
Bewertung	**Stufe 5:** Der Patient kann den Brustkorb schnell, ohne Mühe und Zeichen der Anstrengung in die Horizontale heben (Abb. 3.6).
	Stufe 4: Der Patient kann den Brustkorb in die Horizontale heben, zeigt aber Zeichen der Anstrengung.

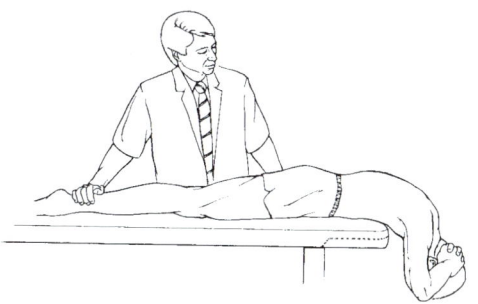

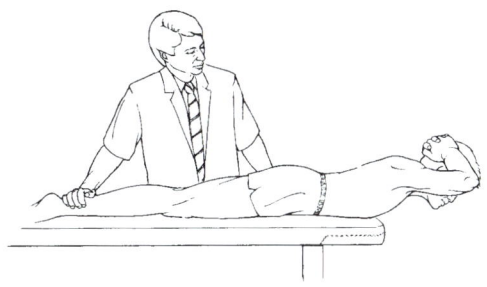

Abb. 3.5: Ausgangsstellung beim Test der BWS-Extension für Stufe 5 und 4

Abb. 3.6: Test der BWS-Extension für Stufe 5 und 4

Lenden- und Brustwirbelsäule: Stufe 3

Ausgangsstellung des Patienten	Bauchlage und Arme an der Seite.
Ausgangsstellung des Therapeuten	Stehend, die unteren Extremitäten oberhalb der Sprunggelenke fixierend.
Test	Der Patient streckt die Wirbelsäule und hebt den Oberkörper (Abb. 3.7).
Anweisung für den Patienten	„Heben Sie Ihren Kopf, Ihre Schultern und Ihren Brustkorb so hoch sie können."
Bewertung	**Stufe 3:** Der Patient kann über das gesamte Bewegungsmaß bewegen.

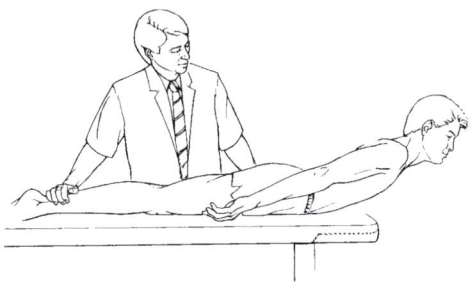

Abb. 3.7: Test der LWS- und BWS-Extension für Stufe 3

Lenden- und Brustwirbelsäule: Stufe 2, 1 und 0

Diese Tests sind identisch mit dem Test für Stufe 3, außer daß der Untersucher die lumbalen (Abb. 3.8) und thorakalen (Abb. 3.9) Muskelbäuche der Wirbelsäulenextensoren neben der Wirbelsäule auf beiden Seiten palpieren muß. Die einzelnen Muskeln können nicht isoliert werden.

Bewertung

Stufe 2: Der Patient bewegt über einen Teil der Bewegungsbahn.

Stufe 1: Kontraktile Aktivität kann festgestellt werden, es kommt aber keine Bewegung zustande.

Stufe 0: keine kontraktile Aktivität.

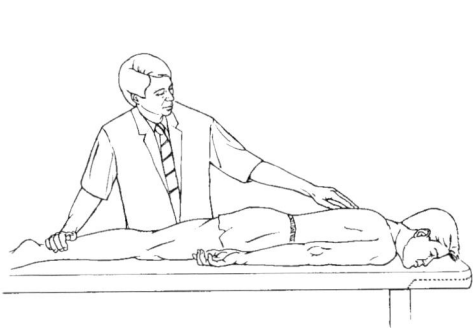 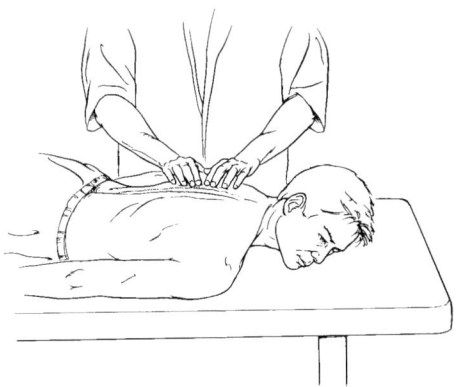

Abb. 3.8: Test der lumbalen Muskeln bei Wirbelsäulenextension

Abb. 3.9: Test der thorakalen Muskeln bei Wirbelsäulenextension

Nützliche Hinweise

1. Tests für Hüftextension und Nackenextension sollten vor den Tests für Rumpfextension ausgeführt werden:

- Wenn die Extensoren der Wirbelsäule schwach sind und die Hüftextensoren stark, wird der Patient nicht in der Lage sein, den oberen Rumpf von der Behandlungsbank anzuheben. Stattdessen wird das Becken nach dorsal kippen, während die Lendenwirbelsäule sich in Flexionsrichtung bewegt, die Lendenwirbelsäule wird flach

- Wenn die Rumpfextensoren stark sind und die Hüftextensoren schwach, kann der Patient seine Lendenwirbelsäule hyperextendieren (vermehrte Lordose), aber nicht den Rumpf ohne Hilfe des Untersuchers, der das Becken stark fixieren muß, von der Bank anheben.

2. Ist der Patient komplett querschnittsgelähmt, sollte der Test auf der hohen Matte durchgeführt werden. Der Patient sollte so gelagert werden, daß beide Beine und das Becken sich nicht auf der Matte befinden. Somit können das Becken und die Extremitäten zur Stabilität beitragen und der Untersucher, der den unteren Rumpf hält, hat die Möglichkeit, die nötige Unterstützung zu gewährleisten. Falls hohe Matten nicht vorhanden sind, wird ein Assistent benötigt, und die unteren Körperteile können auf einem Stuhl gelagert werden.

3. Sind die Nackenextensoren schwach, kann es notwendig sein, daß der Untersucher den Kopf unterstützt, während der Patient den Rumpf anhebt.

4. Die Position der Arme – hinter dem Kopf verschränkt – sorgt für zusätzlichen Widerstand für die Stufen 5 und 4. Das Gewicht des Kopfes und der Arme ersetzt den manuell gesetzte Widerstand des Untersuchers.

3.2   Elevation des Beckens

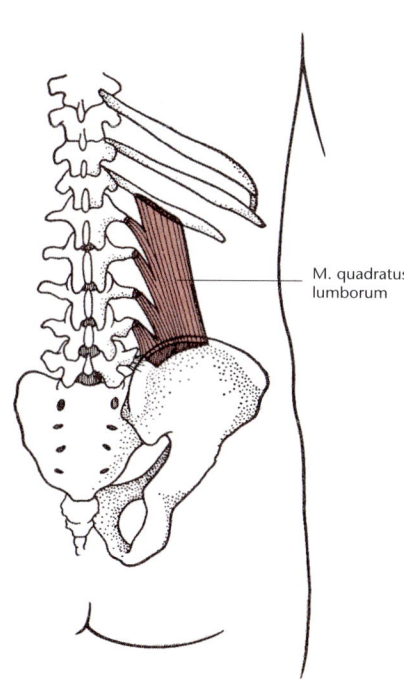

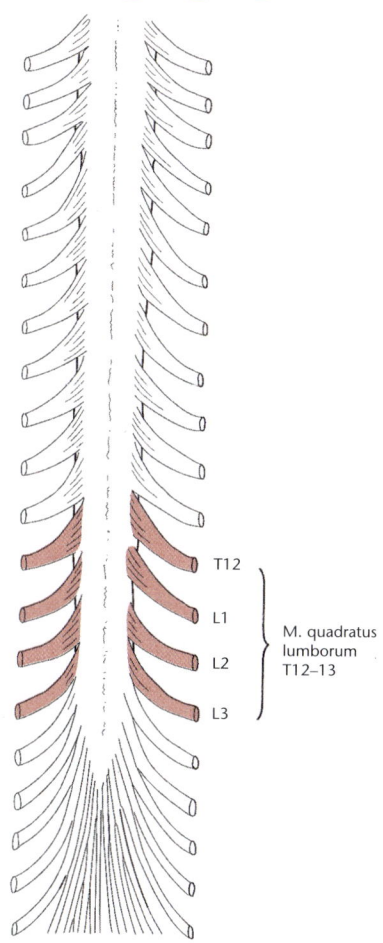

M. quadratus
lumborum

T12

L1

M. quadratus
lumborum
T12–13

L2

L3

Abb. 3.10: M. quadratus lumborum,
Ansicht von hinten

Abb. 3.11: Innervation des M. quadratus
lumborum

Bewegungsausmaß   Becken nähert sich den unteren Rippen, Ausmaß nicht präzise bestimm-
bar.

Tabelle 3.2: An der Elevation des Beckens beteiligte Muskeln

Muskel	Ursprung	Ansatz
100. M. quadratus lumborum	• Crista iliaca • Lg. iliolumbale	• 12. Rippe • L1–L4

weitere Muskeln:
- 90. M. iliocostales lumborum
- 110. M. obliquus externus abdominis
- 111. M. obliquus internus abdominus
- 130. M. latissimus dorsi

Stufe 5 und 4

Ausgangsstellung des Patienten

Rückenlage oder Bauchlage mit der Hüfte und Lendenwirbelsäule in Extension. Der Patient umgreift die Bankkanten, um sich zu fixieren, während Widerstand gegeben wird (nicht abgebildet).

Ausgangsstellung des Therapeuten

Stehend am Fußende der Bank mit dem Gesicht zum Patienten. Der Therapeut umfaßt die zu testende Extremität und übt einen sanften gleichmäßigen caudalen Zug aus (Abb. 3.12). Widerstand wird durch Traktion gegeben.

Test

Der Patient hebt das Becken auf einer Seite an und nähert den Beckenkamm dabei den unteren Rippenbogen an.

Anweisung für den Patienten

„Heben Sie Ihr Becken an, um es an den unteren Rippenbogen zu bringen. Halten Sie. Lassen Sie nicht zu, daß ich Ihr Bein nach unten ziehe."

Bewertung

Stufe 5: Diese Bewegung, die sicherlich nicht ausschließlich dem M. quadratus lumborum zuzuschreiben ist, verträgt sehr viel Widerstand, der nicht leicht überwunden wird, wenn die beteiligten Muskeln „normal" sind.

Stufe 4: Der Patient duldet sehr viel Widerstand. Diese Bewegung zu testen, verlangt größeres klinisches Urteilsvermögen.

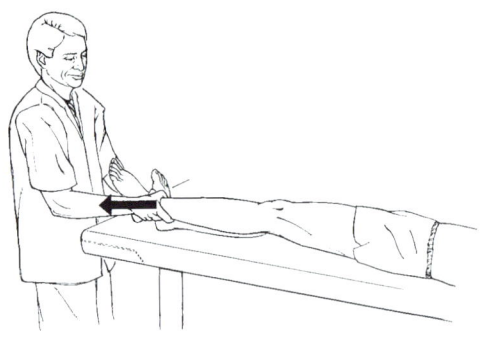 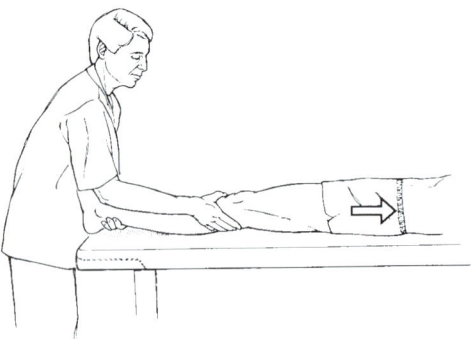

Abb. 3.12: Test der Beckenelevation für Stufe 5 und 4   Abb. 3.13: Test der Beckenelevation für Stufe 3 und 2

Stufe 3 und 2

Ausgangsstellung des Patienten

Rückenlage oder Bauchlage. Hüfte in Extension. Die Lendenwirbelsäule in neutraler Stellung oder extendiert.

Ausgangsstellung des Therapeuten

Stehend am Fußende der Behandlungsbank. Eine Hand unterstützt das Bein knapp oberhalb des Sprunggelenks, die andere ist unterhalb des Kniegelenks, so daß die Extremität etwas von der Bank angehoben ist, um Reibung zu vermindern (Abb. 3.13).

Test

Der Patient hebt das Becken ipsilateral an, um den Beckenkamm den untersten Rippen anzunähern.

Anweisung für den Patienten

„Bringen Sie Ihr Becken an die Rippen."

Bewertung

Stufe 3: Der Patient bewegt über das vorhandene Bewegungsausmaß.

Stufe 2: Der Patient bewegt über einen Teil der Bewegungsbahn.

Stufe 1 und 0

Diese Stufen sollten der klinischen Genauigkeit wegen vermieden werden. Der Hauptmuskel, dem die Beckenelevation zuzuordnen ist, liegt in der Tiefe unter den Muskelbäuchen der paravertebralen Muskulatur und kann selten palpiert werden. Bei Personen mit erheblicher Rumpfatrophie oder die stark ausgezehrt sind, kann eventuell die paravertebrale Muskelaktivität und vielleicht der M. quadratus lumborum palpiert werden, was aber nicht unbedingt überzeugt.

Kompensation

Eventuell versucht der Patient mit Lateralflexion des Rumpfes zu kompensieren, indem er hauptsächlich die Bauchmuskulatur einsetzt. Die Rückenextensoren können ohne Beteiligung des M. quadratus lumborum eingesetzt werden. In keinen dieser Fälle können manuelle Muskeltests einen inaktiven M. quadratus lumborum feststellen.

3.3 Flexion des Rumpfes

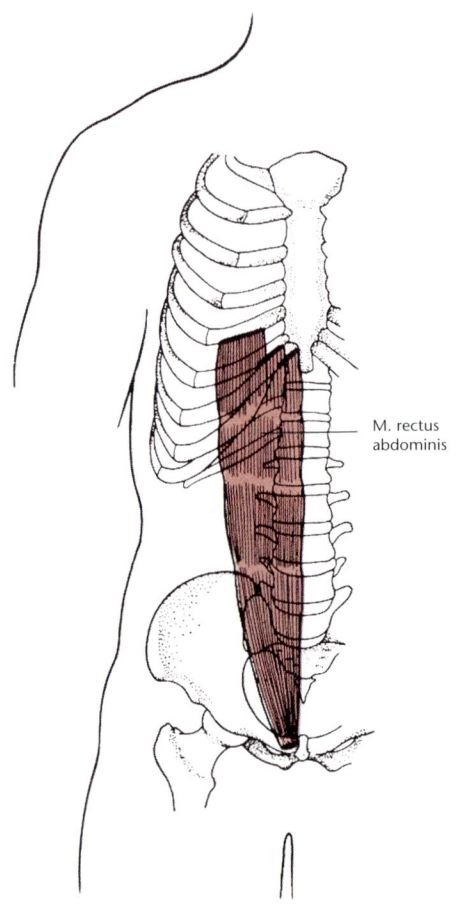

M. rectus
abdominis

T1

T7

T8

T9

T10

T11

T12

M. rectus
abdominis
T7–T12

Abb. 3.14: M. rectus abdominis, Ansicht von vorne

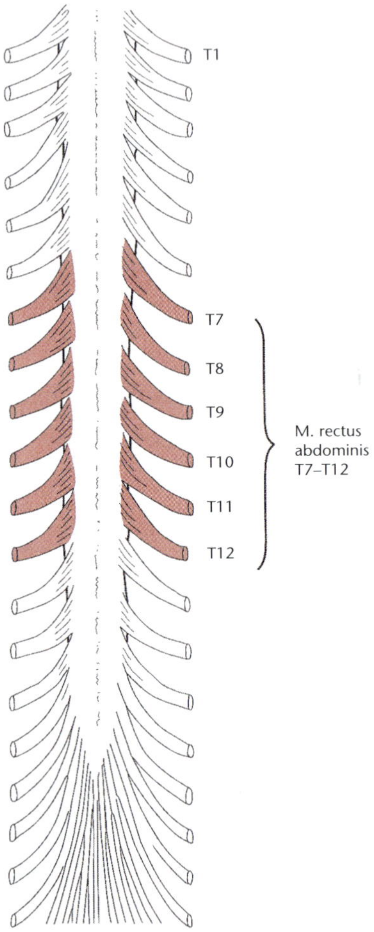

Abb. 3.15: Innervation des M. rectus abdominis

Bewegungsausmaß   0–80°.

Tabelle 3.3: An der Rumpfflexion beteiligte Muskeln

Muskel	Ursprung	Ansatz
113. M. rectus abdominis	• Crista pubica • Symphyse	• 5.–7. Rippe • Sternum

weitere beteiligte Muskeln:
- 110. M. obliquus externus abdominis
- 111. M. obliquus internus abdominus
- 174. M. psoas major
- 175. M. psoas minor

Stufe 5

Ausgangsstellung des Patienten

Rückenlage mit denHänden hinter dem Kopf verschränkt (Abb. 3.16).

Ausgangsstellung des Therapeuten

Stehend neben der Behandlungsbank in Höhe des Brustkorbes des Patienten, um sicher festzustellen, ob sich die Scapulae während des Tests von der Bank abheben (Abb. 3.16). Der Patient muß vom Untersucher nicht berührt werden, wenn keine anderen Muskelschwächen existieren. Falls der Patient jedoch schwache Hüftflexoren hat, sollte der Untersucher das Becken mit seinen Unterarmen fixieren (Abb. 3.17).

Test

Der Patient flektiert den Rumpf durch die gesamte Bewegungsbahn. Ein Einrollen wird betont und der Rumpf rollt sich ein, bis die Scapulae sich von der Bank abheben (Abb. 3.17).

Anweisung für den Patienten

„Ziehen Sie Ihr Kinn an und heben Sie Ihren Kopf, Ihre Schultern und Ihre Arme von der Bank wie beim Aufrichten.“

Bewertung

Stufe 5: Der Patient führt das gesamte Bewegungsausmaß durch, bis die Angulae inferiores der Scapulae sich von der Bank gelöst haben. Das Gewicht der Arme dient als Widerstand.

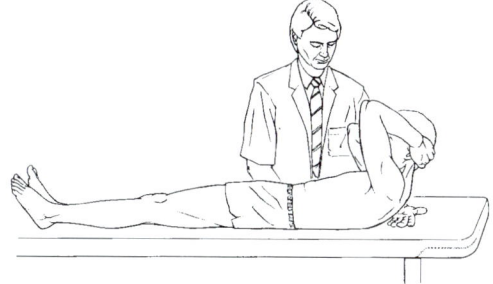

Abb. 3.16: Test der Rumpfbeugung für Stufe 5

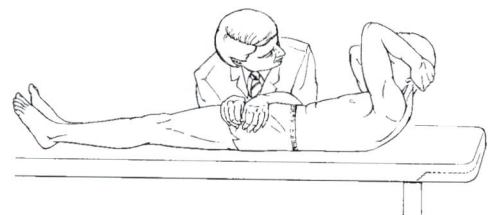

Abb. 3.17: Test der Rumpfbeugung für Stufe 5 bei schwachen Hüftflexoren

Stufe 4

Ausgangsstellung des Patienten

Rückenlage mit den Armen über dem Brustkorb verschränkt (Abb. 3.18).

Test

Abgesehen von der Ausgangsstellung des Patienten sind alle weiteren Aspekte des Tests gleich wie für Stufe 5.

Bewertung

Stufe 4: Der Patient führt das gesamte Bewegungsausmaß durch und hebt seinen Rumpf an, bis die Scapulae sich von der Bank lösen. Der durch die Arme verursachte Widerstand ist durch deren Verschränkung über dem Brustkorb geringer.

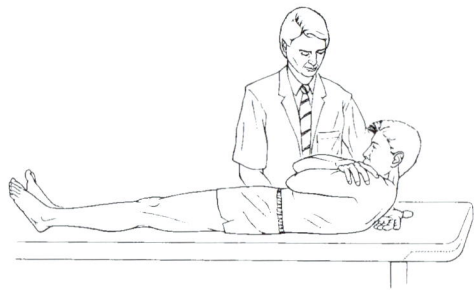

Abb. 3.18: Test der Rumpfbeugung für Stufe 4

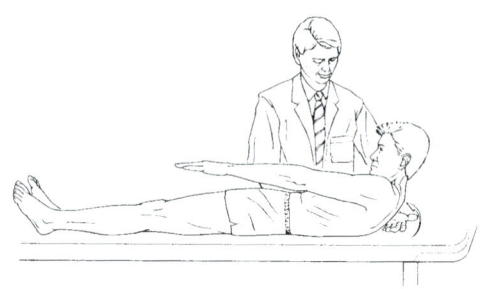

Abb. 3.19: Test der Rumpfbeugung für Stufe 3

Stufe 3

Ausgangsstellung des Patienten	Rückenlage, Arme in der Ebene oberhalb des Körpers völlig ausgestreckt (Abb. 3.19).
Test	Abgesehen von der Ausgangsstellung des Patienten sind alle weiteren Aspekte des Tests die gleichen wie für Stufe 5. Der Patient flektiert den Rumpf, bis die Angulae inferiores der Scapulae sich von der Bank gelöst haben. Die Position der ausgestreckten Armen „neutralisiert" den Widerstand, indem die Arme näher ans Zentrum der Schwerkraft gebracht werden.
Anweisung für den Patienten	„Heben Sie Ihren Kopf, Ihre Schultern und Ihre Arme von der Bank ab."
Bewertung	**Stufe 3:** Der Patient bewegt über das gesamte Bewegungsausmaß und flektiert den Rumpf, bis die Angulae inferiores der Scapulae sich von der Bank lösen.

Stufe 2, 1 und 0

Die Tests für die Stufen 5, 4 und 3 verlaufen ziemlich geradlinig. Bei den Tests für Stufe 2 und abwärts können die Resultate mehrdeutig sein. Beobachtung und Palpation müssen genau sein, um zuverlässige Resultate zu erhalten. In der Reihenfolge von 2 bis 0 wird der Patient beauftragt, den Kopf anzuheben (Stufe 2), eine unterstützte Vorwärtsneigung durchzuführen (Stufe 1) oder zu husten (Stufe 0).

Ausgangsstellung des Patienten	Rückenlage mit den Armen neben dem Körper. Die Knie flektiert.
Ausgangsstellung des Therapeuten	Stehend neben der Behandlungsbank. Die Palpationshand wird in die Mitte des Thorax oberhalb der Linea alba gelegt und die vier Finger beider Hände werden benutzt, um den M. rectus abdominis zu palpieren (Abb. 3.20).
Test	Der Untersucher testet auf verschiedene Art und Weise die Stufen 2, 1 und 0, um sicher zu gehen, daß vorhandene kontraktile Aktivität nicht übersehen wird.

Anweisung für den Patienten und Bewertung

1. Sequenz: Anheben des Kopfes (Abb. 3.21): Bitten Sie den Patienten, den Kopf von der Bank anzuheben. Wenn die Scapulae sich nicht von der Bank lösen, ist die Bewertung 2. Wenn der Patient den Kopf nicht anheben kann, fahren Sie mit der 2. Sequenz fort.

2. Sequenz: Unterstütztes Beugen nach vorne (Abb 3.22): Der Untersucher rollt den oberen Rumpf und den Kopf des Patienten ein, bis er von der Bank angehoben ist, und bittet den Patienten, sich nach vorne zu beugen. Wenn die Rippen sich senken, ist die Bewertung 2. Wenn die Rippen sich nicht senken, aber sichtbare oder palpable Kontraktion vorhanden ist, sollte die Bewertung 1 vergeben werden. Wenn keine Aktivität vorhanden ist, ist die Bewertung 0. Fahren Sie fort mit der 3. Sequenz.

3. Sequenz: Husten (Abb. 3.23): Bitten Sie den Patienten zu husten. Wenn er überhaupt husten kann und die Rippen sich dabei senken ist die Bewertung 2. Wenn der Patient hustet, werden ungeachtet vom Ergebnis die Bauchmuskeln automatisch mit einbezogen. Wenn der Patient nicht husten kann, aber spürbare abdominale Muskelaktivität vorhanden ist, ist die Bewertung 1. Bei Ausbleiben irgendeiner vorhandenen Aktivität ist die Bewertung 0.

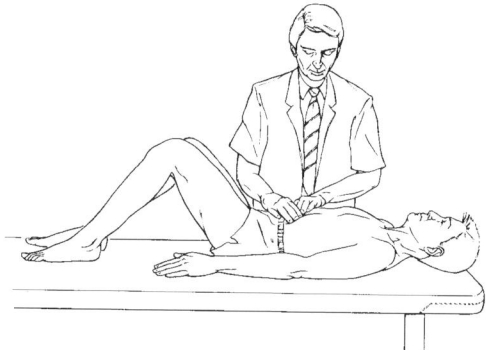

Abb. 3.20: Ausgangsstellung beim Test der Rumpfbeugung für Stufe 2, 1 und 0

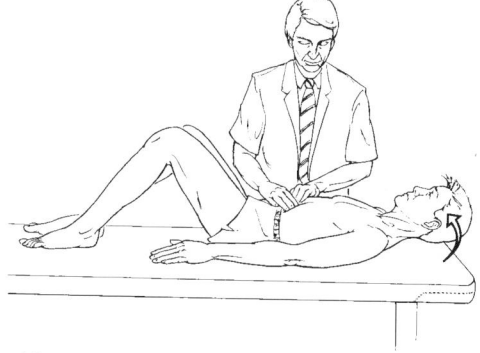

Abb. 3.21: 1. Sequenz beim Test der Rumpfbeugung für Stufe 2, 1 und 0

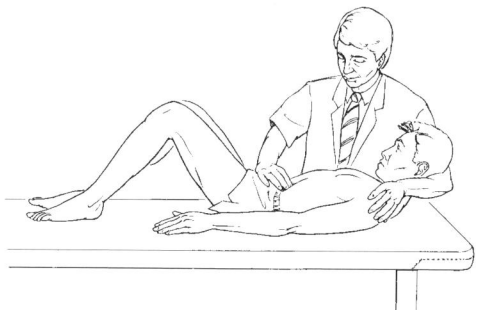

Abb. 3.22: 2. Sequenz beim Test der Rumpfbeugung für Stufe 2, 1 und 0

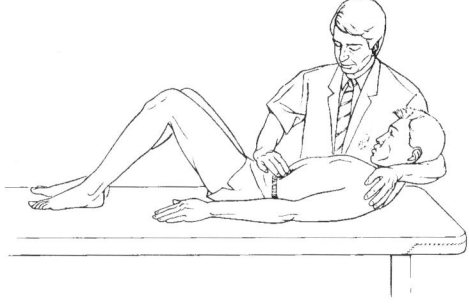

Abb. 3.23: 3. Sequenz beim Test der Rumpfbeugung für Stufe 2, 1 und 0

Nützliche Hinweise

1. Tests für Nackenflexion sollten Tests für Rumpfflexion vorausgehen. Eine eventuelle Schwäche des Nackens kann berücksichtigt und Unterstützung nach Bedarf gegeben werden.

2. Beobachten Sie bei allen Tests Abweichungen des Bauchnabels. Dies sollte nicht mit leichtem Streicheln verwechselt werden, was eine oberflächliche Reflexantwort auslösen kann. Wenn ein Unterschied in den Segmenten des M. rectus abdominus besteht, wird der Bauchnabel als Antwort auf die Muskeltests in die stärkere Richtung abweichen, z.B. nach cranial, wenn die oberen Anteile stärker sind, oder nach caudal, wenn die unteren Anteile stärker sind.

3. Schwäche der Bauchmuskulatur kann eine umgekehrte Aktivität der Hüftflexoren und eine Lordose der Lendenwirbelsäule verursachen. Wenn dies geschieht, sollte der Patient mit flektierten Hüften und flach auf der Bank aufgestellten Füßen plaziert werden, um die Hüftflexoren von der Bewegung auszuschließen.

4. Bei Schwäche der Extensoren der Lendenwirbelsäule kann die Kontraktion der Bauchmuskulatur ein Kippen des Beckens nach dorsal verursachen. Wenn diese Situation auftritt, ist die Anspannung der Hüftflexoren hilfreich, um das Becken zu stabilisieren. Deshalb sollte der Untersucher den Patienten dann in Hüftextension lagern.

3.4   Rotation des Rumpfes

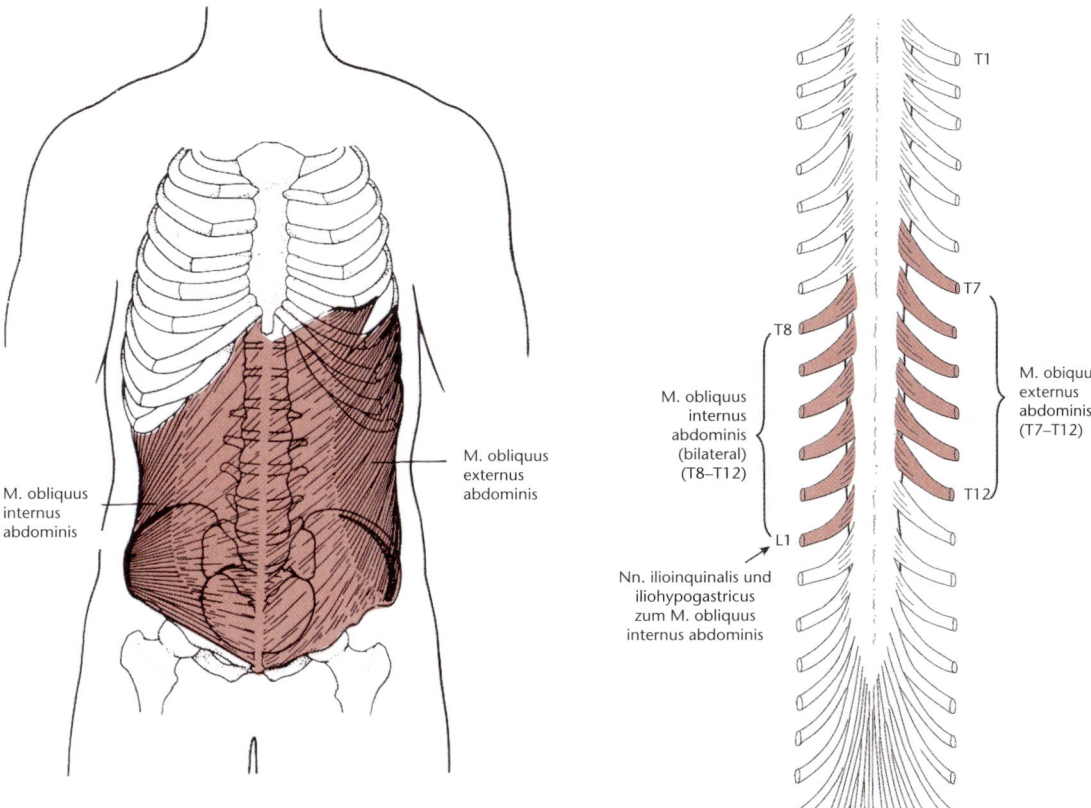

Abb. 3.24: M. obliquus externus abdominis und internus abdominis, Ansicht von vorne

Abb. 3.25: Innervation von M. obliquus externus abdominis und internus abdominis

Bewegungsausmaß   0–45°.

Tabelle 3.4: An der Rumpfrotation beteiligte Muskeln

Muskel	Ursprung	Ansatz
110. M. obliquus externus abdominis	Außenfläche der 4.–12. Rippe	Crista iliaca
111. M. obliquus internus abdominis	• Crista iliaca • Fascia thorakolumbalis	• caudaler Teil der 9.–12. Rippe • 7.–9. Rippenknorpel • Linea pectinea des Os pubis

weitere Muskeln:
- 113. M. rectus abdominus
- 130. M. latissimus dorsi
- unilaterale tiefe Rückenmuskulatur

Stufe 5

Ausgangsstellung des Patienten

Rückenlage mit den Händen hinter dem Kopf verschränkt.

Ausgangsstellung des Therapeuten

Stehend in Höhe der Taille des Patienten.

Test

Der Patient flektiert den Rumpf und rotiert ihn zu einer Seite. Diese Bewegung wird dann zur anderen Seite wiederholt, so daß die Muskeln auf beiden Seiten untersucht werden können.

Rechter Ellenbogen zum linken Knie testet den rechten M. obliquus externus und den linken M. obliquus internus (Abb. 3.26). Linker Ellenbogen zum rechten Knie testet den linken M. obliquus externus und den rechten M. obliquus internus (Abb. 3.27). Wenn der Patient zu einer Seite rotiert, wird der M. obliquus internus auf der Seite, zu der hingedreht wird, palpiert. Der M. obliquus externus wird auf der Gegenseite palpiert.

Anweisung für den Patienten

„Heben Sie Ihren Kopf und Ihre Schultern von der Bank ab und bringen Sie Ihren linken Ellenbogen zu Ihrem rechten Knie."

Bewertung

Stufe 5: Die Scapula auf der Seite des aktiven M. obliquus externus muß sich für die Bewertung „normal" von der Behandlungsbank lösen.

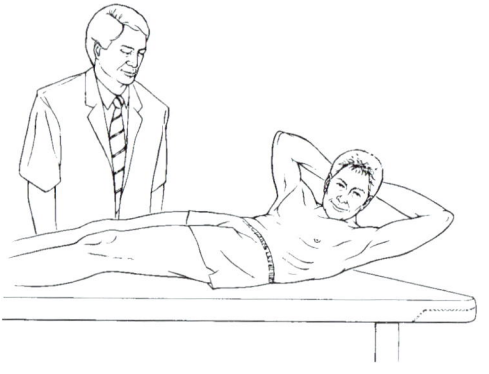

Abb. 3.26: Test der Rumpfrotation nach links für Stufe 5

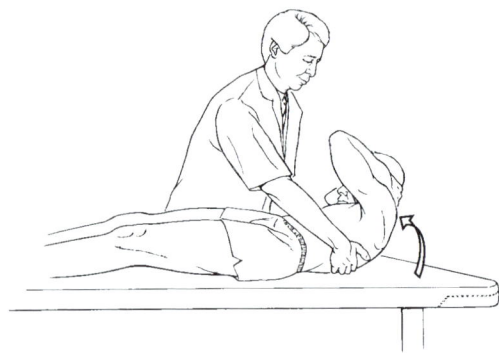

Abb. 3.27: Test der Rumpfrotation nach rechts für Stufe 5

Stufe 4

Ausgangsstellung des Patienten

Rückenlage mit den Armen über dem Brustkorb verschränkt (Abb. 3.28, 3.29).

Test

Außer der Ausgangsstellung des Patienten sind alle anderen Aspekte des Tests die gleichen wie für Stufe 5. Der Test wird zuerst zu einer Seite, dann zur anderen ausgeführt (Abb. 3.28 und 3.29).

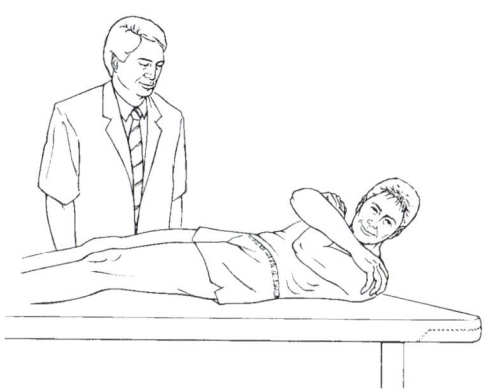

Abb. 3.28: Test der Rumpfrotation nach links für Stufe 4

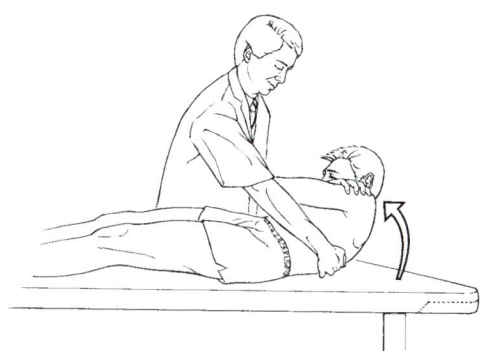

Abb. 3.29: Test der Rumpfrotation nach rechts für Stufe 4

Stufe 3

Ausgangsstellung des Patienten

Rückenlage, Arme über die Ebene des Körpers ausgestreckt.

Test

Alle Ausgangsstellungen und Anweisungen sind dieselben wie für Stufe 5. Der Test wird nach links (Abb. 3.30) und rechts (Abb. 3.31) durchgeführt.

Bewertung

Stufe 3: Der Patient ist in der Lage, seine Scapula von der Bank anzuheben. Der Therapeut darf eine Hand benutzen, um zu überprüfen, ob sich die Scapula von der Bank gelöst hat (Abb. 3.31).

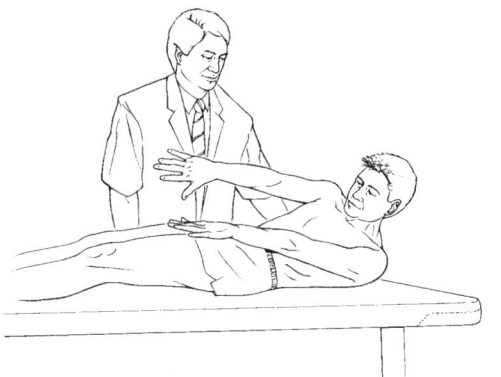

Abb. 3.30: Test der Rumpfrotation nach links für die Stufe 3

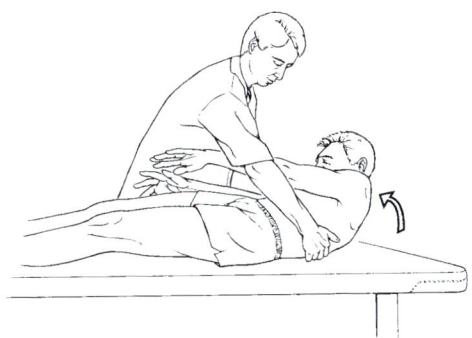

Abb. 3.31: Test der Rumpfrotation nach rechts für die Stufe 3

Ausgangsstellung des Patienten	**Stufe 2** Rückenlage, Arme oberhalb der Ebene des Körpers ausgestreckt.

Stufe 2

Ausgangsstellung des Patienten

Rückenlage, Arme oberhalb der Ebene des Körpers ausgestreckt.

Ausgangsstellung des Therapeuten

Stehend in Höhe der Taille des Patienten. Der Therapeut palpiert mit einer Hand auf der lateralen Kante der ventralliegenden Bauchmuskulatur direkt distal des unteren Rippenbogens den M. obliquus externus zuerst auf der einen Seite und dann auf der anderen (Abb. 3.32). Er fährt mit der Palpation nach distal im Faserverlauf des Muskels bis zur Spina iliaca anterior superior (SIAS) fort.

Der M. obliquus internus auf der anderen Seite wird gleichzeitig palpiert. Der M. obliquus internus liegt unterhalb des M. obliquus externus. Sein Faserverlauf ist ebenfalls diagonal: parallel zum M. obliquus externus der gegenüberliegenden Seite und senkrecht zu dem der gleichen Seite.

Untersucher können sich diese Vorgehensweise der Palpation besser merken, wenn sie daran denken, wie sie beide Hände in die Hosentasche zu stecken oder ihren Bauch anfassen, wenn Schmerzen auftreten. Der M. obliquus externus verläuft von außen-oben nach innen-unten, der M. obliquus internus von innen-oben nach außen-unten (Abb. 3.24).

Test

Der Patient versucht seinen Körper anzuheben und nach rechts zu drehen.

Anweisung für den Patienten

„Heben Sie Ihren Kopf an und greifen Sie nach unten in Richtung Ihres rechten Knies." Wiederholen Sie nach links für die andere Seite.

Bewertung

Stufe 2: Der Patient ist nicht in der Lage, den Angulus inferior der Scapula auf derselben Seite, auf der der M. obliquus externus getestet wird, von der Bank anzuheben. Der Untersucher muß jedoch ein Absenken des unteren Rippenbogens während des Tests beobachten.

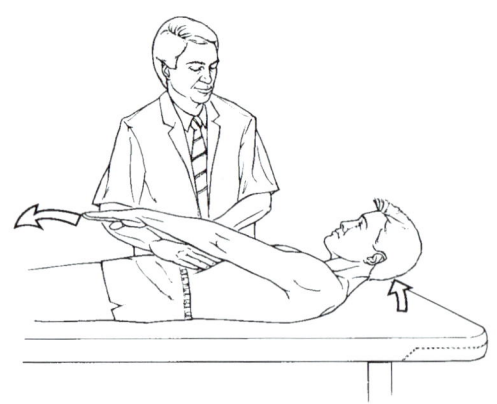

Abb. 3.32: Test der Rumpfrotation für die Stufe 2

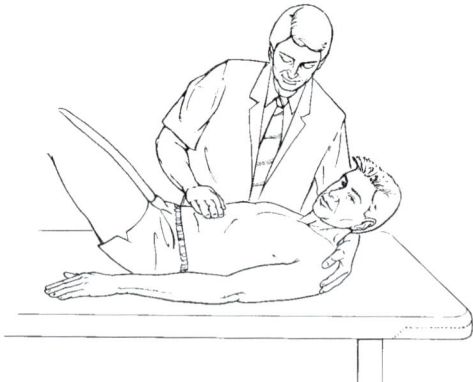

Abb. 3.33: Test der Rumpfrotation für die Stufen 1 und 0

Stufe 1 und 0

Ausgangsstellung des Patienten

Rückenlage, Arme neben dem Körper. Die Hüften sind mit aufgestellten Füßen flektiert.

Ausgangsstellung des Therapeuten

Der Kopf wird unterstützt, während der Patient versucht, sich auf eine Seite zu drehen (Abb. 3.33). Unter normalen Umständen stabilisieren die Bauchmuskeln den Rumpf, wenn der Kopf angehoben wird. Bei Schwäche der Bauchmuskulatur wird der unterstützte Kopf dem Patienten ermöglichen, Aktivität der Bauchmuskulatur einzubringen, ohne daß er das gesamte Gewicht des Kopfes überwinden muß.

Eine Hand palpiert den M. obliquus internus auf der Seite, zu der der Patient dreht (nicht abgebildet) und den M. obliquus externus auf der anderen Seite, von der weggedreht wird (Abb. 3.33). Der Therapeut hilft dem Patienten, Kopf und Schultern leicht anzuheben und sich zu einer Seite zu drehen. So wird vorgegangen, wenn Bauchmuskelschwäche deutlich ist.

Anweisung für den Patienten

„Versuchen Sie sich anzuheben und nach rechts zu drehen." Für die Rotation nach links wiederholen.

Test

Der Patient versucht, den Rumpf zu flektieren und entweder zu der einen oder zu der anderen zu drehen.

Bewertung

Stufe 1: Der Untersucher kann muskuläre Kontraktion sehen oder spüren.

Stufe 0: keine Reaktion des M. obliquus internus oder externus.

Kompensation durch den M. pectoralis major

Die Schulter wird hochgezogen oder von der Bank angehoben, die Rotation des Rumpfes begrenzt.

Nützliche Hinweise

1. Beobachten Sie bei allen Tests Abweichungen des Bauchnabels. Er wird sich bei Ungleichgewicht der Kraft der gegenüberliegenden M. obliqui in Richtung des stärksten Quadranten bewegen.

2. Ein Abstehen des Rippenbogens zeigt Schwäche der externen M. obliqui.

3. Bei Schwäche der Hüftflexoren muß der Untersucher das Becken fixieren.

4. Um die Bauchmuskulatur reflektorisch zu aktivieren, kann der Untersucher Widerstand gegen eine nach caudal gerichtete diagonale Bewegung des Armes oder gegen eine nach caudal und lateral gerichtete Bewegung der unteren Extremität geben.

3.5   Ruhige Inspiration

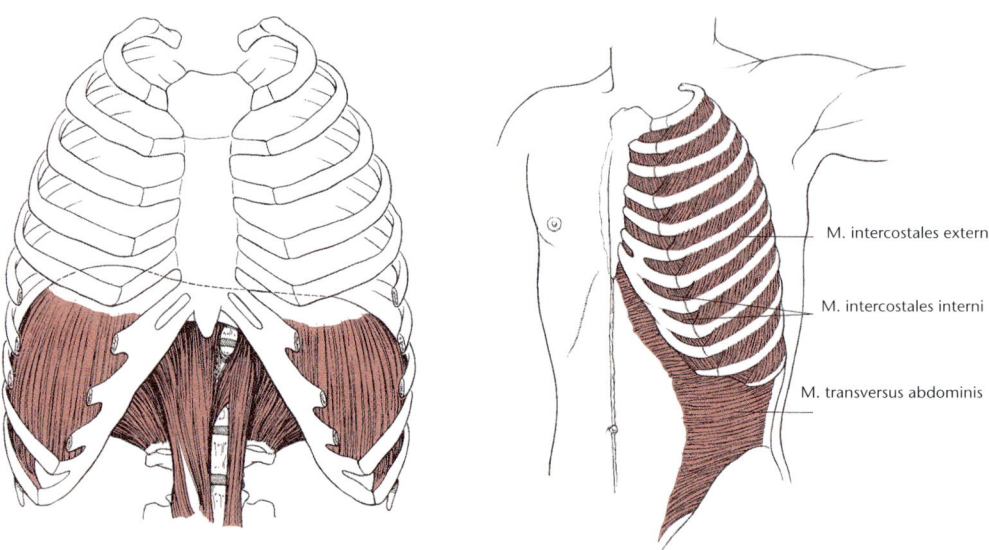

Abb. 3.34: Muskeln des Zwerchfells

Abb. 3.35: Intercostalmuskulatur

M. intercostales externi

M. intercostales interni

M. transversus abdominis

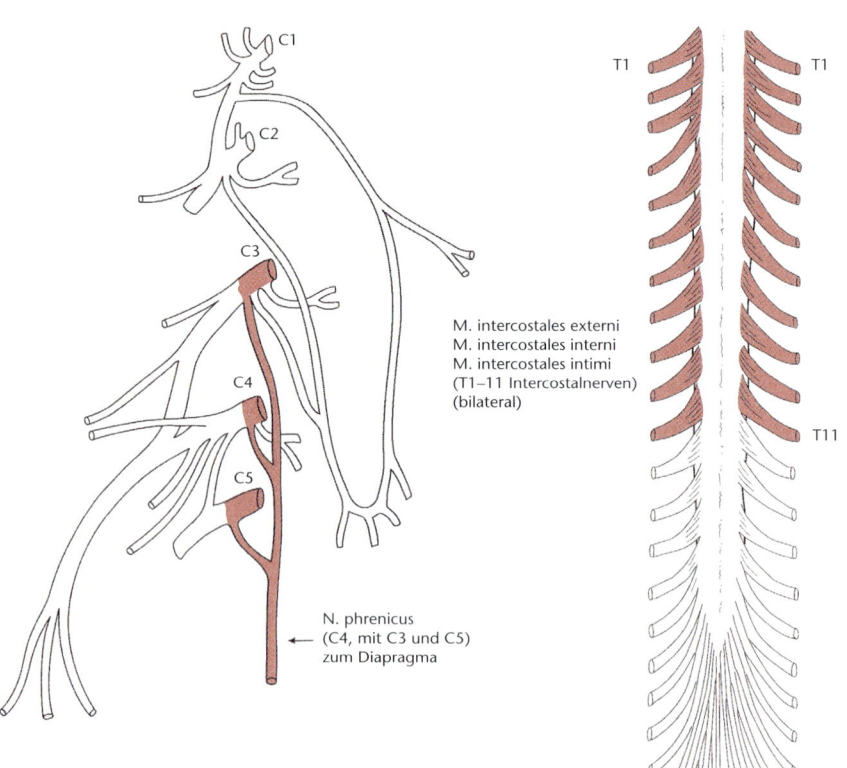

C1

C2

C3

C4

C5

M. intercostales externi
M. intercostales interni
M. intercostales intimi
(T1–11 Intercostalnerven)
(bilateral)

N. phrenicus
(C4, mit C3 und C5)
zum Diapragma

T1

T1

T11

Abb. 3.36: Innervation des Zwerchfells und der Intercostalmuskulatur

Bewegungsausmaß	Das normale Bewegungsausmaß während der ruhigen Einatmung beträgt ungefähr 2 cm mit Abweichungen je nach Geschlecht. In Höhe des Processus xiphoideus variiert die normale Thoraxexpansion bei forcierter Inspiration zwischen 5 und 6,5 cm.

Tabelle 3.5: An ruhiger Inspiration beteiligte Muskeln

Muskel	Ursprung	Ansatz
101. Diaphragma		Centrum tendineum
• sternal	• posterior am Processus xiphoideus	
• costal	• 7.–12. Rippe	
• lumbal	• L1–L3	
102. Mm. Intercostales externi	Unterkante der 1.–11. Rippe	Oberkante der 2.–12. Rippe

weitere Muskeln:
• 102. Mm. Intercostales interni
• 103. Mm. Intercostales intimi
• 107. M. levator costarum

Eingangsuntersuchung

Decken Sie den Brustkorb und die Bauchgegend auf, so daß die Bewegungen des Brustkorbes und der Bauchwand beobachtet werden können. Beobachten Sie das normale Atemmuster und achten Sie auf unterschiedliche Bewegungen des Brustkorbes und im Bereich des epigastrischen Winkels. Stellen Sie jede Bewegung der Nacken- und Bauchmuskulatur fest.

Eine Anhebung des epigastrischen Winkels und ein Abstehen des unteren Rippenbogens während der Einatmung zeigen an, daß das Diaphragma aktiv ist. Die Anhebung sollte auf beiden Seiten der Linea alba symmetrisch sein. Während der ruhigen Einatmung zeigt die Anhebung des epigastrischen Winkels über das Maß eines intercostalen Zwischenraumes die Senkung des Diaphragmasan[2,3]. Bei tieferen Einatmungszügen kann sich der Diaphragma über die Strecke von drei oder mehreren Intercostalräumen bewegen.

Eine Elevation und laterale Expansion des Brustkorbes während der Einatmung ist kennzeichnend für intercostale Aktivität. Die Brustkorberweiterung in Höhe des Processus xyphoideus reicht normalerweise von 5 bis 6,5 cm. Die Erweiterung kann 7,5 cm bei jüngeren aktiven Menschen und Athleten übertreffen.[1]

3.5.1   Diaphragma

Stufen 5–0

Ausgangsstellung des Patienten

Rückenlage.

Ausgangsstellung des Therapeuten

Stehend neben dem Patienten in Brusthöhe. Eine Hand wird leicht auf den Bauch im Bereich des epigastrischen Winkels genau unter dem Processus xyphoideus gelegt (Abb. 3.37). Widerstand wird mit derselben Hand caudalwärts gegeben.

Test

Der Patient atmet mit maximaler Anstrengung ein und hält die maximale Einatmung.

Anweisung für den Patienten

„Atmen Sie tief ein – so tief wie Sie können – halten Sie. Drücken Sie gegen meine Hand. Lassen Sie nicht zu, daß ich Sie nach unten drücke."

Bewertung

Stufe 5: Der Patient bewegt über das epigastrisch ganze inspiratorische Ausmaß und hält gegen maximalem Widerstand. Ein Diaphragma mit der Stufe 5 verträgt hohen Widerstand im Bereich von 45 kg4.

Stufe 4: Er bewegt über das maximale inspiratorische Ausmaß, gibt aber gegen starken Widerstand nach.

Stufe 3: Er bewegt über das maximale inspiratorische Ausmaß, duldet aber keinen manuellen Widerstand.

Stufe 2: sichtbare Anhebung des epigastrischen Winkels, ohne das volle inspiratorische Ausmaß zu erreichen.

Stufe 1: Spürbare Kontraktion kann auf der Oberfläche der untersten Rippen festgestellt werden, vorausgesetzt die Bauchmuskeln sind entspannt (Abb. 3.38). Eine andere Möglichkeit, minimale epigastrische Bewegung festzustellen, ist, den Patienten mit geschlossenem Mund „schniefen" zu lassen.

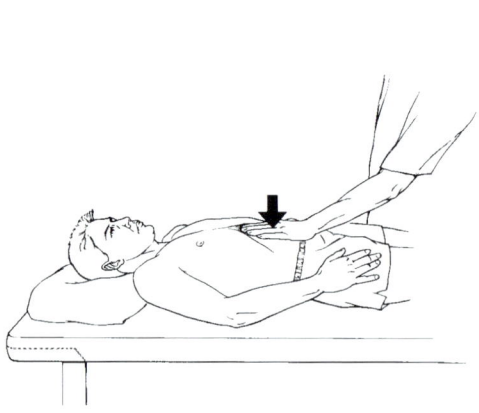

Abb. 3.37: Test des Diaphragma für alle Stufen

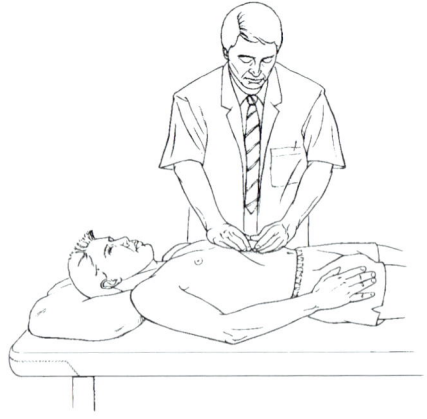

Abb. 3.38: Test des Diaphragma für Stufe 1

Stufe 0: keine Anhebung des epigastrischen Winkels und keine spürbare Kontraktion des Diaphragmas.

Kompensation

Es kann sein, daß der Patient versucht, ein unzureichendes Diaphragma zu kompensieren, indem er den manuellem Widerstand des Untersuchers mit einer Hyperextension der Lendenwirbelsäule erwidert[4], eventuell kontrahieren sich die Bauchmuskeln. Aber beide Bewegungen sind unzulängliche Versuche, der Anweisung zu folgen, nach oben gegen die Hand des Untersuchers zu drücken.

3.5.2   Intercostalmuskulatur

Es gibt keine Methode für die direkte Beurteilung der Kraft der intercostalen Muskulatur. Eine indirekte Methode mißt den Unterschied der Brustkorberweiterung zwischen maximaler Inspiration und den Umfang des Brustkorbes am Ende der kompletten Expiration.

Ausgangsstellung des Patienten	Rückenlage auf eine feste Unterlage. Arme neben dem Körper.
Ausgangsstellung des Therapeuten	Stehend neben der Behandlungsbank. Das Maßband locker um den Brustkorb in Höhe des Processus xyphoideus gelegt.
Test	Der Patient hält die maximale Inspiration für die Messung und dann die maximale Expiration für eine zweite Meßung. Falls vorhanden kann ein Pneumograph kann für den gleichen Zweck verwendet werden. Der Unterschied zwischen den beiden Messungen wird als Brustkorbausweitung registriert.
Anweisung für den Patienten	„Atmen Sie tief ein und halten Sie. Jetzt atmen Sie die Luft ganz aus und halten sie."
Bewertung	Es gibt keine klassischen Bewertungen von 5 bis 0, die für die intercostale Muskulatur gegeben werden. Stattdessen wird die Brustkorberweiterung mit einem Maßband in cm gemessen.

3.6   Forcierte Expiration

Muskel	Ursprung	Ansatz
103. Mm intercostales interni	1.–11. Rippe	2.–12. Rippe
110. M. obliquus externus abdominis	4.–12. Rippe	Crista iliaca
111. M. obliquus internus abdominis	• Crista iliaca • Lig. inguinale	• 9.–12. Rippe • Linea pectinea des Os pubis
112. M. transversus abdominis	• Crista iliaca • 7.–12. Rippe	• Linea alba • Crista pubica
113. M. rectus abdominis	• 5.–7. Rippe • Sternum	• Crista pubica • Symphyse

Die funktionelle Anatomie des Hustens

Husten stellt einen essentiellen Vorgang dar, um die Funktion der Luftröhre aufrechtzuerhalten und um den Pharynx und die Bronchialäste freizuhalten, wenn sich Sekret ansammelt. Husten kann eine reflektorische oder willkürliche Antwort auf Irritationen im Bereich der abströmenden Luftwege von der Nase abwärts sein.

Der Hustenreflex tritt infolge einer Stimulation der Schleimhäute des Pharynx, Larynx, Trachea oder der Bronchialäste auf. Diese Gewebe reagieren sehr empfindlich auf leichte Berührung, so daß ein Fremdkörper oder jede andere Irritation den Hustenreflex auslösen kann. Der sensorische (afferente) Ast des Reflexes leitet die Impulse, die durch die Irritation ausgelöst werden, über den N. glossopharyngeus und craniale Vagusnerven zum Fasciculus solitaruis der Medulla oblongata. Von hier gehen die motorischen (efferenten) Impulse in Richtung der Muskeln des Pharynx, des Zungengrunds, der Zunge und des Larynx und der Muskeln der Bauchwand, des Brustkorbes und des Diaphragmas. Die Reflexantwort ist eine tiefe Inspiration mit ungefähr 2.5 Liter Luft, der eine schnelle forcierte Expiration folgt. Währenddessen schließt sich der Glottis sofort, was zur Folge hat, daß die Luft in den Lungen eingeschlossen wird[5]. Das Diaphragma sowie die abdominale und intercostale Muskulatur reagieren mit spasmischen Kontraktionen. Hierdurch wird der intrathorakale Druck bis über 200 mmHg erhöht, bis die Stimmbänder dazu gezwungen werden, sich zu öffnen, und der explosive Luftausstrom Schleim und Fremdmaterial mitreißt. Der expiratorischer Luftstoß kann zu diesem Zeitpunkt eine Geschwindigkeit von 120 km/Std. oder mehr erreichen[5]. Entscheidend für ist, daß sich die Bronchien und Wände des Larynx wegen der starken Lungenkompression verengen. Durch den geringeren Durchmesser steigt die Geschwindigkeit des Luftstromes steil an, löst Schleim und andere Fremdpartikel und bewirkt somit ein produktives Husten.

Die drei Phasen des Hustens – Inspiration, Kompression und forcierte Expiration – werden sowohl durch die Muskulatur des Thorax und des Abdomens als auch von der des Pharynx, Larynx und der Zunge eingeleitet. Die vertiefte inspiratorische Anstrengung wird von dem Diaphragma, der intercostalen Muskulatur und den Kehlkopfmuskeln, die die Stimmritze schließen (M. cricoarytenoidales posterius), unterstützt, was eine Inspiration von über 1,5 Liter Luft ermöglicht[6]. Die Mm. palatoglossus et styloglossus ziehen die Zunge nach oben und schließen den Oropharynx vom Nasopharynx ab.

Die Kompressionsphase setzt voraus, daß die lateralen cricoarytenoidalen Muskeln die Epiglottis senken und so den Kehlkopf schließen.

Die starke expiratorische Bewegung wird durch starke Kontraktionen der Thoraxmuskulatur, insbesondere des M. latissimus dorsi, und der schrägen und transversalen Bauchmuskeln unterstützt. Die Aktivität der Bauchmuskeln steigert den intra-abdominalen Druck und drückt das relaxierte Diaphragma nach oben und zieht die unteren Rippen nach caudal-medial. Die Hebung des Diaphragmas steigert den intrathorakalen Druck bis auf ungefähr 200 mmHg. Die explosive Ausstoßphase beginnt mit forcierter Hebung der Epiglottis.

Husten wird oft als klinischer Test für forcierte Expiration verwendet. Ein produktives Husten benötigt alle Muskeln, die an der aktiven Expiration beteiligt sind. Im Gegensatz dazu bedeutet die ruhige Expiration die passive Entspannung alle Inspirationsmuskeln. Man muß jedoch beachten, daß ein Patient auch wegen unzureichender Larynxkontrolle (☞ Kapitel 7 Larynxmuskulatur) oder zu geringer Vitalkapazität nicht produktiv husten kann.

Bewertung

Die gebräuchlichen Muskeltest-Bewertungen gelten hier nicht. Die folgende Skala wird für die Beurteilung des Hustens verwendet:

- funktionell: normal oder leichte Einschränkung
  - klarer, explosiver Luftausstoß
  - Volumen ist stark und deutlich zu hören
  - Husten befreit Luftwege von Sekreten
- schwach funktionell: moderate Beeinträchtigung, die das Ausmaß der aktiven Bewegung oder die Ausdauer beeinträchtigt
  - vermindertes Volumen und eingeschränkte Luftbewegung
  - erscheint mühsamer
  - mehrere Versuche, den Luftweg zu befreien, müssen unternommen werden

- nicht funktionell: starke Beeinträchtigung
  - keine Befreiung des Luftweges
  - kein Luftausstoß
  - Es kann sein, daß der Versuch zu husten nicht mehr ist, als die Bemühung, sich zu räuspern
- null: Ausbleiben des Hustens.

Quellennachweis

1. Carlson B. Normal chest chest excursion. Phys Ther 53:10-14, 1973.
2. Wade OL. Movements of the thoracic cage and diaphragm in respiration. J Physiol (Lond) 124:193-212, 1954.
3. Stone Dj, Keltz H. Effect of respiratory muscle dysfunction on pulmonary function. Am Rev Respir Dis 88:621-629, 1964.
4. Dail CW. Muscle Breathing patterns. Med Art Sci 10:2-8, 1956.
5. Guyton AC. Textbook of Medical Physiology., 8th. Ed. Philadelphia: W.B. Saunders, 1991.
6. Starr JA. Manual techniques of chest physical therapy and airway clearance techniques. In Zadai CC. Pulmonary Management in Physical Therapy. New York: Churchille -Livigstone, 1992.

4 Tests der Muskeln der oberen Extremität

4.1 Abduktion und craniale Rotation der Scapula

Hauptmuskel: M. serratus anterior.

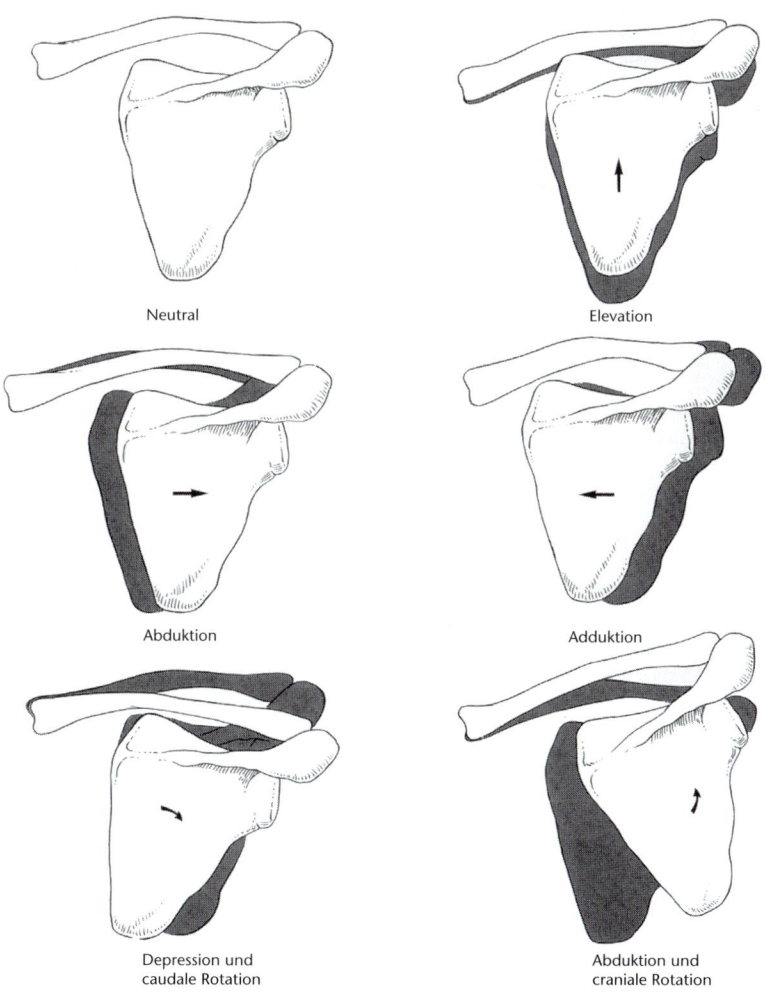

Neutral

Elevation

Abduktion

Adduktion

Depression und
caudale Rotation

Abduktion und
craniale Rotation

Bildtafel 2: Bewegungen der Scapula
Neutral–Elevation–Abduktion–Adduktion–Depression und Rotation nach caudal-Abduktion und
Rotation nach cranial

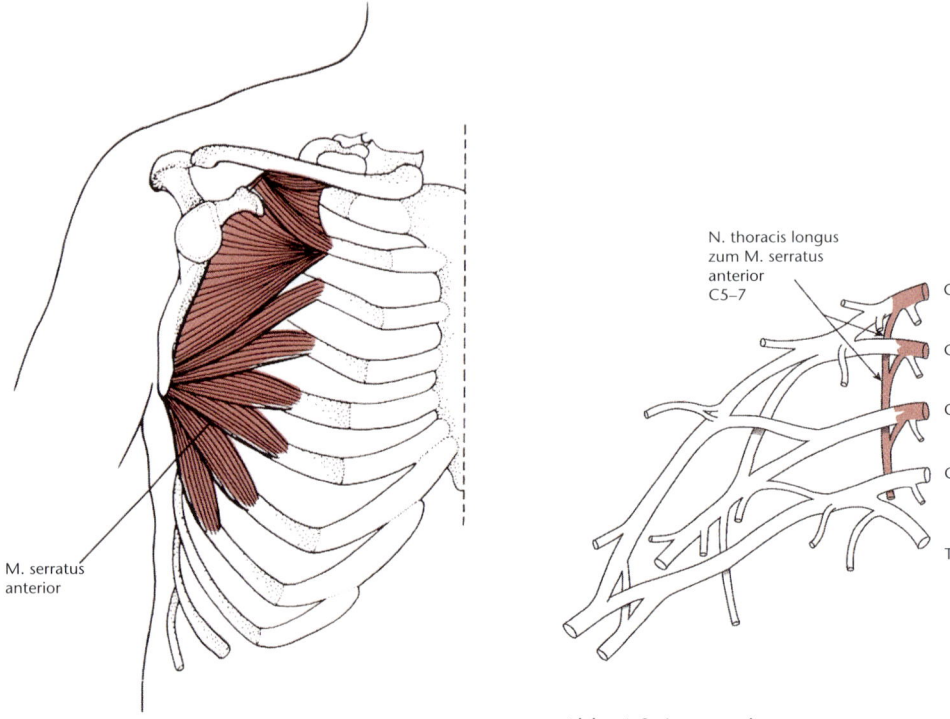

Abb. 4.1: M. serratus anterior

Abb. 4.2: Innervation

Bewegungsausmaß   Keine zuverlässige Werte vorhanden.

Tabelle 4.1: An der Abduktion der Scapula beteiligte Muskeln

Muskel	**Ursprung**	**Ansatz**
128. M. serratus anterior	• 1.–8. Rippe • Aponeurosis der intercostalen Muskulatur	Angulus superior scapulae entlang des Margo medialis scapulae bis zum Angulus inferior

weitere Muskeln:
124. M. trapezius

Der M. serratus wird oft falsch bewertet, vielleicht weil die Ausrichtung des Muskels und die Bewegung des Knochens anders ist, als die von axialen Strukturen. Dieser Testvorgang wird als zuverlässig erachtet, da er sowohl kinesiologische als auch pathokinesiologische Prinzipien berücksichtigt. Die Scapulamuskeln benötigen jedoch weitere elekto-myographische (EMG), Kernspinuntersuchungen (MRT bzw. NMR) und andere moderne technische Untersuchungen, bevor eine zuverläßige Diagnose gestellt werden kann.

Eingangsuntersuchung

Die Beobachtung der Scapula in Ruhe und während aktiver und passiver Schulterflexion ist ein Bestandteil des Tests. Untersuchen Sie den Patienten im Sitzen mit seinen Händen auf dem Schoß.

Palpieren Sie beide Schulterblattinnenränder mit dem Daumen. Legen Sie die Hautfalte des Daumens unterhalb des Angulus inferior. Die Finger strecken sich dabei um die axillare Begrenzung herum (Abb. 4.3).

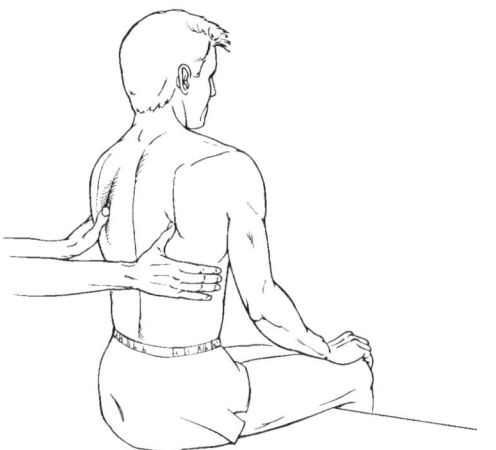

Abb. 4.3: Palpation der Scapula

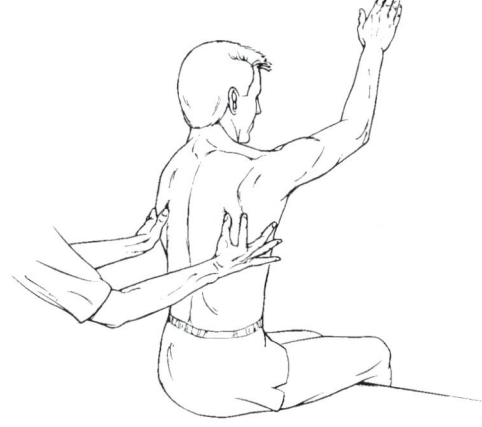

Abb. 4.4: Test zur Scapulabeweglichkeit

Überprüfung vor den Tests

1. Stellung und Symmetrie der Scapula.
Stellen Sie die Stellung der Scapulae in Ruhe fest und ob beide Seiten symmetrisch sind. Eine normale Scapula liegt dem Brustkorb eng an, und der Margo medialis liegt fast parallel zu den Dornfortsätzen mit 2,5–7,5 cm Abstand. Der Angulus inferior liegt an. Wenn der Angulus inferior der Scapula vom Rippenbogen absteht, untersuchen Sie die Spannung des M. pectoralis minor, den M. trapezius auf Schwäche und die Wirbelsäule auf Deformitäten.

Der häufigste Haltungsfehler der Scapula ist die Scapula alata, bei der der Margo medialis vom Brustkorb absteht. Dies ist ein Zeichen von Schwäche des M. serratus. Weitere Haltungsfehler sind Adduktion und caudale Rotation.

2. Bewegungsausmaß der Scapula.
Im gesamten Bewegungsausschlag der Schulterflexion beträgt die gleno-humerale Beweglichkeit 120° und die Scapula-Bewegung 60°. Dies trifft jedoch nur zu, wenn die beiden Bewegungen als zwei unterschiedliche Funktionen betrachtet werden, was aber nicht der Fall ist. Es wäre richtiger zu sagen, daß die gleno-humerale und die Scapula-Bewegung erst ab 60° und bis 150° synchron verlaufen.

Heben Sie den zu testenden Arm passiv oberhalb des Kopfes in endgradige Ventralflexion, um die Mobilität der Scapula festzustellen. Die Scapula sollte bei etwa 60° anfangen zu rotieren, obwohl es erhebliche individuelle Unterschiede gibt. Die Rotation der Scapula setzt sich bis auf –20° bis –30° der vollen Flexion fort.

Achten Sie darauf, daß die Scapula bei Bewegungen der Schulter unterhalb 60° im großen und ganzen in Ruhestellung bleibt (Stellung ist individuell verschieden). Wenn sich die Scapula bewegt, während sich das Glenohumeral-Gelenk unterhalb 60° bewegt, wenn sie sich also in diesem Bewegungausmaß als Einheit bewegen, ist die gleno-humerale Beweglichkeit eingeschränkt. Dabei kann die Scapula sich durch das volle Bewegungsausmaß oder sogar darüber hinaus bewegen. Oberhalb 60° und bis etwa 150° oder 160° bewegt sich die Scapula bei aktiver und auch passiver Bewegung homogen mit dem Humerus.

3. Der M. serratus sollte immer in Schulterflexion getestet werden, um die Synergie mit dem M. trapezius zu minimieren.

Wenn die Ruhestellung der Scapula normal ist, bitten Sie den Patienten, den zu testenden Arm über seinen Kopf in der Sagittal-Ebene anzuheben. Wenn der Arm gut über 90° angehoben werden kann – dazu müssen die gleno-humeralen Muskeln mindestens Stufe 3 haben –, beobachten Sie die Richtung der Scapula-Bewegung und den Bewegungsausschlag. Normalerweise rotiert die Scapula nach ventral mit einer Bewegung, die vom M. serratus kontrolliert wird. Wenn zackige oder unkoordinierte Bewegungen auftreten, ist der M. serratus wahrscheinlich schwach. Das normale Bewegungsausmaß des Margo medialis beträgt ungefähr zwei Fingerbreit (Abb 4.4). Wenn der Patient in der Lage ist, seinen Arm bei gleichzeitiger rhythmischer ventraler Rotation der Scapula zu heben, fahren Sie mit der Testsequenz für die Stufen 5 und 4 fort.

4. Wenn die Ruhestellung der Scapula abnormal ist, z. B. adduziert oder Scapula alata, wird der Patient nicht in der Lage sein, seinen Arm über 90° zu flektieren. Fahren Sie mit den Tests fort, die für die Stufen 2, 1 und 0 beschrieben werden.

Der M. serratus anterior kann nie höher bewertet werden, als die Stufe, die für Schulterflexion erteilt wird. Wenn der Patient einen schwachen M. deltoideus hat, ist der Hebel, der für den Test benötigt wird, nicht mehr vorhanden und man kann den Arm nicht mehr benutzen, um Widerstand zu geben.

Stufe 5 und 4

Ausgangsstellung des Patienten (alle Stufen)

Sitzend an der Bankkante. Hände auf dem Schoß.

Ausgangsstellung des Therapeuten

Stehend auf der zu testenden Seite des Patienten. Die Hand, die Widerstand gibt, ist auf dem Arm direkt oberhalb des Ellbogens plaziert (Abb. 4.5). Die Hautfalte zwischen Daumen und Zeigefinger wird verwendet, um die Scapularänder im Bereich des Angulus inferior sowie des Margo medialis und lateralis zu palpieren.

Test

Der Patient hebt seinen Arm mit gestrecktem Ellbogen bis etwa 130° Flexion. Denken Sie daran, daß der Arm bis 60° eleviert werden kann, ohne den M. serratus zu benutzen. Die Scapula sollte nach cranial rotieren (Fossa glenoidalis zeigt nach cranial) und abduzieren, ohne abzuheben (Scapula alata).

Anweisung für den Patienten
„Heben Sie Ihren Arm nach vorne bis über Ihren Kopf an. Behalten Sie Ihren Ellbogen gerade. Halten Sie. Lassen Sie nicht zu, daß ich Ihren Arm nach unten drücke."

Bewertung
Stufe 5: Die Scapula bleibt in der Abduktions- und Rotationsstellung gegen maximalen Widerstand, der am Arm direkt oberhalb vom Ellbogen in caudaler Richtung gegeben wird.

Stufe 4: Die Scapula-Muskulatur gibt bei maximalen Widerstand gegen den Arm nach. Das Gleno-humeral-Gelenk wird vom M. deltoideus starr gehalten, aber der M. serratus anterior gibt nach und die Scapula bewegt sich in Richtung Adduktion und caudale Rotation.

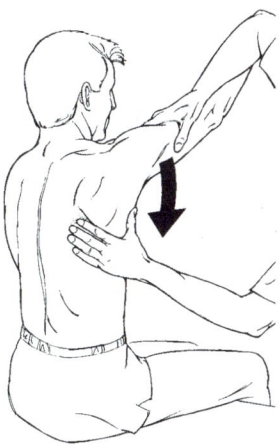 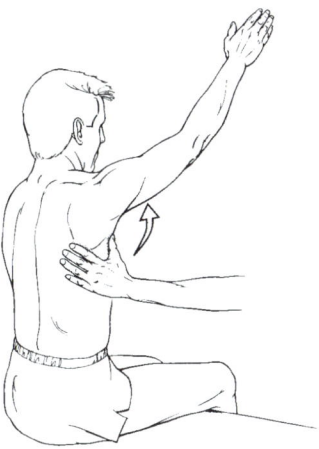

Abb. 4.5: Test der Scapulaabduktion und -rotation für die Stufen 5 und 4

Abb. 4.6: Test der Scapulaabduktion und -rotation für die Stufe 3

Stufe 3

Ausgangsstellungen des Patienten und des Therapeuten
Dieselben wie für den Test der Stufe 5.

Test
Der Patient hebt seinen Arm bis ungefähr 130° Flexion mit extendiertem Ellbogen an (Abb. 4.6).

Anweisung für den Patienten
„Heben Sie Ihren Arm nach vorne über Ihren Kopf."

Bewertung
Stufe 3: Die Scapula bewegt sich durch das volle Bewegungsausmaß, ohne abzuheben (Scapula alata), kann aber außer dem Gewicht des Armes keinen Widerstand tolerieren.

Alternativer Test für Stufe 5, 4 und 3

Ausgangsstellung des Patienten
Sitzend mit Ventralflexion des Armes von ungefähr 130° und soweit wie möglich in dieser Ebene protrahiert.

Ausgangsstellung des Therapeuten
Stehend auf der zu testenden Seite des Patienten. Die widerstandgebende Hand greift den Unterarm direkt oberhalb des Handgelenkes und gibt

Widerstand in caudaler und dorsaler Richtung. Die andere Hand fixiert den Rumpf direkt unterhalb der Scapula auf derselben Seite, um eine Rumpfrotation zu verhindern.

Der Untersucher sollte eine Stelle an der Wand oder Decke aussuchen, die dem Patienten als Ziel dienen kann, nach vorne auf einer Linie von ungefähr 130° Flexion zu greifen.

Test

Der Patient abduziert und rotiert die Scapula nach cranial durch Protraktion und Elevation des Armes bis etwa 130°. Der Patient hält dann gegen maximalen Widerstand.

Anweisung für den Patienten

„Bringen Sie Ihren Arm nach oben und greifen Sie nach dem Ziel an der Wand."

Bewertung

Die gleiche wie für den primären Test.

Stufe 2

Ausgangsstellung des Patienten

Sitzend mit dem Arm über 90° flektiert und vom Untersucher unterstützt.

Ausgangsstellung des Therapeuten

Stehend auf der Testseite des Patienten. Eine Hand unterstützt den Arm des Patienten am Ellbogen und hält ihn oberhalb der Horizontalen fest (Abb. 4.7). Die zweite Hand wird im Bereich des Angulus inferior der Scapula mit dem Daumen entlang des Margo lateralis und den Fingern entlang des Margo medialis plaziert (Abb 4.7).

Test

Der Therapeut kontrolliert die Scapula-Bewegung, indem er die Scapula am Angulus inferior leicht umfaßt. Der Therapeut muß sicher sein, die Bewegung nicht zu behindern. Die Scapula wird beobachtet, um ein Abstehen (Scapula alata) festzustellen.

Anweisung für den Patienten

„Halten Sie Ihren Arm in dieser Position (z.B. oberhalb 90°). Lassen Sie ihn entspannen. Jetzt halten Sie ihren Arm nochmals nach oben. Entspannen Sie."

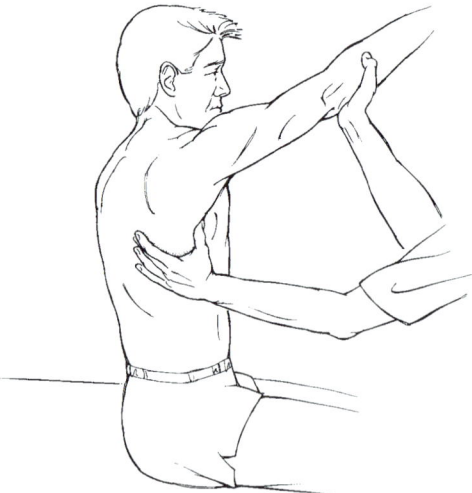

Abb. 4.7: Test der Scapulaabduktion und -rotation für die Stufe 2

Bewertung	**Stufe 2**: Wenn die Scapula abduziert und nach cranial rotiert, während der Patient versucht, den Arm in Elevation zu halten, liegt die Schwäche bei der gleno-humeralen Muskulatur. Der M. serratus wird mit Stufe 2 bewertet. Der M. serratus wird mit 2– (schwach–) bewertet, wenn die Scapula nicht gleichmäßig abduziert und nach cranial rotiert, ohne das Gewicht des Armes, oder wenn die Scapula sich in Richtung Wirbelsäule bewegt.

Stufe 1 und 0

Ausgangsstellung des Patienten	Sitzend mit Arm in 90° Ventralflexion, vom Therapeuten unterstützt.
Ausgangsstellung des Therapeuten	Im Stand vor und leicht seitlich vom Patienten. Unterstützt den Arm am Ellbogen des Patienten und hält ihn dabei oberhalb 90° (Abb. 4.8). Benutzt die andere Hand, um den M. serratus anterius mit den Fingerkuppen direkt ventral des Angulus inferior entlang des Margo medielis zu palpieren (Abb. 4.8).
Test	Der Patient versucht den Arm in der Testposition zu halten.
Anweisung für den Patienten	„Versuchen Sie, Ihren Arm in dieser Stellung zu halten.“
Bewertung	**Stufe 1**: Muskelkontraktion kann palpiert werden.
	Stufe 0: keine kontraktile Aktivität.

Nützliche Hinweise

1. Die Rückenlage, obwohl sie die beste ist, um den M. serratus anterior zu isolieren, wird bei keiner Bewertungsstufe empfohlen. Die Rückenlage erlaubt zuviele Kompensationsmöglichkeiten, die nicht bemerkt werden könnten. Die Behandlungsbank fixiert die Scapula zusätzlich, so daß sie nicht abstehen kann und eine Protraktion des Armes vom M. pectoralis minor ausgeführt wird.
2. Wenn der M. triceps brachii schwach ist, supinieren Sie den Unterarm oder halten Sie den Ellbogen in Extension, unterstützen Sie aber nicht die Humerusflexion.

4.2 Elevation der Scapula

Hauptmuskel: Pars descendens des M. trapezius.

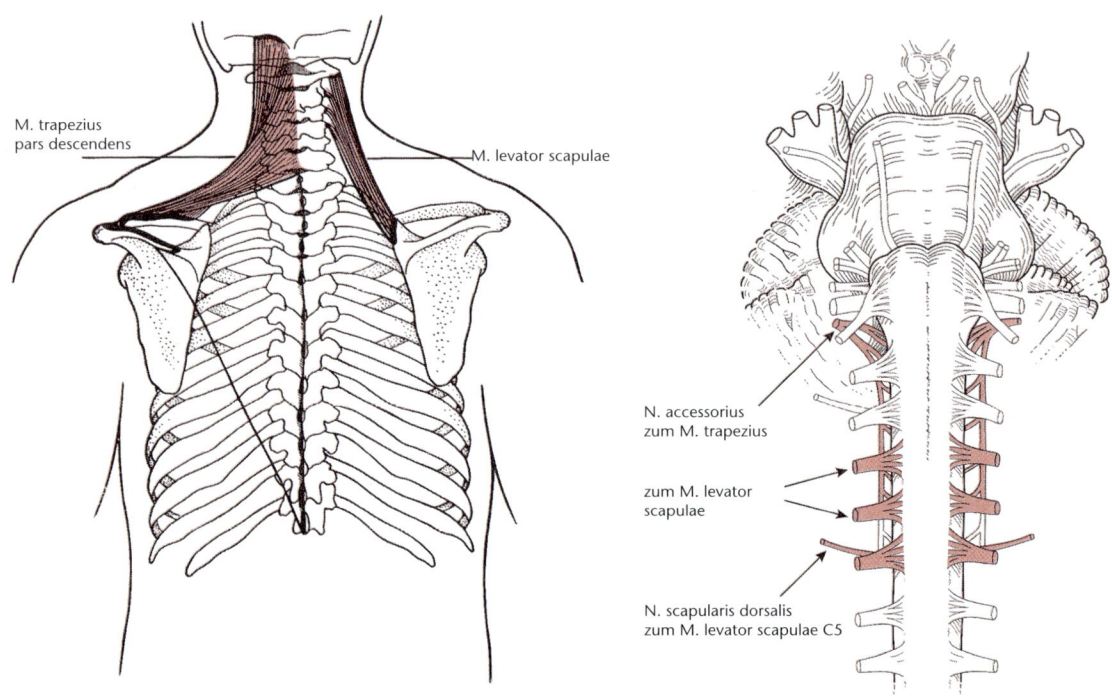

M. trapezius
pars descendens

M. levator scapulae

N. accessorius
zum M. trapezius

zum M. levator
scapulae

N. scapularis dorsalis
zum M. levator scapulae C5

Abb. 4.9: Pars descendens des M. trapezius, M. levator scapulae, Ansicht von hinten

Abb. 4.10: Innervation von M. trapezius und M. levator scapulae

Bewegungsausmaß   Keine genaue Angabe möglich.

Tabelle 4.2: An der Elevation der Scapula beteiligte Muskeln

Muskel	Ursprung	Ansatz
124. Pars descendens des M. trapezius	• Occiput • Linea nuchae	laterales Drittel der Clavicula
127. M. levator scapulae	Processus transversus C1–C4	Angulu superior scapulae

weitere Muskeln:
• 125. M. rhomboideus major
• 126. M. rhomboideus minor

Stufe 5 und 4

Ausgangsstellung des Patienten

Sitzend an der Bankkante. Hände liegen entspannt auf dem Schoß.

Ausgangsstellung des Therapeuten

Stehend hinter dem Patienten. Die Hände über beide Schulter gelegt, um Widerstand in eine caudale Richtung zu geben (Abb. 4.12).

Test

Bevor Sie mit dem Test beginnen, stellen Sie sowohl Asymmetrie der Scapulae als auch Unterschiede in Muskelmasse und Höhe fest. Diese Art Asymmetrie ist häufig und kann durch das einseitige Tragen von Handtaschen oder Aktentaschen hervorgerufen werden (Abb. 4.11).

Der Patient hebt seine Schultern an („Achselzucken"). Der Test wird fast immer gleichzeitig auf beiden Seiten durchgeführt.

Anweisung für den Patienten

„Heben sie Ihre Schultern zu Ihren Ohren an. Halten Sie. Lassen Sie nicht zu, daß ich Sie nach unten drücke."

Bewertung

Stufe 5: Der Patient hebt seine Schultern durch das ganze verfügbare Bewegungsausmaß an und hält gegen maximalen Widerstand (Abb. 4.12).

Stufe 4: Der Patient hebt seine Schultern gegen starken bis moderaten Widerstand an. Die Schultermuskulatur kann am Bewegungsende nachgeben.

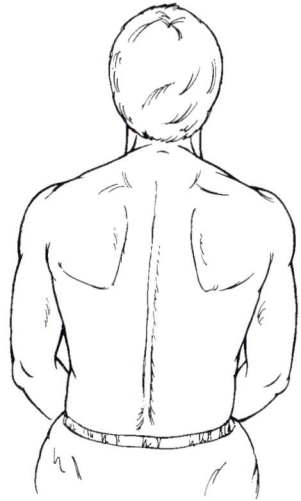

Abb. 4.11: Inspektion vor dem Test der Scapulaelevation

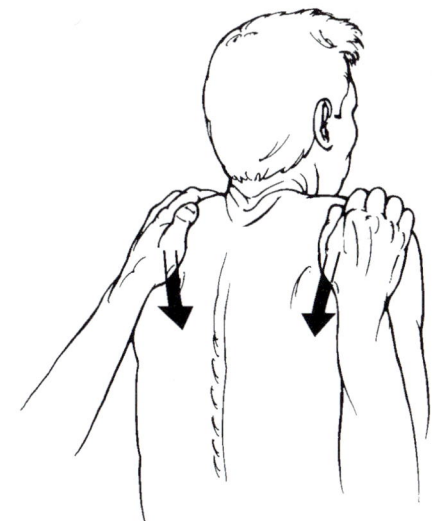

Abb 4.12: Test der Scapulaelevation für die Stufen 5 und 4

Stufe 3

Ausgangsstellung des Patienten und Therapeuten

Die gleiche wie für Stufe 5, es wird aber kein Widerstand gegeben (Abb. 4.13).

Test

Der Patient eleviert seine Schultern durch das gesamte Bewegungsausmaß.

Anweisung für den Patienten

„Heben Sie Ihre Schultern bis zu Ihren Ohren an."

Bewertung

Stufe 3: Der Patient eleviert die Schultern durch das Bewegungsausmaß, verträgt aber keinen Widerstand.

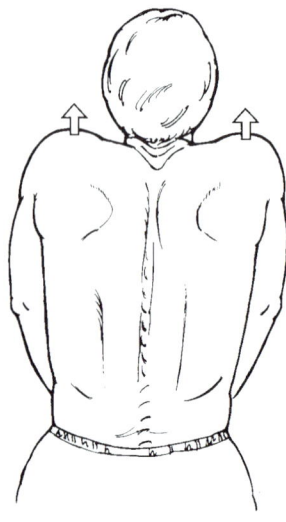

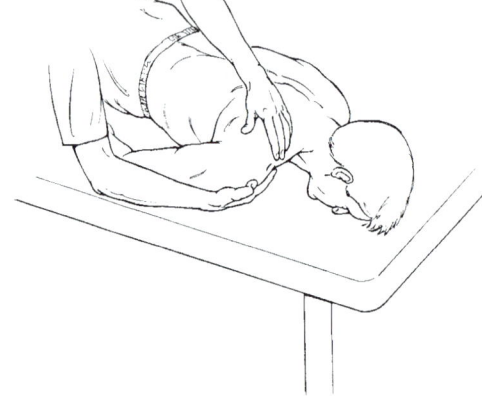

Abb. 4.13: Test der Scapulaelevation für die Stufe 3

Abb. 4.14: Test der Scapulaelevation für die Stufen 2 und 1

Stufe 2, 1 und 0

Ausgangsstellung des Patienten

Bauchlage oder Rückenlage, vollkommen durch die Behandlungsbank unterstützt. In Bauchlage ist der Kopf zu einer Seite gedreht (Abb. 4.14). In Rückenlage liegt der Kopf in Neutralstellung.

Ausgangsstellung des Therapeuten

Stehend auf der Testseite des Patienten. Unterstützt die zu testende Schulter mit der Handfläche. Die zweite Hand palpiert die Pars descendens des M. trapezius in der Nähe seiner Insertion an der Clavicula. Eine weitere Stelle, die Pars descendens des M. trapezius zu palpieren, ist direkt neben der Halswirbelsäule.

Test

Mit unterstützer Schulter eleviert der Patient seine Schultern – meistens unilateral – in Richtung Ohr.

Anweisung für den Patienten

„Heben Sie Ihre Schulter an Ihr Ohr heran."

Bewertung

Stufe 2: Der Patient bewegt über das gesamte oder einen Teil des Bewegungausmaßes ohne Einwirkung der Schwerkraft.

Stufe 1: Die oberen Fasern des M. trapezius können im Bereich der Clavicula oder des Nackens palpiert werden. Der M. levator scapulae liegt in der Tiefe und ist sehr viel schwieriger im Bereich des Nackens zwischen dem M. sternocleidomastoideus und dem M. trapezius zu palpieren. Man kann ihn an seinem Ansatz am Angulus superior scapulae bis zur Spina scapulae fühlen.

Alternatives Testverfahren

Bitten Sie den Patienten sitzend eine Schulter zu elevieren, während das Gesicht von der Seite weggedreht wird und der Kopf sich in Lateralflexion mit Flexion in Richtung Schulter (Occiput führt) befindet. Beim vollen Bewegungsausmaß wird der Occiput gegen das Acromion approximieren. Der Untersucher gibt gegen die Schulter Widerstand in Richtung Depression und gleichzeitig gegen den Occiput in anteromedialer Richtung. Wenn der Pars descendens des Trapezius schwach ist, wird das Acromion nicht auf den Occiput treffen.[1]

Kompensation durch die M. rhomboidei

Bei Patienten mit schwacher Schulterelevation kann es sein, daß sie versuchen, die Mm. rhomboidei zu kompensieren, obwohl sie in der Regel die Bewegung unterstützen. In solchen Fällen, bei den vergeblichen Versuchen, die Schulter hochzuziehen, wird der Angulus inferior scapulae sich nach medial in Richtung Wirbelsäule bewegen (Scapula-Adduktion) und eine caudal gerichtete Bewegung kann auftreten.

Nützliche Hinweise

1. Es ist wichtig, die Schultern und die Scapulae des Patienten von hinten zu betrachten, um jede Asymmetrie der Schulterhöhe, Muskelmasse oder des Abstands zu bemerken.
2. Falls die sitzende Position aus irgendeinem Grund kontraindiziert sein sollte, werden die Tests für die Stufe 5 und 4 in Rückenlage unpräzise sein. Wenn Stufe 3 in Rückenlage getestet wird, ist wenigstens manueller Widerstand nötig, weil die Schwerkraft aufgehoben wird.
3. Falls die Bauchlage unbequem ist, können die Tests für die Stufen 2, 1 und 0 in Rückenlage des Patienten ausgeführt werden. In diesen Fällen wird die Palpation weniger optimal sein.
4. In Bauchlage stellt der rotierte Kopf einen Nachteil dar. Ist das Gesicht zu einer Seite gedreht , ist mehr Aktivität des Trapezius und weniger Aktivität des Levators auf dieser Seite vorhanden.
5. Verwenden Sie den gleichen Hebelarm für alle Tests.

4.3   Adduktion der Scapula

Hauptmuskel: Pars descendens des M. trapezius.

Bewegungsausmaß   Keine genaue Angabe möglich.

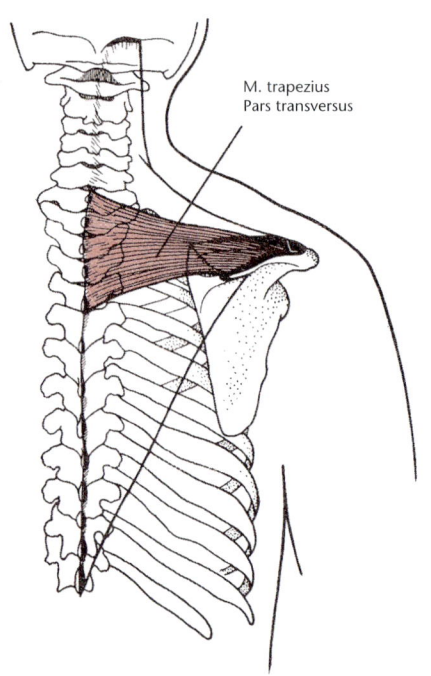

M. trapezius
Pars transversus

Abb. 4.15: Pars transversus des M. trapezius

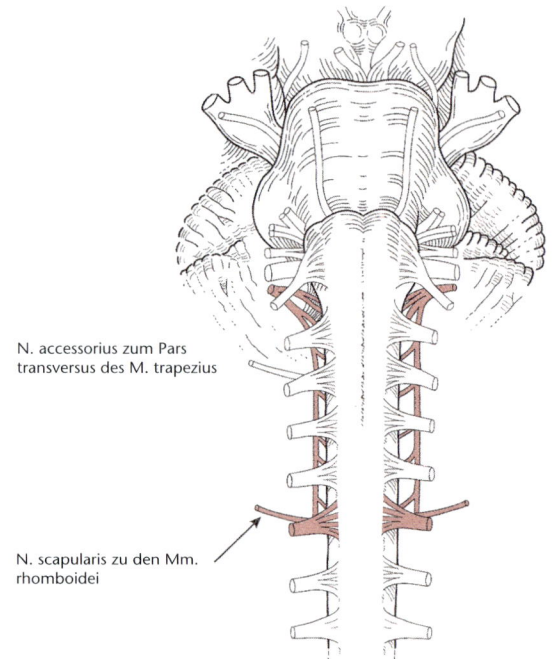

N. accessorius zum Pars
transversus des M. trapezius

N. scapularis zu den Mm.
rhomboidei

Abb. 4.16: Innervation der an der Adduktion der Scapula beteiligten Muskeln

---

Tabelle 4.3: An der Adduktion der Scapula (Retraktion) beteiligte Muskeln

Muskel	Ursprung	Ansatz
124. Pars transversus des M. trapezius	• Ligamentum nuchae • Processus spinosus Th1–Th6	Acromion und Spina der Scapula
125. M. rhomboideus major	Processus spinosus Th2–Th5	Margo medialis scapulae

weitere Muskeln:
• 126. Rhomboideus minor
• 130. M. latissimus dorsi

Stufe 5, 4 und 3

Ausgangsstellung des Patienten   Bauchlage mit der Schulter an der Bankkante. Die Schulter ist 90° abduziert und nach außen rotiert. Der Ellbogen ist im rechten Winkel angebeugt.

Alternativ darf der Ellbogen vollständig gestreckt sein, vorausgesetzt die Extensoren sind stark genug, den Ellbogen gegen den Humerus zu stabilisieren (Abb. 4.17). Der Kopf darf zu einer Seite rotiert werden, damit der Patient bequem liegt.

Ausgangsstellung des Therapeuten

Stehend nahe am Arm des Patienten. Die contralaterale Scapula fixiert, um Rumpfrotation zu verhindern. Es gibt zwei Möglichkeiten, Widerstand zu geben. Eine davon benötigt nicht soviel Kraft wie die andere.

Wenn der Pars spinalis des M. deltoideus Stufe 3 oder mehr hat, wird die widerstandgebende Hand am distalen Humerusende angelegt, und der Widerstand wird nach unten in Richtung Boden gegeben. Das Handgelenk darf ebenfalls benutzt werden, um den Hebel zu verlängern. Dieser Hebel sollte jedoch konsequent während des gesamten Tests verwendet werden.

Wenn der Pars spinalis des M. deltoideus Stufe 2 oder weniger hat, wird mit der Hand, die um die Schulter gelegt wird, Widerstand nach unten Richtung Boden gegeben (Abb. 4.18). Bei dieser Plazierung des Widerstands benötigt der Patient weniger Kraft der Adduktoren, als bei dem vorher beschriebenen Test.

Die Finger der anderen Hand können, wenn nötig, die mittleren Anteile des Trapezius an der Spina scapulae vom Acromion bis zum Margo medialis palpieren.

Test

Der Patient abduziert den Arm horizontale und adduziert dabei die Scapula.

Anweisung für den Patienten

„Heben Sie Ihren Ellbogen in Richtung Decke an. Halten Sie. Lassen Sie nicht zu, daß ich ihn nach unten drücke."

Bewertung

Stufe 5: Der Patient führt das gesamte Ausmaß der Adduktion der Scapula aus und hält die Endstellung gegen maximalen Widerstand.

Stufe 4: Er verträgt starkem bis moderatem Widerstand.

Stufe 3: Er führt das vorhandene Bewegungsausmaß durch, jedoch ohne manuellen Widerstand (Abb. 4.19).

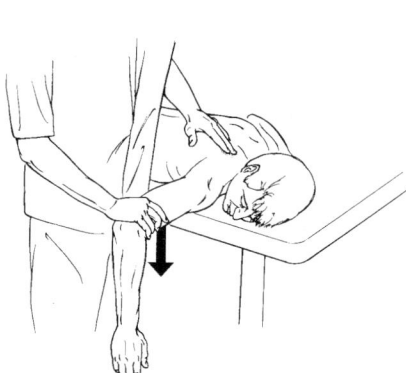

Abb. 4.17 Widerstand am Ellbogen beim Test der Scapulaadduktion für die Stufen 5 und 4

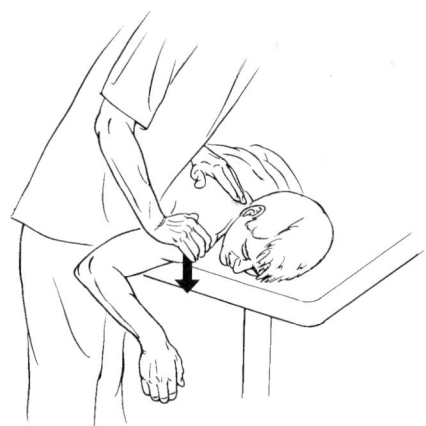

Abb. 4.18: Widerstand an der Schulter beim Test der Scapulaadduktion für die Stufen 5 und 4

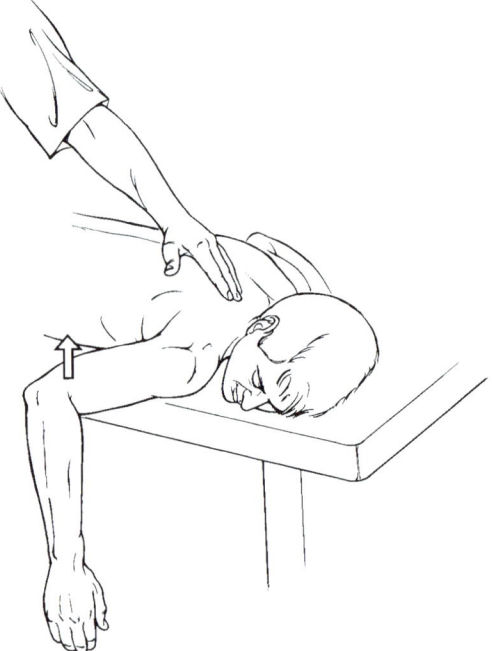

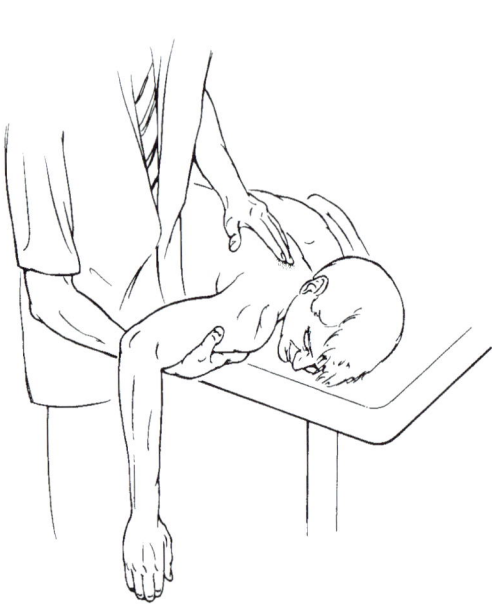

Abb. 4.19: Test der Scapulaadduktion für die Stufe 3

Abb. 4.20: Test der Scapulaadduktion für die Stufen 2 und 1

Stufe 2, 1 und 0

Ausgangsstellung des Patienten und des Therapeuten
Die selben wie für den Test für die Stufe 5, außer daß der Therapeut eine Hand nimmt, um die Schulter und den Arm des Patienten zu umfassen, um somit das Gewicht des Armes abzunehmen (Abb. 4.20).

Test
Der gleiche wie für die Stufen 5–3.

Anweisung für den Patienten
„Versuchen Sie Ihren Ellbogen Richtung Decke anzuheben."

Bewertung
Stufe 2: Ein Teil der Bewegung wird ohne das Gewicht des Armes ausgeführt.

Stufe 1 und 0: Ein Muskel mit der Stufe 1 zeigt kontraktile Aktivität oder geringe Bewegung. Ein Muskel mit Stufe 0 zeigt weder Bewegung noch kontraktile Aktivität.

Alternativer Test für die Stufen 5, 4 und 3

Ausgangsstellung des Patienten
Bauchlage. Die Scapula wird in vollständige Adduktion gebracht. Der Arm ist in horizontaler Abduktion (90°) mit außenrotierter Schulter und extendiertem Ellbogen.

Ausgangsstellung des Therapeuten
Stehend in Höhe der Schulter auf der Seite, die getestet wird. Die contra-laterale Scapula wird fixiert, um eine Rumpfrotation zu verhindern. Für die Stufen 5 und 4 wird Widerstand entweder distal am Humerus oder am Handgelenk in Richtung Boden gegeben. Der Ort des Widerstands wird beibehalten, um Übereinstimmung zu gewährleisten.

Anweisung für den Patienten
„Lassen Sie Ihr Schulterblatt an der Wirbelsäule. Lassen Sie nicht zu, daß ich es von der Wirbelsäule wegziehe."

Test
Der Patient behält die Adduktion der Scapula bei.

Kompensationen

1. Durch die Mm. rhomboidei: Die Mm. rhomboidei können den M. trapezius bei der Adduktion der Scapula ersetzen. Sie können jedoch nicht die Außenrotationskomponente übernehmen. Wenn die Mm. rhomboidei kompensieren, adduziert und rotiert die Scapula nach caudal.
2. Durch den Pars spinalis des M. deltoideu: Wenn die Scapulamuskulatur fehlt und die Pars spinalis des M. deltoideus alleine arbeitet, findet horizontale Abduktion im Schultergelenk statt, aber keine Adduktion der Scapula.

Nützliche Hinweise

Wenn die Pars spinalis des M. deltoideus schwach ist, unterstützen Sie die Schulter des Patienten mit der Handfläche und lassen Sie seinen Ellbogen flektiert. Bewegen Sie die Scapula passiv in Adduktion durch eine horizontale Abduktion des Armes. Beauftragen Sie den Patienten, seine Scapula in Adduktion zu halten, während die Unterstützung der Schulter durch den Untersucher nachgeläßt. Beobachten Sie, ob die Scapula in Adduktion bleibt. Wenn sie bleibt, ist die Bewertung 3.

4.4   Depression und Adduktion der Scapula

Hauptmuskel: Pars ascendens des M. trapezius.

Bewegungsausmaß
Keine genaue Angabe möglich.

Tabelle 4.4: An der Depression und Adduktion der Scapula beteiligte Muskeln

Muskel	Ursprung	Ansatz
124. Pars ascendens des M. trapezius	Processus spinosus Th7–Th12	Spina scapulae

weitere Muskeln:
- 129. M. pectoralis minor
- 130. M. latissimus dorsi
- 131. M. pectoralis major

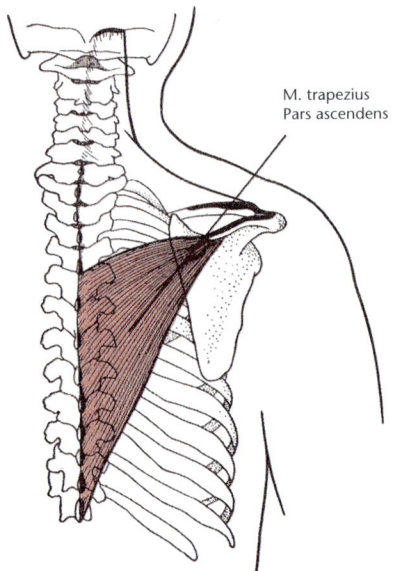

M. trapezius
Pars ascendens

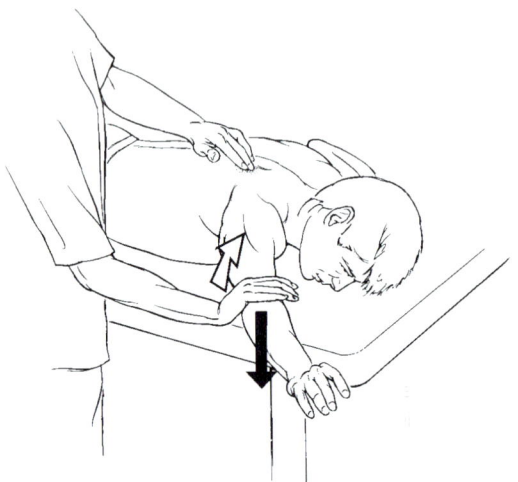

Abb 4.22 M. trapezius, Pars ascendens, und seine Innervation

Abb. 4.23: Test der Depression und Adduktion der Scapula für die Stufen 5 und 4

Stufe 5, 4 und 3

Ausgangsstellung des Patienten
Bauchlage mit den Armen über dem Kopf bis etwa 145° Abduktion, entspricht dem Faserverlauf des M. trapezius, Pars ascendens. Der Unterarm ist in Mittelstellung mit dem Daumen zur Decke gerichtet. Der Kopf kann zu einer Seite gedreht werden, um die Lage bequem zu machen.

Ausgangsstellung des Therapeuten
Stehend auf der zu testenden Seite. Die widerstandgebende Hand umfaßt das distale Humerusende oberhalb des Ellbogens (Abb. 4.23). Widerstand wird nach unten Richtung Boden gegeben. Um den Test schonender auszuführen, kann Widerstand am Margo lateralis scapulae gegeben werden.

Die Fingerspitzen der contralateranen Hand palpieren für Stufe 3 unterhalb der Spina scapulae bis zur Brustwirbelsäule den Konturen des Muskels folgend bis zu den unteren Brustwirbeln.

Test
Der Patient hebt seinen Arm von der Bank ab, bis mindestens die Höhe des Ohrs erreicht wird und hält ihn gegen Widerstand. Alternativ kann der Arm vorher diagonal über dem Kopf positioniert werden. Der Patient wird gebeten, seinen Arm gegen Widerstand gut zu halten.

Anweisung für den Patienten
„Heben Sie Ihren Arm von der Bank so hoch wie möglich an. Halten Sie. Lassen Sie nicht zu, daß ich ihn nach unten drücke."

Bewertung
Stufe 5: Das gesamte Bewegungsausmaß wird durchgeführt und gegen maximalen Widerstand gehalten. Der M. trapezius ist ein starker Muskel.

Stufe 4: Starker bis moderater Widerstand wird vertragen.

Stufe 3: Bei gleicher Vorgehensweise toleriert der Patient keinen Widerstand (Abb. 4.24).

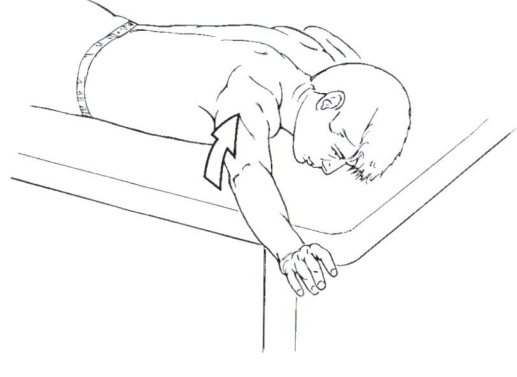 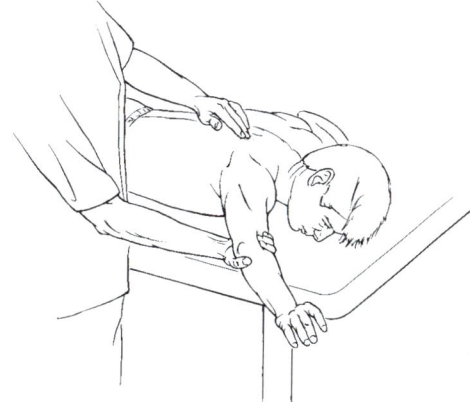

Abb. 4.24: Test der Depression und Adduktion der Scapula für die Stufe 3

Abb. 4.25: Test der Depression und Adduktion der Scapula für die Stufen 2, 1 und 0

Stufe 2, 1 und 0

Ausgangsstellung des Patienten

Die selbe wie für Stufe 5.

Ausgangsstellung des Therapeuten

Stehend auf der zu testenden Seite. Unterstützt den Arm des Patienten unterhalb des Ellbogens (Abb. 4.25).

Test

Der Patient versucht, den Arm von der Bank anzuheben. Wenn der Patient seinen Arm aufgrund einer Schwäche der Pars spinalis und acromialis des M. deltoideus nicht anheben kann, sollte der Untersucher den Arm anheben und unterstützen.

Anweisung für den Patienten

„Versuchen Sie Ihren Arm an Ihrem Ohr vorbei anzuheben."

Bewertung

Stufe 2: Das gesamte Bewegungsausmaß der Scapula wird ohne das Gewicht des Arms durchgeführt.

Stufe 1: Kontraktile Aktivität kann im Dreieck zwischen der Spina scapulae und den unteren Brustwirbeln (Th 7–Th12) palpiert werden, das heißt im Verlauf der Fasern des M. trapezius, Pars ascendens.

Stufe 0: keine spürbare Aktivität.

Nützliche Hinweise

1. Wenn die Schulter in Richtung Flexion und Abduktion eingeschränkt ist, sollte der Arm des Patienten im seitlichen Überhang über die Bankkante positioniert und vom Untersucher unterstützt werden. Die höchstmögliche Elevation wird als Ausgangsposition für den Test genommen.
2. Untersucher werden an den Testvorgang erinnert, bei dem der gleiche Hebelarm in den nachfolgenden Tests im Laufe der Zeit verwendet werden muß, um gültige Vergleichsmöglichkeiten zu haben.

4.5 Adduktion und caudale Rotation der Scapula

Hauptmuskeln: Mm. rhomboidei.

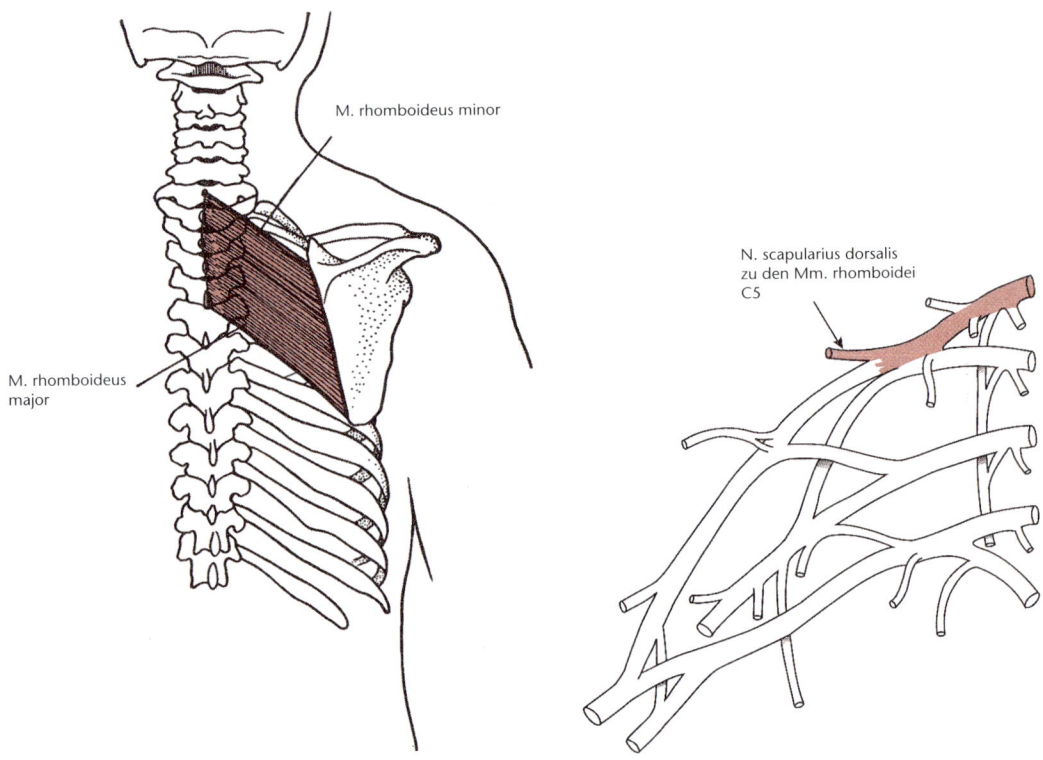

Abb. 4.26: Mm. rhomboidei, Ansicht von hinten

Abb. 4.27: Innervation der Mm. rhomboidei

Bewegungsausmaß Keine genaue Angabe möglich.

Tabelle 4.5: An der Adduktion und caudalen Rotation der Scapula beteiligte Muskeln

Muskel	Ursprung	Ansatz
125. M. rhomboideus major	Processus spinosus Th2–Th5	Margo medialis scapulae
126. M. rhomboideus minor	• Processus spinosus C7–Th1 • Ligamentum nuchae	Margo medialis scapulae im Bereich des Trigonum spinae

weitere Muskeln:
- 127. M. levator scapulae
- 129. M. pectoralis minor
- 130. M. latissimus dorsi
- 131. M. pectoralis major

Der Test für die Mm. rhomboidei ist Gegenstand einiger klinischer Disputs geworden. Kendall und Mitarbeiter behaupten mit guten Nachweisen, daß diese Muskeln häufig zu niedrig eingestuft werden, das heißt, daß sie sie oft niedriger als ihre tatsächliche Leistung bewertet werden[1]. Ein weiterer Gegenstand der Diskussion ist die Verwechslung der Funktion der Mm. rhomboidei mit der der anderen Scapula- oder Schultermuskeln, insbesondere der des M. trapezius und M. pectoralis minor. Ausschließlich von C5 innerviert, kann ein korrekt ausgeführter Test der Mm. rhomboidei eine Wirbelkanalläsion in dieser Höhe bestätigen oder ausschließen. In Anbetracht dieser Tatsachen präsentieren die Autoren zuerst ihre Methode und dann, mit freundlicher Erlaubnis von Frau Kendall, ihren Test der Mm. rhomboidei als eine andere Methode der Beurteilung.

Stufe 5, 4 und 3

Ausgangsstellung des Patienten

Bauchlage. Der Kopf kann zu einer Seite gedreht werden, um die Lage bequem zu gestalten. Der Arm ist nach innen rotiert und mit flektiertem Ellbogen auf den Rücken gelegt (Abb. 4.28).

Ausgangsstellung des Therapeuten

Stehend auf der zu testenden Seite. Wenn die Schulterextensoren mit Stufe 3 oder höher bewertet werden, wird die widerstandgebende Hand am Humerus etwas oberhalb vom Ellbogen plaziert. Der Widerstand wird nach unten außen gegeben (Abb. 4.29).

Wenn die Schulterextensoren schwach sind, wird die Hand, die Widerstand gibt, entlang des Margo lateralis scapulae plaziert (Abb. 4.30). Widerstand wird nach unten außen gegeben. Die palpierenden Finger werden tief unterhalb des Margo medialis scapulae plaziert.

Test

Der Patient hebt die Hand vom Rücken ab und adduziert die Scapula unter Beibehaltung der Armposition. Wenn die Muskelaktivität stark ist, werden die Finger des Therapeuten von unterhalb des Margo medialis „hochspringen" (Abb. 4.28).

Anweisung für den Patienten

„Heben Sie ihre Hand. Halten Sie. Lassen Sie nicht zu, daß ich Sie nach unten drücke."

Bewertung

Stufe 5: Der Patient führt das gesamte Bewegungsausmaß durch und hält gegen maximalen Widerstand (Abb. 4.31). Die Finger werden von unterhalb der Scapula „hochspringen", wenn sich die starken Mm. rhomboidei kontrahieren.

Stufe 4: Der Patient führt das gesamte Bewegungsausmaß durch und hält gegen starken oder moderaten Widerstand. Die Finger werden in der Regel „hochspringen".

Stufe 3: Der Patient führt das gesamte Bewegungsausmaß durch, toleriert jedoch keinen manuellen Widerstand (Abb. 4.32).

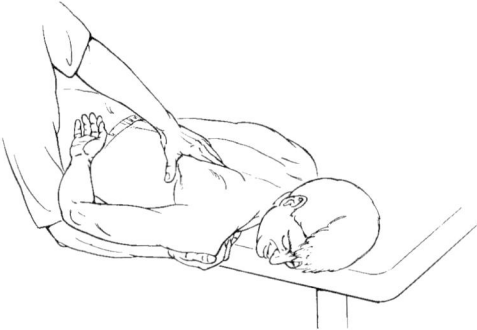

Abb. 4.28: Ausgangsstellung beim Test der Adduktion und caudalen Rotation der Scapula für die Stufen 5, 4 und 3

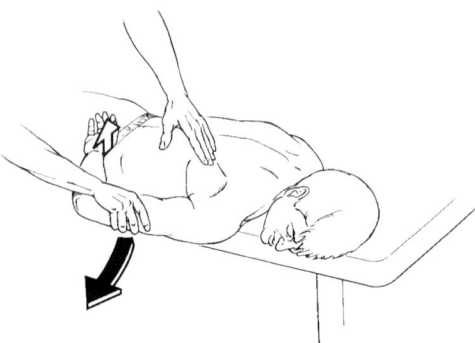

Abb. 4.29: Widerstand beim Test der Adduktion und caudalen Rotation der Scapula für die Stufen 5, 4 und 3

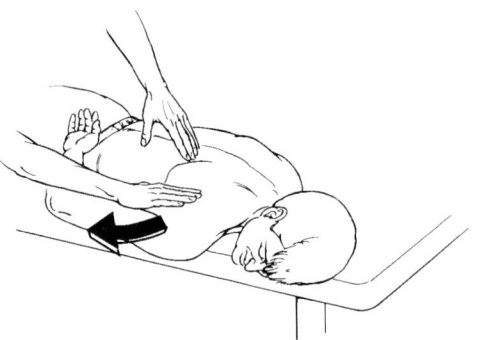

Abb. 4.30: Test der Adduktion und caudalen Rotation der Scapula für die Stufen 5, 4 und 3 bei schwachen Schulterestensoren

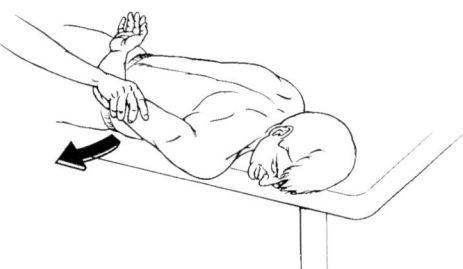

Abb. 4.31: Bewertung Stufe 5 beim Test der Adduktion und caudalen Rotation der Scapula

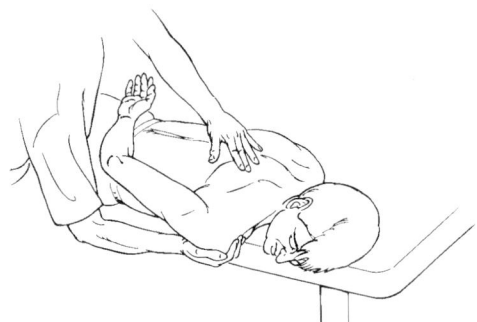

Abb. 4.32: Bewertung Stufe 3 beim Test der Adduktion und caudalen Rotation der Scapula

Stufe 2, 1 und 0

Ausgangsstellung des Patienten
Sitzend an der Bankkante mit innenrotierter Schulter und den Arm hinter dem Rücken extendiert und adduziert (Abb. 4.33).

Ausgangsstellung des Therapeuten
Stehend auf der zu testenden Seite. Der Arm wird unterstützt, indem das Handgelenk umfaßt wird. Die Fingerspitzen einer Hand palpieren den Muskel unterhalb des Margo medialis scapulae.

Test
Der Patient versucht, seine Hand vom Rücken wegzubewegen.

Anweisung für den Patienten
„Versuchen Sie Ihre Hand vom Rücken weg zu bewegen."

Bewertung
Stufe 2: Der Patinet führt einen Teil der Scapulabewegung aus.

Stufe1 und **Stufe 0**: Ein Muskel mit der Stufe 1 hat spürbare kontraktile Aktivität, ein Muskel mit der Stufe 0 zeigt keine Aktivität.

Alternativer Test für die Stufen 2, 1 und 0

Ausgangsstellung des Patienten
Bauchlage mit der Schulter in ungefähr 45° Abduktion und den Ellbogen etwa 90° flektiert mit der Hand auf dem Rücken (Abb. 4.34).

Ausgangsstellung des Therapeuten
Stehend auf der zur testenden Seite. Der Arm, der getestet werden soll, wird unter der Schulter gehalten (Abb. 4.34). Die Finger, die palpieren, werden fest unterhalb des Margo medialis scapulae gelegt.

Test
Der Patient versucht, seine Hand vom Rücken abzuheben.

Anweisung für den Patienten
„Versuchen Sie Ihre Hand vom Rücken anzuheben, heben Sie Ihre Hand Richtung Decke."

Bewertung
Stufe 1 und 0: Ein Muskel mit der Stufe 1 besitzt etwas spürbare Muskelaktivität, ein Muskel mit der Stufe 0 hat keine kontraktile Aktivität.

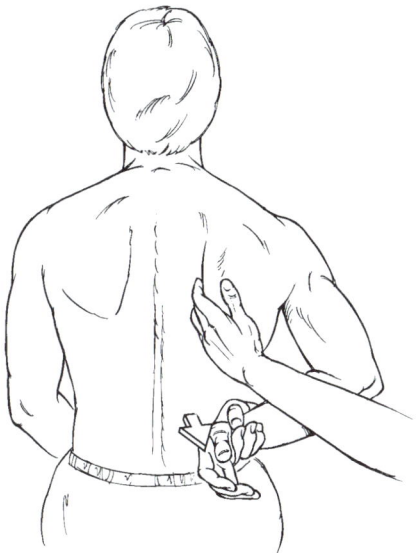

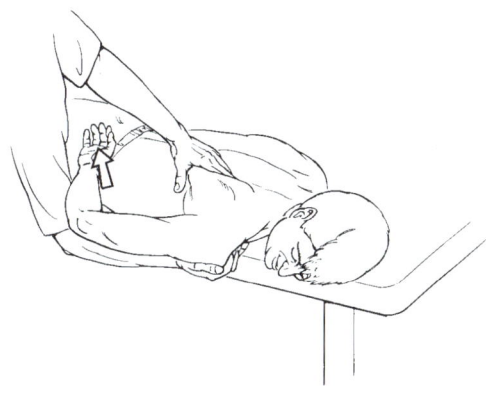

Abb. 4.33: Test der Adduktion und caudalen Rotation der Scapula für die Stufen 2, 1 und 0

Abb: 4.34: Alternativer Test der Adduktion und caudalen Rotation der Scapula für die Stufen 2, 1 und 0

Alternativer Test der Mm. rhomboidei nach Kendall[1]

Als Vortest für den Test der Mm. rhomboidei sollten die Adduktoren der Schulter getestet und für stark genug befunden werden, um als Hebel benutzt werden zu können.

Ausgangsstellung des Patienten

Bauchlage mit dem Kopf zur Testseite gedreht. Der nicht zu testende Arm wird bei flektiertem Ellbogen adduziert.

Der Testarm ist in der Nähe der Bankkante. Der Oberarm wird vollständig adduziert und fest am Rumpf in Außenrotation und etwas Extension bei flektiertem Ellbogen gehalten. In dieser Position ist die Scapula in Adduktion, Elevation und caudaler Rotation (Fossa glenoidales nach caudal).

Ausgangsstellung des Therapeuten

Stehend auf der zu testenden Seite. Die Hand, die Widerstand gibt, ist um den flektierten Ellbogen gelegt. Der Widerstand von dieser Hand wird in Richtung Abduktion und cranialer Rotation der Scapula gegeben, also nach außen-oben (Abb. 4.35). Die andere Hand wird genommen, um gleichzeitig Widerstand zu geben. Sie wird über das Schultergelenk gelegt und gibt Widerstand in Richtung Schulterdepression.

Test

Der Untersucher testet die Fähigkeit des Patienten, die Scapula in Adduktion, Elevation und caudaler Rotation (Fossa glenoidales nach caudal) zu halten.

Anweisung für den Patienten

„Halten Sie Ihren Arm so, wie ich ihn plaziert habe. Lassen Sie nicht zu, daß ich Ihren Arm nach vorne ziehe" oder „Halten Sie die Stellung, in der Sie sind. Halten Sie Ihr Schulterblatt an die Wirbelsäule, während ich versuche, es wegzuziehen."

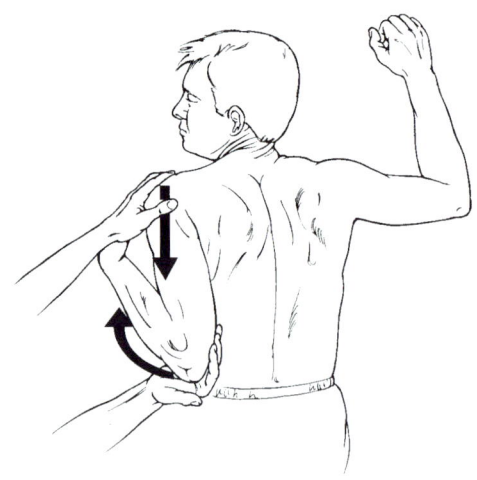

Abb. 4.35: Test der Mm. rhomboidei nach Kendall

Kompensation durch die Pars acromialis des M. trapezius

Die mittleren Anteile des M. trapezius können die Adduktionskomponente der Mm. rhomboidei ersetzen. Der M. trapezius kann jedoch nicht die caudale Rotation ersetzen. Wenn eine Kompensation erfolgt, wird die Scapula ohne caudale Rotation adduzieren (keine Bewegung der Fossa glenoidales nach caudal). Nur Palpation kann diese Kompensation sicher feststellen.

Nützliche Hinweise

Wenn der Test für die Mm. rhomboidei mit der Hand hinter dem Rücken getestet wird, erlauben Sie niemals dem Patienten, die Aufwärtsbewegung mit dem Ellbogen einzuleiten, weil dies die Extensoren des Humerus aktivieren würde.

4.6 Flexion der Schulter

Hauptmuskeln: Pars clavicularis des M. deltoideus, M. supraspinatus und M. coracobrachialis.

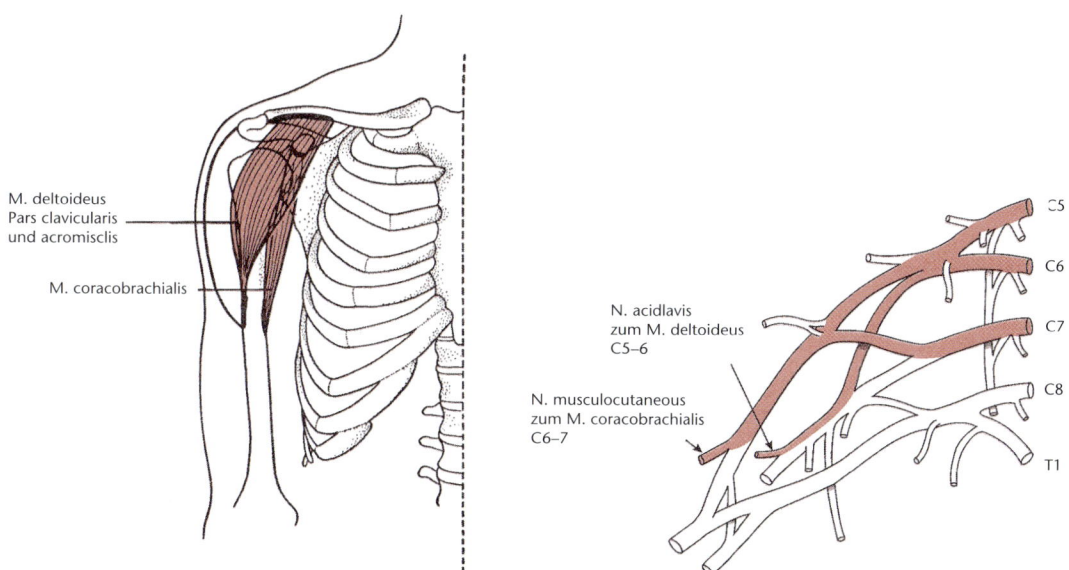

Abb. 4.36: M. deltoideus, M. coracobrachialis, Ansicht von vorne

Abb. 4.37: Innervation von M. deltoideus und M. coracobrachialis

Bewegungsausmaß   0–180°.

Tabelle 4.6: An der Schulterflexion beteiligte Muskeln

Muskel	Ursprung	Ansatz
133. Pars clavicularis und acromialis des M. deltoideus	laterales Drittel der Clavicula	Tuberositas deltoidea Acromion
135. M. supraspinatus	Fossa supraspinata	obere Facette des Tuberculum majus

weitere Muskeln:
- 131. Pars clavicularis des M. pectoralis major
- 139. M. coracobrachialis
- 140. M. biceps brachii

Der M. coracobrachialis kann nicht richtig isoliert werden und ist auch nicht leicht zu palpieren. Es hat keine einzigartige Funktion. Er wird hier mit berücksichtigt, weil er klassisch gesehen ein Flexor und Adduktor der Schulter ist.

Stufe 5 und 4

Ausgangsstellung des Patienten
Sitzend an der Bankkante mit den Armen seitlich sowie leicht flektierten Ellbogen und Unterarmpronation, um eine Kompensation durch den M. biceps, Caput longum, zu verhindern.

Ausgangsstellung des Therapeuten
Stehend auf der zu testenden Seite. Die widerstandgebende Hand wird um den distalen Humerus direkt oberhalb des Ellbogens gelegt. Die andere Hand kann die Schulter fixieren (Abb. 4.38).

Test
Der Patient flektiert seine Schulter um 90° ohne eine rotatorische oder horizontale Bewegung (Abb. 4.38). Die Scapula sollte in der Lage sein, zu abduzieren und nach cranial zu rotieren. Das normale Verhältnis zwischen Scapula- und Humerusbewegung nach den ersten 20° ist 2:1, z.B. gibt es 2° glenohumerale Bewegung für jeden Grad scapulo-thorakaler Bewegung.

Anweisung für den Patienten
„Heben Sie Ihren Arm in Schulterhöhe an. Halten Sie. Lassen Sie nicht zu, daß ich ihn nach unten drücke."

Bewertung
Stufe 5: Die Endstellung wird gegen maximalen Widerstand gehalten.

Stufe 4: Die Endstellung wird gegen starken bis moderaten Widerstand gehalten.

Stufe 3

Ausgangsstellung des Patienten
An der Bankkante sitzend mit dem Arm seitlich und leicht flektiertem Ellbogen.

Ausgangsstellung des Therapeuten
Stehend auf der Testseite.

Test
Der Patient flektiert seine Schulter bis 90° (Abb. 4.39).

Anweisung für den Patienten	„Heben Sie Ihren Arm bis Schulterhöhe an."
Bewertung	**Stufe 3**: Der Patient bewegt über das Ausmaß des Tests (90°), toleriert aber keinen Widerstand.

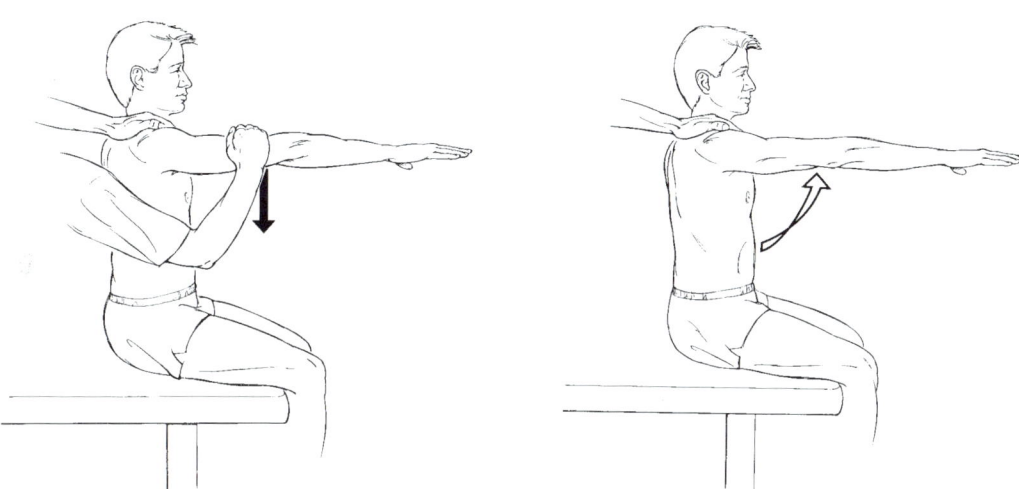

Abb. 4.38: Test der Schulterflexion für die Stufen 5 und 4   Abb. 4.39: Test der Schulterflexion für die Stufe 3

Stufe 2, 1 und 0

Ausgangsstellung des Patienten	An der Bankkante sitzend mit seitlich herunterhängenden Arm und leicht flektiertem Ellbogen.
Ausgangsstellung des Therapeuten	Auf der Testseite stehend. Die Palpationsfinger liegen auf der ventralen Fläche des M. deltoideus über dem Schultergelenk (Abb. 4.40).
Test	Der Patient versucht die Schulter 90° zu flektieren.
Anweisung für den Patienten	„Versuchen Sie Ihren Arm anzuheben."
Bewertung	**Stufe 2**: Ein Teil der Bewegung wird vollzogen.
	Stufe 1: Der Untersucher fühlt oder sieht kontraktile Aktivität des M. deltoideus, Pars clavicularis. Es kommt jedoch zu keiner Bewegung.
	Stufe 0: keine kontraktile Aktivität.

Alternativer Test für die Stufen 2, 1 und 0

Wenn aus irgendwelchen Gründen der Patient nicht sitzen kann, kann der Test in Seitlage ausgeführt werden. In diese Haltung umfaßt der Untersucher den Testarm am Ellbogen, bevor er den Patienten beauftragt, die Schulter zu flektieren.

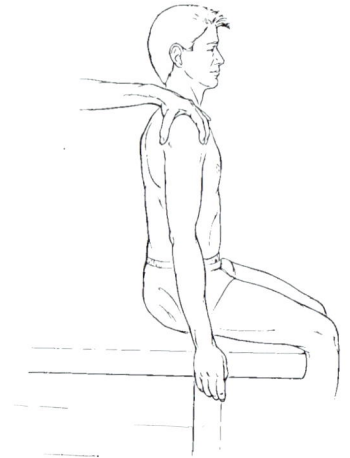

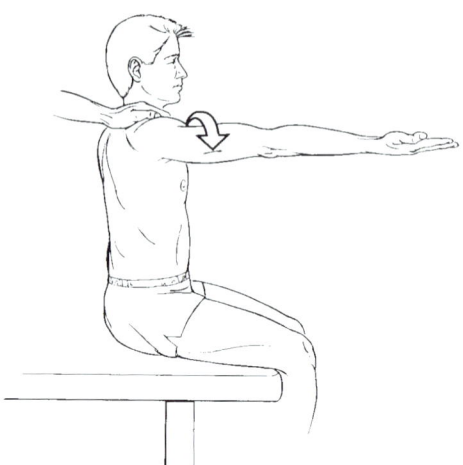

Abb. 4.40: Test der Schulterflexion für die Stufen 2, 1 und 0

Abb. 4.41: Haltung des Armes für den Test der Schulterflexion

Kompensationen

1. Der Patient versucht eventuell, die Schulter mit dem M. biceps brachii zu flektieren, indem er die Schulter zuerst nach außen rotiert (Abb. 4.41). Um dies zu vermeiden, sollte der Arm in der Mittelstellung zwischen Innen- und Außenrotation gehalten werden.
2. Der Versuch, mit dem M. trapezius zu kompensieren, führt zu einer Elevation der Schulter.
3. Der Veruch, mit dem M. pectoralis major zu kompensieren, führt zu einer horizontalen Adduktion.
4. Der Patient versucht eventuell, sich nach hinten zu lehnen oder den Schultergürtel anzuheben, um die Flexion zu unterstützen.

Nützliche Hinweise

Obwohl der M. coracobrachialis an der Schulterflexion beteiligt ist, liegt er sehr tief und kann sehr schwierig oder unmöglich zu palpieren sein, ohne dabei Unbehagen beim Patienten auszulösen.

4.7 Extension der Schulter

Hauptmuskeln: M. latissimus dorsi, M. teres major, Pars spinalis des M. deltoideus.

Bewegungsausmaß 0–45°.

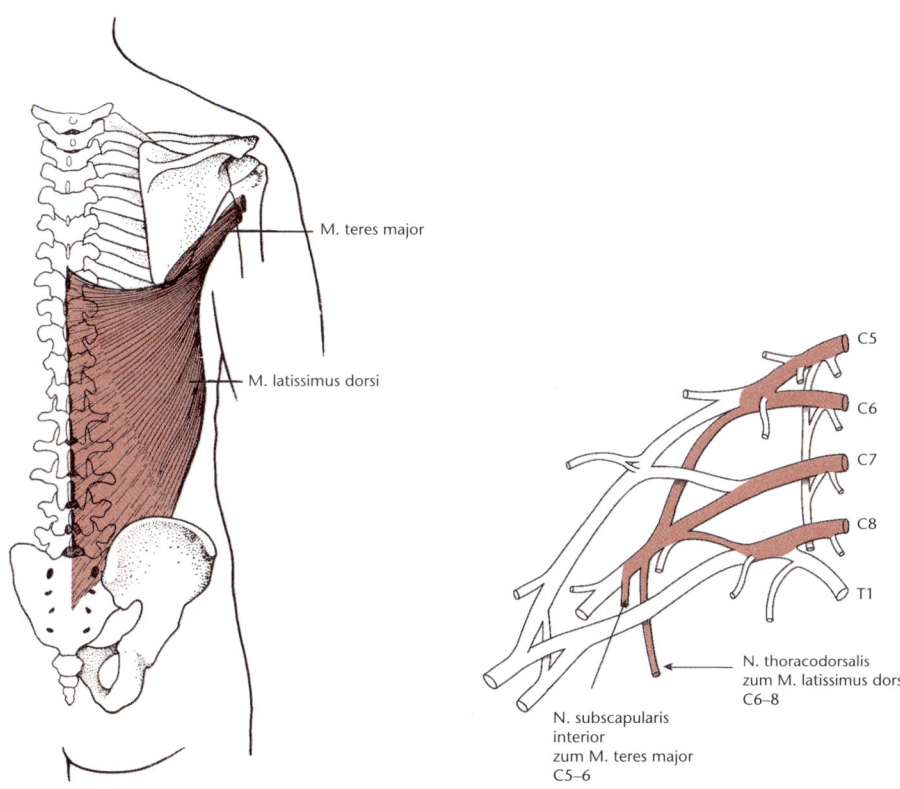

Abb. 4.42: M. latissimus dorsi und M. teres major, Ansicht von hinten

Abb. 4.43: Innervation von M. latissimus dorsi und M. teres major

Tabelle 4.7: An der Schulterextension beteiligte Muskeln

Muskel	Ursprung	Ansatz
130. M. latissimus dorsi	• Th6–Th12 • L1–L5 • Sakrum • 9.–12. Rippe • Angulus inferior scapulae • Crista iliaca	Crista tuberculi minoris
133. Pars spinalis des M. deltoideus	Spina scapulae	Tuberositas deltoidea
138. M. teres major	Angulus inferior scapulae	

weitere Muskeln:
142. Caput longum des M. triceps brachii

Es gibt drei Tests für die Stufen 5 und 4, die routinemäßig verwendet werden sollten. Der erste ist die herkömmliche Vorgehensweise, die Extension der Schulter in Bauchlage zu testen. Die zwei weiteren Tests werden verwendet, um den M. latissimus dorsi soweit wie möglich zu isolieren und um Funktion zu stimulieren.

Test 1 für Stufe 5 und 4: Schulterextension ohne Isolation des M. latissimus dorsi

Ausgangsstellung des Patienten	Bauchlage mit den Armen an den Seiten angelegt und die Schulter in Innenrotation, Handinnenflächen nach oben (Abb. 4.44).
Ausgangsstellung des Therapeuten	Stehend an der zu testenden Seite. Die Hand, die Widerstand gibt, wird auf der dorsalen Fläche des Armes oberhalb des Ellbogens gelegt.
Test	Der Patient hebt seinen Arm unter Beibehaltung der Ellbogenstreckung von der Unterlage ab (Abb. 4.45).
Anweisung für den Patienten	„Heben Sie Ihren Arm so hoch, wie Sie können. Halten Sie. Lassen Sie nicht zu, daß ich ihn nach unten drücke."
Bewertung	**Stufe 5**: Der Patient bewegt über das normale Bewegungsausmaß und hält gegen maximalen Widerstand.
	Stufe 4: Der Patient bewegt über das volle Bewegungsausmaß, gibt jedoch bei starkem Widerstand nach.

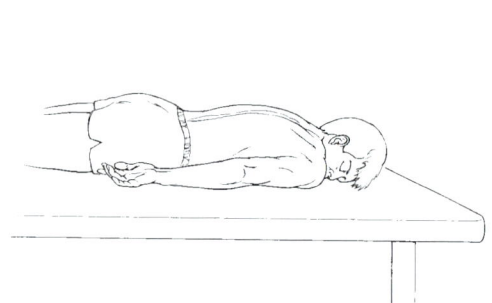

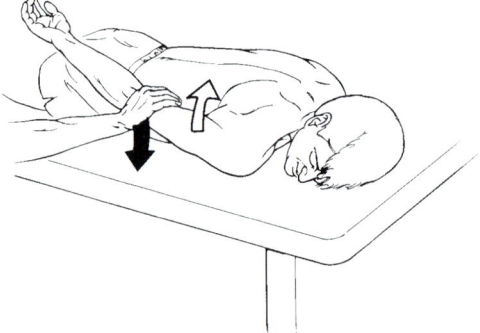

Abb. 4.44: Ausgangsstellung beim Test der Schulterextension ohne Isolation des M. latissimus dorsi für Stufe 5 und 4

Abb. 4.45: Gebräuchlicher Test der Schulterextension ohne Isolation des M. latissimus dorsi für Stufe 5 und 4

Test 2 für Stufe 5 und 4: Isolation des M. latissimus dorsi

Ausgangsstellung des Patienten	Bauchlage mit dem Kopf zu einer Seite gedreht, die Arme sind seitlich abgelegt in Innenrotation, Handinnenflächen nach oben. Die zu testende Schulter ist bis in Höhe des Kinns angehoben.
Ausgangsstellung des Therapeuten	Auf der Testseite stehend. Der Unterarm des Patienten wird oberhalb des Handgelenks mit beiden Händen gegriffen (Abb. 4.46).
Test	Der Patient bringt seinen Arm in eine Depression nach caudal und nähert dabei seinen Rippenbogen an das Becken.
Anweisung für den Patienten	„Strecken Sie Ihren Arm nach unten Richtung der Füße. Halten Sie. Lassen Sie nicht zu, daß ich Ihren Arm nach oben Richtung Kopf bewege."

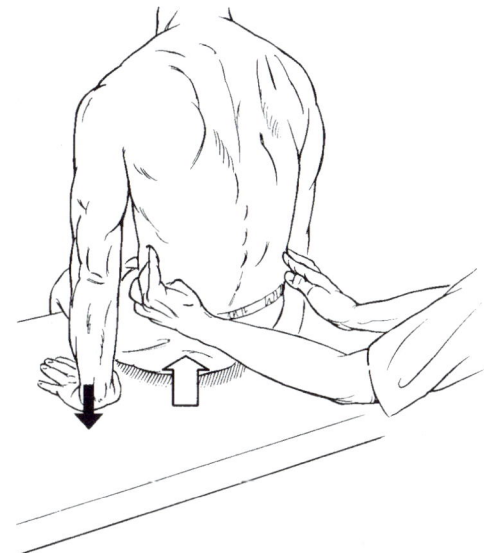

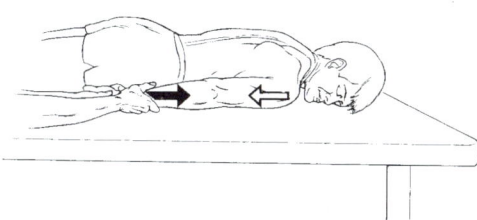

Abb. 4.46: Test zur isolierten Untersuchungt des M. latissimus dorsi

Abb. 4.47: Test zur isolierten Untersuchungt des M. latissimus dorsi

Bewertung	**Stufe 5**: Der Patient bewegt über das vorhandene Bewegungsausmaß gegen maximalen Widerstand. Wenn der Therapeut es nicht schafft, den Arm mit beiden Händen nach oben zu schieben, wird der Patient im Sitz getestet, wie für Test 3 beschrieben.
	Stufe 4: Der Patient bewegt über das gesamte Bewegungsausmaß, die Schulter gibt aber bei starken Widerstand in der Endstellung nach.

Test 3 für Stufe 5: Isolation des M. latissimus dorsi

Ausgangsstellung des Patienten	Sitzend an der Bankkante mit den Händen flach neben den Hüften aufgestellt (Abb. 4.47). Falls die Arme des Patienten zu kurz sind, um diese Stellung einzunehmen, wird ein Stützklotz für jede Hand besorgt.
Ausgangsstellung des Therapeuten	Stehend hinter dem Patienten. Die Finger palpieren die Fasern des M. latissimus dorsi an der lateralen Thoraxwand (bilateral) direkt oberhalb der Taille (Abb. 4.47). Bei diesem Test ist der Pars sternalis des M. pectoralis major auch aktiv.
Test	Der Patient stützt sich auf den Händen ab und hebt das Gesäß von der Bank ab (Abb. 4.47).
Anweisung für den Patienten	„Heben Sie Ihr Gesäß von der Bank ab."
Bewertung	**Stufe 5**: Der Patient ist in der Lage, das Gesäß von der Bank abzuheben.
	Stufe 4: In dieser Sequenz gibt es keine Stufe 4. Stufe 4 wird mit dem Test in Bauchlage (Test 2) bestimmt.

Stufe 3 und Stufe 2

Ausgangsstellung des Patienten	Bauchlage, Kopf zu einer Seite gedreht. Arme seitlich abgelegt und nach innen rotiert, Handinnenflächen nach oben (Abb. 4.48).

Ausgangsstellung des Therapeuten	Stehend auf der Testseite.
Test	Test 1 (Extension ohne Isolation des M. latissimus dorsi): Der Patient hebt seinen Arm von der Bank ab (Abb. 4.48).
	Test 2 (Isolierung des M. latissimus dorsi): Der Patient schiebt seinen Arm in Richtung Füße.
Anweisung für den Patienten	Test 1: „Heben Sie Ihren Arm an so hoch wie sie können."
	Test 2: „Strecken Sie Ihren Arm nach unten in Richtung Füße."
Bewertung	**Stufe 3**: Der Patient bewegt über das gesamte Bewegungsausmaß ohne manuellen Widerstand.
	Stufe 2 Der Patient bewegt über einen Teil des Bewegungsausmaßes.

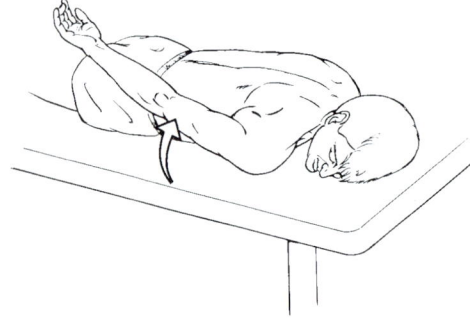
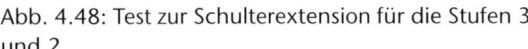
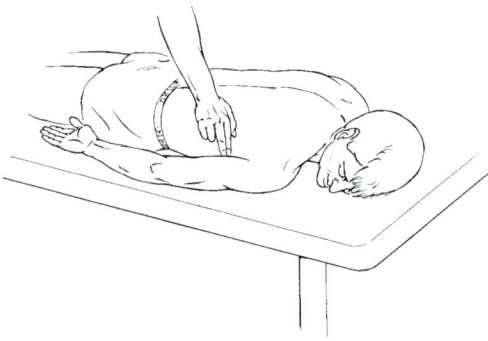

Abb. 4.48: Test zur Schulterextension für die Stufen 3 und 2

Abb. 4.49: Test zur Schulterextension für die Stufen 1 und 0

Stufe 1 und 0

Ausgangsstellung des Patienten	Bauchlage mit den Armen seitlich abgelegt und die Schulter in Innenrotation, Handinnenflächen nach oben.
Ausgangsstellung des Therapeuten	Auf der Testseite stehend. Die Palpationsfinger für den M. latissimus dorsi werden seitlich an der Thoraxwand unterhalb und lateral des Angulus inferior scapulae gelegt (Abb. 4.49).
	Es wird dorsal der Schulter oberhalb der Achselfalte palpiert, um die hinteren Fasern des M. deltoideus zu tasten. Der M. teres major wird am lateralen Scapularand direkt unterhalb der Achselfalte palpiert. Der M. teres major ist der untere der beiden Muskeln, die an dieser Stelle in die Achselhöhle ziehen. Er bildet die hintere untere Achselfalte.
Test und Anweisung für den Patienten	Der Patient versucht auf die Bitte des Therapeuten hin, den Arm von der Behandlungsbank anzuheben.
Bewertung	**Stufe 1**: Spürbare kontraktile Aktivität in einem der beteiligten Muskeln, jedoch keine Bewegung der Schulter.
	Stufe 0: keine kontraktile Aktivität der beteiligten Muskeln.

4.8 Abduktion und Flexion der Schulter

Hauptmuskeln: M. deltoideus und M. supraspinatus.

Bewegungsausmaß 0–170°.

Tabelle 4.8: An der Schulterabduktion und -flexion (Scaption) beteiligte Muskeln

Muskel	Ursprung	Ansatz
133. M. deltoideus, Pars clavicularis et Pars acromialis	• Clavicula (laterales Drittel) • Acromion	Tuberositas deltoideum
135. M. supraspinatus	Fossa supraspinata	Tuberculum majus

weite Muskeln:
- 124. M. trapezius, Pars ascendens
- 128. M. serratus anterior
- 139. M. coracobrachialis
- 140. M. biceps brachii, Caput longum

Diese mit Schulterscaption bezeichnete Bewegung ist eine Elevation des Arms in der Ebene der Scapula in ca. 30–45° ventral der Frontalebene etwa auf halber Strecke zwischen Schulterflexion und - abduktion[2]. Die als Scaption bezeichnete Stellung wird häufiger für Funktionen als Ventralflexion oder Abduktion benutzt.

Stufe 5–0

Ausgangsstellung des Patienten (alle Stufen)
Sitzend auf der Bankkante.

Ausgangsstellung des Therapeuten
Stehend vor und leicht seitlich vom Patienten. Die Hand, die Widerstand gibt, wird bei den Stufen 5 und 4 oberhalb des Ellbogens um den Arm gelegt.

Test
Der Patient bringt seinen Arm auf der halben Strecke zwischen Flexion und Abduktion bei 30–45° anterior von der Frontalebene in Elevation (Abb. 4.50).

Anweisung für den Patienten
„Heben Sie Ihren Arm schräg nach vorne und seitlich-außen bis in Schulterhöhe an. Halten Sie. Lassen Sie nicht zu, daß ich Ihren Arm nach unten drücke." Machen Sie diese Bewegung dem Patienten vor.

Bewertung
Stufe 5: Der Patient bewegt über das volle Bewegungsausmaß und hält gegen maximalen Widerstand.

Stufe 4: Der Patient bewegt über das volle Bewegungsausmaß und hält gegen starken Widerstand. Er läßt jedoch am Ende der Bewegung etwas nach.

Stufe 3: Der Patient bewegt über das gesamte Bewegungsausmaß, verträgt jedoch außer dem Gewicht des Arms keinen Widerstand.

Stufe 2: Der Patient bewegt nur durch einen Teil der Bewegungsbahn. Die Finger des Therapeuten werden für Stufe 2 und abwärts auf der anterioren und medialen Schulterpartie positioniert, um palpieren zu können.

Stufe 1 und 0: sürbare oder sichtbare kontraktile Aktivität für Stufe 1; keine Aktivität für Stufe 0.

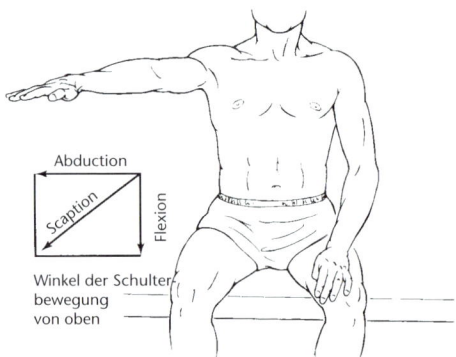

Abb. 4.50: Test für Scaption

4.9 Abduktion der Schulter

Hauptmuskeln: Pars clavicularis des M. deltoideus, und M. supraspinatus.

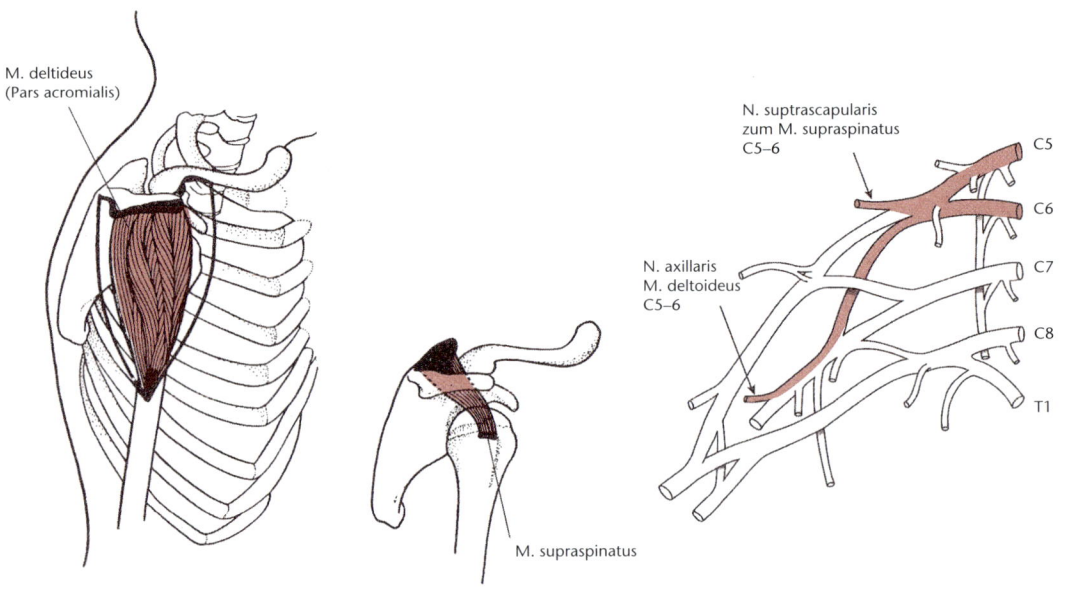

Abb. 4.51: Pars acromialis des M. deltoideus, seitliche Ansicht

Abb. 4.52: M. supraspinatus

Abb. 4.53: Innervation von Pars clavicularis des M. deltoideus und M. supraspinatus

Bewegungsausmaß   0–180°.

Tabelle 4.9: An der Schulterabduktion beteiligte Muskeln

Muskel	Ursprung	Ansatz
133. Pars acromialis des M. deltoideus	Acromion	Tuberositas deltoideus
135. M. supraspinatus	Fossa supraspinata	Tuberculum majus

weitere Muskeln:
140. Caput longum des M. biceps brachii

Stufe 5, 4 und 3

Voruntersuchung	Der Untersucher sollte feststellen, ob das volle Bewegungsausmaß der Schulter in allen Ebenen vorhanden ist und ob die Scapula Stabilität und gleichmäßige Bewegung hat (siehe Test für Abduktion und craniale Rotation der Scapula 4.1).
Ausgangsstellung des Patienten	Sitzend an der Bankkante mit dem Arm an der Seite und flektiertem Ellbogen.
Ausgangsstellung des Therapeuten	Stehend hinter dem Patienten. Die Hand, die Widerstand gibt, wird um den Arm direkt oberhalb des Ellbogens gelegt (Abb. 4.54).
Test	Der Patient abduziert seinen Arm bis 90°.
Anweisung für den Patienten	„Heben Sie Ihren Arm seitlich bis in Schulterhöhe an. Halten Sie. Lassen Sie nicht zu, daß ich ihn nach unten drücke."
Bewertung	**Stufe 5**: Die Endposition des Tests wird gegen maximalen, nach unten gerichteten Widerstand gehalten.
	Stufe 4: Die Endposition des Tests wird gegen starken bis moderatem Widerstand gehalten.
	Stufe 3: Das Bewegungsausmaß wird bis 90° ohne manuellen Widerstand vollzogen (Abb. 4.55).

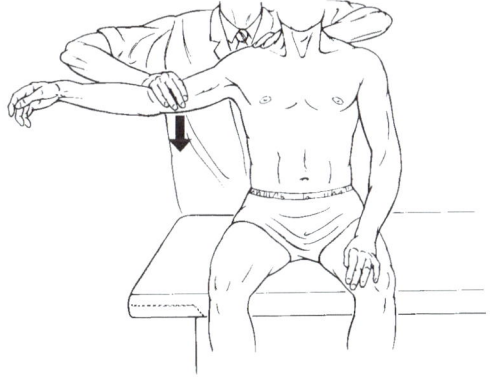

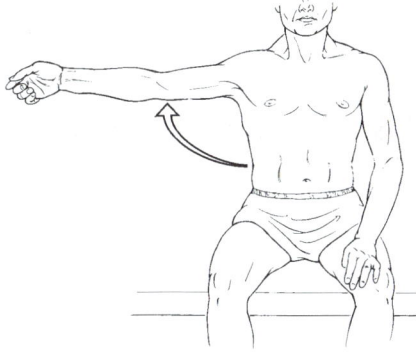

Abb. 4.54: Test der Schulterabdukton für die Stufen 5 und 4

Abb. 4.55: Test der Schulterabdukton für die Stufe 3

Stufe 2

Ausgangsstellung des Patienten	Sitzend an der Bankkante mit dem Arm an der Seite und leicht flektiertem Ellbogen.
Ausgangsstellung des Therapeuten	Stehend hinter dem Patienten, um die Muskeln auf der Testseite zu palpieren. Der M. deltoideus wird lateral vom Acromion auf der oberen Schulterpartie palpiert (Abb. 4.56). Der M. supraspinatus kann in der Tiefe unterhalb des M. trapezius in der Fossa supraspinata scapulae palpiert werden.
Test	Der Patient versucht, den Arm zu abduzieren.
Anweisung für den Patienten	„Versuchen Sie, Ihren Arm seitlich anzuheben."

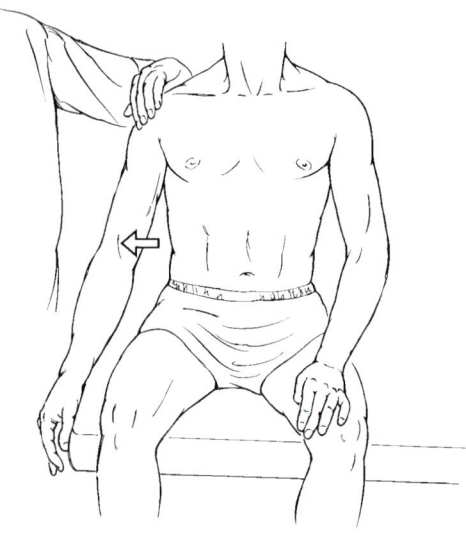 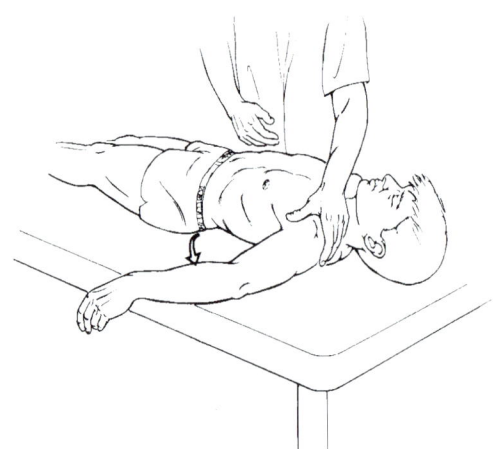

Abb. 4.56: Test der Schulterabduktion für die Stufe 2

Abb. 4.57: Alternativer Test der Schulterabduktion für die Stufe 2

Bewertung	**Stufe 2**: Der Patient bewegt über einen Teil der Bewegungsbahn.

Alternativer Test für die Stufe 2

Ausgangsstellung des Patienten	Rückenlage. Der Arm ist 90° abduziert, wird aber von der Bank mit leicht flektiertem Ellbogen unterstützt (Abb. 4.57).
Ausgangsstellung des Therapeuten	Stehend auf der Testseite des Patienten. Die Hand für die Palpation wird wie bei Test 2 plaziert.
Test	Der Patient versucht, den Arm auf der Bank zu abduzieren, ohne ihn zu rotieren.
Anweisung für den Patienten	„Bewegen Sie Ihren Arm seitlich weg."
Bewertung	**Stufe 2**: Der Patient bewegt über einen Teil der Bewegungsbahn.

Stufe 1 und 0

Ausgangsstellung des Patienten

Sitzend an der Bankkante.

Ausgangsstellung des Therapeuten

Stehend hinten-seitlich vom Patienten. Der Therapeut umfaßt den Arm, der in der Schulter etwa 90° abduziert ist, um die Extremität am Ellbogen zu unterstützen (Abb. 4.58).

Test

Der Patient versucht, den Arm in Abduktion zu halten.

Anweisung für den Patienten

„Versuchen Sie, Ihren Arm in dieser Stellung zu halten."

Bewertung

Stufe 1: spürbare oder sichtbare Kontraktion des M. deltoideus ohne Bewegung.

Stufe 0: keine kontraktile Aktivität.

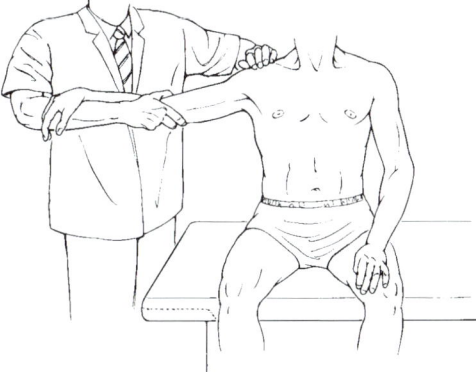

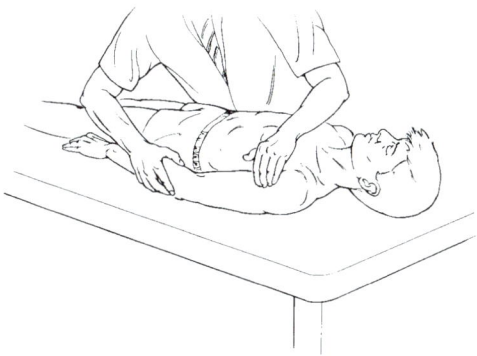

Abb. 4.58: Test der Schulterabduktion für die Stufen 1 und 0

Abb. 4.59: Alternativer Test der Schulterabduktion für die Stufen 1 und 0

Alternativer Test für Stufe 1 und 0 (Rückenlage)

Ausgangsstellung des Patienten

Rückenlage mit dem Arm an der Seite und leicht flektiertem Ellbogen.

Ausgangsstellung des Therapeuten

Seitlich an einer Stelle der Bankkante stehend, wo der M. deltoideus erreicht werden kann. Der M. deltoideus wird auf der lateralen Oberfläche im oberen Drittel des Arms palpiert (Abb. 4.59).

Bewertung

Stufe 1: spürbare oder sichtbare Kontraktion des M. deltoideus ohne Bewegung.

Stufe 0: keine kontraktile Aktivität.

Kompensation durch den M. biceps brachii

Wenn ein Patient den M. biceps zur Kompensation benutzt, wird die Schulter nach außen rotieren und der Ellbogen flektieren. Der Arm wird angehoben, aber nicht durch die Aktivität der Abduktoren. Um diese Kompensation zu verhindern, beginnen Sie den Test mit einigen Grad Ellbogenflexion, lassen Sie aber keine aktive Kontraktion des M. biceps zu.

Nützliche Hinweise

1. Der M. trapezius wird durch Drehen des Gesichts zur contralateralen Seite und Extension des Nackens angenähert und ermöglicht einen besseren Zugang, den M. supraspinatus zu palpieren.
2. Der M. deltoideus und M. supraspinatus arbeiten zusammen und, wenn einer in Abduktion aktiv ist, wird der andere ebenfalls aktiv sein. Nur wenn Schwäche des M. supraspinatus vermutet wird, ist es notwendig zu palpieren.
3. Lassen Sie keine Elevation der Schulter oder Lateralflexion des Rumpfes zur contralateralen Seite zu, weil diese Bewegungen eine Abduktion vortäuschen können.

4.10 Horizontale Abduktion der Schulter

Hauptmuskel: Pars spianlis des M. deltoideus.

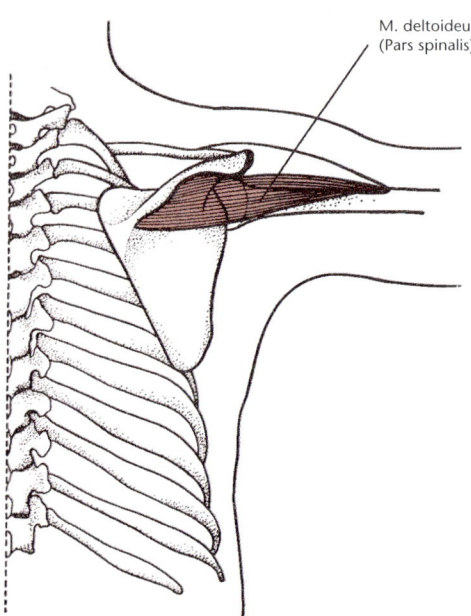

Abb. 4.60: Pars spinalis des M. deltoideus

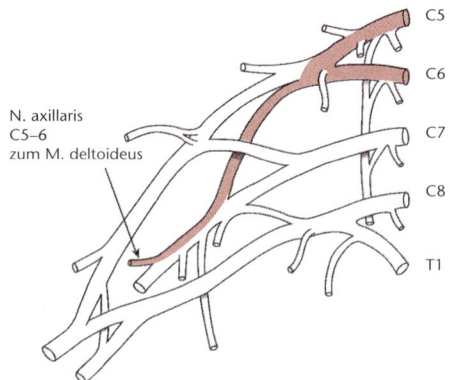

Abb. 4.61: Innervation des Pars spinalis des M. deltoideus

| Bewegungsausmaß | • wenn aus 90° Anteflexion gestartet wird: 0–90°, Bewegungsausmaß 90° |
| | • wenn aus voller horizontaler Adduktion begonnen wird: –40–90°, Bewegungsausmaß 130°. |

Tabelle 4.10: An der horizontalen Abduktion der Schulter beteiligte Muskeln

Muskel	Ursprung	Ansatz
133. dorsale Fasern des M. deltoideus	dorsal am Unterrand der Spina scapulae	Tuberositas deltoidea

weitere Muskeln:
• 136. M. infraspinatus
• 137. M. teres minor

Stufe 5, 4 und 3

Ausgangsstellung des Patienten	Bauchlage. Die Schulter in 90° Abduktion bei flektiertem Ellenbogen und den Unterarm über die Bankkante hängend.
Ausgangsstellung des Therapeuten	Stehend auf der zu testenden Seite. Die Hand, die Widerstand gibt, wird über den Ellbogen dorsal am Arm angelegt (Abb. 4.62).
Test	Der Patient bringt den Arm in horizontale Abduktion gegen maximalen Widerstand.
Anweisung für den Patienten	„Heben Sie Ihren Ellbogen in Richtung Decke an. Halten Sie. Lassen Sie nicht zu, daß ich ihn nach unten drücke."
Bewertung	**Stufe 5**: Das gesamte Bewegungsausmaß wird vollzogen und in der Endstellung gegen maximalen Widerstand gehalten.
	Stufe 4: Das Bewegungsausmaß wird vollzogen und in der Endstellung gegen starken bis mäßigen Widerstand gehalten.
	Stufe 3: Das Bewegungsausmaß wird ohne manuellem Widerstand vollzogen (Abb. 4.63).

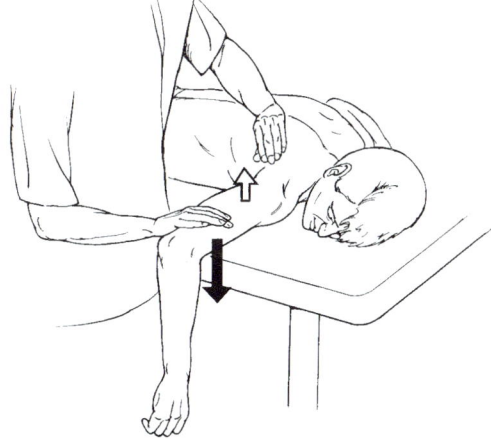

Abb. 4.62: Test der horizontalen Abduktion der Schulter für die Stufen 5 und 4

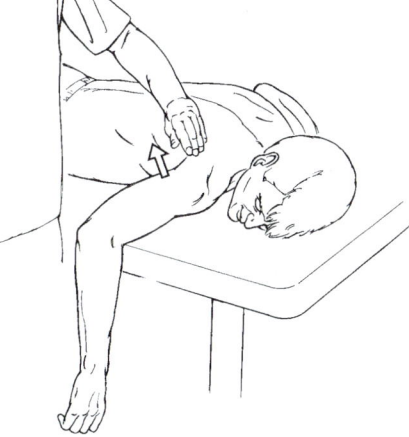

Abb. 4.63: Test der horizontalen Abduktion der Schulter für die Stufe 3

Stufe 2, 1 und 0

Ausgangsstellung des Patienten	Sitzend an der Bankkante.
Ausgangsstellung des Therapeuten	Stehend auf der zu testenden Seite. Der Unterarm wird von unten am distalen Ende des Unterarms unterstützt (Abb. 4.64). Palpiert wird auf der dorsalen Fläche der Schulter direkt oberhalb der Achselfalte.
Test	Der Patient läßt den Arm in horizontaler Abduktion über den Tisch gleiten oder versucht, ihn zu bewegen.
Anweisung für den Patienten	„Lassen Sie Ihren Arm nach hinten gleiten."
Bewertung	**Stufe 2**: Der Patient bewegt durch einen Teil der Bewegungsbahn.
	Stufe 1: palpable Kontraktion; keine Bewegung.
	Stufe 0: keine kontraktile Aktivität.

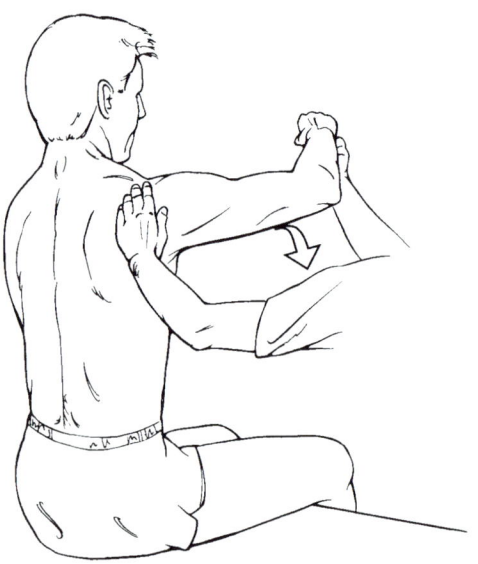
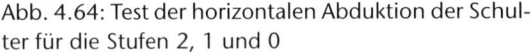
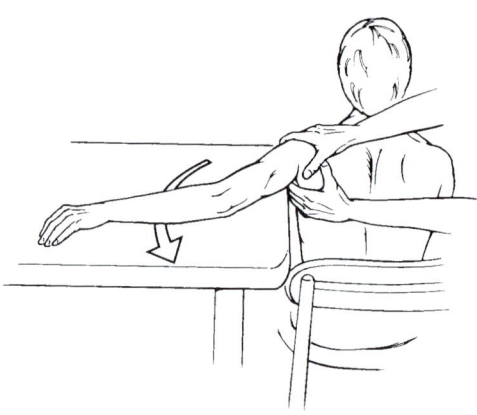

Abb. 4.64: Test der horizontalen Abduktion der Schulter für die Stufen 2, 1 und 0

Abb. 4.65: Alternative Ausgangsstellung für den Test der horizontalen Schulterabduktion für die Stufen 2, 1 und 0

Alternative Ausgangsstellung für die Stufen 2, 1 und 0

Ausgangsstellung des Patienten	Sitzend an der Bankkante mit dem Arm auf einem Tisch mit glatter Oberfläche in 90° Abduktion aufgestützt. Den Ellbogen leicht flektiert.
Ausgangsstellung des Therapeuten	Stehend hinter dem Patienten. Fixiert wird, indem die Hand cranial auf die Schulter und die Scapula gelegt wird (Abb. 4.65). Die Fasern des Pars spinalis vom M. deltoideus werden lateral unterhalb der Spina scapulae und dorsal am Oberarm neben der Achselhöhle palpiert.

Kompensation durch das Caput longum des M. triceps brachii

Der Ellbogen muß in leichter Flexion gehalten werden, um eine Kompensation durch den M. triceps brachii zu verhindern.

Nützliche Hinweise

Wenn die Schultergürtelmuskulatur schwach ist, muß der Untersucher die Scapula manuell fixieren, um die Abduktion der Scapula zu verhindern.

4.11 Horizontale Adduktion der Schulter

Hauptmuskel: M. pectoralis major.

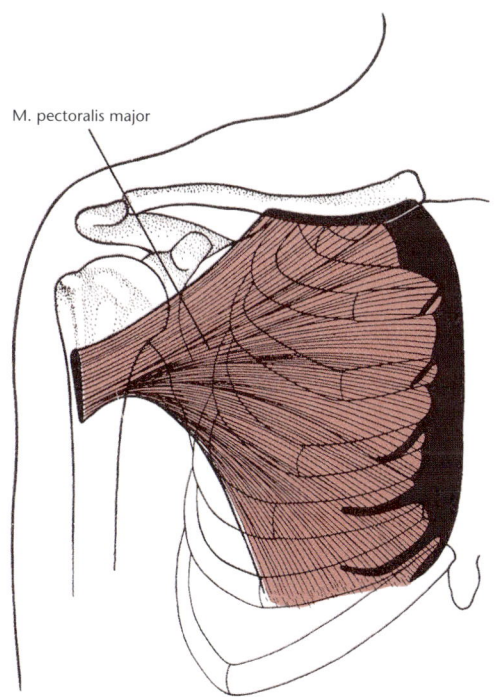

Abb. 4.66: M. pectoralis major

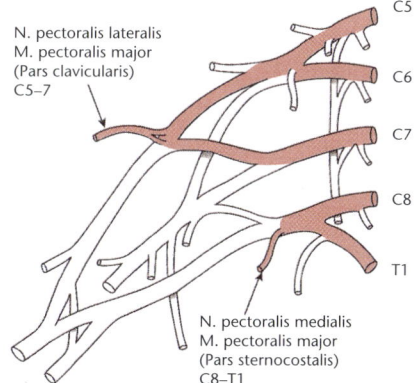

Abb. 4.67: Innervation des M. pectoralis major

Bewegungsausmaß

- 0-130°.
- wenn aus 90° Anteflexion gestartet wird: 0– –40°, Bewegungsausmaß 40°
- wenn aus der vollen horizontalen Abduktion gestartet wird: 0° über die Mittellinie hinweg bis –40°, Bewegungsausmaß 130°.

Tabelle 4.11: An der horizontalen Adduktion der Schulter beteiligte Muskeln

Muskel	Ursprung	Ansatz
131. M. pectoralis major	• mediale Hälfte der Vorderfläche der Clavicula • Membrana sterni • Knorpel der 1.–7. Rippe	Crista tuberculi majoris

weitere Muskeln:
133. Pars clavicularis des M. deltoideus

Eingangsuntersuchung

Der Untersucher fängt mit dem Patienten in Rückenlage an, überprüft das Bewegungsausmaß und testet dann gleichzeitig die beiden Anteile des M. pectoralis. Der Patient wird aufgefordert, den Arm in horizontaler Adduktion zu bewegen und ihn dabei parallel zum Boden ohne Rotation zu halten.Wenn der Arm sich in diagonaler Richtung über den Körper hinweg bewegt, werden die sternalen und claviclaren Anteile des Muskels separat getestet. Das separate Testen der beiden Anteile sollte Routine sein bei Patienten mit Verletzung des Rückenmarks im Bereich der Halswirbelsäule.

Stufe 5 und 4

Ausgangsstellung des Patienten

Gesamter Muskel: Rückenlage, die Schulter in 90° Abduktion, der Ellbogen in 90° Flexion (Abb. 4.68).

Pars clavicularis: Der Patient beginnt den Test mit 60° Schulterabduktion und flektiertem Ellbogen. Der Patient wird dann aufgefordert, die Schulter in horizontaler Richtung zu adduzieren.

Pars sternalis: Der Patient beginnt den Test mit der Schulter in circa 120° Abduktion und flektiertem Ellbogen.

Ausgangsstellung des Therapeuten

Stehend neben der zu testenden Schulter. Die widerstandgebende Hand wird direkt oberhalb des Handgelenks um den Unterarm gelegt. Die andere Hand wird verwendet, um die Aktivität des M. pectoralis major im oberen Bereich des Brustkorbs direkt medial vom Schultergelenk zu tasten (Abb. 4.69). Für einen Test der Stufe 5 ist Palpation nicht notwendig, sie ist aber unerläßlich, um die Aktivität des zu testenden Muskels zu beurteilen.

Die claviculáren Anteile des M. pectoralis major werden unterhalb der medialen Hälfte der Clavicula palpiert (Abb. 4.70). Die sternalen Anteile werden auf der Brustkorbwand im Bereich der unteren ventralen Begrenzung der Achselfalte palpiert (Abb. 4.71).

Test

Beide Anteile des M. pectoralis: Wenn der gesamte Muskel getestet wird, führt der Patient die Schulter in horizontaler Adduktion durch das vorhandene Bewegungsausmaß.

Pars clacicularis: Um die Pars clavicukaris zu testen, beginnt die Bewegung des Patienten bei 60° Abduktion und bewegt nach oben und nach innen. Der Untersucher gibt Widerstand nach unten Richtung Boden und nach außen in die entgegengesetzte Richtung zum Faserverlauf des Pars clavicularis, der den Arm diagonal nach oben und nach innen bewegt (Abb. 4.70).

Pars sternalis: Um die Pars sternalis zu testen, beginnt die Bewegung bei 120° Schulterabduktion und wird nach unten und nach innen fortgeführt. Widerstand wird oberhalb des Handgelenks nach oben außen gegeben in die entgegengesetzte Richtung zum Faserverlauf des Pars sternalis, der diagonal nach unten innen ist (Abb. 4.71).

Anweisung für den Patienten

Beide Anteile des M. pectoralis: „Bewegen Sie Ihren Arm über Ihren Brustkorb hinweg. Halten Sie. Lassen Sie nicht zu, daß ich ihn zurückziehe."

Pars clavicularis: „Bewegen Sie ihren Arm nach oben und innen."

Pars sternalis: „Bewegen Sien Ihren Arm nach unten und innen."

Bewertung
Stufe 5: Das Bewegungsausmaß wird vollzogen und maximaler Widerstand toleriert.

Stufe 4: Das Bewegungsausmaß wird vollzogen und starker bis mäßiger Widerstand toleriert. Der Muskel gibt jedoch am Ende der Bewegung etwas nach.

Stufe 3

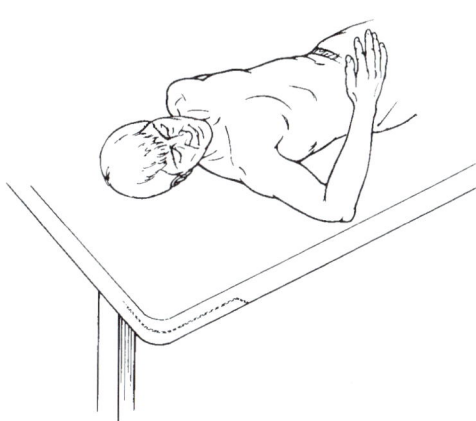 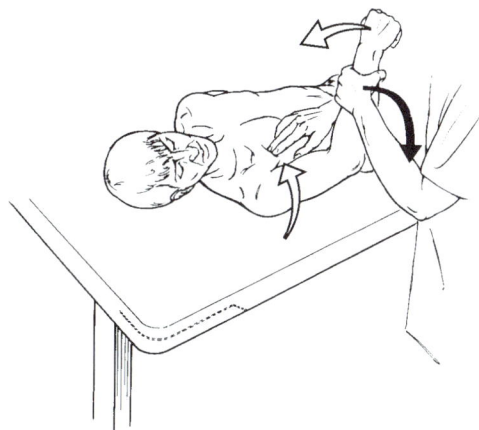

Abb. 4.68: Ausgangsstellung beim Test des gesamten M. pectoralis bei der horizontalen Adduktion der Schulter für die Stufen 5 und 4

Abb. 4.69: Test des gesamten M. pectoralis bei der horizontalen Adduktion der Schulter für die Stufen 5 und 4

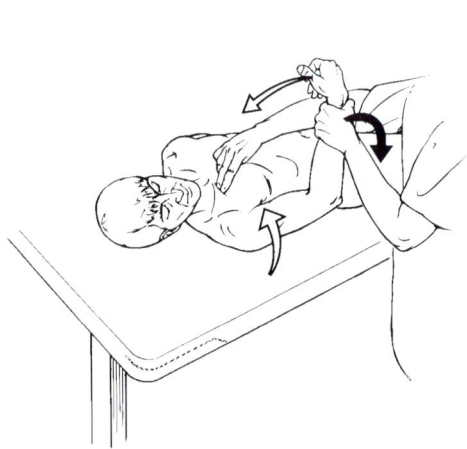
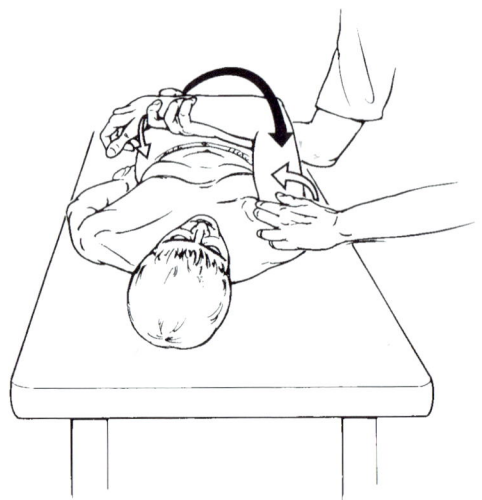

Abb. 4.70: Test des Pars clavicularis des M. pectoralis bei der horizontalen Adduktion der Schulter für die Stufen 5 und 4

Abb. 4.71: Test des Pars sternalis des M. pectoralis bei der horizontalen Adduktion der Schulter für die Stufen 5 und 4

Ausgangsstellung des Patienten	Rückenlage. Die Schulter in 90° Abduktion und der Ellbogen in 90° Flexion.
Ausgangsstellung des Therapeuten	Dieselbe wie für Stufe 5.
Test	**Beide Anteile des M. pectoralis:** Der Patient adduziert den Arm in horizontaler Richtung in gerader Linie ohne diagonale Bewegung (Abb. 4.72). **Pars clavicularis:** Die Bewegungsrichtung des Patienten ist diagonal nach oben und innen. **Pars sternalis:** Die Bewegungsrichtung des Patienten ist diagonal nach unten und innen.
Anweisung für den Patienten	Die gleichen wie für den Test der Stufe 5. Es wird jedoch kein Widerstand gegeben.
Bewertung	**Stufe 3**: Der Patient bewegt über in allen drei Tests das gesamte Bewegungsausmaß ohne Widerstand außer dem durch das Gewicht des Armes

Stufe 2, 1 und 0

Ausgangsstellung des Patienten	Rückenlage. Der Arm wird in 90° Abduktion mit 90° flektiertem Ellbogen unterstützt. **Alternative Ausgangsstellung:** Der Patient sitzt und stützt den Arm in Höhe der Achselhöhle auf dem Tisch auf, Arm in 90° Abduktion oder in Scaption und leicht flektierter Ellbogen (Abb. 4.73). Reibung durch die Oberfläche des Tisches sollte vermieden werden.
Ausgangsstellung des Therapeuten	Stehend auf der Seite der zu testenden Schulter oder hinter dem sitzenden Patienten. Wenn der Patient in Rückenlage ist, wird der ganze Unterarm unterstützt und die Extremität am Handgelenk gehalten (Abb. 4.71).

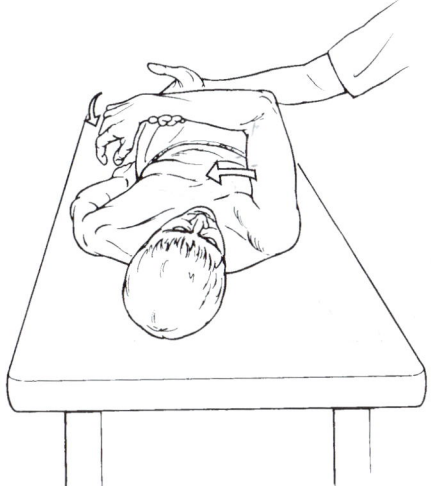
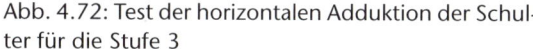

Abb. 4.72: Test der horizontalen Adduktion der Schulter für die Stufe 3

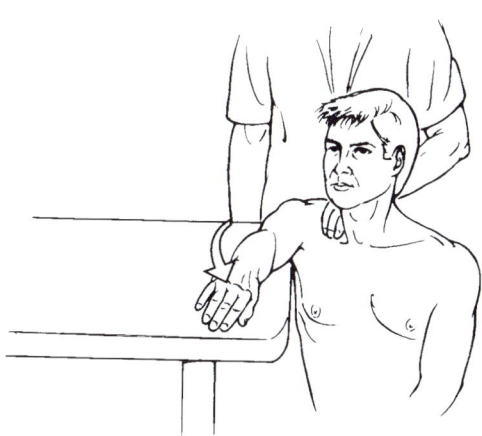

Abb. 4.73: Test der horizontalen Adduktion der Schulter für die Stufen 2, 1 und 0

In beiden Tests wird der M. pectoralis major ventral am Brustkorb medial vom Schultergelenk palpiert (Abb. 4.69).

Test

Der Patient versucht, die Schulter in horizontale Adduktion zu bringen. Die Verwendung der alternativen Testposition, in der der Arm über den Tisch bewegt wird, schließt individuelle Tests für die beiden Anteile aus.

Anweisung für den Patienten

„Versuchen Sie Ihren Arm über Ihren Brustkorb hinweg zu bewegen."

Im Sitz: „Bewegen Sie Ihren Arm nach vorne."

Bewertung

Stufe 2: Der Patient adduziert die Schulter in horizontaler Richtung durch das vorhandene Bewegungsausmaß, wobei das dem Gewicht des Armes vom Untersucher oder vom Tisch unterstützt wird.

Stufe 1: palpable kontraktile Aktivität.

Stufe 0: keine kontraktile Aktivität.

Nützliche Hinweise

Dieser Test verlangt Widerstand auf dem Unterarm, was wiederum starke Ellbogenflexoren voraussetzt. Wenn sie schwach sind, wird Widerstand proximal vom Ellbogen gegeben.

ROTATORENMANSCHETTE

4.12 Außenrotation der Schulter

Hauptmuskeln: M. infraspinatus, M. teres minor. ⟩ SIT
(M. supraspinatus)

"Schürengriff"
→ Anspannen im Schürengriff
= Provokationstest für m. supraspinatus

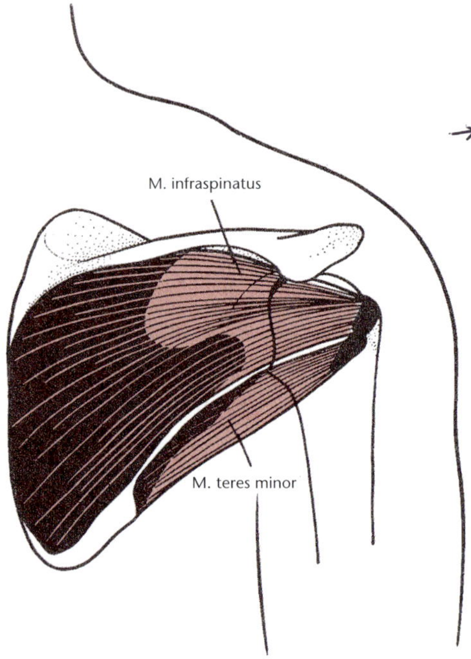

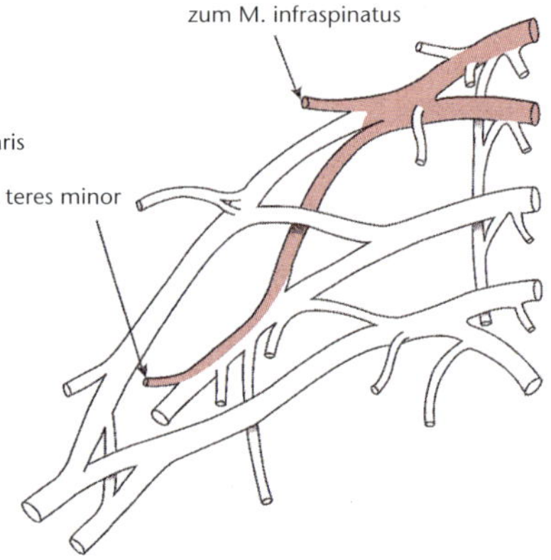

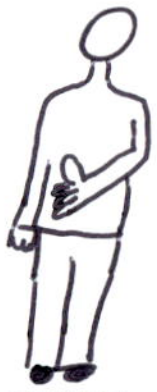

Abb. 4.74: M. infraspinatus und M. teres minor, Ansicht von hinten

Abb. 4.75: Innervation von M. infraspinatus und M. teres minor

Bewegungsausmaß	0–60°. In der Literatur variiert das Bewegungsausmaß zwischen 0° und 90°. Das Bewegungsausmaß variiert ebenfalls mit Elevation des Arms.

Tabelle 4.12: An der Außenrotation der Schulter beteiligte Muskeln

Muskel	Ursprung	Ansatz
136. M. infraspinatus	Fossa infraspinata der Spina scapulae	Tuberculum majus
137. M. teres minor	Margo lateralis scapulae	untere Facette des Tuberculum majus

weitere Muskeln:
133. Pars spinalis des M. deltoideus

Ausgangsstellung des Patienten	**Stufe 5, 4 und 3** Bauchlage mit dem Kopf zur testenden Seite gedreht. Die Schulter in 90° Abduktion, Arm vollständig auf den Tisch gestützt. Der Unterarm hängt vertical über den Tischrand. Wenn die Tischkante scharf ist, wird ein gefaltetes Handtuch unter den Arm gelegt.

Alternative ASTE: Seitlage mit 90° Flexion im Ellenbogengelenk

Alternative Ausgangsstellung: sitzend an der Bankkante mit der Schulter in 90° Abduktion. In dieser Ausgangsstellung kann wesentlich mehr Widerstand für die Stufen 5 und 4 toleriert werden.

Ausgangsstellung des Therapeuten

Stehend auf der zu testenden Seite in Höhe der Taille des Patienten (Abb. 4.76). Zwei Finger einer Handes geben Widerstand am Handgelenk für die Stufen 5 und 4. Die andere Hand unterstützt den Ellbogen, um Gegendruck am Ende der Bewegung zu geben.

Test

Der Patient bewegt den Unterarm nach oben in Außenrotationsrichtung der Schulter.

Anweisung für den Patienten

„Heben Sie Ihren Arm in Höhe des Tisches. Halten Sie. Lassen Sie nicht zu, daß ich ihn nach unten drücke." Es kann notwendig sein, daß der Therapeut die Bewegung vormacht.

Bewertung

Stufe 5: Der Patient bewegt über das vorhandene Bewegungsausmaß und hält fest gegen den Widerstand von zwei Fingern.

Stufe 4: Der Patient bewegt über das vorhandene Bewegungsausmaß. Der Muskel gibt jedoch am Ende der Bewegungsbahn etwas nach.

Stufe 3: Der Patient bewegt über das vorhandene Bewegungsausmaß, kann aber keinen manuellen Widerstand tolerieren (Abb. 4.77).

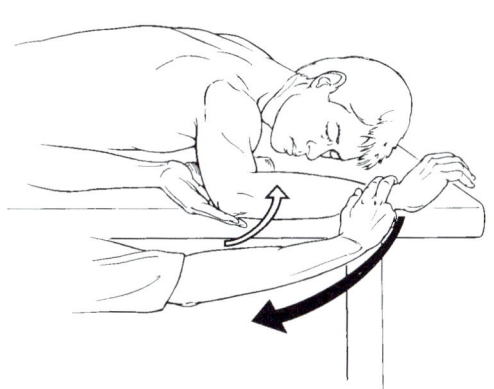 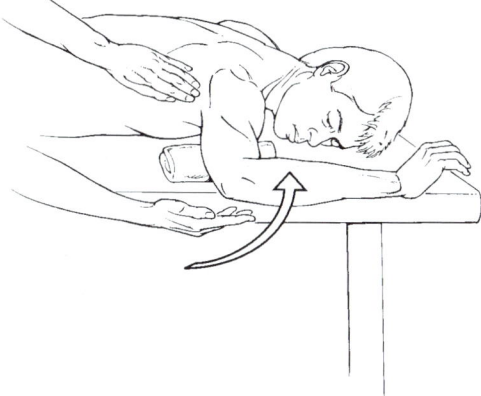

Abb. 4.76: Test der Außenrotation der Schulter für die Stufen 5 und 4

Abb. 4.77: Test der Außenrotation der Schulter für die Stufe 3

Stufe 2, 1 und 0

Ausgangsstellung des Patienten

Bauchlage, Kopf zur testenden Seite gedreht. Der Rumpf ist an der Bankkante. Die ganze Extremität hängt locker mit der Schulter in neutraler Rotationsstellung mit der Handinnenfläche zum Tisch gerichtet (Abb. 4.78).

Ausgangsstellung des Therapeuten

Stehend oder auf einem niedrigen Hocker sitzend auf der Testseite des Patienten in Schulterhöhe. Der Muskelbauch des M. infraspinatus wird auf der Scapula unterhalb der Spina in der Fossa infraspinata palpiert (Abb. 4.77). Der M. teres minor wird auf der unteren Grenze der Achselhöhle und am Margo lateralis palpiert (Abb. 4.78).

Alternative ASTE für MFP-Test 2 = Stand

Test	Der Patient versucht die Schulter nach außen zu rotieren. Alternativ kann der Arm des Patienten in Außenrotation gebracht werden, und er wird aufgefordert, den Arm in der Endposition zu halten (Abb. 4.79).
Anweisung für den Patienten	„Drehen Sie Ihre Handinnenfläche nach außen."
Bewertung	**Stufe 2**: Der Patient bewegt über das komplette Bewegungsausmaß, die Handinnenfläche schaut nach vorne, ohne Einwirkung der Schwerkraft.
	Stufe 1: Palpation einer oder beider Muskeln zeigt kontraktile Aktivität, aber keine Bewegung.
	Stufe 0: keine palpable odere sichtbare Aktivität.

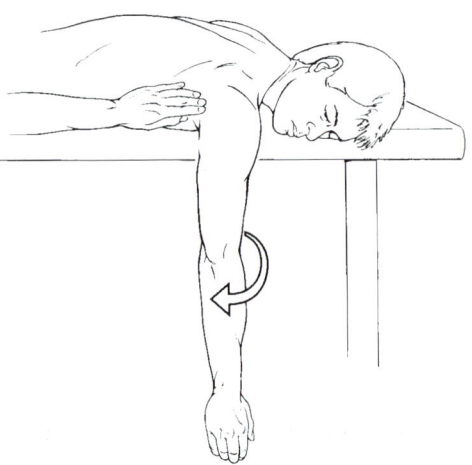
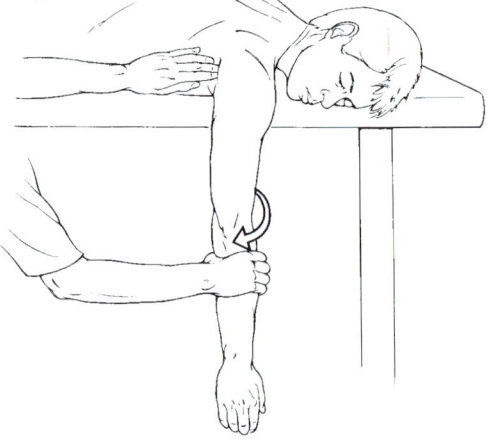

Abb. 4.78: Test der Außenrotation der Schulter für die Stufen 2, 1 und 0

Abb. 4.79: Test der Außenrotation der Schulter aus der Außenrotation für die Stufen 2, 1 und 0

Nützliche Hinweise

1. Widerstand bei den Tests für Rotation der Schulter sollte allmählich und langsam angebracht weden, um Verletzungen zu vermeiden, die sehr leicht eintreten können, da die Schulter hauptsächlich muskulär stabilisiert wird. Dies ist insbesondere bei älteren Patienten wichtig.
2. Während der Tests der Stufen 2 und 1 muß der Therapeut darauf achten, ob eine Supination anstatt der geforderten Außenrotation ausgeführt wird, weil diese Bewegung irrtümlich für Außenrotation gehalten werden kann.

4.13 Innenrotation der Schulter

Hauptmuskel: M. subscapularis.

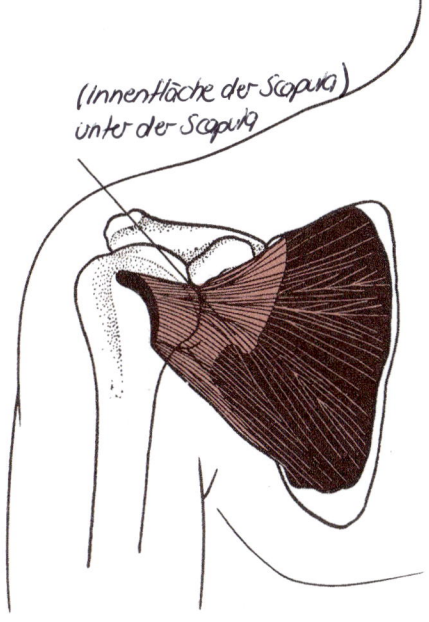

(Innenfläche der Scapula)
unter der Scapula

Abb. 4.80: M. subscapularis, Ansicht von vorne

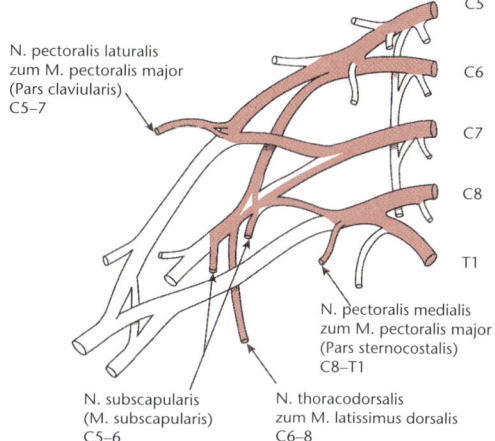

N. pectoralis laturalis
zum M. pectoralis major
(Pars claviularis)
C5–7

C5
C6
C7
C8
T1

N. pectoralis medialis
zum M. pectoralis major
(Pars sternocostalis)
C8–T1

N. subscapularis
(M. subscapularis)
C5–6

N. thoracodorsalis
zum M. latissimus dorsi
C6–8

Abb. 4.81: Innervation der an der Rotation beteiligten Muskeln

Bewegungsausmaß   0–80°. In der Literatur variiert das Bewegungsausmaß zwischen 0° und 45–90°. Das Bewegungsausmaß variiert ebenfalls mit Elevation des Armes.

Tabelle 4.13: An der Innenrotation der Schulter beteiligte Muskeln

Muskel	Ursprung	Ansatz
134. M. subscapularis	Fossa subscapularis	Tuberculum minus
131. M. pectoralis major	• mediale Hälfte der Vorderfläche der Clavicula • Membrana sterni • Knorpeln der 1.–6. Rippe	Crista tuberculi majoris
130. M. latissimus dorsi	• Dornfortsätze des 6.–12. Brustwirbels • Fascia thoracolumbalis • 9.–12. Rippe • Angulus inferior scapulae • hinteres Drittel der Crista iliaca	Crista tuberculi minoris
138. M. teres major	Angulus inferior scapulae	Crista tuberculi minoris

weitere Muskeln:
133. Pars clavicularis des M. deltoideus

Stufe 5, Stufe 4, Stufe 3

Ausgangsstellung des Patienten

Bauchlage mit dem Kopf zur Testseite gedreht. Die Schulter ist 90° abduziert, ein Handtuch unter das distalen Ende des Oberarms gelegt und der Unterarm hängt von der Tischkante herunter. Eine häufige alternative Ausgangsstellung ist der Sitz an der Bankkante.

Ausgangsstellung des Therapeuten

Stehend auf der zu testenden Seite. Die widerstandgebende Hand wird auf der volaren Seite des Unterarms direkt oberhalb des Handgelenks plaziert. Die andere Hand gibt Gegendruck am Ellbogen (Abb. 4.82). Der Widerstand wird nach unten und nach vorne gegeben. Der Gegendruck wird nach hinten und etwas nach oben gegeben. Der Schultergürtel wird bei Schwäche der Muskulatur fixiert.

Test

Der Patient bewegt seinen Unterarm durch das vorhandene Bewegungsausmaß an Innenrotation nach hinten oben.

Anweisung für den Patienten

„Bewegen Sie ihren Arm nach oben und nach hinten. Halten Sie. Lassen Sie nicht zu, daß ich ihn nach unten drücke." Zeigen Sie dem Patienten die gewünschte Bewegung.

Bewertung

Stufe 5: Der Patient bewegt über das vorhandene Bewegungsausmaß und hält auch gegen starken Widerstand.

Stufe 4: Der Patient bewegt über das vorhandene Bewegungsausmaß, es gibt aber ein „schwammiges" Gefühl gegen starken Widerstand.

Stufe 3: Der Patient bewegt über das gesamte Bewegungsausmaß ohne manuellen Widerstand (Abb. 4.83).

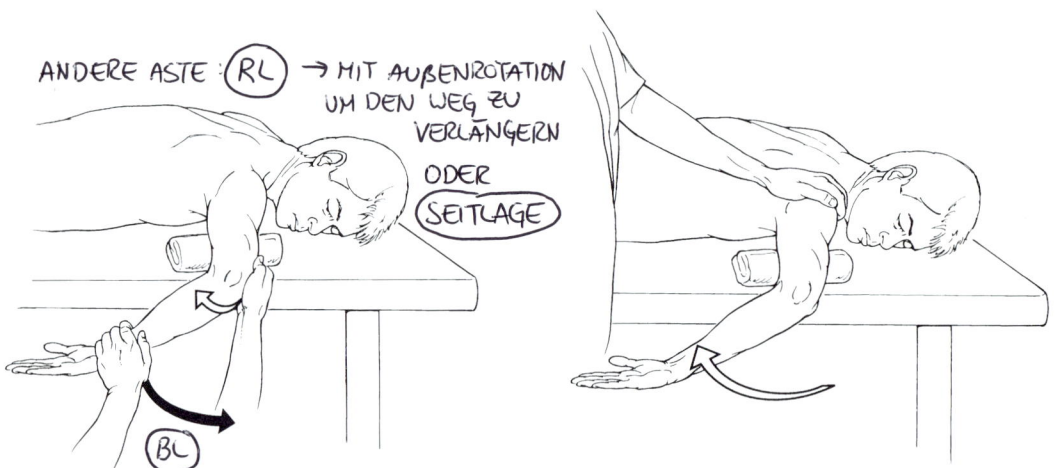

Abb. 4.82: Test der Innenrotation der Schulter für die Stufen 5 und 4

Abb. 4.83: Test der Innenrotation der Schulter für die Stufe 3

Stufe 2, Stufe 1 und Grad 0

Ausgangsstellung des Patienten

In Bauchlage mit dem Kopf zur Testseite gedreht. Der Patient muß nahe an der Bankkante auf der Testseite sein, so daß der ganze Arm frei über die Bankkante hängen kann (Abb. 4.84). Der Arm ist in Neutralstellung mit der Handinnenfläche zum Tisch gedreht.

Ausgangsstellung des Therapeuten	Auf der Testseite stehend oder auf einem niedrigen Hocker sitzend. Die Hand, die palpiert, muß die Sehne des M. subscapularis tief in der Mitte der Achselhöhle finden (Abb. 4.85). Es kann notwendig sein, daß der Therapeut den Testarm im Bereich der Schulter fixieren muß.
Test	Der Patient rotiert den Arm nach innen mit dem Daumen führend, so daß die Handinnenfläche nach außen oder weg von der Bank zeigt.
Anweisung für den Patienten	„Drehen Sie Ihren Arm, so daß die Handinnenfläche weg von der Bank zeigt." (nicht abgebildet)
Bewertung	**Stufe 2**: Der Patient bewegt über das vorhandene Bewegungsausmaß.
	Stufe 1: palpable Kontraktion.
	Stufe 0: keine palpable Kontraktion.

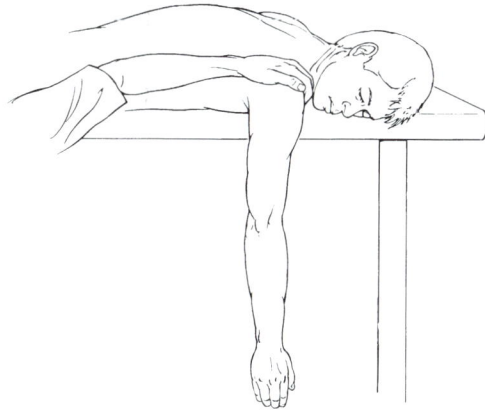 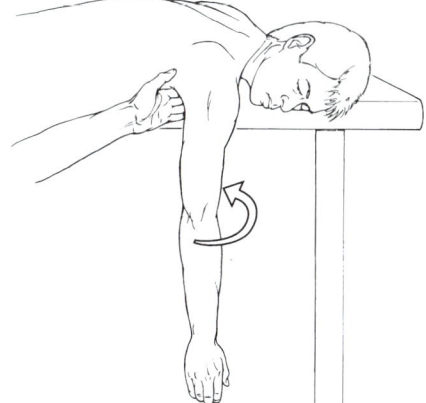

Abb. 4.84: Test der Innenrotation der Schulter für die Stufen 2, 1 und 0

Abb. 4.85: Palpation beim Test der Innenrotation der Schulter für die Stufen 2, 1 und 0

Nützliche Hinweise

1. Der Therapeut sollte bei diesem Test auf Pronation achten. Pronation des Unterarms wird leicht für Innenrotation gehalten.

2. Innenrotation ist viel stärker als Außenrotation. Grund sind hauptsächlich die unterschiedlichen Muskelmasse.

3. Wenn der M. subscapularis nicht palpiert werden kann, kann der M. pectoralis major als oberflächlich liegender Muskel einfacher getastet werden.

4. Die Hand des Untersuchers kann ein Handtuch unter den distalen Oberarm ersetzen, um zu verhindern, daß die Bewegung auf dem harten Tisch für den Patienten unangenehm ist und um den Arm horizontal zum Boden zu halten.

5. Bei den Tests für die Stufen 2, 1 und 0 wird die Bauchlage der Rückenlage oder dem Sitz vorgezogen , weil ein schwacher Patient die Tendenz hat, die Rumpfrotation als Kompensation einzusetzen.

4.14   Flexion des Ellbogen

Hauptmuskeln: M. biceps brachii, M. brachialis, M. brachioradialis.

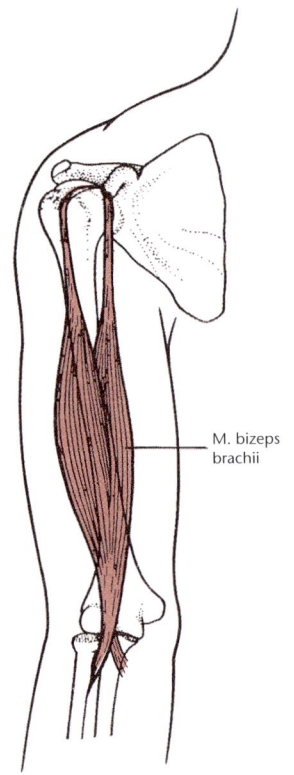

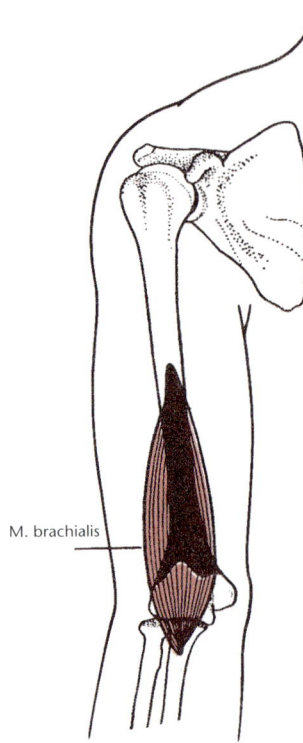

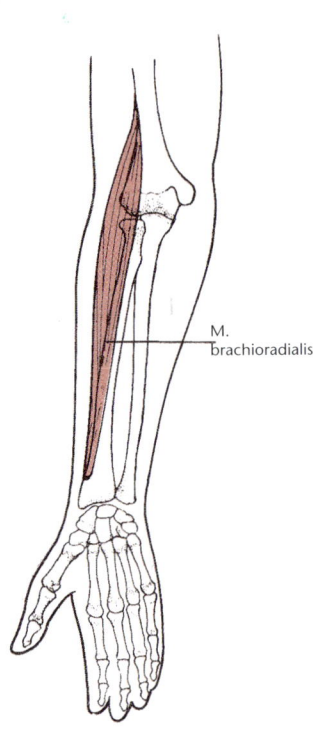

Abb. 4.86: M. biceps brachii,
Ansicht von vorne

Abb. 4.88: M. brachioradialis,
Ansicht von vorne

Abb. 4.87: M. brachialis,
Ansicht von vorne

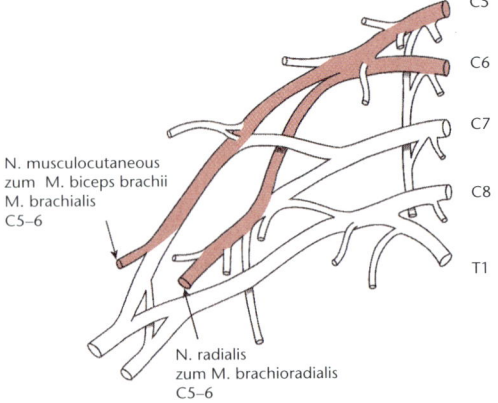

Abb. 4.89: Innervation von M. biceps brachii,
M. brachialis und M. brachioradialis

Bewegungsausmaß   0–150°.

Tabelle 4.14: An der Ellbogenflexion beteiligte Muskeln

Muskel	Ursprung	Ansatz
140. M. biceps brachii		Tuberositas radii
• Caput breve	• Processus coracoideus	
• Caput longum	• Tuberculum supraglenoidale	
141. M. brachialis	distale Hälfte der Vorderfläche des Humerus	Tuberositas ulnae
143. M. brachioradialis	Crista supracondylaris lateralis humeri	Processus styloideus radii

---

Stufe 5, 4 und 3

Ausgangsstellung des Patienten

An der Bankkante sitzend mit den Armen neben dem Körper. Was folgt, sind die üblichen Ausgangsstellungen. Es ist jedoch zweifelhaft, ob die einzelnen Muskeln bei starker Anspannung unterschieden werden können. Insbesondere ist der M. brachialis ist unabhängig von der Position des Unterarms.

M. biceps brachii: supinierter Unterarm.

M. brachialis: pronierter Unterarm.

M. brachioradialis: Unterarm in Mittelstellung zwischen Supination und Pronation.

Ausgangsstellung des Therapeuten

Stehend vor dem Patienten zur Testseite gerichtet. Die widerstandgebende Hand wird auf die Flexorenseite des Unterarms oberhalb des Handgelenks gelegt (Abb. 4.90). Die andere Hand gibt Gegendruck, indem die Handinnenfläche auf die vordere, obere Fläche der Schulter gelegt wird. Es wird beim Test der Stufe 3 kein Widerstand gegeben, aber der zu testenden Ellbogen wird von der Hand des Untersuchers umfaßt (Abb. 4.93, der M. biceps ist am Ende der Bewegungsbahn abgebildet).

Test (alle drei Unterarmpositionen)

Der Patient flektiert den Ellbogen durch das gesamte Bewegungsausmaß.

Anweisung für den Patienten (alle drei Tests)

Stufe 5 und 4: „Beugen Sie Ihren Ellbogen. Halten Sie. Lassen Sie nicht zu, daß ich ihn nach unten wegziehe."

Stufe 3: „Beugen Sie Ihren Ellbogen."

Bewertung

Stufe 5: Der Patient bewegt über das volle Bewegungsausmaß und hält gegen maximalen Widerstand fest.

Stufe 4: Der Patient bewegt über das gesamte Bewegungsausmaß gegen starken bis mäßigen Widerstand, hält jedoch die Endstellung nicht fest.

Stufe 3: Der Patient bewegt über das gesamte Bewegungsausmaß in jede Unterarmposition ohne manuellen Widerstand.

Stufe 2

Ausgangsstellung des Patienten

Gleich für alle Ellbogenflexoren: sitzend an der Bankkante und den vom Untersucher unterstützen Arm in 90° Abduktion (Abb. 4.94).

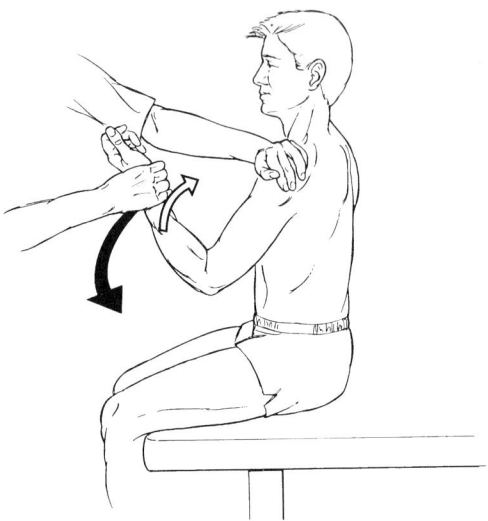

Abb. 4.90: Ausgangsstellung für den M. biceps brachii: Unterarm in Supination

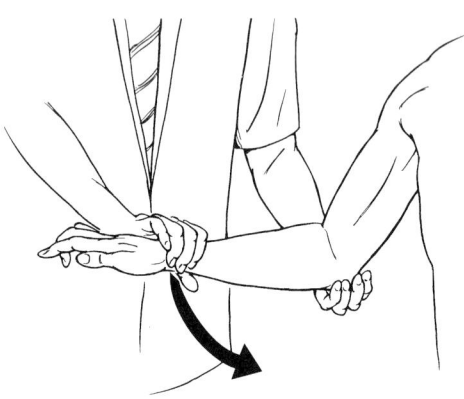

Abb. 4.91: Ausgangsstellung für den M. brachialis: Unterarm in Pronation

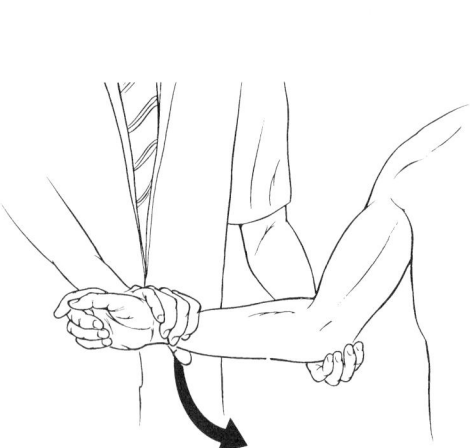

Abb. 4.92: Ausgangsstellung für den M. brachioradialis: Unterarm in Mittelstellung zwischen Pronation und Supination

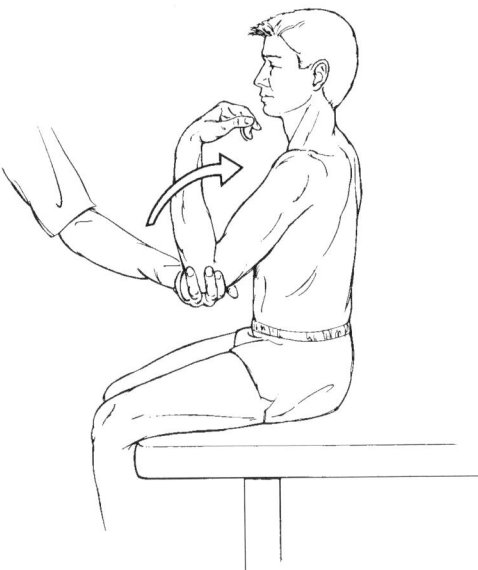

Abb. 4.93: Test der Ellenbogenflexion für die Stufen 5, 4 und 3

Der Unterarm wird nacheinander supiniert (um M. biceps zu testen), proniert (um M. brachialis zu testen) und in die Mittelstellung gebracht (um M. brachioradialis zu testen).

Alternative Ausgangsstellung: Rückenlage. Der Ellbogen wird bis ungefähr 45° flektiert und der Unterarm in den jeweiligen Positionen für die einzelnen Muskeln gebracht (Abb. 4.95, M. biceps abgebildet).

Ausgangsstellung des Therapeuten

Gleich für alle drei Flexoren: stehend vor dem Patienten, den abduzierten Arm unter dem Ellbogen und wenn nötig unter dem Handgelenk unterstützt (Abb. 4.94).

Die Sehne des M. biceps brachii wird in der Ellbogenbeuge palpiert (Abb. 4.95). Am Oberarm können die Fasern auf der ventralen Fläche der distalen Hälfte getastet werden, wobei das Caput breve medial vom Caput longum liegt. Der M. brachialis wird distal am Oberarm, medial von der Bicepssehne palpiert. Der M. brachioradialis wird proximal auf der volar Fläche des Unterarms palpiert. Hier bildet dieser Muskel die laterale Begrenzung der Fossa cubiti (Abb. 4.96).

Test

Der Patient versucht, den Ellbogen zu flektieren.

Anweisung für den Patienten

„Versuchen Sie, Ihren Ellbogen zu beugen."

Bewertung

Stufe 2: Der Patient bewegt über einen Teil der Bewegungsbahn in jedem der getesteten Muskeln.

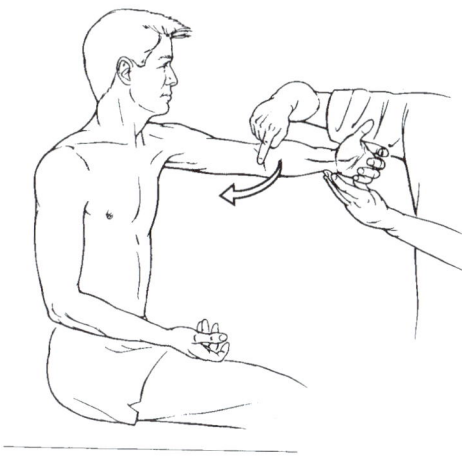

Abb. 4.94: Test der Ellenbogenflexion für Stufe 2

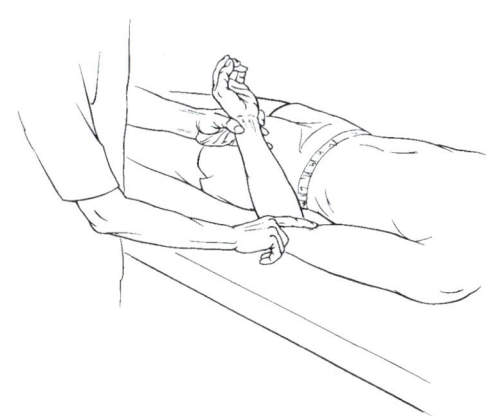

Abb. 4.95: Palpation des M. brachiradialis beim Test der Ellenbogenflexion für Stufe 2

Stufe 1 und 0

Ausgangsstellung des Patienten und des Therapeuten

In Rückenlage für alle drei Muskeln mit dem Therapeuten auf der Testseite stehend (Abb. 4.96). Alle weiteren Aspekte sind dieselben wie für Teststufe 2.

Test

Der Patient versucht, den Ellbogen mit dem Unterarm in Supination, Pronation und in der Mittelstellung zu beugen.

Bewertung

Stufe 1: Der Untersucher kann eine kontraktile Aktivität in jedem der drei Muskeln palpieren.

Stufe 0: keine palpable Aktivität.

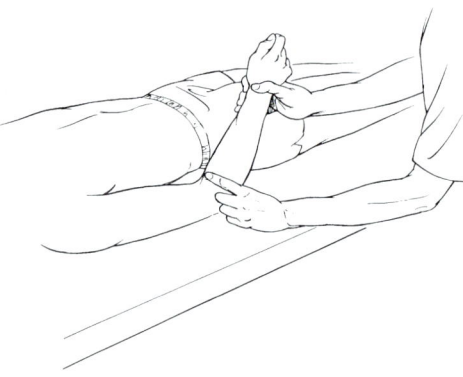

Abb. 4.96: Test der Ellenbogenflexion für die Stufen 1 und 0

Nützliche Hinweise

1. Die Handgelenksflexoren des Patienten sollten während des gesamten Tests entspannt bleiben, weil eine starke Kontraktion der Handgelenksflexoren die Ellbogenflexion unterstützen kann.
2. Wenn eine sitzende Ausgangsstellung aus irgendeinem Grund kontraindiziert ist, können alle Tests für diese Muskeln in Rückenlage ausgeführt werden. Jedoch sollte in diesem Fall bei der Stufe 3 manueller Widerstand gegeben werden, um das Fehlen der Schwerkraft zu kompensieren.

4.15   Extension des Ellbogen

Hauptmuskel: M. triceps brachii.

Bewegungsausmaß   150–0°.

Tabelle 4.15: An der Ellbogenextension beteiligte Muskeln

Muskel	Ursprung	Ansatz
142. M. triceps brachii		Olecranon ulnae
• Caput longum	• Tuberculum infraglenoidale scapulae	
• Caput laterale	• dorsale Humerusfläche	
• Caput mediale	• dorsale Humerusfläche unterhalb vom Caput laterale	

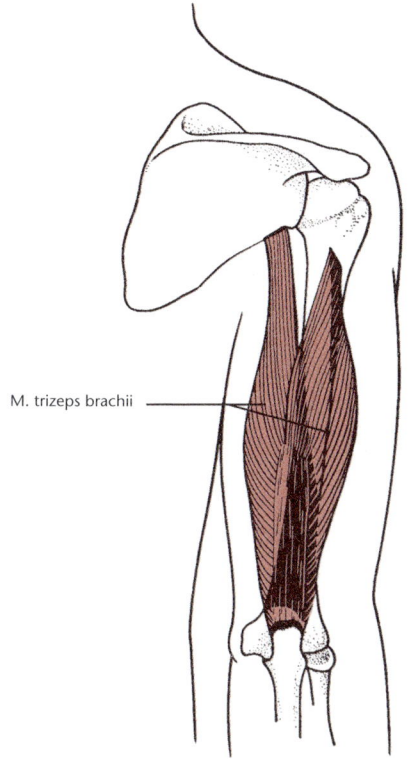

M. trizeps brachii

Abb. 4.97: M. triceps brachii, Ansicht von hinten

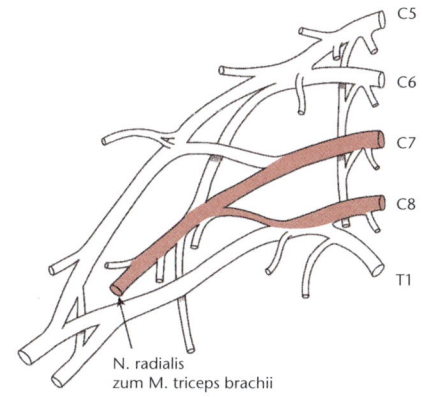

C5

C6

C7

C8

T1

N. radialis
zum M. triceps brachii

Abb. 4.98: Innervation des M. triceps brachii

Stufe 5, 4 und 3

Ausgangsstellung des Patienten
Bauchlage auf der Behandlungbank. Der Patient beginnt den Test mit dem Arm in 90° Abduktion und Ellbogenflexion. Der Unterarm hängt über die Bankkante herunter (Abb. 4.99).

Ausgangsstellung des Therapeuten
Der Therapeut unterstützt den Arm des auf dem Bauch liegenden Patienten direkt oberhalb vom Ellbogen. Die andere Hand gibt Widerstand an der dorsalen Fläche des Handgelenks nach unten (Abb. 4.100 zeigt die Endstellung).

Test
Der Patient extendiert den Ellbogen bis ans Ende der vorhandenen Bewegung oder bis der Unterarm horizontal zum Boden ist.

Anweisung für den Patienten
„Strecken Sie Ihren Ellbogen. Halten Sie. Lassen Sie nicht zu, daß ich ihn beuge."

Bewertung
Stufe 5: Der Patient bewegt über das vorhandene Bewegungsausmaß und hält gegen maximalen Widerstand fest.

Stufe 4: Der Patient bewegt über das vorhandene Bewegungsausmaß gegen starken Widerstand, aber in der Endstellung gibt es ein „Nachgeben" gegen den Widerstand.

Stufe 3: Der Patient bewegt über das vorhandene Bewegungsausmaß ohne manuellen Widerstand (Abb. 4.101).

ASTE : SEITLAGE , ELLENBOGENEXTENSION DANN
WIEDERSTAND AM UNTERARM GEBEN !

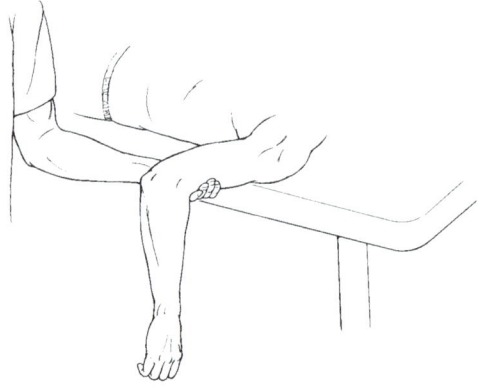

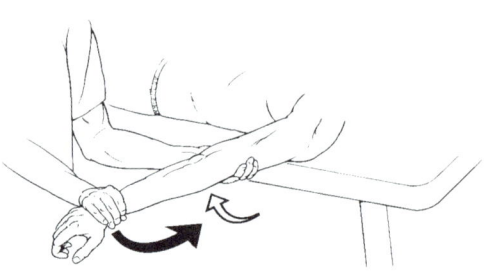

Abb. 4.99: Test der Ellenbogenextension für die Stufen 5 und 4

Abb. 4.100: Endstellung beim Test der Ellenbogenextension für die Stufen 5 und 4

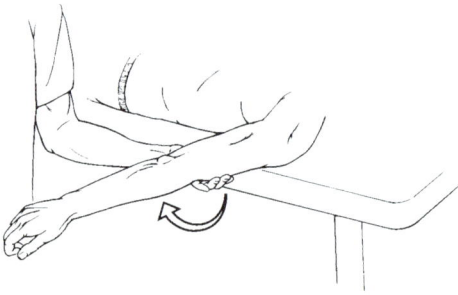

Abb. 4.101: Test der Ellenbogenextension für die Stufe 3

Stufe 2, 1 und 0

Ausgangsstellung des Patienten	An der Bankkante sitzend. Der Arm ist 90° abduziert mit der Schulter in Rotationsnullstellung und dem Ellbogen in ungefähr 45° Flexion. Die ganze Extremität ist horizontal zum Boden (Abb. 4.102).
Ausgangsstellung des Therapeuten	Auf der Testseite des Patienten stehend. Für den Test der Stufe 2 wird die Extremität am Ellbogen unterstützt. Für die Tests der Stufen 1 oder 0 wird die Extremität am Unterarm unterstützt und der M. triceps auf der dorsalen Fläche des Oberarms proximal vom Olecranon palpiert (Abb. 4.103).
Test	Der Patient versucht, den Ellbogen zu extendieren.
Anweisung für den Patienten	„Versuchen Sie Ihren Ellbogen zu strecken."
Bewertung	**Stufe 2**: Der Patient bewegt über das vorhandene Bewegungsausmaß ohne Einwirkung der Schwerkraft.
	Stufe 1: Der Untersucher kann eine Anspannung der Tricepssehne direkt proximal vom Olecranon (Abb. 4.103) oder kontraktile Aktivität der Muskelfasern auf der dorsalen Fläche des Oberarms fühlen.
	Stufe 0: kein Nachweis einer muskulären Aktivität.

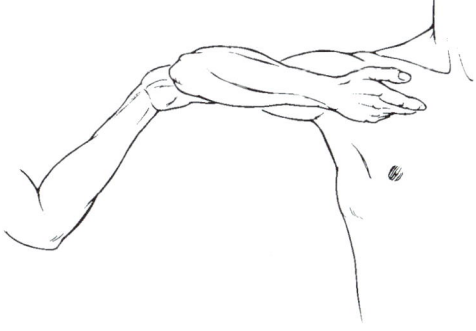 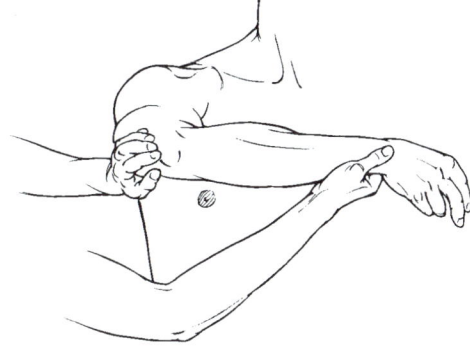

Abb. 4.102: Test der Ellenbogenextension für die Stufen 2, 1 und 0

Abb. 4.103: Palpation beim Test der Ellenbogenextension für die Stufen 1 und 0

Kompensationen

1. Über Außenrotation. Wenn der Patient mit abduziertem Arm sitzt, kann die Extension des Ellbogens mit einem M. triceps der Stufe 0 vollzogen werden (Abb. 4.104). Dies kann geschehen, wenn der Patient die Schulter nach außen rotiert und folglich den Oberarm unterhalb des Unterarms fallen läßt. Daraus resultiert, daß der Ellbogen buchstäblich in Extension fällt.

2. Über horizontale Adduktion. Durch diese Kompensation kann eine Extension des Ellbogens vollzogen werden. Sie wird bewußt von Patienten mit cervikaler Rückenmarksverletzung und einem M. triceps der Stufe 0 gemacht. Wenn distal fixiert wird – wie es der Fall ist, wenn der Untersucher das Handgelenk oder die Hand fixiert –, bewegt der Patient seinen Oberarm in horizontaler Adduktion und die Stoßbewegung zieht den Ellbogen in Extension (Abb. 4.105). Der Therapeut sollte daher Unterstützung im Bereich des Ellbogens statt am Handgelenk bieten.

Nützliche Hinweise

1. Der Therapeut sollte sicherstellen, daß Muskelaktivität gesehen und gefühlt wird, z.B. ob Aktivität des M. triceps tatsächlich vorhanden ist, weil Patienten sehr geschickt mit Trickbewegungen sein können. Tatsächlich werden Trickbewegungen dem Patienten beigebracht und als funktionelle Bewegung gefördert, sind aber zu Testzwecken nicht erlaubt.
2. Widerstand wird bei Tests der Stufen 5 und 4 bei leicht flektiertem Ellbogen gegeben, um zu verhindern, daß der Patient seinen Ellbogen durch Hyperextension „einrastet".
3. Idealerweise sollte eine Ellbogenextension nicht in Bauchlage getestet

werden, da durch die horizontale Abduktion der Schulter, die für die Durchführung des Tests benötigt wird, der zweigelenkige Muskel weniger effizient ist. Somit kann die Testbewertung niedriger ausfallen, als sie tatsächlich ist.

4. Eine alternative Ausgangsstellung für die Stufen 5, 4 und 3 ist der Sitz an der Bankkante. Der Untersucher steht hinter dem Patienten und unterstützt den Oberarm gerade oberhalb des fektierten Ellbogens in 90° Abduktion (Abb. 4.106). Der Patient streckt seinen Ellbogen gegen Widerstand, der am Handgelenk angebracht wird.

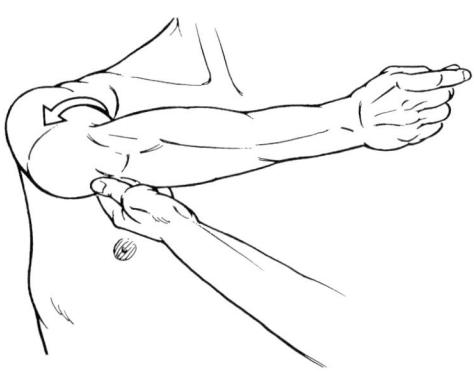

Abb. 4.104: Kompensation mit Außenrotation beim Testen der Ellbogenextension

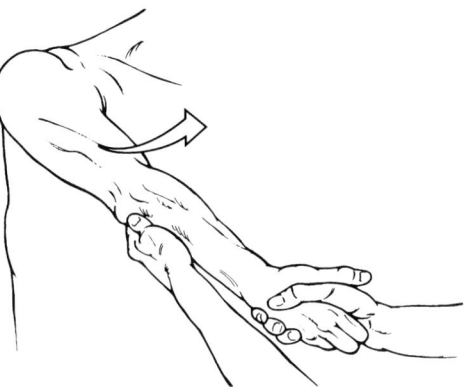

Abb. 4.105: Kompensation mit horizontaler Außenrotation beim Testen der Ellbogenextension

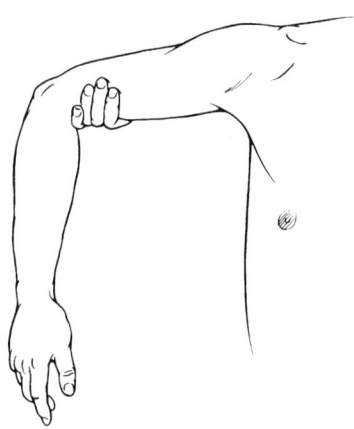

Abb. 4.106: Alternative Ausgangsstellung beim Testen der Ellbogenextension für die Stufen 5, 4 und 3

4.16   Supination des Unterarms

Hauptmuskeln: M. supinator, M. biceps brachii.

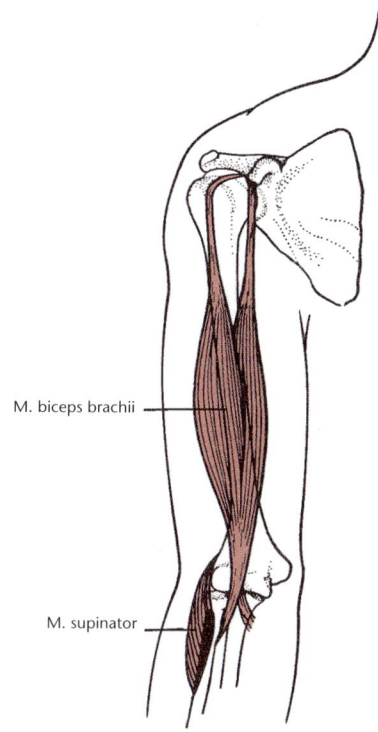

M. biceps brachii

M. supinator

Abb. 4.107: M. supinator und M. biceps brachii, Ansicht von vorne

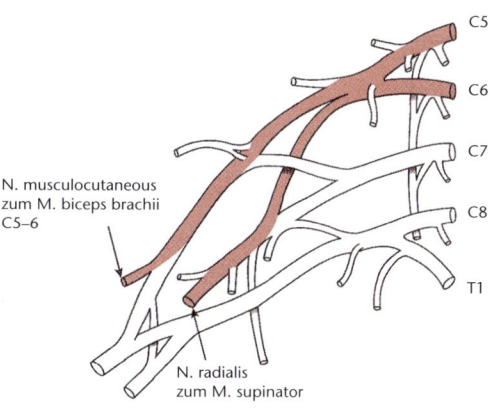

N. musculocutaneous
zum M. biceps brachii
C5–6

N. radialis
zum M. supinator

C5
C6
C7
C8
T1

Abb. 4.108: Innervation von M. supinator und M. biceps brachii

Bewegungsausmaß   0–80°.

Tabelle 4.16: An der Supination des Unterarms beteiligte Muskeln

Muskel	Ursprung	Ansatz
145. M supinator	• Epicondylus lateralis humeri • Crista m. supinatoris ulnae	dorsale und laterale Fläche vom Radius

140. M. biceps brachii
  • Caput breve
  • Caput longum
	
	• Processus coracoideus
	• Tuberculum supraglcnoidale
		
		Tuberositas radii

Stufe 5, 4 und 3

Ausgangsstellung des Patienten

An der Bankkante sitzend, den Arm seitlich herabhängend. den Ellbogen in 90° Flexion und den Unterarm in Neutral- oder Mittelstellung (Abb. 4.109 zeigt Endstellung). Alternativ dazu kann der Patient am Tisch sitzen.

Ausgangsstellung des Therapeuten

Seitlich vom oder vor dem Patienten stehend. Eine Hand unterstützt den Ellbogen (Abb. 4.109). Um Widerstand zu geben, wird der Unterarm an der volaren Fläche im Bereich des Handgelenks gefaßt.

Test

Der Patient beginnt in neutraler Stellung und supiniert seinen Unterarm bis die Handinnenfläche zur Decke schaut. Der Therapeut gibt Widerstand in Pronationsrichtung. Für Stufe 3 wird kein Widerstand gegeben.

Alternativer Test: Die Hand des Patienten wird so umfaßt, als ob sie geschüttelt wird. Der Ellbogen wird umfaßt und Widerstand von der umschlossenen Hand gegeben (Abb. 4.110). Dieser Test wird verwendet, wenn der Patient im Bereich des Handgelenks und der Hand Kraft der Stufen 5 oder 4 hat. Falls die Handgelenksflexion schmerzhaft ist, wird Widerstand am Handgelenk gegeben (eine schwierigere Stufe).

Anweisung für den Patienten

„Drehen Sie Ihre Handinnenfläche nach oben. Halten Sie. Lassen Sie nicht zu, daß ich sie nach unten drehe. Entspannen Sie Ihr Handgelenk und Ihre Finger."

Für Stufe 3: „Drehen Sie Ihr Handgelenk nach oben."

Bewertung

Stufe 5: Der Patient bewegt über das komplette Bewegungsausmaß und hält gegen maximalen Widerstand.

Stufe 4: Der Patient bewegt über das komplette Bewegungsausmaß gegen starken bis mäßigen Widerstand.

Stufe 3: Der Patient bewegt über das komplette Bewegungsausmaß ohne Widerstand (Abb. 4.111 zeigt die Endstellung).

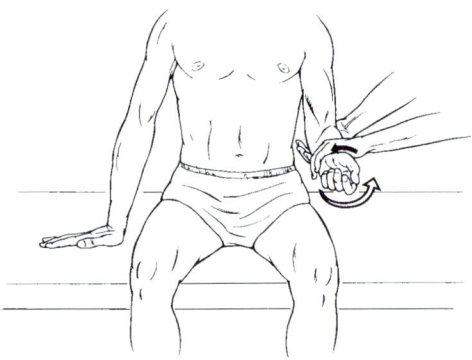 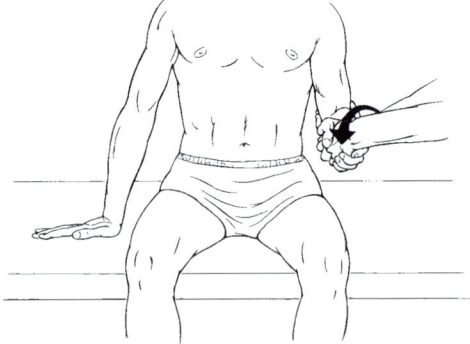

Abb. 4.109: Endstellung beim Test der Unterarmsupination für die Stufen 5, 4 und 3

Abb. 4.110: Test der Unterarmsupination für die Stufen 5 und 4

Stufe 2

Ausgangsstellung des Patienten

An der Bankkante sitzend mit Schulterflexion zwischen 45° und 90° und 90° Ellbogenflexion. Der Unterarm befindet sich in Neutralstellung.

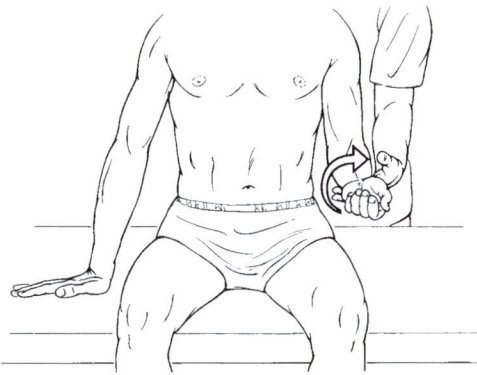 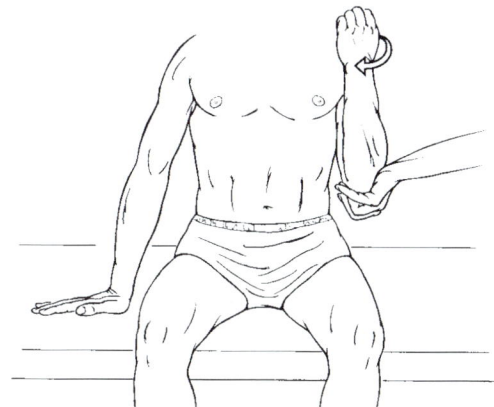

Abb. 4.111: Endstellung beim Test der Unterarm-supination für die Stufe 3

Abb. 4.112: Test der Unterarmsupination für die Stufe 2

Ausgangsstellung des Therapeuten	Der Testarm wird unterstützt, indem eine Hand den Ellbogen umfaßt.
Test	Der Patient supiniert den Unterarm (Abb. 4.112) durch einen Teil der Bewegungsbahn.
Anweisung für den Patienten	„Drehen Sie Ihre Handinnenfläche zu Ihrem Gesicht hin."
Bewertung	**Stufe 2**: Der Patient bewegt über einen Teil der Bewegungsbahn.

Stufe 1 und 0

Ausgangsstellung des Patienten	Sitzend an der Bankkante. Der Arm und der Ellbogen sind flektiert wie beim Test der Stufe 3.
Ausgangsstellung des Therapeuten	Der Unterarm wird direkt distal vom Ellbogen unterstützt. Der M. supinator wird distal vom Radiusköpfchen auf der dorsalen Fläche des Unterarms palpiert (Abb. 4.113).
Test	Der Patient versucht, den Unterarm zu supinieren.
Anweisung für den Patienten	„Versuchen Sie Ihre Handinnenfläche so zu drehen, daß sie zur Decke schaut."
Bewertung	**Stufe 1**: leichte kontraktile Aktivität, aber keine Bewegung der Extremität.
	Stufe 0: keine kontraktile Aktivität.

Kompensation

1. Während der Patient versucht, den Unterarm zu supinieren, dreht er eventuell den Oberarm nach außen und adduziert ihn vor dem Körper (Abb. 4.114). Wenn dies geschieht, rollt der Unterarm in Supination ohne Aktivität des M. supinators.
2. Der Patient sollte angewiesen werden, Handgelenk und Finger möglichst entspannt zu halten, um Kompensationen, insbesondere von den Handgelenksextensoren, zu verhindern.

4.17   Pronation des Unterarms

Hauptmuskeln: M. pronator teres, M. pronator quadratus.

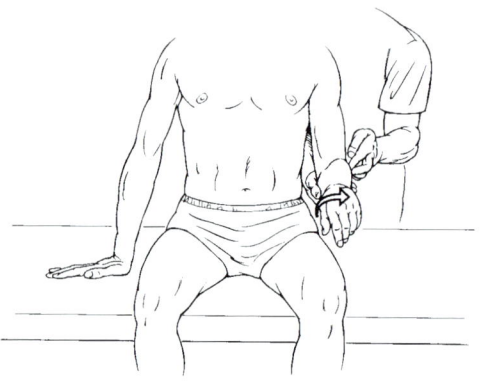

Abb. 4.113: Palpation beim Test der Unterarm-supination für die Stufen 1 und 0

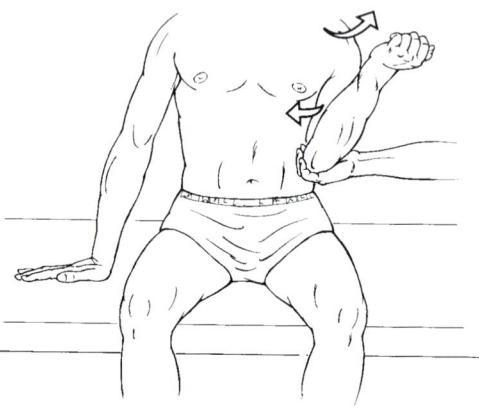

Abb. 4.114: Kompensation beim Test der Unterarm-supination für die Stufen 1 und 0

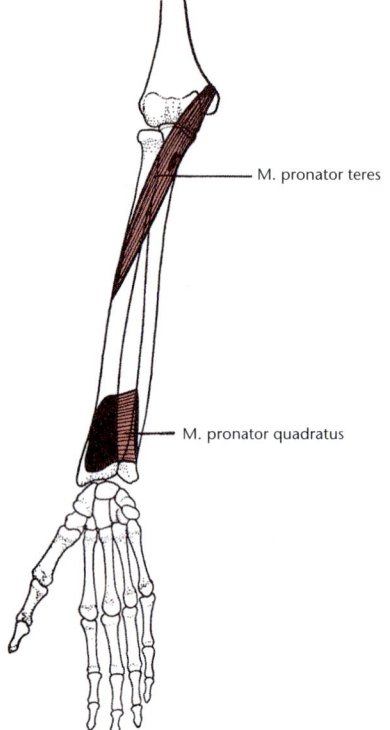

M. pronator teres

M. pronator quadratus

Abb. 4.115: M. pronator teres und M. pronator quadratus, palmare Ansicht

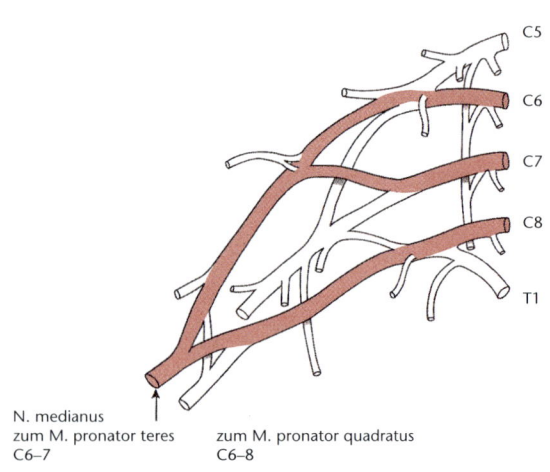

C5

C6

C7

C8

T1

N. medianus
zum M. pronator teres
C6–7

zum M. pronator quadratus
C6–8

Abb. 4.116: Innervation von M. pronator teres und M. pronator quadratus

Bewegungsumfang   0–80°.

Tabelle 4.17: An der Pronation des Unterarms beteiligte Muskeln

Muskel	Ursprung	Ansatz
146. M. pronator teres		Tuberositas facies lateralis radii
• Caput humerale	• Epicondylus medialis humeri	
• Caput ulnare	• Processus coronoideus ulnae	
147. M. pronator quadratus	distales Viertel der Palmarfläche der Ulna	distales Viertel der Palmarfläche des Radius

weitere Muskeln:
151. M. flexor carpi radialis

Stufe 5, 4 und 3

Ausgangsstellung des Patienten
Sitzend an der Bankkante oder an einem Tisch. Der Oberarm seitlich herabhängend mit 90° flektiertem Ellbogen und den Unterarm in Neutralstellung.

Ausgangsstellung des Therapeuten
Seitlich vom oder vor dem Patienten stehend. Der Ellbogen wird unterstützt (Abb. 4.117 zeigt die Endstellung). Die widerstandgebende Hand umfaßt das Handgelenk auf der dorsalen Fläche des Unterarms.

Test
Der Patient beginnt mit dem Unterarm in Neutralstellung und proniert seinen Unterarm bis die Handinnenfläche nach unten zeigt. Der Therapeut gibt für die Stufe 4 und 5 Widerstand in Supinationsrichtung im Bereich des Handgelenks. Für die Stufe 3 wird kein Widerstand gegeben.

Alternativer Test
Die Hand des Patienten wird so umfaßt, als ob sie ihm geschüttelt wird. Die andere Hand umfaßt den Ellbogen und mit der Hand wird Widerstand gegen Pronation gegeben, die die Hand des Patienten umfaßt. Dieser alternative Test kann angewendet werden, wenn der Patient normale oder gute Kraft im Handgelenk und der Hand hat.

Anweisung für den Patienten
„Drehen Sie Ihre Handinnenfläche nach unten. Halten Sie. Lassen sie nicht zu, daß ich sie nach oben drehe. Entspannen Sie Ihr Handgelenk und Ihre Finger."

Bewertung
Stufe 5: Der Patient bewegt über das komplette Bewegungsausmaß und hält gegen maximalen Widerstand.

Stufe 4: Der Patient bewegt über das komplette Bewegungsausmaß gegen starken bis mäßigen Widerstand.

Stufe 3: Der Patient bewegt über das komplette Bewegungsausmaß ohne Widerstand (Abb. 4.118 zeigt die Endstellung).

Stufe 2

Ausgangsstellung des Patienten
An der Bankkante sitzend mit der Schulter zwischen 45° und 90° flektiert und 90° Ellbogenflexion. Unterarm in Neutralstellung (nicht abgebildet).

Ausgangsstellung des Therapeuten
Der Testarm wird unterstützt, indem der Ellbogen umfaßt wird.

Test
Der Patient proniert den Unterarm.

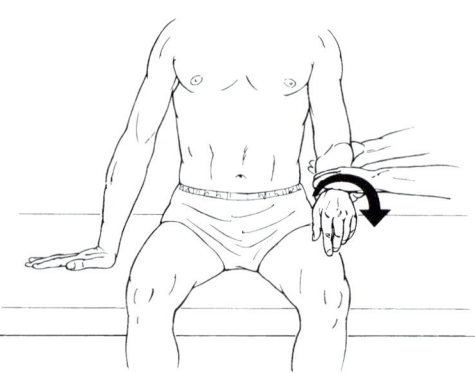

Abb. 4.117: Endstellung beim Test der Unterarmpronation für die Stufen 5 und 4

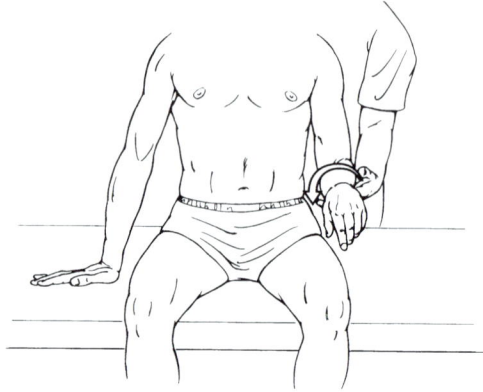

Abb. 4.118: Endstellung beim Test der Unterarmpronation für die Stufe 3

Anweisung für den Patienten	„Drehen Sie Ihre Handinnenfläche nach außen, von Ihrem Gesicht weg."
Bewertung	**Stufe 2**: Der Patient bewegt über einen Teil der Bewegungsbahn (Abb. 4.119 zeigt die Endstellung).

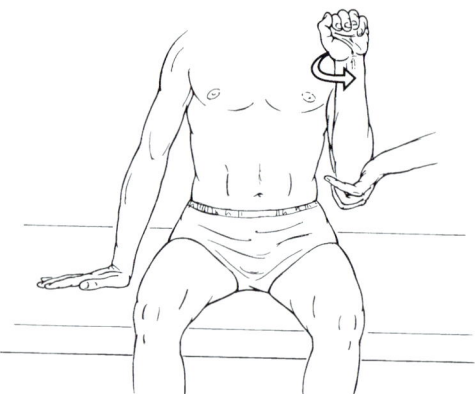

Abb. 4.119: Endstellung beim Test der Unterarmpronation für die Stufe 2

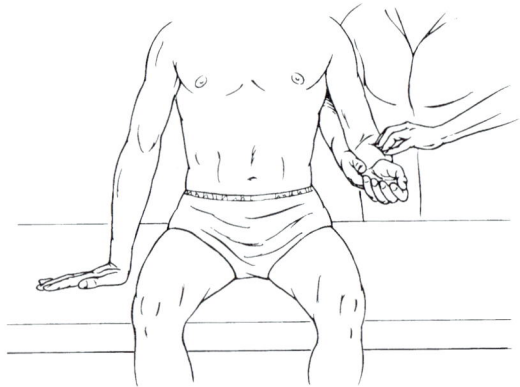

Abb. 4.120: Endstellung beim Test der Unterarmpronation für die Stufen 1 und 0

Stufe 1 und 0

Ausgangsstellung des Patienten	An der Bankkante sitzend. Der Oberarm ist wie für Teststufe 3 positioniert.
Ausgangsstellung des Therapeuten	Der Unterarm wird direkt distal vom Ellbogen unterstützt. Die Finger der anderen Hand werden genommen, um den M. pronator teres auf einer diagonalen Linie zwischen den Epicondylus medialis humeri und der lateralen Kante des Radius auf dem oberen Drittel der volaren Fläche des Unterarms zu palpieren (Abb. 4.120).

Test

Der Patient versucht den Unterarm zu pronieren.

Anweisung für den Patienten

„Versuchen Sie Ihre Handinnenfläche nach unten zu drehen."

Bewertung

Stufe 1: sichtbare oder spürbare kontraktile Aktivität ohne Bewegung des Körperteils.

Stufe 0: keine kontraktile Aktivität.

Kompensation

Bei dem Versuch, den Unterarm zu pronieren, dreht der Patient eventuell seinen Oberarm nach innen oder abduziert ihn (Abb. 4.121). Wenn dies geschieht, rollt der Unterarm in Pronation, ohne daß die pronierenden Muskeln zum Tragen kommen.

Nützliche Hinweise

Der Patient sollte darauf hingewiesen werden, Handgelenk und Finger entspannt zu halten, um Kompensation durch den M. flexor carpi radialis und die anderen Fingerflexoren zu vermeiden.

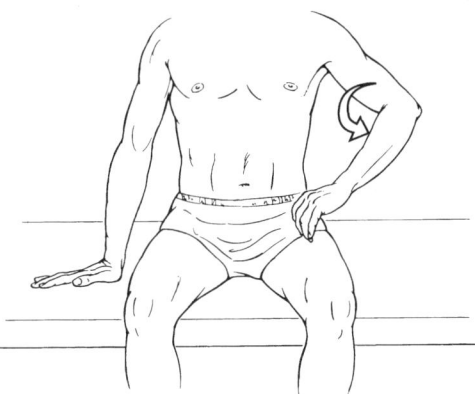

Abb. 4.121: Kompensation beim Test der Unterarm-pronation

4.18 Flexion des Handgelenks

Hauptmuskeln: M. flexor carpi radialis, M. flexor carpi ulnaris.

0–80°.

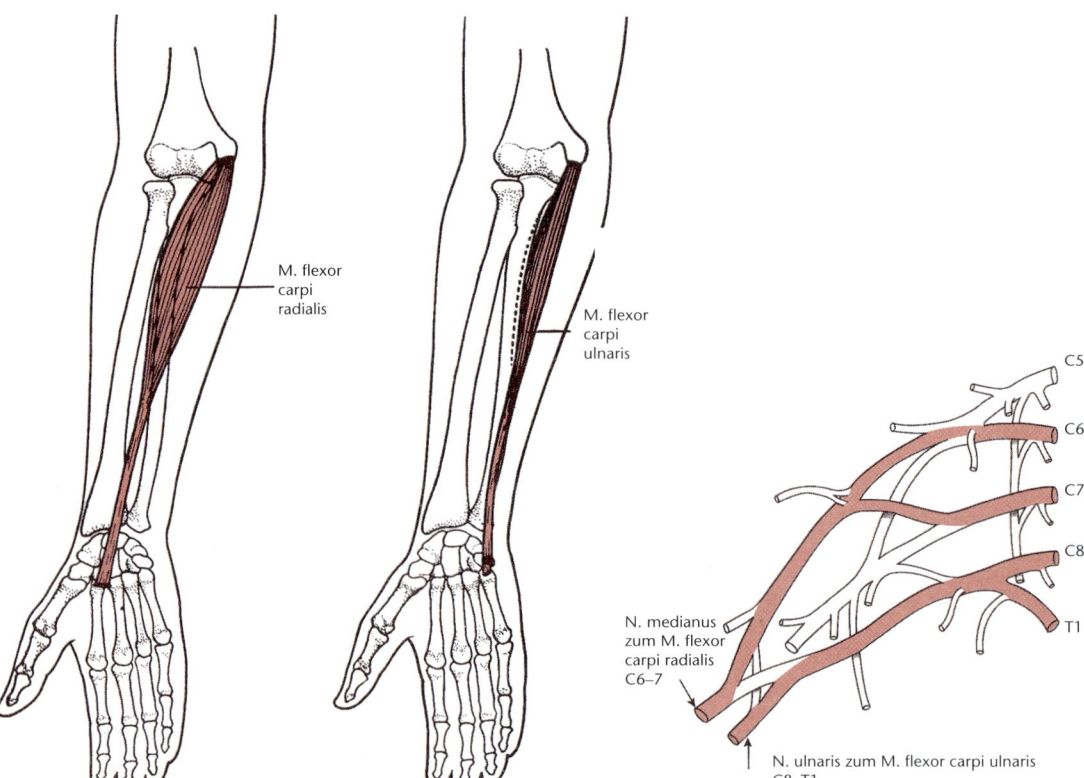

Abb. 4.122: M. flexor carpi radialis, palmare Ansicht

Abb. 4.123: M. flexor carpi ulnaris, palmare Ansicht

Abb. 4.124: Innervation von M. flexor carpi radialis und M. flexor carpi ulnaris

Tabelle 4.18: An der Handgelenksflexion beteiligte Muskeln

Muskel	Ursprung	Ansatz
151. M. flexor carpi radialis	Epicondylus medialis Humeri	Basen der II. und III. Metacarpalknochen
153. M. flexor carpi ulnaris	• Epicondylus medialis humeri • Olecranon	• Os pisiformis • Os hamatum • Basis des IV. Metacarpalknochens

weitere Muskeln:
• 152. M. palmaris longus
• 156. M. flexor digitorum superficialis
• 157. M. flexor digitorum profundus
• 166. M. abduktor pollicis longus
• 169. M. flexor pollicis longus

Stufe 5 und 4

Ausgangsstellung des Patienten

Alle Tests: sitzend an der Bankkante. Der Unterarm liegt mit der dorsalen Fläche auf dem Tisch aufgestützt. Zur Beginn wird der Unterarm supiniert (Abb. 4.125). Das Handgelenk ist in Neutralstellung oder leicht extendiert.

Ausgangsstellung des Therapeuten

Eine Hand unterstützt den Unterarm des Patienten unterhalb des Handgelenks (Abb. 4.125).

Beide Handgelenksextensoren: Der Untersucher umfaßt die Handinnenfläche der zur testenden Hand, der Daumen wird um die dorsale Fläche gelegt (Abb. 4.126). leichmäßiger Widerstand wird auf der Hand gegen Handgelenksextention in eine gerade nach unten gerichtete Bewegung gegeben.

M. flexor carpi radialis: Widerstand wird im Bereich des II. Metacarpalknochens (radiale Handkante) gegen Extension und Ulnarabduktion gegeben.

M. flexor carpi ulnaris: Widerstand wird im Bereich des V. Metacarpalknochens (ulnare Handkante) gegen Extension und Radialduktion gegeben.

Test

Der Patient flektiert das Handgelenk und hält Finger und Daumen dabei entspannt.

Anweisung für den Patienten

Alle Tests: „Beugen Sie Ihr Handgelenk. Halten Sie. Lassen Sie nicht zu daß ich es nach unten ziehe. Lassen Sie Ihre Finger entspannt."

Bewertung

Stufe 5: Der Patient bewegt über das volle Bewegungsausmaß an Handgelenksflexion und hält gegen maximalen Widerstand.

Stufe 4: Der Patient bewegt über das vorhandene Bewegungsausmaß und hält gegen starken bis moderaten Widerstand.

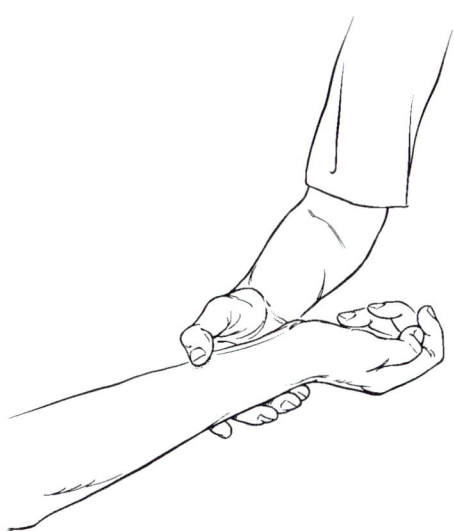

Abb. 4.125: Ausgangsstellung beim Test der Handgelenksflexion für die Stufen 5 und 4

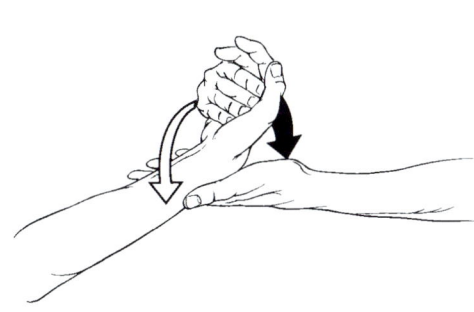

Abb. 4.126: Test der Handgelenksflexion für die Stufen 5 und 4

Stufe 3

Ausgangsstellung des Patienten

Der Unterarm ist zu Beginn in Supination und das Handgelenk in Neutralposition, wie in den Tests für Stufen 5 und 4.

Ausgangsstellung des Therapeuten

Der Unterarm des Patienten wird unterhalb des Handgelenks unterstützt.

Test

Beide Handgelenksflexoren: Der Patient flektiert sein Handgelenk gerade nach oben, ohne Widerstand und ohne radiale oder ulnare Abduktion.

M. flexor carpi radialis: Der Patient flektiert sein Handgelenk mit Radialabduktion (Abb. 4.127).

M. flexor carpi ulnaris: Der Patient flektiert sein Handgelenk mit Ulnarabduktion (Abb. 4.128).

Anweisung für den Patienten

Beide Handgelenksflexoren: „Beugen Sie Ihr Handgelenk. Halten Sie es gerade mit entspannten Fingern."

M. flexor carpi radialis: „Beugen Sie Ihr Handgelenk. Dabei führt Ihr Daumen die Bewegung."

M. flexor carpi ulnaris: „Beugen Sie Ihr Handgelenk. Dabei führt Ihr Kleinfinger die Bewegung."

Bewertung

Stufe 3: Das volle Bewegungsausmaß wird ohne Widerstand vollzogen.

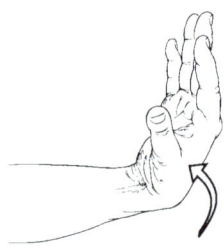

Abb. 4.127: Test der Handgelenksflexion mit Radialabduktion für die Stufe 3

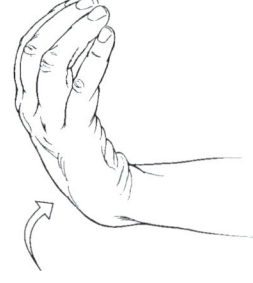

Abb. 4.128: Test der Handgelenksflexion mit Ulnarabduktion für die Stufe3

Stufe 2

Ausgangsstellung des Patienten

Sitz an der Bankkante, den Ellbogen auf einen Tisch gestützt. Der Unterarm ist in Mittelstellung, die Hand auf der ulnaren Kante abgelegt (Abb. 4.129).

Ausgangsstellung des Therapeuten

Der Unterarm des Patienten wird proximal vom Handgelenk unterstützt.

Test

Der Patient flektiert das Handgelenk, indem die ulnare Handkante über den Tisch gleitet, ohne ihn zu berühren (Abb. 4.129). Um beide Handgelenksflexoren separat zu testen, wird der Unterarm so gehalten, daß das Handgelenk nicht auf dem Tisch liegt. Der Patient wird angewiesen, die Flexionsbewegung mit dem Handgelenk zunächst in Ulnarabduktion und dann in Radialabduktion auszuführen.

| **Anweisung für den Patienten** | „Beugen Sie Ihr Handgelenk und lassen Sie die Finger entspannt." |

Bewertung **Stufe 2**: Ohne Einwirkung der Schwerkraft wird die vollständige Handgelenksflexion vollzogen.

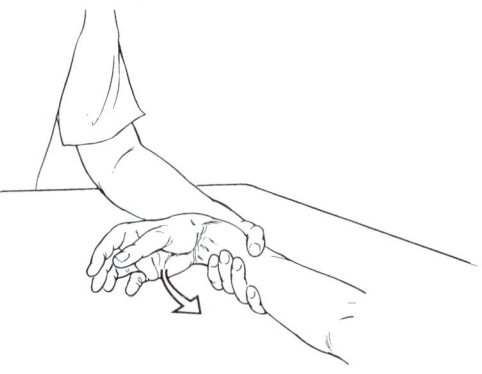

Abb. 4.129: Test der Handgelenksflexion für Stufe 2

Stufe 1 und 0

Ausgangsstellung des Patienten Der supinierte Unterarm ist auf den Tisch aufgestützt.

Ausgangsstellung des Therapeuten Das Handgelenk wird in Flexion unterstützt. Mit dem Zeigefinger der anderen Hand werden die betroffenen Sehnen palpiert. Die Sehnen des M. flexor carpi radialis und des M. flexor carpi ulnaris werden in separaten Tests palpiert.

Der M. flexor carpi radialis liegt auf der lateralen, palmaren Fläche des Handgelenks (Abb. 4.130), lateral vom M. palmaris longus, falls dieser bei dem Patient en vorhanden ist. Die Sehne des M. flexor carpi ulnaris (Abb. 4.131) liegt auf der medialen, volaren Fläche des Handgelenks.

Test Der Patient versucht, das Handgelenk zu flektieren.

Anweisung für den Patienten „Versuchen Sie, Ihr Handgelenk zu beugen. Entspannen Sie. Beugen Sie noch einmal."

Der Patient sollte den Test wiederholen, damit der Untersucher sowohl bei Kontraktion als auch bei Relaxation die Sehnen palpieren kann.

Bewertung **Stufe 1**: Eine oder beide Sehnen weisen sichtbare oder spürbare Aktivität auf, der Körperteil wird jedoch nicht bewegt.

Stufe 0: keine Kontraktion.

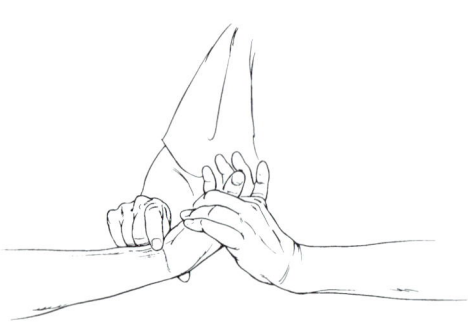

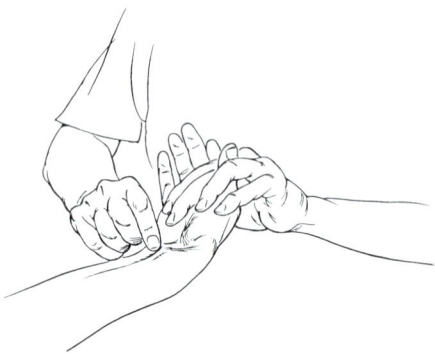

Abb. 4.130: Palpation der Sehne des M. flexor carpi radialis beim Test der Handgelenksflexion für Stufen 1 und 0

Abb. 4.131: Palpation der Sehne des M. flexor carpi ulnaris beim Test der Handgelenksflexion für Stufen 1 und 0

4.19 Extension des Handgelenks

Hauptmuskeln: M. extensor carpi radialis longus, M. extensor carpi radialis brevis, M. extensor carpi ulnaris.

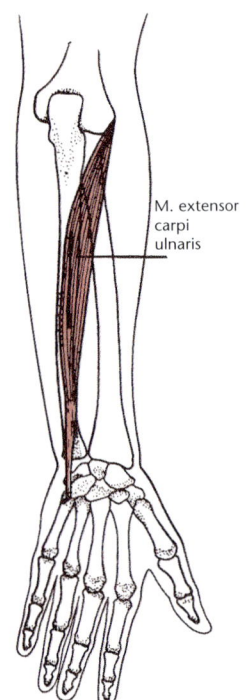

M. extensor carpi ulnaris

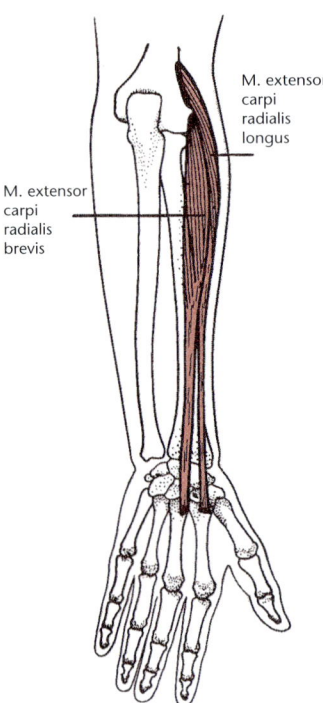

M. extensor carpi radialis longus

M. extensor carpi radialis brevis

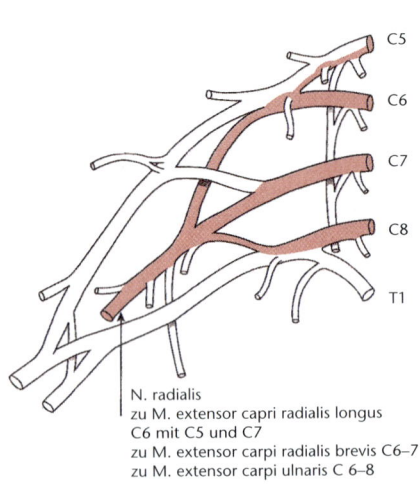

C5
C6
C7
C8
T1

N. radialis
zu M. extensor capri radialis longus C6 mit C5 und C7
zu M. extensor carpi radialis brevis C6–7
zu M. extensor carpi ulnaris C 6–8

Abb. 4.132: M. extensor carpi radialis longus, Ansicht von hinten

Abb. 4.133: M. extensor carpi radialis brevis und M. extensor carpi ulnaris, Ansicht von hinten

Abb. 4.134: Innervation von M. extensor carpi radialis longus, M. extensor carpi radialis brevis und M. extensor carpi ulnaris

Bewegungsausmaß   0–70°.

Muskel	Ursprung	Ansatz
148. M. extensor carpi radialis longus	Crista supracondylaris humeri	Basis des Os metacarpale II
149. M. extensor carpi radialis brevis	Epicondylus lateralis humeri	Basis des Os metacarpale III
150. M. extensor carpi ulnaris	• Epicondylus lateralis humeri • dorsale Fläche der Ulna	Os metacarpale IV

weitere Muskeln:
• 147. M. extensor digiti minimi
• 154. M. extensor digitorum
• 155. M. extensor indicis
• 167. M. extensor pollicis longus

Stufe 5, 4 und 3

Ausgangsstellung des Patienten
Sitz an der Bankkante. Der Ellbogen und der Unterarm werden auf den Tisch gestützt, der Unterarm befindet sich in vollständiger Pronation.

Ausgangsstellung des Therapeuten
Sitzend oder stehend schräg vor dem Patienten. Der Unterarm des Patienten wird unterhalb des Handgelenks unterstützt. Die Widerstand gebende Hand wird auf die dorsale Fläche der Metakarpalknochen gelegt.

Tests
Test aller drei Muskeln: Patient extendiert das Handgelenk, ohne zu abduzieren oder zu adduzieren. Für die Stufen 4 und 5 wird Widerstand auf den II.–V. Metakarpalknochen nach vorne und nach unten gegeben (Abb. 4.135).

Test des Mm. extensor carpi radialis longus und brevis (für Extension mit Radialabduktion): Widerstand auf der dorsalen Fläche der II. und III. Metakarpalknochen (radiale Handkante) in Richtung Flexion und Ulnarabuktion geben.

Test des M. extensor carpi ulnaris (für Extension und Radialabduktion): Widerstand auf der dorsalen Fläche des V. Metakarpalknochens (ulnare Handkante) in Richtung Flexion und Radialabduktion geben.

Test aller drei Muskeln: Beim kombinierten Test für alle drei Handgelenksextensoren extendiert der Patient das Handgelenk durch das volle Bewegungsausmaß. Fingerextension sollte vermieden werden.

Test des Mm. extensor carpi radialis longus und brevis Patient extendiert das Handgelenk, wobei die Daumenseite führt. Das Handgelenk kann vorab in leichte Extension und Radialabduktion gebracht werden, um die Bewegungsrichtung des Patienten zu führen.

Test des M. extensor carpi ulnaris: Der Patient extendiert das Handgelenk unter Führung der ulnaren Handkante. Der Therapeut kann das Handgelenk vorab entsprechend lagern, um die Bewegung ulnar zu führen.

Anweisung für den Patienten	„Bewegen Sie Ihr Handgelenk nach oben. Halten Sie. Lassen Sie nicht zu, daß ich es nach unten drücke." Für Stufe 3: „Bewegen Sie Ihr Handgelenk nach oben."
Bewertung	**Stufe 5**: Beim Testen aller drei Muskeln wird das gesamte Bewegungsausmaß an Handgelenksextension gegen maximalen Widerstand vollzogen. Volle Extension wird für die Tests der Radialabduktion und der Ulnarabduktion nicht verlangt.

Stufe 4: Der Patient bewegt über das gesamte Bewegungsausmaß an Handgelenksextension gegen starken bis mäßigen Widerstand, wenn alle Muskeln gemeinsam getestet werden. Werden die Muskeln einzeln getestet, wird die volle Handgelenksextension nicht erreicht.

Stufe 3: Beim gleichzeitigen Test aller drei Muskeln bewegt der Patient über das gesamte Bewegungsausmaß, jedoch ohne Widerstand. Bei den Einzeltests der radialen und ulnaren Extensoren schließt die geforderte Abduktion ein großes Bewegungsausmaß aus.

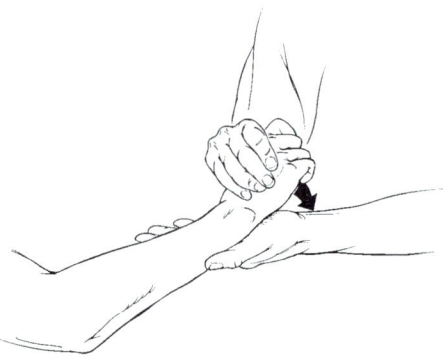 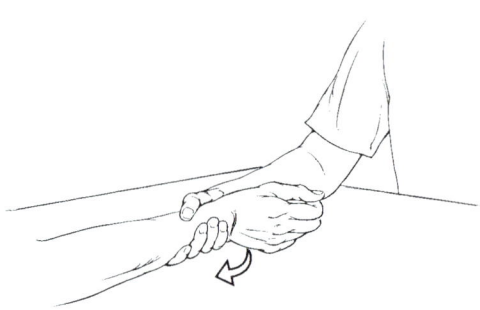

Abb. 4.135: Test der Handgelenksextension für die Stufen 5, 4 und 3   Abb. 4.136: Test der Handgelenksextension für Stufe 2

Stufe 2

Ausgangsstellung des Patienten	Der Unterarm ist in neutraler Position auf den Tisch gestützt.
Ausgangsstellung des Therapeuten	Das Handgelenk des Patienten wird unterstützt. Dadurch liegt die Hand nicht auf dem Tisch auf, und es wird Reibung vermieden (Abb. 4.136).
Test	Der Patient extendiert das Handgelenk.
Anweisung für den Patienten	„Beugen Sie Ihr Handgelenk nach hinten."
Bewertung	**Stufe 2**: Das gesamte Bewegungsausmaß wird ohne Einwirkung der Schwerkraft vollzogen. Wenn der Patient einen Teil der Bewegung ausführt, kann er mit 2– bewertet werden. Einer der wenigen Fälle, in denen ein Minus akzeptabel ist.

Stufe 1 und 0

Ausgangsstellung des Patienten

Die Hand und der Unterarm sind auf den Tisch gestützt und in endgradiger Pronation.

Ausgangsstellung des Patienten

Ausgangsstellung des Therapeuten

Das Handgelenk des Patienten wird in Extension unterstützt, die andere Hand palpiert. Je ein Finger palpiert einen Muskel in einem bestimmten Test.

M. extensor carpi radialis longus: Die Sehne wird auf der dorsalen Fläche des Handgelenks in Verlängerung des II. Metakarpalknochens palpiert (Abb. 4.137).

M. extensor carpi radialis brevis: Die Sehne wird auf der dorsalen Fläche des Handgelenks in Verlängerung des III. Metakarpalknochens palpiert (Abb. 4.138).

M. extensor carpi ulnaris: Die Sehne wird auf der dorsalen Fläche des Handgelenks proximal vom V. Metakarpalknochen und distal vom Processus styloideus ulnae palpiert (Abb. 4.139).

Test

Der Patient versucht, das Handgelenk zu extendieren.

Anweisung für den Patienten

„Versuchen Sie, Ihr Handgelenk nach hinten zu führen."

Bewertung

Stufe 1: Einer der Muskeln läßt sichtbare oder spürbare Kontraktion erkennen, aber es erfolgt keine Handgelenksbewegung.

Stufe 0: keine Kontraktion.

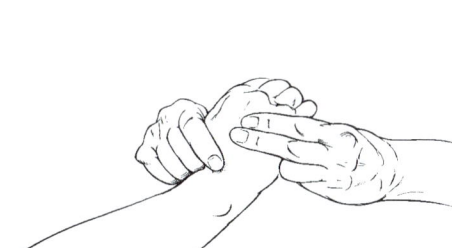

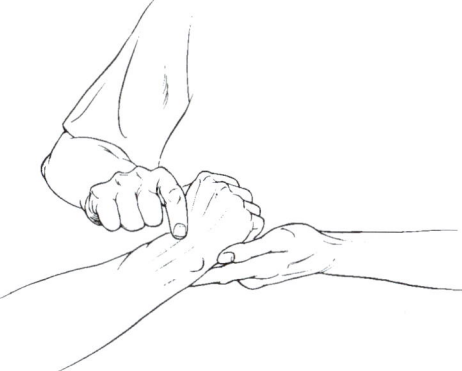

Abb. 4.137: Palpation der Sehne des M. extensor carpi radialis longus beim Test der Handgelenksextension für Stufe 1 und 0

Abb. 4.138: Palpation der Sehne des M. extensor carpi radialis brevis beim Test der Handgelenksextension für Stufe 1 und 0

Kompensation

Am häufigsten wird kompensiert, indem die Fingerextensoren sich an der Bewegung beteiligen. Dies kann man weitgehend verhindern, indem auf entspannte Finger geachtet und keine Extension zugelassen wird.

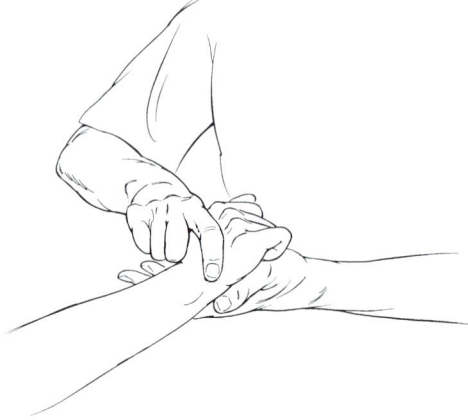

Abb. 4.139: Palpation der Sehne des M. extensor carpi ulnaris beim Test der Handgelenksextension für Stufe 1 und 0

Nützliche Hinweise

1. Die radialen Handgelenksextensoren sind wesentlich stärker als der M. extensor carpi ulnaris.
2. Bei einem Patienten mit einer kompletten Querschnittslähmung in Höhe C5–C6 bleiben nur die radialen Handgelenksextensoren aktivierbar. Radialabduktion während der Extension ist deshalb die überwiegende Extensionsbewegung des Handgelenks.

Das Testen der Hand erfordert Urteilsvermögen und Erfahrung

Bei der Beurteilung der Muskulatur der Hand ist unter Berücksichtigung der geringen Muskelmase darauf zu achten, den Widerstand allmählich anzubringen. Grundsätzlich sollte der Untersucher nicht die gesamte Kraft seiner Faust, des Handgelenks oder des Armes einsetzen, sondern eher mit ein oder zwei Fingern den Handgelenksbewegungen entgegenwirken. Die Stärke des Widerstandes ist insbesondere beim Testen einer postoperativen Hand bedeutsam. Entsprechend sollten das verlangte oder erlaubte Bewegungsausmaß kontrolliert werden, so daß plötzliche oder exzessive Bewegungen, die eine chirurgische Rekonstruktion „ausreißen" könnten, vermieden werden.
Sicher angebrachter Widerstand erfordert Erfahrung in der Beurteilung von Handverletzungen oder -wiederherstellungen und ein gutes klinisches Urteilsvermögen, um die Dislokation einer Sehnentransplantation oder anderer chirurgischer Rekonstruktionen zu vermeiden. Der unerfahrene Untersucher ist gut beraten, eher mehr als weniger Vorsicht walten zu lassen.

Erhebliche praktische Erfahrung im Testen gesunder Hände und der Vergleich einer verletzten Hand mit der gesunden Gegenseite können zum nötigen Urteilvermögens beitragen, mit dem eine verletzte Hand begutachtet werden sollte.

Der oben beschriebene Test hält sich an die Prinzipien hinsichtlich der Einwirkung der Schwerkraft für die Stufen 5, 4 und 3. Zugegebenermaßen ist die Einwirkung der Schwerkraft auf die Finger unbedeutend, so daß sie bei der Wahl der Ausgangsstellungen nicht unbedingt berücksichtigt werden muß.

4.20   Flexion der MCP-Gelenke

Hauptmuskeln: Mm. lumbricales, Mm. interossei.

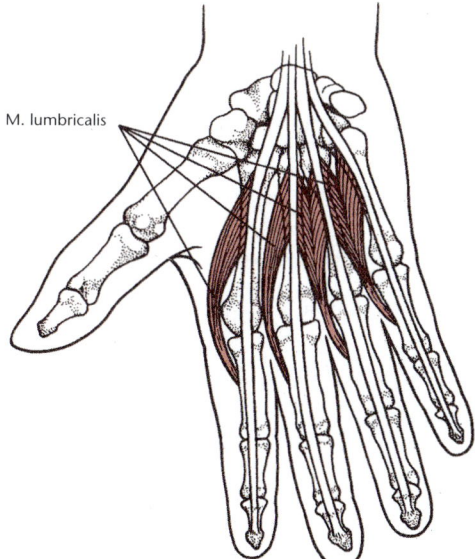

M. lumbricalis

Abb. 4.140: Mm. lumbricales, plamare Ansicht

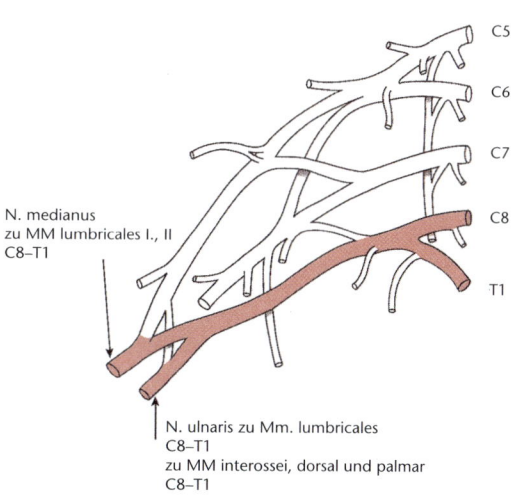

C5

C6

C7

C8

T1

N. medianus
zu MM lumbricales I., II
C8–T1

N. ulnaris zu Mm. lumbricales
C8–T1
zu MM interossei, dorsal und palmar
C8–T1

Abb. 4.141: Innervation der Mm. lumbricales und Mm. interossei

Bewegungsausmaß   0–90°.

Tabelle 4.20: An der Flexion der MCP-Gelenke beteiligte Muskeln

Muskel	Ursprung	Ansatz
163. Mm. lumbricales	Sehnen des M. flexor digitorum profundus	Radiale Seite der entsprechenden Finger bis zu den Dorsalaponeurosen
• I und II • III und IV	• radiale und palmare Flächen des Zeige- und Mittelfingers • Ring- und Kleinfinger (zwei Köpfe von den benachbarten Sehnen)	
164. Mm. interossei dorsales	Os metacarpale:	Dorsalaponeurose und proximale Phalangen:
• I • II • III • IV	• I und II • II und III • III und IV • IV und V	• Zeigefinger (radiale Seite) • Mittelfinger (radiale Seite) • Mittelfinger (ulnare Seite) • Ringfinger (ulnare Seite)
165. Mm. interossei palmaris	Os metacarpale (Phalangen):	Dorsalaponeurose und Basen der Grundphalangen:
• I • II • III	• II • IV • V	• Zeigefinger (ulnare Seite) • Ringfinger (radiale Seite) • Kleinfinger (radiale Seite)

weitere Muskeln:
• 156. M. flexorum digitorum superficialis
• 157. M. flexorum digitorum profundus

Stufe 5, 4 und 3

Ausgangsstellung des Patienten

Sitz an der Bankkante oder Rückenlage, der Unterarm in Supination. Das Handgelenk wird in Neutralstellung gehalten. Die Metacarpophalangealgelenke (MCP) sollten vollständig extendiert sein. Alle Interphalangealgelenke (IP) sind flektiert (Abb. 4.142).

Ausgangsstellung des Therapeuten

Die Metakarpalknochen werden proximal vom MCP-Gelenk fixiert. Widerstand wird auf die palmare Fläche der proximalen Reihe der Phalangen in Richtung MCP-Extension gegeben (Abb. 4.143).

Test

Der Patient flektiert die MCP-Gelenke und extendiert die IP-Gelenke gleichzeitig. Die Finger können separat getestet werden. Die Finger dürfen sich nicht einrollen, sie müssen extendiert bleiben.

Anweisung für den Patienten

„Rollen Sie Ihre Finger auf, während Sie Ihre Grundgelenke beugen. Halten Sie. Lassen Sie nicht zu, daß ich Ihre Grundgelenke strecke." Die Endstellung ergibt einen rechten Winkel in den MCP-Gelenken. Machen Sie dem dem Patienten die Bewegung vor, um gleichzeitige, korrekte Ausführung zu erreichen.

Bewertung

Stufe 5: Der Patient bewegt über gleichzeitig eine MCP-Flexion und Fingerextension und hält gegen maximalen Widerstand. Wegen der unterschiedlichen Kraftentfaltung der verschiedenen Mm. lumbricales wird Widerstand für jeden Finger einzeln gegeben. Die Mm. lmbricales sind auch unterschiedlich innerviert.

Stufe 4: Der Patient bewegt über das gesamte Bewegungsausmaß gegen mäßigen bis starken Widerstand.

Stufe 3: Der Patient führt beide Bewegungen gleichzeitig korrekt aus, jedoch ohne Widerstand.

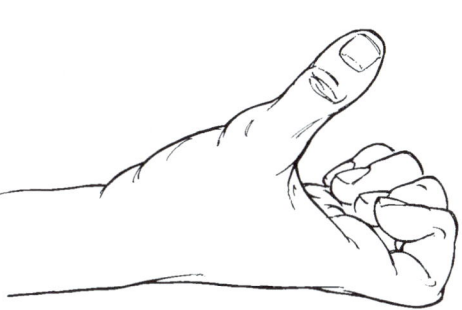

Abb. 4.142: Ausgangsstellung beim Test der Fingerbeugung Stufen 5, 4 und 3

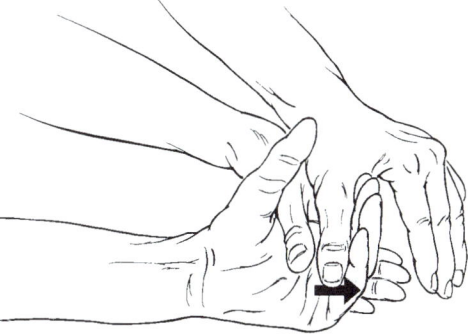

Abb. 4.143: Test der Fingerbeugung Stufen 5, 4 und 3

Stufe 2, 1 und 0

Ausgangsstellung des Patienten	Der Unterarm und das Handgelenk befinden sich in Mittelstellung, um die Einwirkung der Schwerkraft auszuschalten. Die MCP-Gelenke sind vollständig extendiert, alle IP-Gelenke sind flektiert.
Ausgangsstellung des Therapeuten	Die Metakarpalknochen werden fixiert.
Test	Der Patient versucht, die MCP-Gelenke durch das volle Bewegungsausmaß zu flektieren, während er die IP-Gelenke extendiert (Abb. 4.144).
Anweisung für den Patienten	„Versuchen Sie, Ihre Finger aufzurollen, während Sie die Grundgelenke beugen." Machen Sie dem Patienten die Bewegung vor und geben Sie ihm Zeit zu üben.
Bewertung	**Stufe 2**: Das gesamte Bewegungsausmaß wird ohne Einwirkung der Schwerkraft vollzogen.
	Stufe 1: Außer bei einer stark atrophierten Hand können die Mm. lumbricales nicht palpiert werden. Die Stufe 1 wird vergeben, wenn minimale Bewegung stattfindet.
	Stufe 0: Die Stufe 0 muß beim Ausbleiben einer Bewegung gegeben werden.

Kompensation

Eventuell kompensieren die langen Fingerflexoren die Mm. lumbricales. Um dies verhindern, sollten die IP-Gelenke unbedingt extendiert sein.

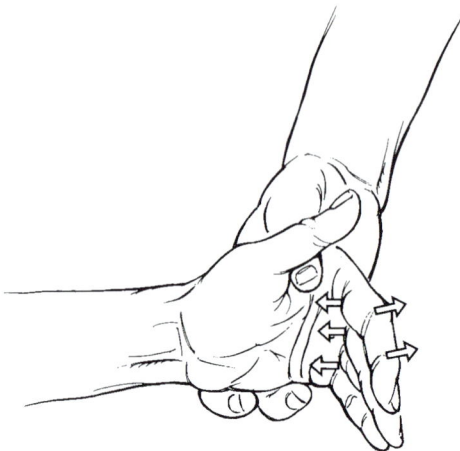

Abb. 4.144: Test der Fingerbeugung für die Stufen 2, 1 und 0

4.21   Flexion der Finger in DIP- und PIP-Gelenken

Hauptmuskeln: M. flexor digitorum superficialis, M. flexor digitorum profundus.

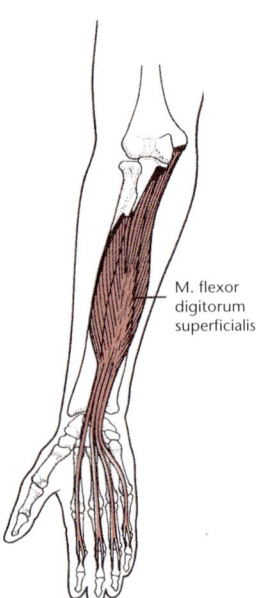

M. flexor digitorum superficialis

Abb. 4.145: M. flexor digitorum superficialis, plamare Ansicht

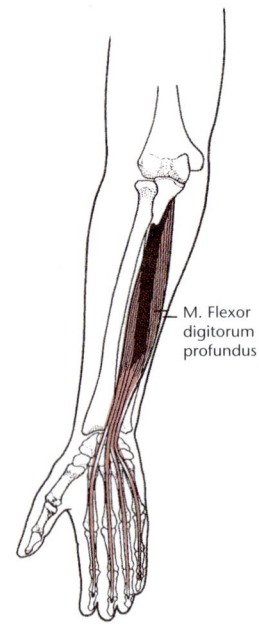

M. Flexor digitorum profundus

Abb. 4.146: M. flexor digitorum profundus, palmare Ansicht

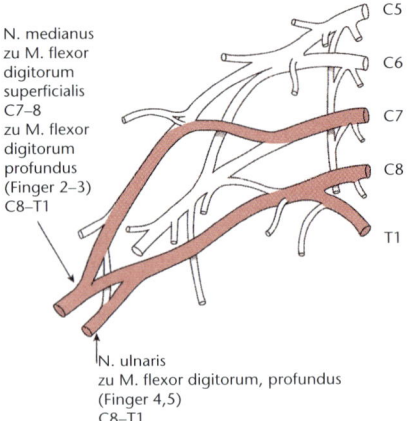

N. medianus zu M. flexor digitorum superficialis C7–8 zu M. flexor digitorum profundus (Finger 2–3) C8–T1

C5
C6
C7
C8
T1

N. ulnaris zu M. flexor digitorum, profundus (Finger 4,5) C8–T1

Abb. 4.147: Innervation von M. flexor digitorum superficialis und profundus

Bewegungsausmaß	• PIP-Gelenke: 0–100°
	• DIP-Gelenke: 0–90°.

Tabelle 4.21: An der Flexion der DIP- und PIP-Gelenke beteiligte Muskeln

Muskel	Ursprung	Ansatz
156. M. flexor digitorum superficialis	Epicondylus medialis humeri	Mitte der Mittelphalangen des 2.–5. Fingers
157. M. digitorum profundus	proximale zwei Drittel der Palmarfläche der Ulna	Basen der Endphalangen des 2.–5. Fingers

4.21.1 Flexion der Finger im PIP-Gelenk

Hauptmuskel: M. flexor digitorum superficialis.

Stufe 5, 4 und 3

Ausgangsstellung des Patienten	Der Unterarm ist supiniert, das Handgelenk in Neutralstellung. Der Finger, der getestet wird, ist im MCP-Gelenk leicht flektiert (Abb. 4.148).
Ausgangsstellung des Therapeuten	Alle Finger außer dem zu testenden werden in allen Gelenken in Extension gehalten (Abb. 4.148). Die Isolation des Zeigefingers ist unter Umständen nicht vollständig möglich. Mit der anderen Hand wird Widerstand gegen das Köpfchen am Mittelglied des Testfingers in Richtung Extension gegeben (nicht abgebildet).
Test	Jeder der vier Finger wird separat getestet. Der Patient flektiert das PIP-Gelenk, ohne das DIP-Gelenk zu flektieren. Es wird keine Bewegung in den Gelenken der anderen Finger zugelassen.
	Das distale Ende des getesteten Fingers sollte mit dem Daumen angetippt werden, um sicher zu gehen, daß der M. digitorum profundus nicht aktiv ist. Das heißt, das DIP-Gelenk geht in Extension. Die distale Phalanx sollte locker sein.
Anweisung für den Patienten	„Beugen Sie Ihren Zeige-(Mittel-, Ring-, Klein-)finger. Halten Sie. Lassen Sie nicht zu, daß ich ihn strecke. Lassen Sie die anderen Finger entspannt."
Bewertung	**Stufe 5**: Der Patient bewegt über das gesamte Bewegungsausmaß und hält es gegen maximalen Widerstand gegen den Finger.
	Stufe 4: Das Bewegungsausmaß wird gegen mäßigen Widerstand vollzogen.
	Stufe 3: Das gesamte Bewegungsausmaß wird ohne Widerstand vollzogen (Abb. 4.149).

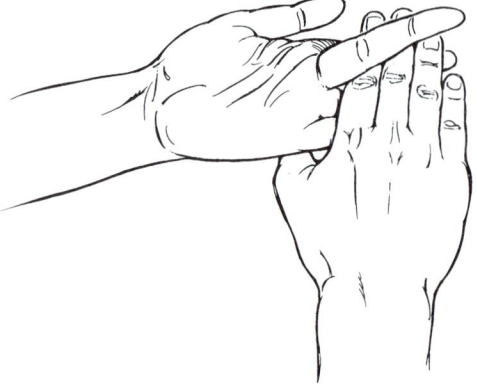

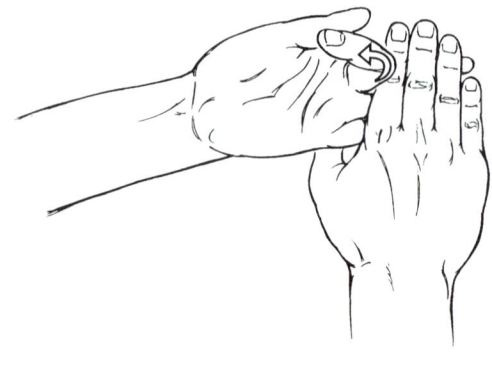

Abb. 4.148: PIP-Test für die Stufen 5 und 4　　　Abb. 4.149: PIP-Test für die Stufe 3

Stufe 2, 1 und 0

Ausgangsstellung des Patienten	Der Unterarm ist in in Mittelstellung, um die Einwirkung der Schwerkraft auf die Fingerflexion auszuschalten.
Ausgangsstellung des Therapeuten	Dieselbe wie für Stufen 5, 4 und 3. Der M. flexor digitorum superficialis wird auf der palmaren Fläche des Handgelenks zwischen dem M. palmaris longus und dem M. flexor carpi ulnaris palpiert (Abb. 4.150).
Test	Der Patient flektiert das PIP-Gelenk.
Anweisung für den Patienten	„Beugen Sie Ihren Mittelfinger." Entsprechend für die übrigen Finger.
Bewertung	**Stufe 2**: Das volle Bewegungsausmaß wird vollzogen.
	Stufe 1: spürbare oder sichtbare Kontraktion, die mit keinerlei Bewegung einhergeht.
	Stufe 0: keine Kontraktion.

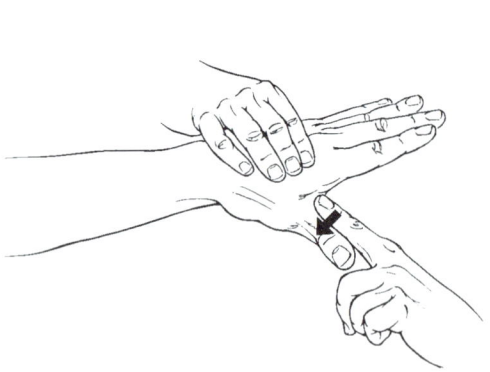

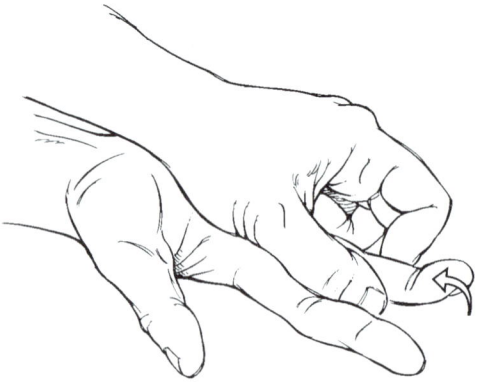

Abb. 4.190: PIP-Test für die Stadien 2, 1 und 0　　　Abb. 4.151: DIP-Test für die Stufe 3

Kompensation

1. Die Hauptkompensation für diese Bewegung bietet der M. digitorum profundus, und zwar, wenn eine Flexion des DIP-Gelenkes zugelassen wird.
2. Wenn eine Handgelenksextension zugelassen wird, nimmt die Spannung der langen Fingerflexoren zu. Diese kann eine passive Flexion der IP-Gelenke bewirken, die als „Sehnenaktivität" bezeichnet wird.
3. Lösung der Extension der IP-Gelenke führt zu passiver Flexion der IP-Gelenke.

Nützliche Hinweise

Viele Menschen können den Kleinfinger nicht isoliert bewegen. In diesem Fall sollten der Ring- und Kleinfinger gleichzeitig getestet werden.

4.21.2 Flexion der Finger im DIP-Gelenk

Hauptmuskel: M. flexor digitorum profundus.

Stufe 5, 4 und 3

Ausgangsstellung des Patienten

Der Unterarm befindet sich in Supination, das Handgelenk in Neutralstellung und das proximale IP-Gelenk in Extension.

Ausgangsstellung des Therapeuten

Das Mittelglied wird von beiden Seiten fixiert (Abb. 4.151). Widerstand wird am Endglied in Richtung Extension gegeben (nicht abgebildet).

Test

Jeder Finger wird einzeln getestet. Der Patient flektiert das distale Glied jedes Fingers.

Anweisung für den Patienten

„Beugen Sie Ihre Fingerspitze. Halten Sie. Lassen Sie nicht zu, daß ich sie strecke."

Bewertung

Stufe 5: Der Patient bewegt über das gesamte Bewegungsausmaß gegen einen sorgfältig abgewogenen maximalen Widerstand.

Stufe 4: Das gesamte Bewegungsausmaß wird gegen merklichen Widerstand vollzogen.

Stufe 3: Das volle Bewegungsausmaß wird ohne Widerstand vollzogen (Abb. 4.151).

Stufe 2, 1 und 0

Für das Testen dieser Stufen gilt dasselbe wie für das Testen der höheren Stufen, nur daß der Unterarm die Neutralstellung einnimmt, um den Einfluß der Schwerkraft auszuschalten. Bewertungen werden wie für die PIP-Tests gegeben. Die Sehne des M. flexor digitorum profundus kann auf der palmaren Fläche des Mittelglieds jedes Fingers palpiert werden.

Kompensationen

1. Das Handgelenk muß in Neutralstellung gehalten werden und darf nicht extendieren, um den Effekt der Sehenspannung der Handgelenksextensoren auszuschließen.

2. Man sollte sich nicht davon irreführen lassen, wenn der Patient die DIP-Gelenke extendiert und dann entspannt, da dies den Eindruck vermitteln kann, daß die Finger aktiv flektiert worden sind.

4.22 Extension der Finger im MCP-Gelenk

Hauptmuskeln: M. extensor digitorum, M. extensor indicis, M. extensor digiti minimi.

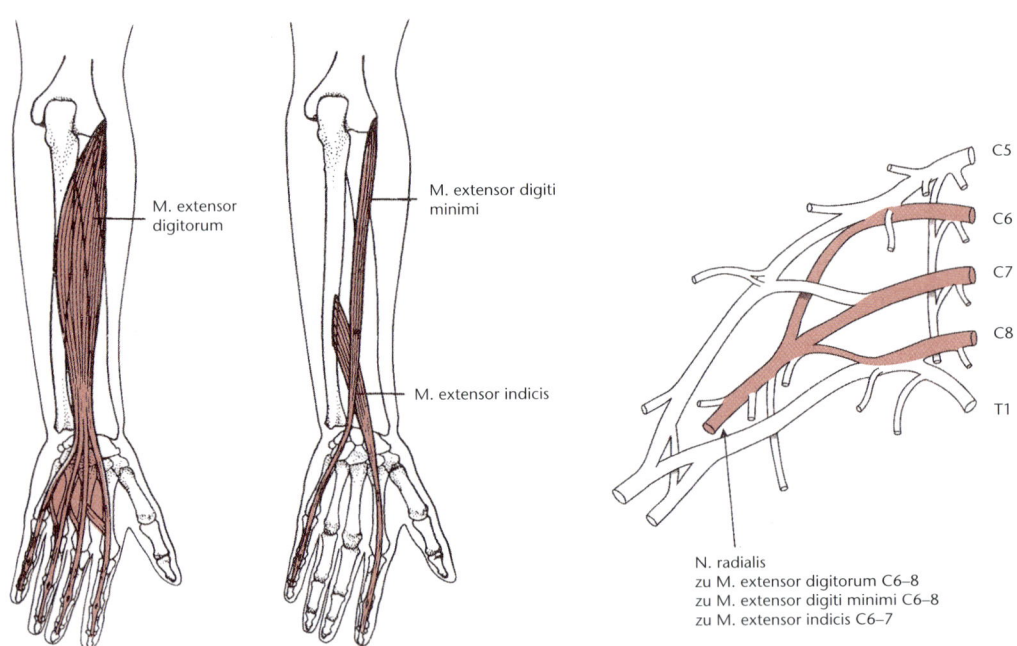

M. extensor digitorum

M. extensor digiti minimi

M. extensor indicis

C5
C6
C7
C8
T1

N. radialis
zu M. extensor digitorum C6–8
zu M. extensor digiti minimi C6–8
zu M. extensor indicis C6–7

Abb. 4.152: M. extensor digitorum, Ansicht von hinten

Abb. 4.153: M. extensor indicis und M. extensor digiti minimi, Ansicht von hinten

Abb. 4.154: Innervation von M. extensor digitorum, M. extensor indicis und M. extensor digiti minimi

Bewegungsausmaß   0–15°.

Tabelle 4.152: An der Fingerextension der MCP-Gelenke beteiligte Muskeln

Muskel	Ursprung	Ansatz
154. M. extensor digitorum	Epicondylus lateralis humeri	mit vier Sehnen zum 2.–5. Finger (dorsal an den Mittelphalangen und zu den Endgelenken)
155. M. extensor indicis	distales Drittel der Fascies dorsalis ulnae	Dorsalaponeurose des Zeigefingers
158. M. extensor digiti minimi	Dorsalaponeurose des fünften Fingers	Dorsalaponeurose des fünften Fingers

Stufe 5, 4 und 3

Ausgangsstellung des Patienten	Der Unterarm in Pronation und das Handgelenk in Neutralstellung. Die MCP- und IP-Gelenke sind in entspannter Flexionshaltung.
Ausgangsstellung des Therapeuten	Das Handgelenk wird in Neutralstellung fixiert. Der Zeigefinger der Widerstand gebenden Hand wird auf der dorsalen Fläche aller proximalen Glieder direkt distal der MCP-Gelenke plaziert. Widerstand wird in Richtung Flexion gegeben.
Tests	**Test des M. extensor digitorum:** Der Patient extendiert die MCP-Gelenke aller Finger gleichzeitig. Die IP-Gelenke dürfen leicht flektieren (Abb. 4.155).
	Test des M. extensor indicis: Der Patient extendiert das MCP-Gelenk des Zeigefingers.
	Test des M. extensor digiti minimi: Der Patient extendiert das MCP-Gelenk des 5. Fingers.
Anweisung für den Patienten	„Beugen Sie Ihre Grundgelenke so weit wie möglich nach hinten." Machen Sie dem Patienten die Bewegung vor, so daß er sie nachahmen kann.
Bewertung	**Stufe 5**: Der Patient bewegt über aktiv das Bewegungsausmaß der Extension gegen angepaßt starken Widerstand.
	Stufe 4: Das aktive Bewegungsausmaß wird gegen merklichen Widerstand vollzogen.
	Stufe 3: Das aktive Bewegungsausmaß wird ohne Widerstand vollzogen.

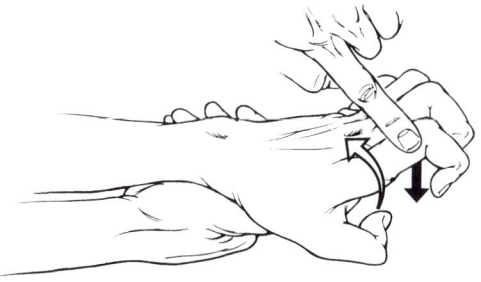

Abb. 4.155: Test der Extension der Finger im MCP-Gelenkfür die Stufen 5, 4 und 3

Vorgehensweisen

Stufe 2, 1 und 0

Der Test entspricht dem für die Stufen 5, 4 und 3, nur daß sich der Unterarm in Mittelstellung befindet.

Die 4 Sehnen des M. extensor digitorum und die Sehne des M. extensor indicis sind auf der dorsalen Handfläche in ihrem Verlauf zu den einzelnen Fingern leicht erkennbar.

Bewertung

Stufe 2: Das Bewegungsausmaß wird vollzogen.

Stufe 1: sichtbare Sehnenaktivität, jedoch keine Gelenkaktivität.

Stufe 0: keine Kontraktion.

Kompensation

Flexion des Handgelenks bewirkt IP-Extension, bedingt durch Sehnenspannung.

Nützliche Hinweise

1. MCP-Extension der Finger ist keine starke Bewegung, und schon geringer Widerstand „bricht" die Endstellung.
2. Es ist normal, wenn das aktive Bewegungsausmaß wesentlich geringer ist als das passive. Bei diesem Test wird deshalb nicht vom „vollen Bewegungsausmaß" ausgegangen, und das aktive Bewegungsausmaß wird akzeptiert.
3. Alternativ läßt sich prüfen, ob funktionelle Kraft der Fingerextensoren vorhanden ist, indem das proximale Glied jedes Fingers nach unten angetippt wird. Wenn der Finger zurückschnellt, genügt sie.

4.23   Abduktion der Finger

Hauptmuskeln: Mm. interossei dorsales.

Bewegungsausmaß

0–20°.

Tabelle 4.23: An der Fingerabduktion beteiligte Muskeln

Muskel	Ursprung	Ansatz
164. Mm. interossei dorsales	Os metacarpale:	Dorsalaponeurose und proximale Phalangen:
• I.	• I und II	• radiale Seite des Zeigefinger
• II.	• II und III	• radiale Seite des Mittelfinger
• III.	• III und IV	• ulnare Seite des Mittelfinger
• IV.	• IV und V	• ulnare Seite des Ringfinger
159. M. abductor digiti minimi	• Os pisiforme • Sehne des M. flexor carpi ulnaris	ulnarer Rand der Basis der Grundphalanx des 5. Fingers

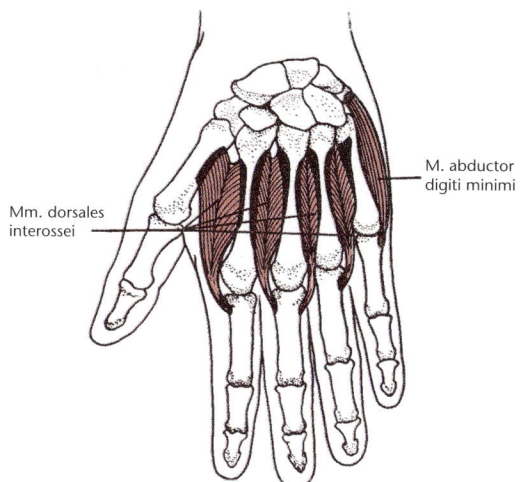

Mm. dorsales interossei

M. abductor digiti minimi

Abb. 4.156: Mm. interossei dorsales und M. abductor digiti minimi, dorsale Ansicht

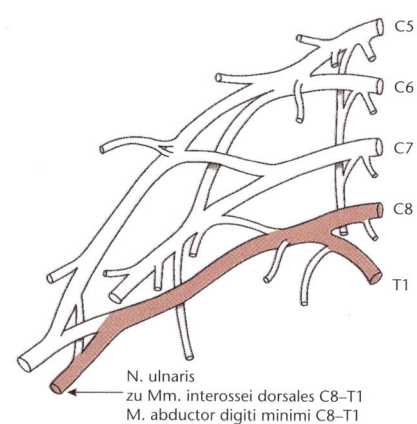

C5

C6

C7

C8

T1

N. ulnaris
zu Mm. interossei dorsales C8–T1
M. abductor digiti minimi C8–T1

Abb. 4.157: Innervation von Mm. interossei dorsales und M. abductor digiti minimi

Stufe 5 und 4

Ausgangsstellung des Patienten

Unterarm in Pronation, das Handgelenk in Neutralstellung. Man beginnt mit den Fingern in Extension und Adduktion. MCP-Gelenke befinden sich in Neutralstellung, ohne Hyperextension.

Ausgangsstellung des Therapeuten

Das Handgelenk wird in Neutralstellung unterstützt. Die Finger der anderen Hand geben Widerstand am distalen Glied auf der radialen Seite eines Fingers und auf der ulnaren Seite des benachbarten Fingers, d.h. sie werden zusammengedrückt. Die Richtung des Widerstands drückt jedes Fingerpaar zusammen (Abb. 4.158).

Test

Abduktion der Finger (individuelle Tests).

Mm. interossei dorsales:

- Abduktion des Ringfingers in Richtung Kleinfinger

- Abduktion des Mittelfingers in Richtung Ringfinger

- Abduktion des Mittelfingers in Richtung Zeigefinger

- Abduktion des Zeigefingers in Richtung Daumen.

Der Mittelfinger (3. Glied, 2. Finger) bewegt sich in eine Richtung, wenn er mit dem Zeigefinger, und in eine andere, wenn er mit dem Ringfinger getestet wird (Abb. 4.156, M. interosseus dorsalis auf jeder Seite). Wenn der Kleinfinger zusammen mit dem Ringfinger getestet wird, wird der M. abductor minimi zusammen mit dem 4. M. interosseus dorsalis getestet.

M. abductor digiti minimi: Der Patient abduziert das 5. Glied vom Ringfinger weg.

Anweisung für den Patienten

„Spreizen Sie Ihre Finger. Halten Sie. Lassen Sie nicht zu, daß ich sie zusammendrücke."

Bewertung

Stufe 5 und 4: Weder die Mm. interossei dorsales noch der M. abductor minimi vertragen viel Widerstand. Die Bewertungsabstufungen zwischen Muskeln der Stufe 5 und 4 sind Schätzungen, die auf dem Vergleich mit der Gegenseite und auf klinischer Erfahrung beruhen. Abb. 4.159 illustriert den Test für den II. und IV. M. interosseus dorsalis.

Stufe 3: Der Patient kann jeden beliebigen Finger abduzieren. Man muß bedenken, daß der Mittelfinger zwei Mm. interossei besitzt und deshalb in beiden Richtungen von der Mittellinie weg getestet werden muß (Abb. 4.160).

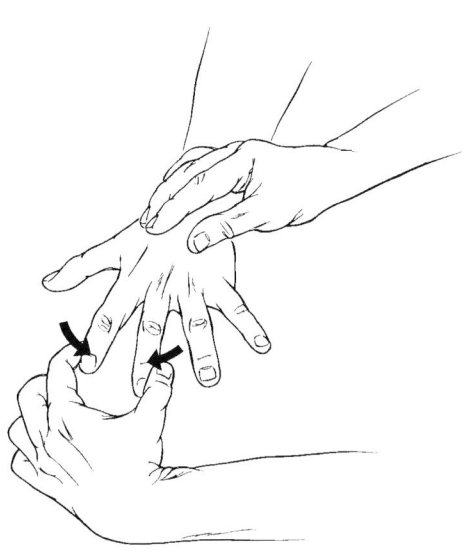

Abb. 4.158: Test der Fingerabduktion des 2. und 3. Fingers für die Stufen 5 und 4

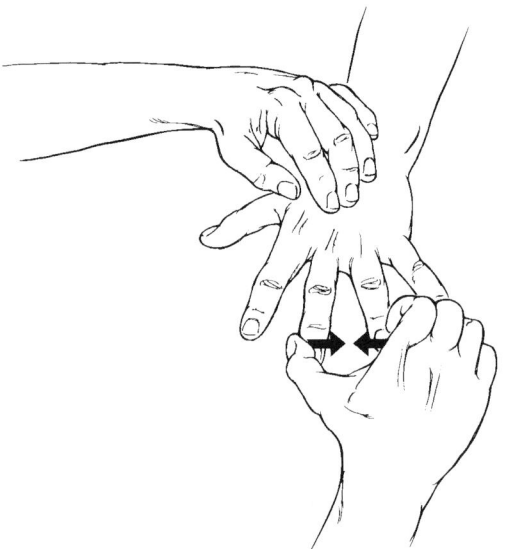

Abb. 4.159: Test der Fingerabduktion des 3. und 4. Fingers für die Stufen 5 und 4

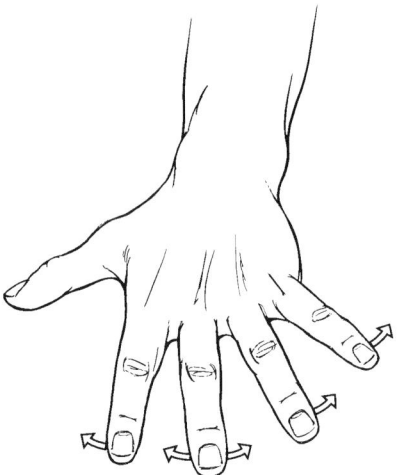

Abb. 4.160: Test der Fingerabduktion für die Stufe 3

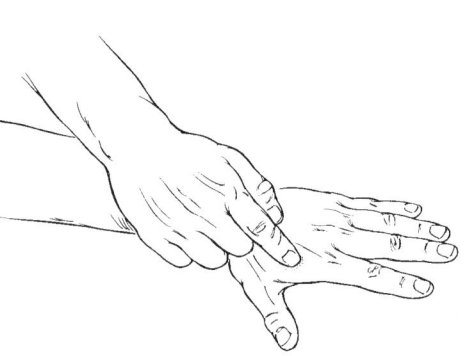

Abb. 4.161: Test der Fingerabduktion für die Stufen 2, 1 und 0

Stufe 2, 1 und 0

Vorgehensweisen und Bewertung

Entsprechend denen für die höheren Stufen dieses Tests. Stufe 2 sollte vergeben werden, wenn der Patient für jeden beliebigen Finger nur über einen Teil der Abduktionsbewegung bewegt. Der M. interosseus dorsalis I an der Basis der Grundphalanx ist der einzige M. interosseus dorsales, der palpiert werden kann (Abb. 4.161).

Der M. abductor digiti minimi ist an der ulnaren Handkante palpierbar.

Nützliche Hinweise

Geben Sie Widerstand für die Stufe 5, indem Sie jeden Finger in Richtung Adduktion antippen. Wenn der Testfinger zurückschnellt, ist die Bewertung „normal".

4.24   Adduktion der Finger

Hauptmuskeln: Mm. interossei palmares.

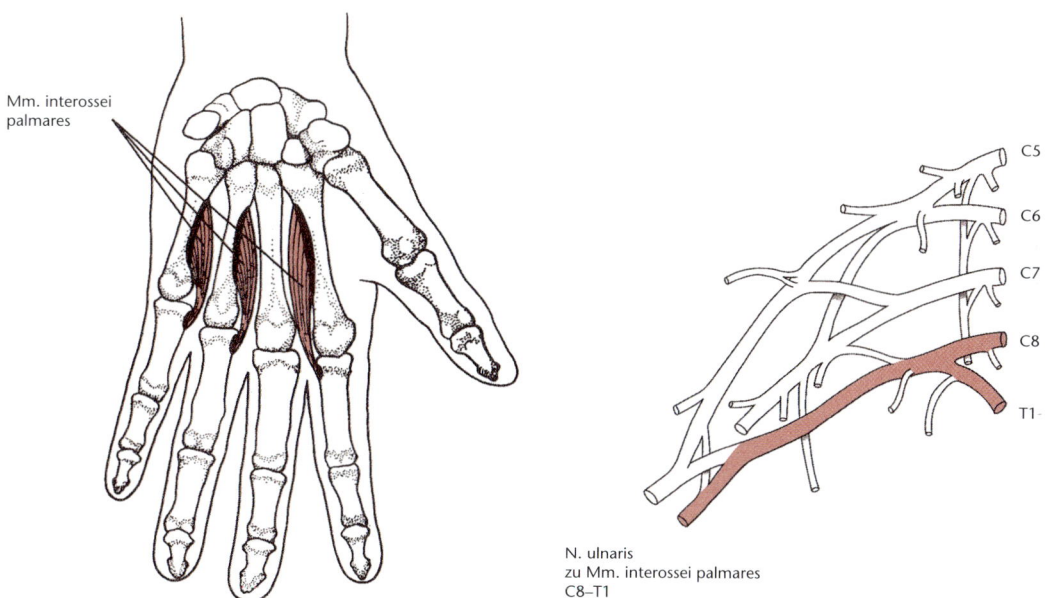

Mm. interossei palmares

C5

C6

C7

C8

T1

N. ulnaris
zu Mm. interossei palmares
C8–T1

Abb. 4.162: Mm. interossei palmares, palmare Ansicht   Abb. 4.163: Innervation der Mm. interossei palmares

Bewegungsausmaß   20–0°.

Tabelle 4.24: An der Adduktion der Finger beteiligte Muskeln

Muskel	Ursprung	Ansatz
165. Mm. interossei palmares	Os metacarpale:	Dorsalaponeurose und Basen der entsprechenden Grundphalangen:
• I.	• II	• ulnare Begrenzung des Zeigefinger
• II.	• IV	• radiale Begrenzung des Ringfinger
• III.	• V	• radiale Begrenzung des Kleinfinger

Stufe 5 und 4

Ausgangsstellung des Patienten

Unterarm in Pronation, Handinnenfläche nach unten, das Handgelenk in Neutralstellung und die Finger in Extension und Adduktion, die MCP-Gelenke in Neutralstellung; Flexion ist zu vermeiden.

Ausgangsstellung des Therapeuten

Der Untersucher umfaßt das Mittelglied zweier benachbarter Finger (Abb. 4.164). Widerstand wird in Abduktionsrichtung für jeden Finger gegeben, der getestet wird. Der Untersucher versucht, die Finger „auseinanderzuziehen". Widerstand sollte für jeden Finger separat gegeben werden.

Test

Adduktion der Finger (einzelne Tests):

- Adduktion des Kleinfingers in Richtung Ringfinger
- Adduktion des Ringfingers in Richtung Mittelfinger
- Adduktion des Zeigefingers in Richtung Mittelfinger
- Adduktion des Daumens in Richtung Zeigefinger.

Gelegentlich gibt es einen M. interosseus palmaris IV (in Abb. 4.161 nicht gezeigt), den einige Fachleute als einen vom M. adductor pollicis separaten Muskel betrachten. Klinisch sind die zwei Muskeln jedenfalls nicht unterscheidbar.

Weil der Mittelfinger – manchmal auch „langer Finger" genannt – 3. Glied, 2. Finger, keinen M. interosseus palmaris besitzt, wird er nicht in Adduktion getestet.

Anweisung für den Patienten

„Halten Sie Ihre Finger zusammen. Lassen Sie nicht zu, daß ich sie auseinander ziehe."

Bewertung

Stufe 5 und 4: Diese Muskeln sind stets schwach hinsichtlich des Widerstands, den sie vertragen. Zwischen den Stufen 5 und 4 zu unterscheiden, ist müßig. Die Bewertung hängt von der Erfahrung des Untersuchers im Umgang mit gesunden Händen ab.

Stufe 3: Der Patient kann die Finger Richtung Mittelfinger adduzieren, aber nicht gegen Widerstand halten (Abb. 4.165).

Stufe 2, 1 und 0
Vorgehensweise
Dieselbe wie für die Stufen 5, 4 und 3. Für Stufe 2 bewegt der Patient jeden der getesteten Finger durch einen Teil der Bewegungsbahn. Der Test für die Stufe 2 wird mit abduzierten Fingern begonnen.

Palpation der Mm. interossei palmares ist kaum möglich. Indem der Unter-

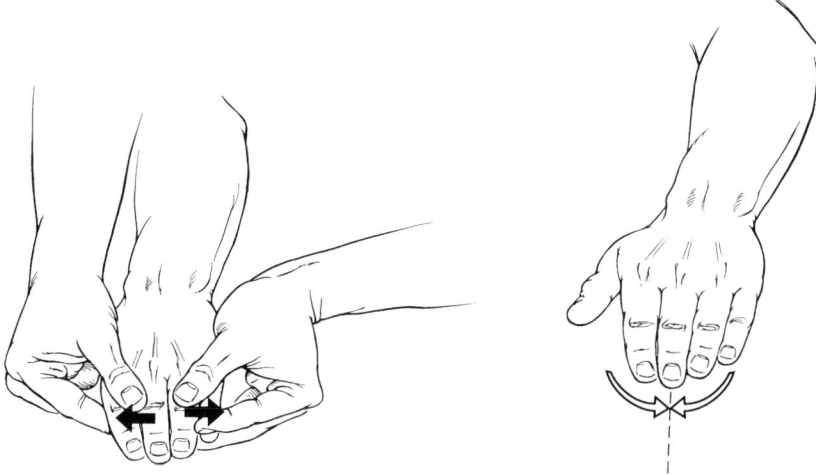

Abb. 4.164: Test der Fingeradduktion für die Stufen 5 und 4   Abb. 4.165: Test der Fingeradduktion für die Stufe 3

sucher seinen Finger gegen die Seite des zu testenden Fingers legt, kann er für einen Muskel mit einer geringeren Bewertung als Stufe 2 eine kleine, nach außen gerichtete Bewegung feststellen.

Kompensation

Es ist darauf zu achten, daß keine Fingerflexion erfolgt, da die langen Fingerflexoren sich dann an der Adduktionsbewegung beteiligen können.

Nützliche Hinweise

Die Finger können schnell beurteilt werden, indem die distalen Glieder umfaßt werden und der Finger in Richtung Abduktion angetippt wird. Wenn der Finger zurückschnellt oder federt, ist dies funktionell.

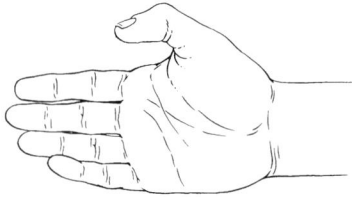

FLEXION im IP-Gelenk

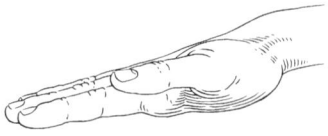

EXTENSION in MCP- und IP-Gelenken

NEUTRAL

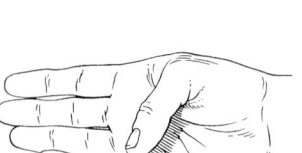

FLEXION im MCP-Gelenk

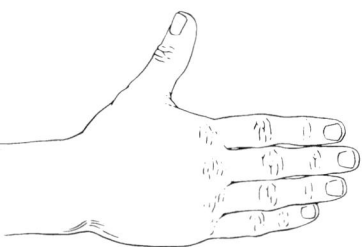

ABDUKTION in der Ebene der Handfläche

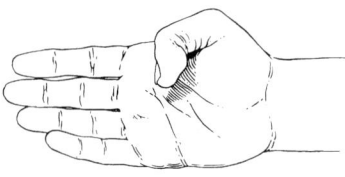

FLEXION in MCP- und IP-Gelenken

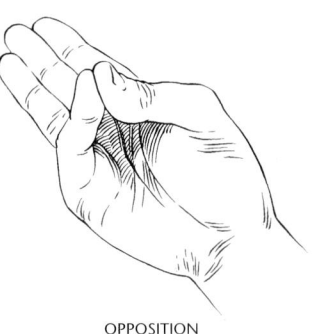

OPPOSITION

ABDUKTION im 90°-Winkel zur Handfläche

Bildtafel 3: Bewegungen des Daumens

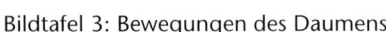

4.25 Flexion des Daumens in MCP- und IP-Gelenken

Hauptmuskeln: M. flexor pollicis brevis und longus.

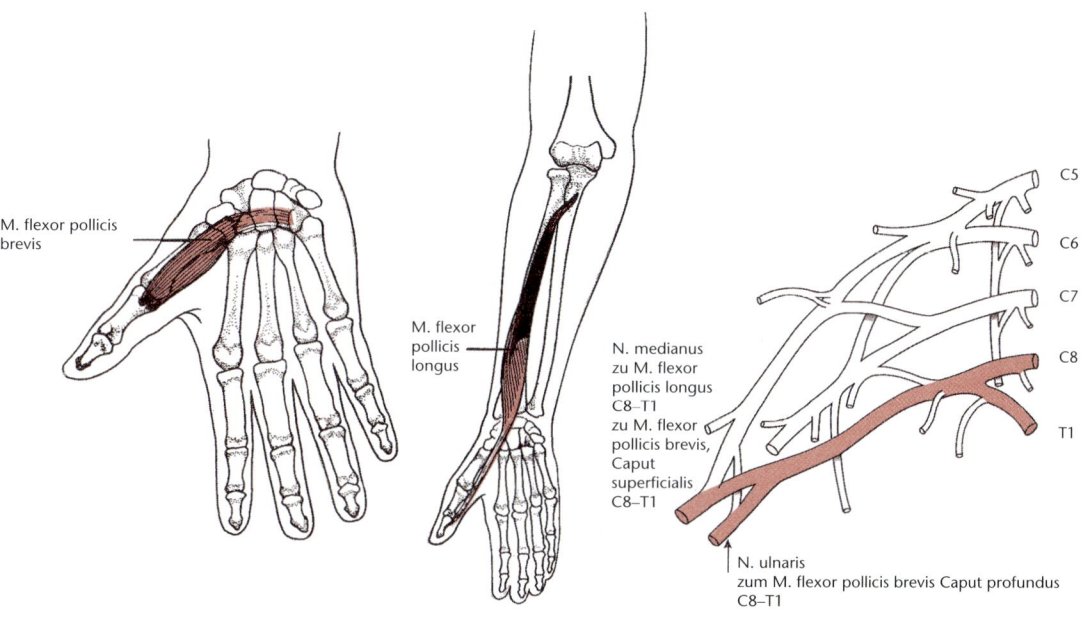

Abb. 4.166: M. flexor pollicis brevis, palmare Ansicht

Abb. 4.167: M. flexor pollicis longus, palmare Ansicht

Abb. 4.168: Innervation der Mm. flexor pollicis brevis und longus

Bewegungsausmaß

- MCP-Flexion: 0–50°
- IP-Flexion: 0–80°.

Tabelle 4.25: An der Flexion des Daumens in den MCP- und IP-Gelenken beteiligte Muskeln

Muskel	Ursprung	Ansatz
MCP-Flexion		
170. M. flexor pollicis brevis		radiales Sesambein des Daumengrundgelenkes
• Caput superficiale	• Retinaculum flexorum, Os trapezium	
• Caput profundum	• Os trapezoideum, Os capitatum	
IP-Flexion		
169. M. flexor pollicis longus	Vorderfläche des Radius distal der Tuberositas radii	Basis der Endphalanx des Daumens

4.25.1 Flexion des Daumens im MCP-Gelenk

Hauptmuskel: M. flexor pollicis brevis.

Stufe 5–0

Ausgangsstellung des Patienten

Unterarm in Supination, das Handgelenk in Neutralstellung. Das Carpometacarpalgelenk (CMC) steht bei 0°, das IP-Gelenk ebenfalls bei 0°. Der Daumen ist adduziert und liegt entspannt neben dem 2. Metakarpalknochen (Abb. 4.169).

Ausgangsstellung des Therapeuten

Der 1. Metakarpalknochen muß gut fixiert werden, um jegliche Handgelenks- oder CMC-Bewegung zu verhindern. Die andere Hand gibt mit einem Finger auf dem proximalem Glied Widerstand gegen die MCP-Flexion in Extensionsrichtung (Abb. 4.170).

Test

Der Patient flektiert das MCP-Gelenk des Daumens und hält dabei die IP-Gelenke gerade (Abb. 4.170).

Anweisung für den Patienten

„Legen Sie Ihren Daumen über die Handinnenfläche. Halten Sie Kontakt zwischen Daumen und Handinnenfläche. Beugen Sie das Endgelenk nicht. Halten Sie. Lassen Sie nicht zu, daß ich den Daumen zurückziehe."

Machen Sie dem Patienten die Flexionsbewegung des Daumens vor und lassen Sie den Patienten die Bewegung üben.

Bewertung

Stufe 5: Das Bewegungsausmaß wird gegen maximalen Widerstand des Daumens vollzogen.

Stufe 4: Starker bis mäßiger Widerstand wird vertragen.

Stufe 3: Eventuell wird das gesamte Bewegungsausmaß gegen geringen Widerstand vollzogen, weil die Wirkung der Schwerkraft ausgeschaltet ist.

Stufe 2: Ein Teil der Bewegungsbahn wird vollzogen.

Stufe 1: Der Muskel wird durch vorheriges Lokalisieren der Sehne des M. flexor pollicis longus in der Eminentia des Thenars palpiert (Abb. 4.171). Dann wird der Muskelbauch des M. flexor pollicis brevis auf der ulnaren Seite der Sehne des M. flexor pollicis longus in der Eminentia des Thenars palpiert.

Stufe 0: keine sichtbare oder palpable Muskelaktivität.

Kompensation durch den M. flexor pollicis longus

Der lange Flexor des Daumens kann kompensieren, nachdem die Flexion des IP-Gelenkes beginnt. Um diese Kompensation zu verhindern, sollte Flexion des distalen Daumengelenkes nicht zugelassen werden.

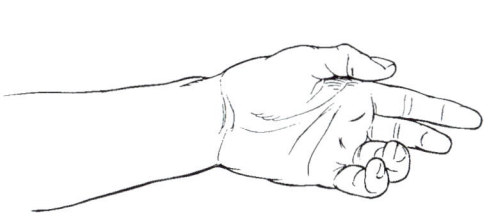

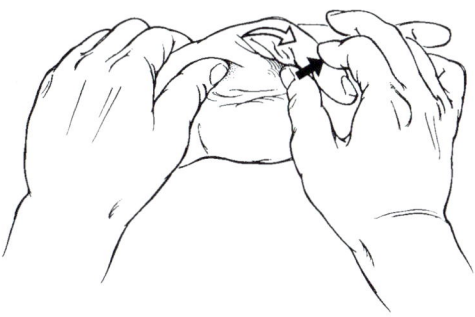

Abb. 4.169: Ausgangsstellung beim Test der Daumenabduktion für die Stufen 5 bis 0

Abb. 4.170: Test der Daumenabduktion für die Stufen 5 bis 3

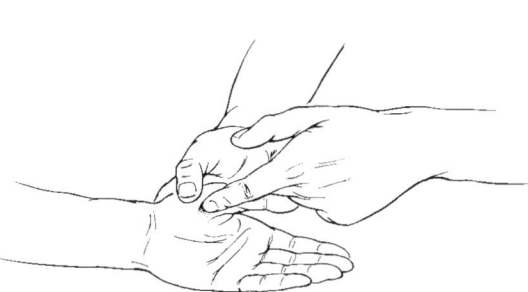

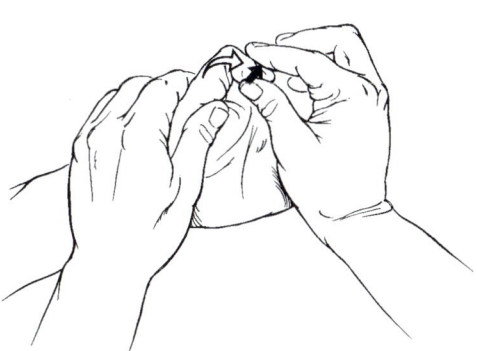

Abb. 4.171: Test der Daumenabduktion für die Stufen 1 und 0

Abb. 4.172: Test der IP-Flexion des Daumens für die Stufen 5 bis 0

4.25.2 Flexion des Daumens im IP-Gelenk

Hauptmuskel: M. flexor pollicis longus.

Stufe 5–0

Ausgangsstellung des Patienten
Der Unterarm in Supination, das Handgelenk in Neutralstellung und das MCP-Gelenk des Daumens in Extension.

Ausgangsstellung des Therapeuten
Das MCP-Gelenk des Daumens wird in Extension fixiert, indem der Therapeut dieses Gelenk umfaßt. Widerstand wird mit der anderen Hand auf der palmaren Fläche des distalen Gliedes in Richtung Extension gegeben (Abb. 4.172).

Test
Der Patient flektiert das IP-Gelenk des Daumens.

Anweisung für den Patienten
„Beugen Sie das Ende Ihres Daumens. Halten Sie. Lassen Sie nicht zu, daß ich ihn strecke."

Bewertung
Stufe 5 und 4: Für Stufe 5 verträgt der Patient maximalem Widerstand der Finger des Untersuchers. Dieser Muskel ist stark, und ein Muskel der Stufe 4 verträgt starken Widerstand. Das volle Bewegungsausmaß sollte immer vollzogen werden.

Stufe 3: Das volle Bewegungsausmaß wird gegen minimalem Widerstand vollzogen, weil die Einwirkung der Schwerkraft wegfällt.

Stufe 2: Nur ein Teil der Bewegungsbahn wird vollzogen.

Stufe 1 und 0: Die Sehne des M. flexor pollicis longus wird auf der palmaren Fläche des Grundphalanx des Daumens palpiert. Spürbare Aktivität wird mit 1, keine Aktivität wird mit 0 bewertet.

Kompensation

Das distale Glied des Daumens darf zu Beginn des Tests nicht extendiert werden. Wenn das distale Glied extendiert und dann entspannt, könnte der Anschein entstehen, es habe aktive Flexion stattgefunden.

4.26 Extension des Daumens im MCP- und IP-Gelenk

Hauptmuskeln: M. extensor pollicis brevis und longus.

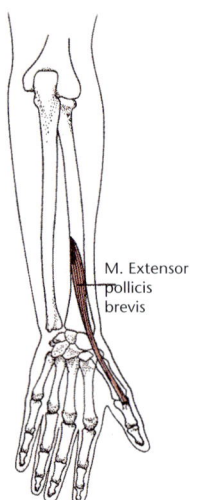

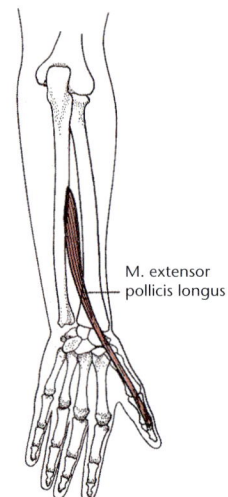

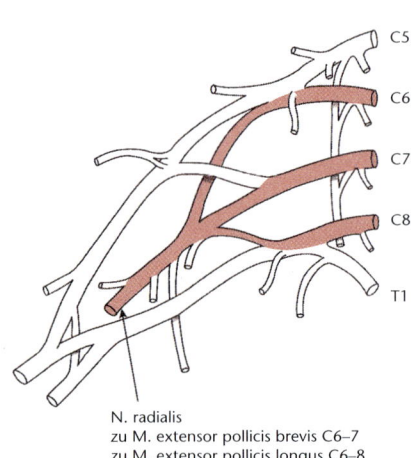

N. radialis
zu M. extensor pollicis brevis C6–7
zu M. extensor pollicis longus C6–8

Abb. 4.173: M. extensor pollicis brevis, Ansicht von hinten

Abb. 4.174: M. extensor pollicis longus, Ansicht von hinten

Abb. 4.175: Innervation der Mm. extensor pollicis brevis und longus

Bewegungsausmaß

- MCP-Extension: 50–0°
- IP-Extension: 80–0°.

Tabelle 4.26: An der Extension des MCP- und IP-Gelenks des Daumens beteiligte Muskeln

Muskel	Ursprung	Ansatz
MCP-Extension		
168. M. extensor pollicis brevis	Facies dorsalis radii	dorsale Basis der Grundphalanx des Daumens
ICP-Extension		
167. M. extensor pollicis longus	Facies dorsalis ulnae	Basis der Endphalanx des Daumens

Der M. extensor pollicis brevis ist nicht immer vorhanden und geht oft in den M. extensor pollicis longus über. In diesem Fall ist der M. flexor pollicis brevis vom M. flexor pollicis longus durch klinische Tests nicht zu unterscheiden, so daß der Test für den M. flexor pollicis longus im Vordergrund steht.

4.26.1 Extension des Daumens im MCP-Gelenk

Hauptmuskel: M. extensor pollicis brevis.

Stufe 5–0

Ausgangsstellung des Patienten	Der Unterarm in Mittelstellung und das Handgelenk in Neutralstellung; CMC- und IP-Gelenke des Daumens sind entspannt und in leichter Flexion. Das MCP-Gelenk des Daumens ist abduziert und flektiert.
Ausgangsstellung des Therapeuten	Der erste Metakarpalknochen muß fest fixiert werden, so daß Bewegung nur im MCP-Gelenk stattfinden kann (Abb. 4.176). Widerstand wird von der anderen Hand auf der dorsalen Fläche der Grundphalanx in Richtung Flexion gegeben. Dieser Muskel ist in der Regel nicht stark.
Test	Der Patient extendiert das MCP-Gelenk des Daumens und hält dabei das IP-Gelenk in leichter Flexion.
Anweisung für den Patienten	„Zeigen Sie mit dem Daumen zur Decke. Bewegen Sie das Endgelenk nicht. Halten Sie. Lassen Sie nicht zu, daß ich ihn nach unten drücke."
Bewertung	**Stufe 5 und 4**: Nur der erfahrene Untersucher kann zwischen Stufe 5 und 4 eindeutig unterscheiden. Widerstand sollte langsam und behutsam angebracht werden, da dieser Muskel in der Regel schwach ist.

Stufe 3: Der Patient führt die Grundphalanx durch die volle Extensionsbewegung gegen wenig oder gar keinen Widerstand.

Stufe 2: Der Patient führt die Grundphalanx durch einen Teil der Bewegungsbahn.

Stufe 1: Die Sehne des M. flexor pollicis brevis wird an der Basis des 1. Metacarpalknochens zwischen den Sehnen des M. abductor pollicis und des M. extensor pollicis longus palpiert.

Stufe 0: keine kontraktile Aktivität.

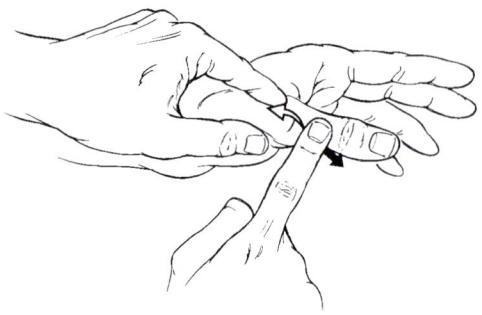

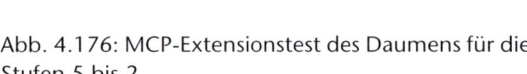

Abb. 4.176: MCP-Extensionstest des Daumens für die Stufen 5 bis 2

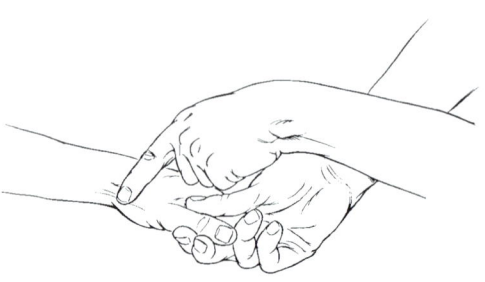

Abb. 4.177: MCP-Extensionstest des Daumens für die Stufen 1 und 0

Kompensation

Extension des IP-Gelenks des Daumens bei gleichzeitiger CMC-Adduktion und Extension des MCP-Gelenks deuten auf Kompensation durch den M. extensor pollicis longus hin.

4.26.2 Extension des Daumens im IP-Gelenk

Hauptmuskel: M. extensor pollicis longus.

Stufe 5, 4 und 3

Ausgangsstellung des Patienten

Der Unterarm in Mittelstellung, das Handgelenk in Neutralstellung, die ulnare Handkante liegt auf dem Tisch. Der Daumen ist entspannt flektiert.

Ausgangsstellung des Therapeuten

Die ulnare Handkante wird auf den Tisch gestützt und die Grundphalanx des Daumens fixiert (Abb. 4.178). Widerstand wird auf der dorsalen Fläche des Endglieds des Daumens in Richtung Flexion gegeben.

Test

Der Patient extendiert das IP-Gelenk des Daumens.

Anweisung für den Patienten

„Strecken Sie das Ende Ihres Daumens. Halten Sie. Lassen Sie nicht zu, daß ich ihn nach unten drücke."

Bewertung

Stufe 5 und 4: Der Patient bewegt über das volle Bewegungsausmaß. Dies ist kein starker Muskel, also muß Widerstand entsprechend gegeben werden. Die Unterscheidung zwischen den Stufen 5 und 4 basiert auf dem Vergleich mit der contralateralen, gesunden Hand und außerdem auf große Erfahrung beim Testen der Hand.

Stufe 3: Der Patient bewegt über das volle Bewegungsausmaß ohne Widerstand.

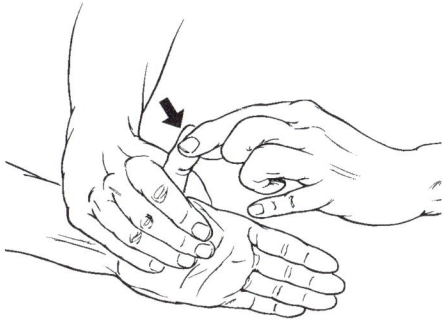

Abb. 4.178: IP- Extensionstest des Daumens
für die Stufen 5, 4 und 3

Stufe 2, 1 und 0

Ausgangsstellung des Patienten
Der Unterarm in Pronation bei Neutralstellung des Handgelenks. Der Daumen ist zu Beginn entspannt flektiert.

Ausgangsstellung des Therapeuten
Das Handgelenk wird über seiner dorsalen Fläche fixiert. Die Finger werden durch leichtes Auflegen der anderen Hand direkt unterhalb der MCP-Gelenke fixiert (Abb. 4.179).

Test
Der Patient extendiert das Endgelenk des Daumens (Abb. 4.179).

Anweisung für den Patienten
„Strecken Sie das Ende Ihres Daumens."

Bewertung
Stufe 2: Der Daumen wird über einen Teil des Bewegungsausmaßes bewegt.

Stufe 1: Die Sehne des M. extensor pollicis longus wird auf der ulnaren Seite der Tabatiere oder alternativ auf der dorsalen Fläche des Endglieds palpiert (Abb. 4.180).

Stufe 0: keine kontraktile Aktivität.

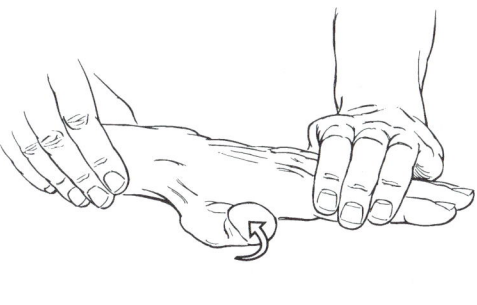

Abb. 4.197: IP-Extensionstest des Daumens für die Stufe 2

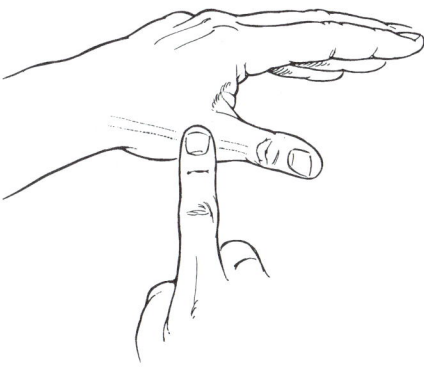

Abb. 4.180: IP-Extensionstest des Daumens für die Stufen 1 und 0

Kompensation

Die Muskeln des Thenars (M. abductor pollicis brevis, M. flexor pollicis brevis und adductor pollicis) können, indem sie das CMC-Gelenk flektieren, das IP-Gelenk extendieren (extendierende Sehnenspannung).

Nützliche Hinweise

1. Fortgesetzte Aktivität des M. extensor pollicis longus extendiert die MCP- und CMC-Gelenke.
2. Der funktionelle Status des langen Daumenextensors läßt sich schnell erstellen, indem man das distale Glied in Flexionsrichtung biegt. Wenn der Finger zurückschnellt, ist der Muskel funktionsfähig.

4.27 Abduktion des Daumens

Hauptmuskeln: M. abductor pollicis longus und brevis.

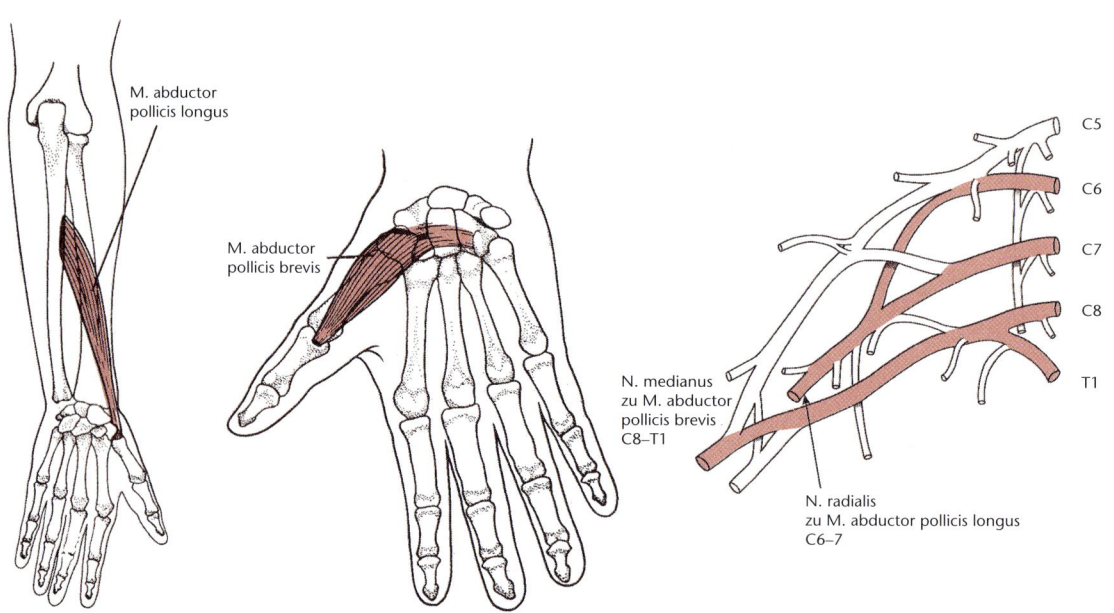

Abb. 4.181: M. abductor pollicis longus, Ansicht von hinten

Abb. 4.182: M. abductor pollicis brevis, palmare Ansicht

Abb. 4.183: Innervation der Mm. abductor pollicis longus und brevis

Bewegungsausmaß   0–70°.

Tabelle 4.27: An der Abduktion des Daumens beteiligte Muskeln

Muskel	Ursprung	Ansatz
166. M. abductor pollicis longus	• Facies dorsalis ulnae • Facies dorsalis radii	• Basis des Os metacarpale I • Os trapezium
167. M. abductor pollicis brevis	• Tuberculum ossis scaphoidei • Os trapezium • Retinaculum flexorum	Grundphalanx des Daumens

weitere Muskeln:

152. M. palmaris longus

4.27.1   M. abductor pollicis longus
Stufe 5–0

Ausgangsstellung des Patienten

Unterarm und Handgelenk in Neutralstellung. Der Daumen ist entspannt adduziert.

Ausgangsstellung des Therapeuten

Die Metakarpalknochen der vier Finger und das Handgelenk werden fixiert (Abb. 4.184). Widerstand wird am distalen Ende des 1. Metakarpalknochens in Richtung Adduktion gegeben.

Test

Der Patient abduziert den Daumen in einer Ebene parallel zu den Metakarpalknochen der Finger.

Anweisung für den Patienten

„Heben Sie Ihren Daumen gerade an." Die Bewegung sollte dem Patienten vorgemacht werden.

Bewertung

Stufe 5 und 4: Der Patient bewegt über das volle Bewegungsausmaß gegen Widerstand. Die Stufen 5 und 4 zu unterscheiden, kann schwierig sein.

Stufe 3: Der Patient bewegt über das volle Bewegungsausmaß ohne Widerstand.

Stufe 2: Der Patient bewegt über einen Teil der Bewegungsbahn.

Stufe 1: Die Sehne des M. abductor pollicis longus wird an der Basis des 1. Metakarpalknochens auf der radialen Seite des M. extensor pollicis brevis (Abb. 4.185) palpiert. Diese Sehne liegt am weitesten lateral am Handgelenk.

Stufe 0: keine Kontraktion.

Kompensation

Der M. extensor pollicis brevis kann den M. abductor pollicis longus kompensieren. Wenn die Zugrichtung zur dorsalen Fläche des Unterarms (M. extensor pollicis brevis) liegt, wird kompensiert.

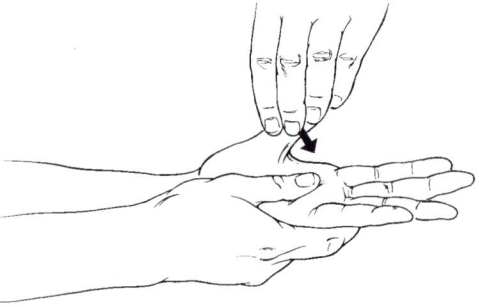

Abb. 4.184: Test des M. abductor pollicis longus für die Stufen 5 bis 2

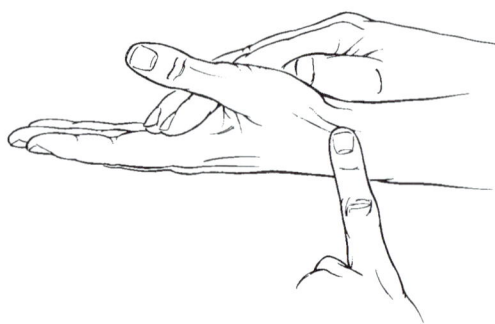

Abb. 4.185: Test des M. abductor pollicis longus für die Stufen 1 und 0

4.27.2 M. abductor pollicis brevis

Stufe 5, 4 und 3

Ausgangsstellung des Patienten

Der Unterarm ist supiniert, das Handgelenk in Neutralstellung und der Daumen entspannt adduziert.

Ausgangsstellung des Therapeuten

Die Metakarpalknochen werden fixiert (Abb. 4.186), indem der Untersucher seine Hand über die Handinnenfläche des Patienten, den Daumen auf den Handrücken legt (etwa wie beim Händeschütteln, jedoch bleibt das Handgelenk in Neutralstellung). Widerstand wird auf der lateralen Fläche des Daumengrundgelenks in Richtung Adduktion gegeben.

Test

Der Patient adduziert den Daumen in der rechtwinklig zur Handinnenfläche stehenden Ebene. Faltenbildung auf der Erhebung des Daumenballens und ein „Hervortreten" der Hilfssehne des M. palmaris longus ist zu beobachten.

Anweisung für den Patienten

„Heben Sie Ihren Daumen an, bis er zur Decke zeigt." Machen Sie dem Patienten die Bewegung vor.

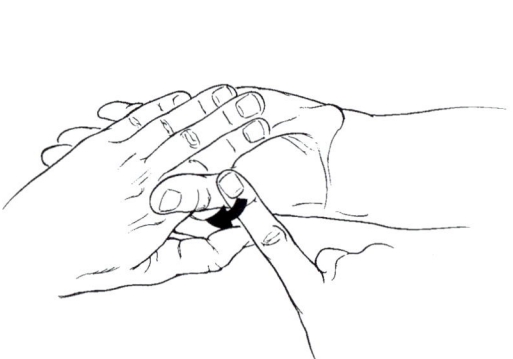

Abb. 4.186: Test des M. abductor pollicis longus für die Stufen 5 bis 3

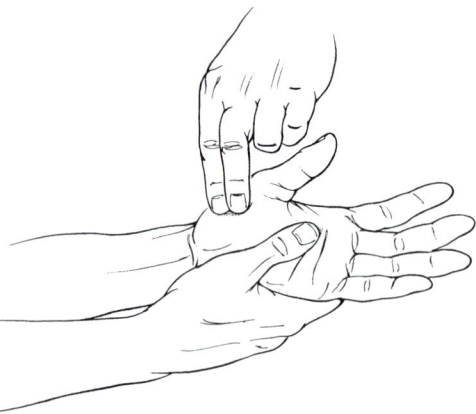

Abb. 4.187: Test des M. abductor pollicis longus für die Stufen 2 bis 0

Bewertung	**Stufe 5**: Das volle Bewegungsausmaß wird gegen maximalen Widerstand der Finger vollzogen.
	Stufe 4: Mäßiger Widerstand wird vertragen.
	Stufe 3: Das volle Bewegungsausmaß wird ohne Widerstand vollzogen.

Stufe 2, 1 und 0

Ausgangsstellung des Patienten	Unterarm in Mittelstellung, Handgelenk in Neutralstellung, der Daumen ist entspannt adduziert.
Ausgangsstellung des Therapeuten	Das Handgelenk wird in Neutralstellung fixiert.
Test	Der Patient abduziert den Daumen in der rechtwinklig zur Handinnenfläche stehenden Ebene.
Anweisung für den Patienten	„Versuchen Sie, Ihren Daumen so weit anzuheben, daß er zur Decke zeigt."
Bewertung	**Stufe 2**: Ein Teil der Bewegungsbahn wird vollzogen.
	Stufe 1: Der Muskelbauch des M. abductor pollicis brevis wird in der Mitte der Erhebung des Daumenballens, medial vom M. opponens pollicis, palpiert (Abb. 4.187).
	Stufe 0: keine Kontraktion.

Kompensation

Wenn die Bewegungsebene nicht rechtwinklig liegt, kann der M. abductor pollicis longus kompensieren.

4.28   Adduktion des Daumens

Hauptmuskel: M. adductor pollicis.

Bewegungsausmaß	70–0°.

Tabelle 4.28: An der Adduktion des Daumens beteiligte Muskeln

Muskel	Ursprung	Ansatz
173. M. adductor pollicis • Caput obliquum • Caput transversum	• Os capitatum, Os Metacarpale II und III, Ligamenta intercarpales • ganze Länge des Os metacarpale III	Basis des Daumengrundgelenks

weitere Muskeln:
164. M. interosseus dorsalis I

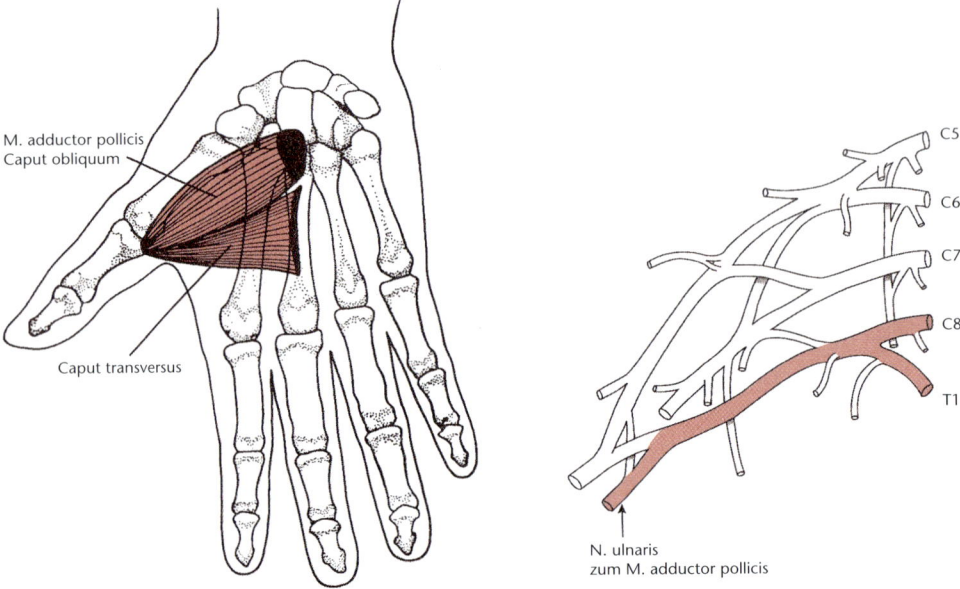

Abb. 4.188: M. adductor pollicis, palmare Ansicht

Abb. 4.189: Innervation des M. adductor pollicis

Stufe 5, 4 und 3

Ausgangsstellung des Patienten	Der Unterarm in Pronation, das Handgelenk in Neutralstellung, der Daumen hängt entspannt in Abduktion.
Ausgangsstellung des Therapeuten	Die Metakarpalknochen der vier Finger werden von der ulnaren Seite umfaßt (Abb. 4.190). Widerstand wird auf der medialen Seite des Daumengrundgelenks in Abduktionsrichtung gegeben.
Test	Der Patient adduziert den Daumen, indem er den ersten Metakarpalknochen zum zweiten führt. Alternativ kann man den Patienten auffordern, ein Stück Papier zwischen Daumen und Zeigefinger (palmare Kneifbewegung) zu halten, während der Therapeut versucht, das Papier wegzuziehen.

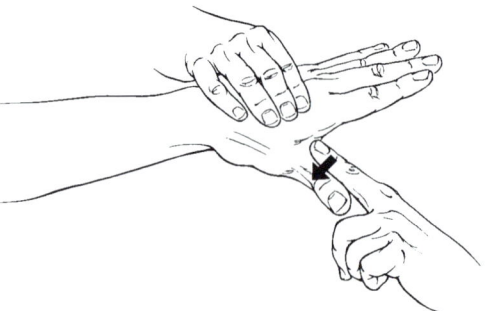

Abb. 4.190: Daumenadduktionstest für die Stufen 5 bis 3

Anweisung für den Patienten	„Heben Sie Ihren Daumen zu Ihrem Zeigefinger an." Machen Sie dem Patienten die Bewegung vor.
Bewertung	**Stufe 5 und 4**: Der Patient bewegt über das gesamte Bewegungsausmaß und hält gegen maximalen Widerstand. Entweder hält der Patient fest gegen (Stufe 5), oder der Muskel gibt etwas nach (Stufe 4).
	Stufe 3: Der Patient bewegt über das gesamte Bewegungsausmaß ohne Widerstand.

Stufe 2, 1 und 0

Ausgangsstellung des Patienten	Der Unterarm in Mittelstellung, das Handgelenk entspannt auf dem Tisch in Neutralstellung, der Daumen in Abduktion.
Ausgangsstellung des Therapeuten	Das Handgelenk wird auf dem Tisch fixiert und die Hand fixiert die Metakarpalknochen der Finger (Abb. 4.191).
Test	Der Patient bewegt den Daumen horizontal in Adduktion. Die Endstellung ist in Abb. 4.191 dargestellt.
Anweisung für den Patienten	„Führen Sie Ihren Daumen an den Zeigefinger heran." Machen Sie dem Patienten die Bewegung vor.
Bewertung	**Stufe 2**: Der Patient bewegt über einen Teil der Bewegungsbahn.
	Stufe 1: Der M. adductor pollicis wird auf der palmaren Fläche der Hautfalte zwischen Daumen und Zeigefinger palpiert (Abb. 4.192). Der M. adductor pollicis liegt zwischen dem M. interosseus dorsalis I und dem ersten Metakarpalknochen. Es ist schwierig, diesen Muskel zu palpieren, und der Therapeut muß den Patienten eventuell auffordern, eine palmare Kneifbewegung auszuführen, um die Stelle besser lokalisieren zu können.

Kompensation

1. Der M. flexor pollicis longus und der M. flexor pollicis brevis können den Daumen flektieren und ihn über die Handinnenfläche ziehen. Diese Muskeln sollten während des Adduktionstests inaktiv bleiben.
2. Der Adduktor des Daumens wird eventuell durch den M. extensor pollicis longus ersetzt. In diesem Fall extendiert das CMC-Gelenk.

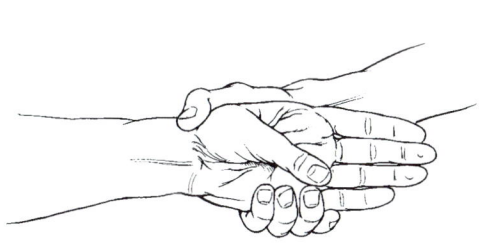

Abb. 4.191: Test der Daumenadduktion für die Stufe 2

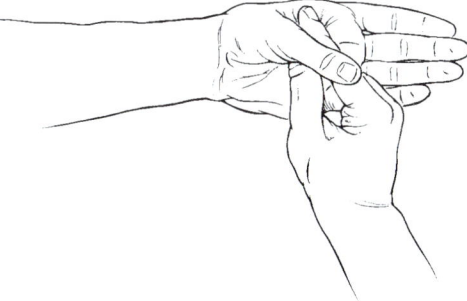

Abb. 4.192: Test der Daumenadduktion für die Stufen 1 und 0

4.29 Opposition des Daumens (Daumen zum Kleinfinger)

Hauptmuskeln: M. opponens, M. opponens digiti minimi.

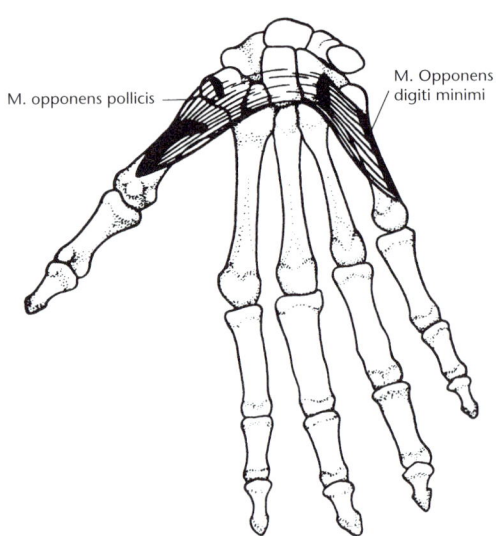

Abb. 4.193: M. opponens und M. opponens digiti minimi, palmare Ansicht

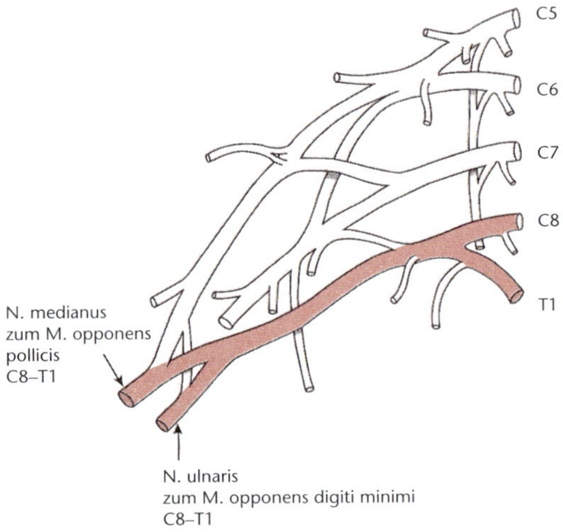

Abb. 4.194: Innervation von M. opponens und M. opponens digiti minimi

Bewegungsausmaß	Fingerkuppe des Daumens zur Fingerkuppe des 5. Fingers.
	Diese Bewegung ist eine Kombination von Abduktion, Flexion und Innenrotation des Daumens (Abb. 4.195). Die beiden Muskeln, die an der Bewegung des Daumens zum Kleinfinger beteiligt sind, sollten getrennt getestet und bewertet werden.

Tabelle 4.29: An der Opposition des Daumens beteiligte Muskeln

Muskel	Ursprung	Ansatz
172. M. opponens pollicis	• Os trapezium • Os metacarpale I	Reticinaculum flexorum
161. M. opponens digiti minimi	• Hamulus des Os hamatum • Retinaculum flexorum	ulnarer Rand des Os metacarpale V

weitere beteiligte Muskeln:
171. M. adductor pollicis brevis

Stufe 5–0

Ausgangsstellung des Patienten

Der Unterarm in Supination, das Handgelenk in Neutralstellung und der Daumen in Adduktion, mit Flexion der MCP- und IP-Gelenke.

Ausgangsstellung des Therapeuten

Das Handgelenk wird fixiert, indem es auf der dorsalen Fläche festgehalten wird. Die Hand kann auch auf dem Tisch fixiert werden.

Tests

Test des M. opponens pollicis: Widerstand für den M. opponens pollicis wird am 1. Metakarpalköpfchen in Richtung Außenrotation, Extension und Adduktion gegeben (Abb. 4.195).

Test des M. opponens digiti minimi: Widerstand für den M. opponens digiti minimi wird auf der palmaren Fläche des 5. Metakarpalknochens in Richtung Innenrotation gegeben (Abflachen der Handinnenfläche, Abb. 4.196).

Der Patient hebt den Daumen von der Handinnenfläche ab und rotiert ihn, so daß das Endglied dem Endglied des Kleinfingers gegenübersteht. In Opposition müssen die Fingerkuppen stehen und nicht die Fingerspitzen. Die Opposition des Daumens kann außerdem dadurch evaluiert werden, daß der Patient einen Gegenstand zwischen Daumen und Zeigefinger (in Opposition) hält, den der Untersucher wegzuziehen versucht.

Anweisung für den Patienten

„Bringen Sie Ihren Daumen zum Kleinfinger, so daß sich die Fingerkuppen berühren und den Buchstaben O bilden." Machen Sie dem Patienten die Bewegung vor und lassen Sie ihn üben.

Bewertung

Stufe 5: Das volle Bewegungsausmaß wird gegen maximalen Widerstand gegen den Daumen vollzogen.

Stufe 4: Das gesamte Bewegungsausmaß wird gegen mäßigen Widerstand vollzogen.

Stufe 3: Ohne Widerstand führt der Patient den Daumen und den Kleinfinger durch die gesamte Oppositionsbewegung.

Stufe 2: Der Patient bewegt über einen Teil der Oppositionsbewegung. Die beiden opponierenden Muskeln werden getrennt bewertet.

Stufe 1: Der M. opponens pollicis wird an der radialen Kante des Os metacarpale I palpiert (Abb. 4.197). Er liegt lateral vom M. abductor pollicis brevis. Bei den Stufen 5 und 4 erschwert die Muskelmasse die Palpation. Die schwächeren Muskelkontraktionen der Stufen 3 und weniger behindern die Palpation am Metakarpalknochen nicht.

Der M. opponens digiti minimi wird am Hypothenar auf der radialen Seite des Os metacarpale V palpiert (Abb. 4.198). Es ist darauf zu achten, den Muskel nicht mit dem palpierenden Finger oder Daumen zu überdecken. Andernfalls könnte eine Kontraktion unbemerkt bleiben.

Stufe 0: keine Kontraktion.

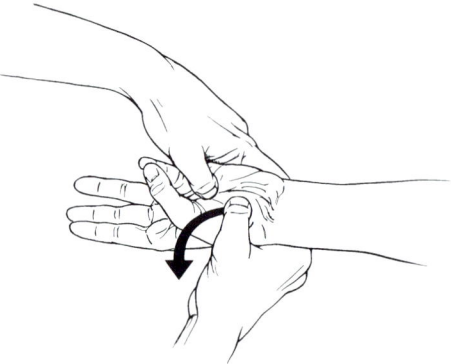

Abb. 4.195: Test des M. opponens pollicis für die Stufen 5 und 4

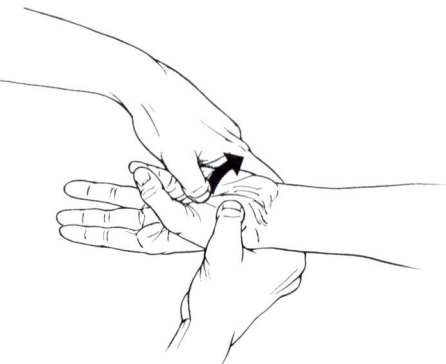

Abb. 4.196: Test des M. opponens digiti minimi für die Stufen 5 und 4

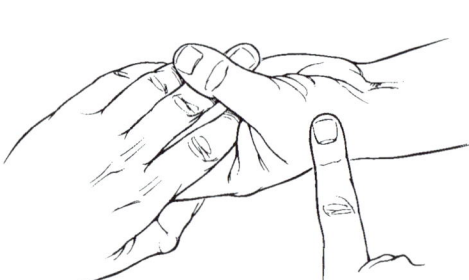

Abb. 4.197: Palpation des M. opponens pollicis beim Test der Daumenopposition für die Stufen 1 und 0

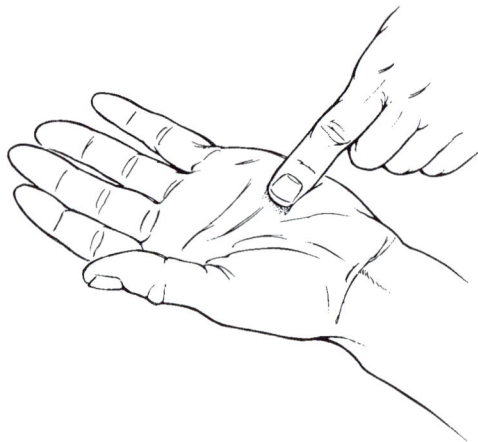

Abb. 4.198: Palpation des M. opponens digiti minimi beim Test der Daumenopposition für die Stufen 1 und 0

Kompensation

1. Der M. flexor pollicis longus und der M. flexor pollicis brevis können den Daumen über die Handinnenfläche in Richtung Kleinfinger ziehen. Eine derartige Bewegung in der Ebene der Handinnenfläche ist keine Opposition. Es kommen die Fingerspitzen und nicht die Fingerkuppen in Kontakt.
2. Der M. adductor pollicis brevis kann kompensieren, es fehlt dann jedoch die Rotation.

Quellenverzeichnis

1. Kendall FP, McCreary EK, Provance PG. Muscles: Testing and Function, 4th ed. Baltimore: Williams & Wilkens,1993.
2. Perry J. Shuolder function for the activities of daily living. In Matsen FA, Fu FH, Hawkins RJ. The Shoulder: A Balance of Mobility and Stbility. Chap. 10. Rosemont, IL: American Academy of Orthopedic Surgeons,1993.

5 Tests der Muskeln der unteren Extremität

Einführung in das Testen der Hüfte

Kenntnisse über die normale Beweglichkeit der Hüfte sind Voraussetzung für das manuelle Testen der Hüftkraft. Wenn der Untersucher keine klare Vorstellung vom Bewegungsausmaß des Hüftgelenks hat, werden die Testergebnisse unpräzise, insbesondere bei starker Spannung der Hüftflexoren. Zum Beispiel muß der Patient bei Verkürzung der Hüftbeuger stehen und sich über eine Tischkante lehnen. In dieser Stellung (auf Seite 181 beschrieben) ist der Einfluß der verkürzten Hüftbeuger gemindert, und der Patient kann sich gegen die Schwerkraft durch das volle Bewegungsausmaß bewegen.

5.1   Flexion der Hüfte

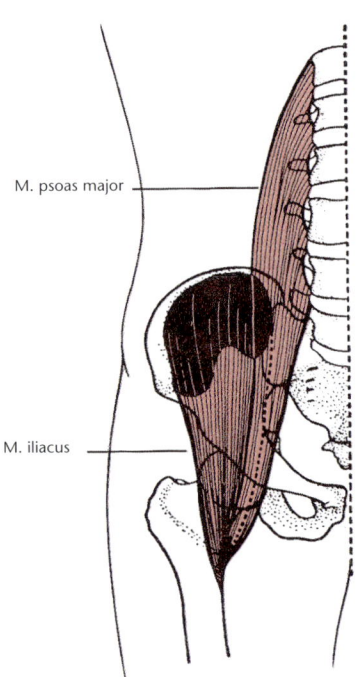

Abb. 5.1: M. psoas major und M. iliacus, Ansicht von vorne

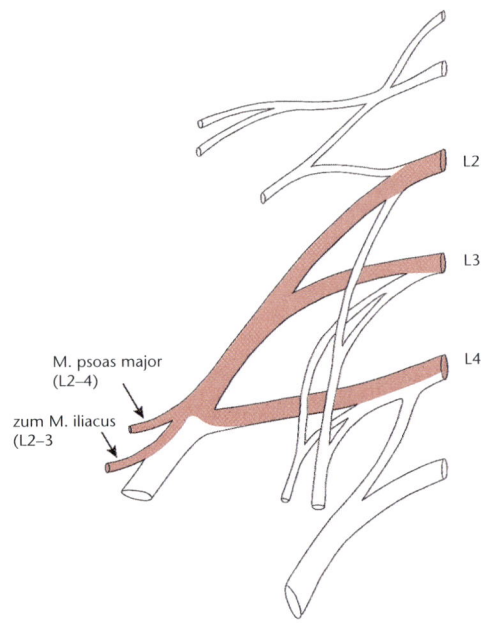

Abb. 5.2: Innervation von M. psoas major und M. iliacus

Bewegungsausmaß   Hauptmuskeln: M. psoas major und M. iliacus.

0–120°.

Tabelle 5.1: An der Hüftflexion beteiligte Muskeln

Muskel	Ursprung	Ansatz
174. M. psoas major	• Processus transversi L1–L5 • Vorderfläche der Wirbelkörper Th12–L5	Trochanter minor
176. M. iliacus	vordere $^2/_3$ der Fossa iliaca	Trochanter minor

weitere Muskeln:
• 77. M. pectineus
• 179. M. adductor longus
• 180. M. adductor brevis
• 181. M. adductor magnus
• 185. M. tensor fasciae latae
• 195. M. sartorius
• 196. M. rectus femoris

Stufe 5, 4 und 3

Ausgangsstellung des Patienten

Sitz an der Bankkante, die Oberschenkel liegen vollständig auf der Bank, und die Beine hängen über die Kante. Rumpfstabilität wird erreicht, indem der Patient sich beidseitig an der Tischkante festhält (Abb. 5.3).

Ausgangsstellung des Therapeuten

Neben der zu testenden Hüfte stehend. Die Widerstand gebende Hand ist über den Oberschenkel direkt proximal vom Kniegelenk gelegt (Abb. 5.3).

Test

Der Patient flektiert die Hüfte, indem er das Bein von der Bankkante abhebt und es dabei ohne Rotation hält. Diese Position wird gegen den Widerstand, der zum Boden gerichtet ist, gehalten.

Anweisung für den Patienten

„Heben Sie Ihr Bein vom Tisch ab und lassen Sie nicht zu, daß ich es nach unten drücke."

Für Stufe 3: „Heben Sie Ihr Bein vom Tisch ab."

Bewertung

Stufe 5: Der Oberschenkel wird vom Tisch abgehoben. Der Patient verträgt maximalen Widerstand.

Stufe 4: Die Hüftflexion wird gegen starken bis mäßigen Widerstand gehalten. In der Endstellung muß vielleicht etwas nachgegeben werden.

Stufe 3: Der Patient bewegt über das Bewegungsausmaß des Tests und hält die Endstellung, jedoch ohne Widerstand (Abb. 5.4).

Stufe 2

Ausgangsstellung des Patienten

Seitenlage. Das zu testende Bein liegt oben und wird vom Untersucher gestützt (Abb. 5.5) Der Rumpf ist in Neutralstellung. Das unten liegende Bein kann leicht flektiert werden, um Stabilität zu geben.

Ausgangsstellung des Therapeuten

Hinter dem Patienten stehend. Eine Hand stützt das zu testende Bein unter dem Kniegelenk. Die andere Hand fixiert das Becken und hält den Rumpf gerade (Abb. 5.5).

Test

Der Patient flektiert die gestützte Hüfte. Dabei darf das Kniegelenk flektieren, um Spannung durch die ischiocrurale Muskulatur auszuschalten.

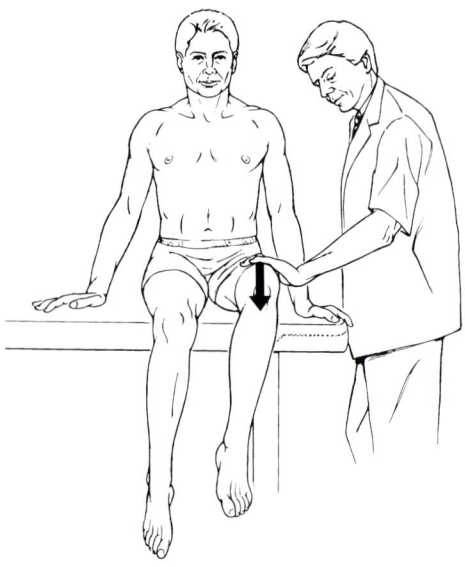 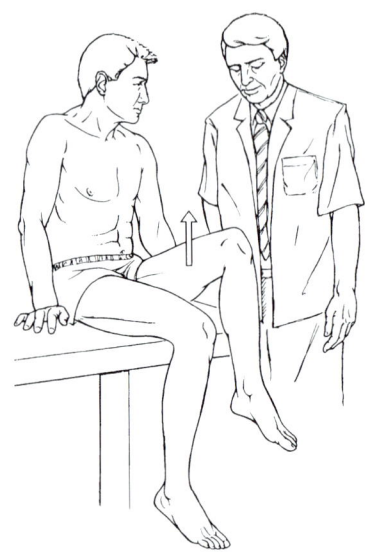

Abb. 5.3: Test der Hüftbeugung für die Stufen 5 und 4   Abb. 5.4: Test der Hüftbeugung für die Stufe 3

Anweisung für den Patienten	„Führen Sie Ihr Knie in Richtung Brustbein."
Bewertung	**Stufe 2**: Der Patient bewegt über das Bewegungsausmaß in Seitenlage.

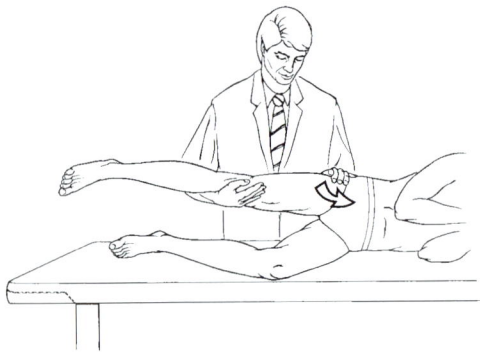 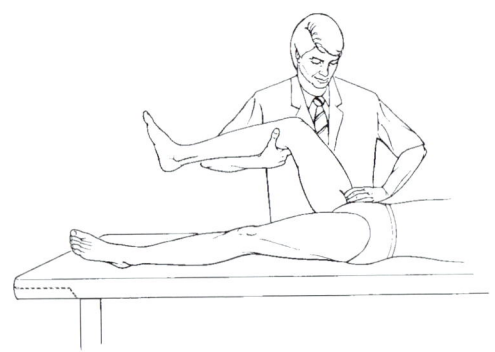

Abb. 5.5: Test der Hüftflexion für die Stufe 2   Abb. 5.6: Test der Hüftflexion für die Stufen 1 und 0

Stufe 1 und 0

Ausgangsstellung des Patienten	Rückenlage. Das zu testende Bein wird vom Untersucher unterhalb der Wade, mit der Hand dorsal am Knie, unterstützt (Abb. 5.6).
Ausgangsstellung des Therapeuten	Neben dem zu testenden Bein stehend. Unterstützung wird unterhalb der Wade mit der Hand in der Kniekehle gegeben. Die freie Hand palpiert den M. psoas major direkt distal vom Lig. inguinale und medial vom M. sartorius (Abb. 5.6).

Test	Der Patient versucht, die Hüfte zu flektieren.
Anweisung für den Patienten	„Versuchen Sie, Ihr Knie in Richtung Nase zu führen."
Bewertung	**Stufe 1**: tastbare Kontraktion, aber keine sichtbare Bewegung.
	Stufe 0: keine tastbare Kontraktion des Muskels

Kompensation

1. Aktivität des M. sartorius resultiert in Außenrotation und Abduktion der Hüfte. Der M. sartorius kann als oberflächlich liegender Muskel für gewöhnlich leicht gesehen und palpiert werden (Abb. 5.7).
2. Wenn die Hüftflexion vom M. tensor fasciae latae übernommen wird, erfolgt Innenrotation und Abduktion der Hüfte. Wird der Patient jedoch in Rückenlage getestet, bewirkt die Schwerkraft eine Außenrotation des Beines. Der M. tensor fasciac latae kann an seinem Ursprung an der Spina iliaca anterior superior (SIAS) gesehen und palpiert werden.

Nützliche Hinweise

1. Bei Schwäche des Rumpfes ist der Test in Rückenlage genauer.
2. Hüftflexion ist keine kräftige Bewegung. Erfahrung muß deshalb lehren, welches Maß an Widerstand als normal gelten darf.

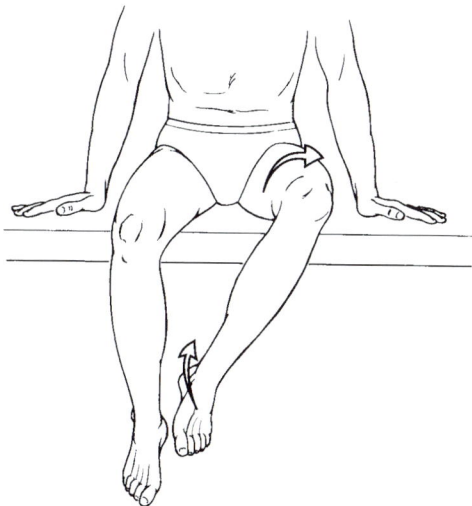

Abb. 5.7: Kompensation durch den M. tensor fasciae latae bei Flexion der Hüfte

5.2   Flexion, Abduktion und Rotation der Hüfte mit Knieflexion

Hauptmuskel: M. sartorius.

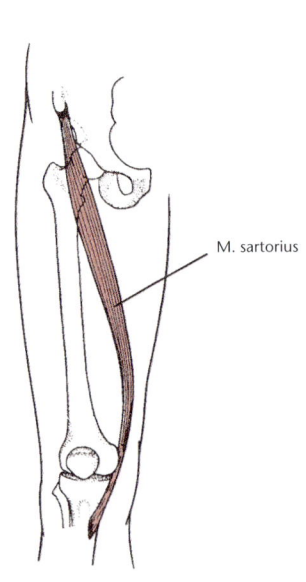

Abb. 5.8: M. sartorius, Ansicht von vorne

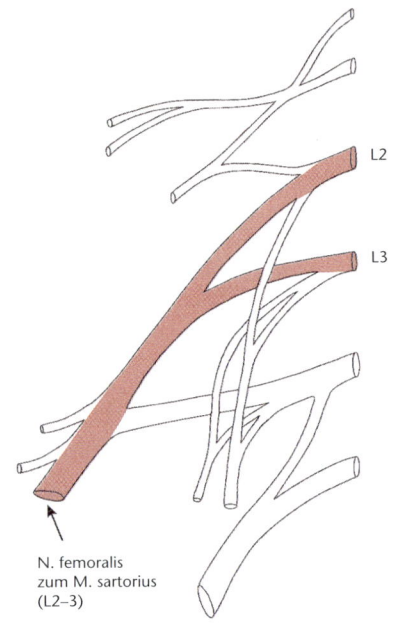

Abb. 5.9: Innervation des M. sartorius

Bewegungsausmaß   Zweigelenkiger Muskel, unvollständiges Bewegungsausmaß in beiden Gelenken.

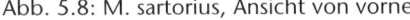

Tabelle 5.2: An Hüftflexion, -abduktion und -außenrotation beteiligte Muskeln

Muskel	Ursprung	Ansatz
195. M. sartorius	Spina iliaca anterior superior	medial der Tuberositas tibiae

weitere Muskeln:
- Hüftabduktoren
- Hüftaußenrotatoren
- Hüft- und Knieflexoren

Stufe 5, 4 und 3

Ausgangsstellung des Patienten

Sitz an der Bankkante. Die Hände dürfen zur Unterstützung aufgesetzt werden.

Ausgangsstellung des Therapeuten

Seitlich neben dem zu testenden Bein stehend. Eine Hand wird lateral ans Knie angelegt. Die andere Hand umfaßt oberhalb des Knöchels die mediale, ventrale Fläche des Beines (Abb. 5.10).

Bei den Tests für die Stufen 5 und 4 gibt die Hand am Knie Widerstand gegen Hüftflexion und -abduktion nach unten und innen. Für dieselbe Teststufe gibt die Hand am Sprunggelenk für Hüftaußenrotation und Knieflexion nach oben und außen Widerstand. Für Stufe 3 wird kein Widerstand gegeben.

Test

Der Patient flektiert, abduziert und außenrotiert die Hüfte und flektiert das Knie (Abb. 5.10).

Anweisung für den Patienten

Der Therapeut kann die Bewegung passiv demonstrieren und den Patienten dann auffordern, sie nachzumachen, oder er kann das Bein in die gewünschte Endstellung bringen. „Halten Sie. Lassen Sie nicht zu, daß ich Ihr Bein bewege oder Ihr Knie strecke."

Alternative Anweisung: „Führen Sie Ihre Ferse am Schienbein des anderen Beines entlang nach oben."

Bewertung

Stufe 5: Der Patient hält die Endstellung gegen maximalen Widerstand.

Stufe 4: Der Patient verträgt mäßigen bis starken Widerstand.

Stufe 3: Der Patient bewegt über die Bewegung und hält die Endstellung, verträgt jedoch keinen Widerstand (Abb. 5.11).

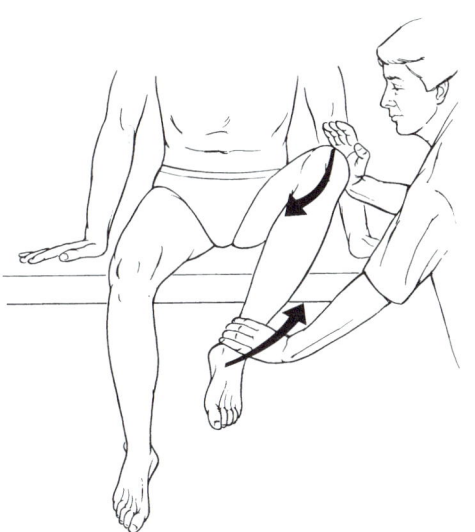

Abb. 5.10: Test der Flexion, Abduktion und Rotation der Hüfte mit Knieflexion für die Stufen 5 und 4

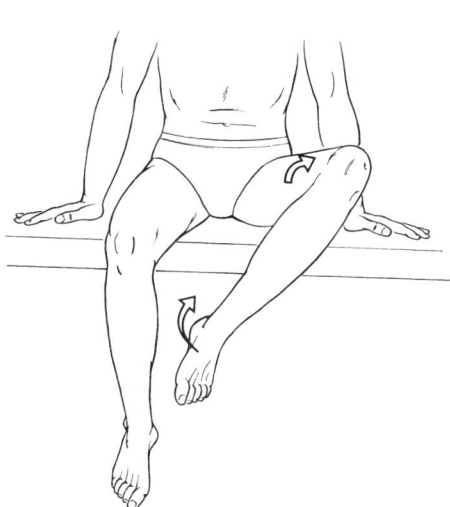

Abb. 5.11: Test der Flexion, Abduktion und Rotation der Hüfte mit Knieflexion für die Stufe 3

Stufe 2

Ausgangsstellung des Patienten	Rückenlage. Die Ferse des zu testenden Beins wird auf das andere Schienbein gelegt (Abb. 5.12).
Ausgangsstellung des Therapeuten	Auf der zu testenden Seite stehend. Das Bein wird soweit wie nötig unterstützt, um die Position zu halten.
Test	Der Patient zieht seine Ferse das Schienbein entlang zum Knie.
Anweisung für den Patienten	„Ziehen Sie Ihre Ferse nach oben zum Knie."
Bewertung	**Stufe 2**: Die gewünschte Bewegung wird vollzogen.

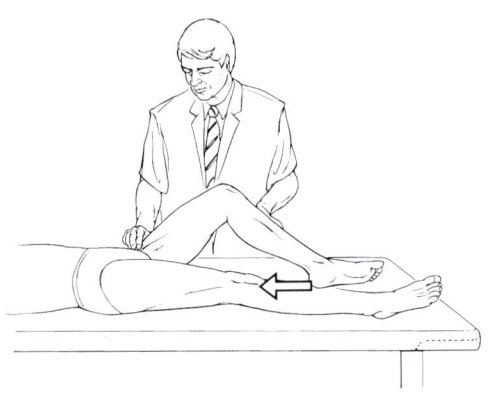

Abb. 5.12: Test der Flexion, Abduktion und Rotation der Hüfte mit Knieflexion für die Stufe 2

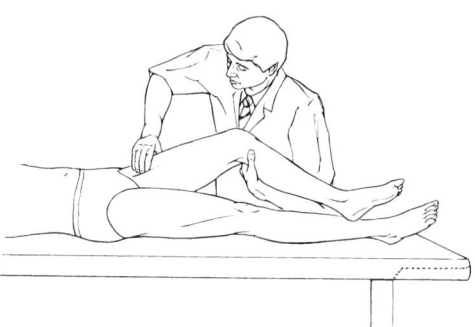

Abb. 5.13: Test der Flexion, Abduktion und Rotation der Hüfte mit Knieflexion für die Stufen 1 und 0

Stufe 1 und 0

Ausgangsstellung des Patienten	Rückenlage.
Ausgangsstellung des Therapeuten	Auf der zu testenden Seite stehend. Eine Hand stützt das zu testende Bein in der Kniekehle. Die andere Hand palpiert den M. sartorius an der medialen Oberschenkelseite dort, wo der Muskel den Femur kreuzt (Abb. 5.13). U.U. ist es vorzuziehen, den Muskel nahe am Ursprung, direkt unterhalb der Spina iliaca anterior superior (SIAS) zu palpieren.
Test	Der Patient versucht, seine Ferse das Schienbein entlang nach oben zu ziehen.
Anweisung für den Patienten	„Versuchen Sie, Ihre Ferse nach oben zum Knie zu ziehen."
Bewertung	**Stufe 1**: Der Therapeut kann eine leichte Muskelkontraktion, aber keine sichtbare Bewegung feststellen.
	Stufe 0: keine tastbare Kontraktion.

Nützliche Hinweise

1. Aus der Kompensation durch den M. iliopsoas oder M. rectus femoris resultiert eine axiale Hüftflexion ohne Abduktion und Außenrotation.
2. In diesem Fall nie den Muskelbauch der Wadenmuskulatur greifen.
3. Wenn der Patient beim Testen der Stufe 3 im Sitzen das volle Bewegungsausmaß nicht erreicht, darf die Bewertung nicht automatisch „2" lauten. Der Patient sollte dann in Rückenlage getestet werden, um die Stufe 2 zu bestätigen.

5.3   Extension der Hüfte

Hauptmuskeln: M. glutaeus maximus und ischiocrurale Muskulatur.

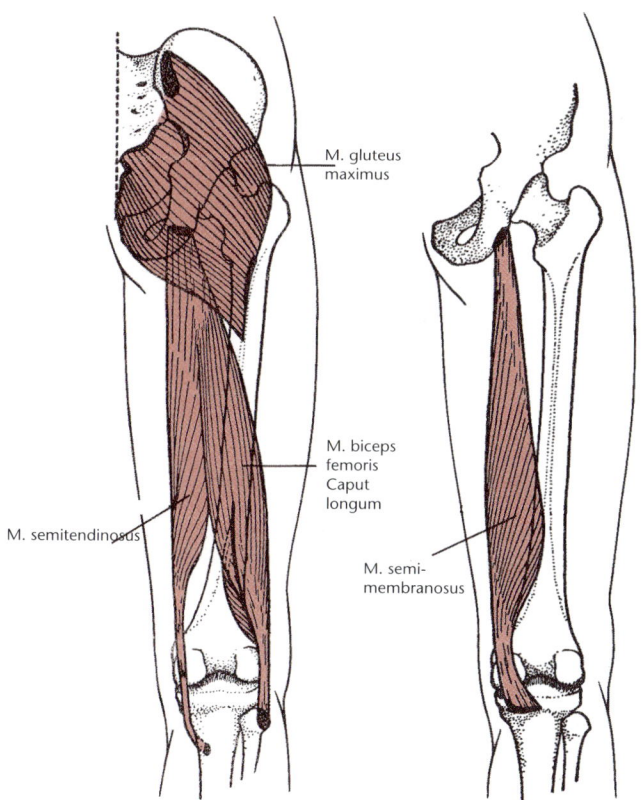

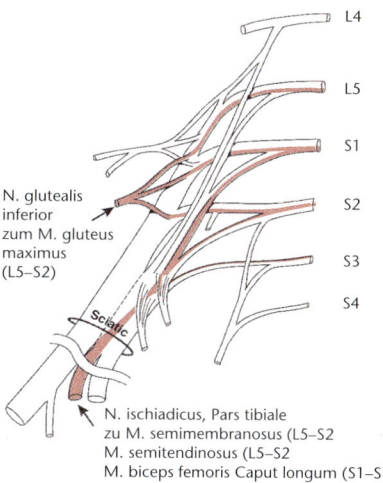

Abb. 5.14: M. glutaeus maximus, M. semitendinosus, Caput longum des M. biceps femoris, Ansicht von hinten

Abb. 5.15: M. semimembranosus

Abb. 5.16: Innervation von M. glutaeus maximus und ischiocruraler Muskulatur

Bewegungsausmaß   0–120°.

Tabelle 5.3: An der Hüftextension beteiligte Muskeln

Muskel	Ursprung	Ansatz
182. M. glutaeus maximus	• Ilium hinter der Linea glutaea posterior • Os sacrum • Os coccygis • Ligamentum sacrotuberale	• Tuberositas glutaea • Tractus iliotibialis
193. M. semitendinosus	Tuber ischiadicum	Pes anserinus superficialis an der medialen Tibiafläche
194. M. semimembranosus	Tuber ischiadicum	• Condylus medialis tibiae • Condylus lateralis femoris
192. Caput longum des M. biceps femoris	Tuber ischiadicum	• Caput fibulae • Condylus lateralis tibiae

Stufe 5, 4 und 3 als Summe aller Hüftextensoren

Ausgangsstellung des Patienten

Bauchlage. Der Patient kann die Arme über dem Kopf ausstrecken oder seitlich halten, um sich an der Bank festzuhalten. Bei Verkürzung der Hüftflexoren sofort den für eingeschränkte Hüftbeweglichkeit beschriebenen Hüftextensionstest anwenden (s.u.).

Ausgangsstellung des Therapeuten

Auf der Seite des zu testenden Beines in Höhe des Beckens stehend. Abb. 5.17 zeigt den Untersucher auf der falschen Seite, um die Testpositionen nicht zu verdecken.

Widerstand wird hinten am Bein direkt oberhalb des Sprunggelenkes gegeben. Die zweite Hand fixiert das Becken im Bereich der Spina iliaca superior posterior (Abb. 5.17). Dies ist der anstrengendste Test, da der Hebelarm am längsten ist.

Alternative Ausgangsstellung: Die Widerstand gebende Hand wird auf die dorsale Oberschenkelseite direkt oberhalb des Kniegelenkes gelegt (Abb. 5.18). Dieser Test ist weniger anstrengend.

Test (für beide Ausgangsstellungen)

Der Patient extendiert die Hüfte durch das gesamte Bewegungsausmaß. Widerstand wird in Richtung Boden gegeben. Bei Teststufe 3 wird kein Widerstand gegeben.

Anweisung für den Patienten

„Heben Sie das Bein so hoch Sie können, ohne dabei das Knie zu beugen."

Bewertung

Stufe 5: Der Patient bewegt über das gesamte Bewegungsausmaß und hält die Testposition gegen maximalen Widerstand.

Stufe 4: Der Patient bewegt über das vorhandene Bewegungsausmaß gegen starken bis mäßigen Widerstand.

Stufe 3: Der Patient bewegt über das Bewegungsausmaß und hält die Position, jedoch ohne Widerstand (Abb. 5.19).

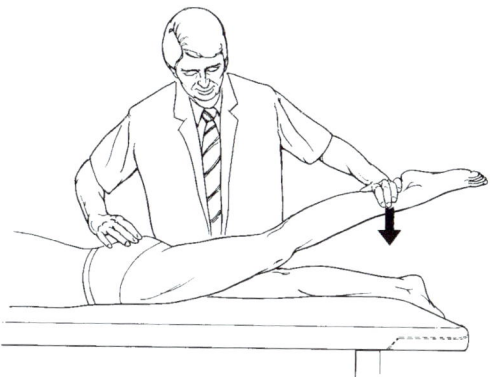

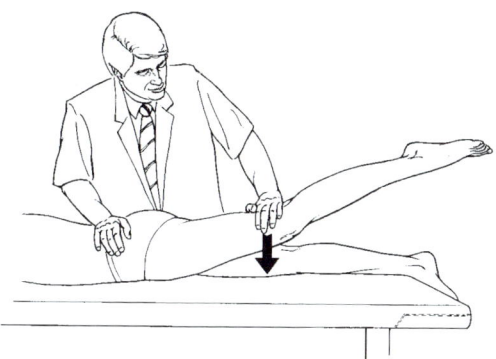

Abb. 5.17: Widerstand am proximal des Sprunggelenkes beim Test der Hüftextension für die Stufen 5 und 4. Der Therapeut wird absichtlich auf der falschen Testseite gezeigt, um die Testpositionen nicht zu verdecken

Abb. 5.18: Widerstand proximal des Knies beim Test der Hüftextension für die Stufen 5 und 4

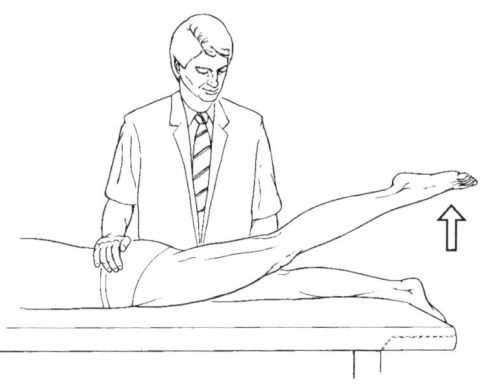

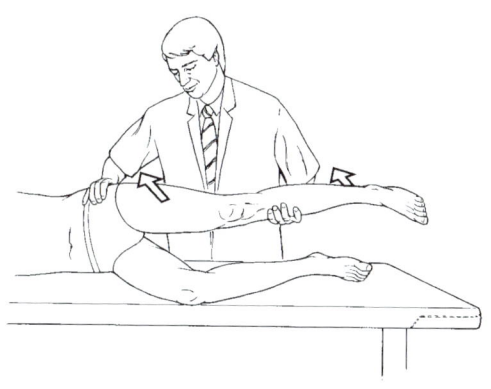

Abb. 5.19: Test der Hüftextension für die Stufe 3

Abb. 5.20: Test der Hüftextension für Stufe 2

Stufe 2

Ausgangsstellung des Patienten	In Seitlage, das zu testende Bein oben liegend. Das Knie ist gestreckt und wird vom Untersucher unterstützt. Das unten liegende Bein wird zur Stabilisierung leicht angebeugt.
Ausgangsstellung des Therapeuten	Hinter dem Patienten in Höhe des Oberschenkels stehend. Der Therapeut umfaßt das Bein unterhalb des Knies (Abb. 5.20). Die andere Hand auf der Crista iliaca sorgt für die Ausrichtung von Beckens und Hüfte.
Test	Der Patient extendiert die Hüfte durch das gesamte Bewegungsausmaß.
Anweisung für den Patienten	„Führen Sie Ihr Bein nach hinten zu mir. Lassen Sie Ihr Knie gestreckt."

Bewertung	**Stufe 2**: Der Patient führt die Extensionsbewegung in der Seitlage durch.
	Stufe 1 und 0
Ausgangsstellung des Patienten	Bauchlage.
Ausgangsstellung des Therapeuten	Auf der zu testenden Seite in Hüfthöhe stehend. Die ischoiocruralen Muskeln werden im Bereich des Tuber ischiadicum (Abb. 5.21) palpiert. Finger tasten tief ins Gewebe. Der M. glutaeus maximus wird mit starkem Fingerdruck über der Mitte des Gesäßes palpiert, ebenso die oberen und unteren Anteile (nicht abgebildet).
Test	Der Patient versucht, die Hüfte in Bauchlage zu extendieren oder das Gesäß anzuspannen.
Anweisung für den Patienten	„Versuchen Sie, Ihr Bein vom Tisch abzuheben" oder „Kneifen Sie Ihre Pobacken zusammen."
Bewertung	**Stufe 1**: spürbare Kontraktion der ischoiocruralen Muskulatur oder des M. glutaeus maximus, aber keine sichtbare Gelenkbewegung. Kontraktion des M. glutaeus maximus bewirkt eine Verschmälerung der Gesäßfalte.
	Stufe 0: keine tastbare Kontraktion.

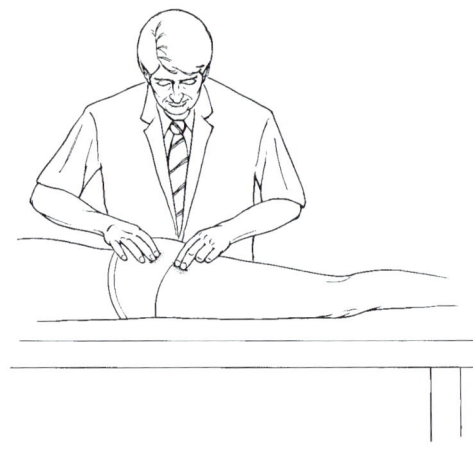

Abb. 5.21: Test der Hüftextension für Stufe 1 und 0

Nützliche Hinweise

Der Therapeut sollte bedenken, daß die Hüftextensoren zu den kräftigsten Muskeln im Körper gehören; die meisten Therapeuten werden eine Hüftextension der Stufe 5 nicht „durchbrechen" können. Es sollte darauf geachtet werden, einen Muskel der Stufe 4 nicht überzubewerten.

5.3.1 Extension der Hüfte mit isolierter Prüfung des M. glutaeus maximus

Ausgangsstellung des Patienten

Stufe 5, 4 und 3
Bauchlage mit 90° flektiertem Knie.Bei Verkürzung der Hüftflexoren sollte nicht dieser, sondern der für eingeschränkte Hüftbeweglichkeit modifizierte Test durchgeführt werden (s.u.).

Ausgangsstellung des Therapeuten

Auf der zu testenden Seite in Höhe des Beckens stehend. Der Therapeut in der Abbildung wird absichtlich auf der falschen Testseite gezeigt, um die Testpositionen nicht zu verdecken. Die Widerstand gebende Hand umfaßt den Oberschenkel direkt oberhalb des Knies. Die andere Hand kann das Becken fixieren und für Beibehaltung der Ausrichtung sorgen (Abb. 5.22).

Für den Test der Stufe 3 muß u.U. das Knie in Flexion unterstützt werden, indem man das Sprunggelenk umfaßt.

Test

Der Patient extendiert die Hüfte durch das vorhandene Bewegungsausmaß bei flektiertem Knie. Widerstand wird geradlinig nach unten gegeben in Richtung Boden.

Anweisung für den Patienten

„Heben Sie Ihren Fuß zur Decke" oder „Heben Sie Ihr Bein und halten Sie Ihr Knie gebeugt."

Bewertung

Stufe 5: Das vorhandene Bewegungsausmaß wird vollzogen und die Endstellung gegen maximalen Widerstand gehalten.

Stufe 4: Die Position des Beines kann gegen starken bis moderaten Widerstand gehalten werden.

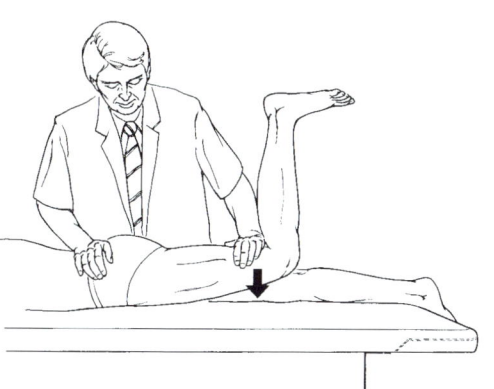

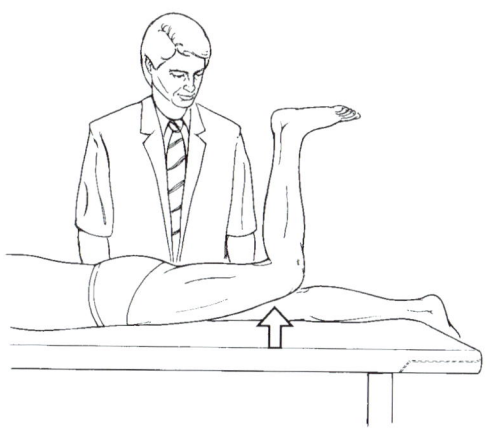

Abb. 5.22: Test der Hüftextension für die Stufen 5 und 4. Der Therapeut wird absichtlich auf der falschen Testseite gezeigt, um die Testpositionen nicht zu verdecken

Abb. 5.23: Test der Hüftextension für die Stufe 3

Stufe 3: Das vorhandene Bewegungsausmaß wird vollzogen und die Endstellung gehalten, jedoch ohne Widerstand (Abb. 5 23).

Stufe 2

Ausgangsstellung des Patienten	Seitlage, das zu testende Bein oben liegend. Das Knie ist flektiert und wird vom Untersucher unterstützt. Die unten liegende Hüfte und das Knie sollten flektiert sein, um Stabilität zu gewährleisten (Abb. 5.24).
Ausgangsstellung des Therapeuten	Hinter dem Patienten in Oberschenkelhöhe stehend. Der Therapeut umfaßt das oben liegende Bein mit seinem Unterarm. Dabei befindet sich seine Hand unter dem flektierten Knie. Die andere Hand liegt auf dem Becken, um die Ausrichtung des Beckens zu gewährleisten.
Test	Der Patient extendiert die Hüfte. Das Knie des unterstützten Beines bleibt flektiert.
Anweisung für den Patienten	„Führen Sie Ihr Bein nach hinten zu mir."
Bewertung	**Stufe 2**: Das volle Bewegungsausmaß wird in Seitlage vollzogen.

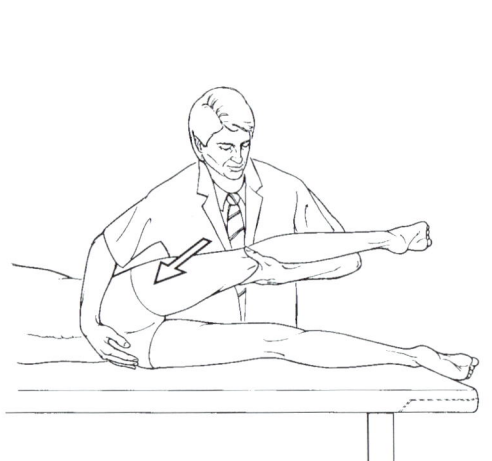

Abb. 5.24: Test der Hüftextension für Stufe 2

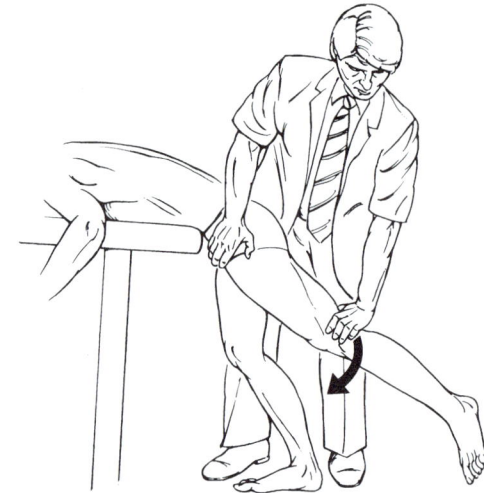

Abb. 5.25: Test der Hüftextension bei verkürzten Hüftflexoren für die Stufen 5 bis 3. Der Therapeut wird absichtlich auf der falschen Testseite gezeigt, um die Testpositionen nicht zu verdecken

Stufe 1 und 0

Dieser Test ist identisch mit den Tests der Stufen 1 und 0 für alle Hüftextensoren (Abb. 5.21). Der Patient ist in Bauchlage und versucht, die Hüfte zu extendieren oder das Gesäß anzuspannen, während der Therapeut den M. glutaeus maximus palpiert.

Nützliche Hinweise

Die Hüftextension ist wegen der Spannung des M. rectus femoris bei flektiertem Knie geringer. Bei isolierter Prüfung des M. glutaeus maximus ist daher u.U. ein geringeres Bewegungsausmaß zu beobachtetn.

5.3.2 Extension der Hüfte bei verkürzten Hüftflexoren

Stufe 5, 4 und 3

Ausgangsstellung des Patienten

Der Patient steht mit flektierten Hüften und legt seinen Oberkörper mit dem Bauch auf die Bank (Abb. 5.25). Seine Arme nimmt er zur Unterstützung, indem er die Bank „umarmt". Das Knie des Beines, das nicht getestet wird, sollte flektiert sein, so daß das zu testende Bein zu Beginn des Testes auf dem Boden ruhen kann.

Ausgangsstellung des Therapeuten

Auf der Seite des zu testenden Beines stehend. Die Abbildung 5.25 zeigt den Untersucher auf der Gegenseite, um die Testpositionen nicht zu verdecken. Die Widerstand gebende Hand wird oberhalb der Kniekehle dorsal am Oberschenkel angelegt. Die andere Hand fixiert das Becken von lateral, um die Becken- und Hüftstellung zu sichern (Abb. 5.22).

Test

Der Patient extendiert die Hüfte durch das vorhandene Bewegungsausmaß. Das Ausmaß der Hüftextension ist jedoch geringer, wenn das Knie flektiert ist. Bei Knieextension werden alle Hüftextensoren getestet. Bei Knieflexion wird der M. glutaeus maximus isoliert geprüft.

Widerstand wird nach unten Richtung Boden und nach vorn gegeben.

Anweisung für den Patienten

„Heben Sie Ihren Fuß so hoch wie möglich vom Boden."

Bewertung

Stufe 5: Das vorhandene Bewegungsausmaß an Hüftextension wird vollzogen und die Endstellung gegen maximalen Widerstand gehalten.

Stufe 4: Das vorhandene Bewegungsausmaß an Hüftextension wird vollzogen. Wegen der spezifischen Kraft dieser Muskeln werden geschwächte Extensoren häufig überbewertet. Die Postion des Beines kann gegen starken bis mäßigen Widerstand gehalten werden.

Stufe 3: Das vorhandene Bewegungsausmaß wird vollzogen und die Endstellung ohne Widerstand gehalten.

Stufe 2, 1 und 0

Patienten mit verkürzten Hüftflexoren und schwachen Extensoren geringer als Stufe 3 sollten nicht stehend, sondern in Seitlage auf der Bank getestet werden. Der Test sollte so durchgeführt werden, wie für die Hüftextensionsmuskeln insgesamt (siehe 5.3) oder für den isolierten M. glutaeus maximus (siehe 5.3.1) beschrieben.

5.4   Abduktion der Hüfte

Hauptmuskeln: Mm. glutaei medius und minimus.

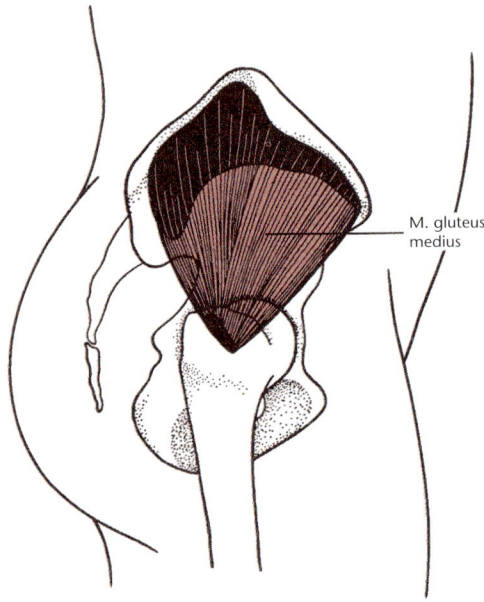

N. glutealis spperior
zu M. gluteus medius
(L4–S1)
M. Gluteus minimus
(L4–S1)

L4

L5

S1

M. gluteus
medius

Abb. 5.26: M. gluteus medius, seitliche Ansicht

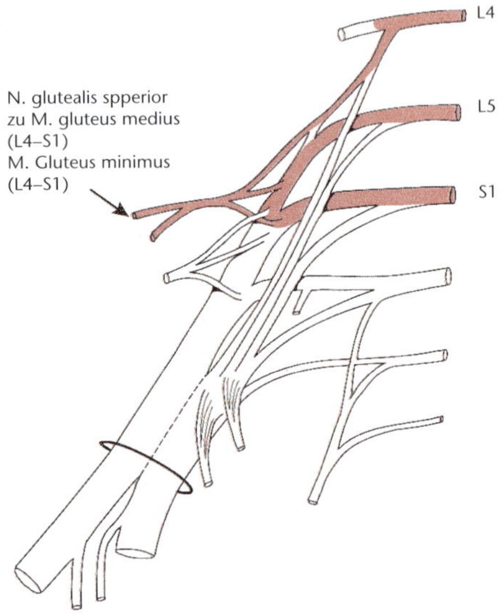

Abb. 5.27: Innervation des M. gluteus medius und minimus

Bewegungsausmaß   0–5°.

Tabelle 5.4: An der Hüftabduktion beteiligte Muskeln

Muskel	Ursprung	Ansatz
183. M. glutaeus medius	Facies glutaea der Ala ossis ilii zwischen Linea glutaea anterior und posterior	Trochanter major
184. M. glutaeus minimus	Facies glutaea der Ala ossis ilii zwischen Linea glutaea anterior und inferior	Trochanter major

weitere Muskeln:
- 182. obere Anteile des M. glutaeus maximus
- 185. M. tensor fasciae latae

Ausgangsstellung des Patienten

Stufe 5, 4 und 3
In Seitlage, das zu testende Bein oben liegend. Der Test beginnt mit leichter Hyperextension und etwas nach vorn rotiertem Becken. Das unten liegende Bein ist angebeugt, um Stabilität zu geben.

Ausgangsstellung des Therapeuten	Hinter dem Patienten stehend. Die Widerstand gebende Hand wird lateral am Knie angelegt. Die palpierende Hand befindet sich proximal des Trochanter major (Abb. 5.28). Für Teststufe 3 wird kein Widerstand gegeben.

Alternativ kann Widerstand am Sprunggelenk gegeben werden. Der dadurch längere Hebelarm verlangt dem Patienten mehr Kraft ab, um die Stufen 5 oder 4 zu erreichen. Der Untersucher muß bei jeder Testwiederholung und für die gesamte Testsequenz denselben Hebel verwenden.

Zu Unterscheidung der Testergebnisse der Stufen 5 und 4 wird Widerstand zuerst am Oberschenkel und dann am Knie gegeben.

Test	Der Patient abduziert die Hüfte durch das volle Bewegungsausmaß, ohne sie zu flektieren oder in eine Richtung zu rotieren. Widerstand wird geradlinig nach unten gegeben.
Anweisung für den Patienten	„Heben Sie Ihr Bein an. Halten Sie. Lassen Sie nicht zu, daß ich es nach unten drücke."
Bewertung	**Stufe 5**: Das volle Bewegungsausmaß wird vollzogen, die Endstellung gegen maximalen Widerstand gehalten.

Stufe 4: Das volle Bewegungsausmaß wird vollzogen, die Endstellung gegen starken bis mäßigen Widerstand gehalten.

Stufe 3: Das Bewegungsausmaß wird vollzogen, die Endstellung ohne Widerstand gehalten (Abb. 5.29).

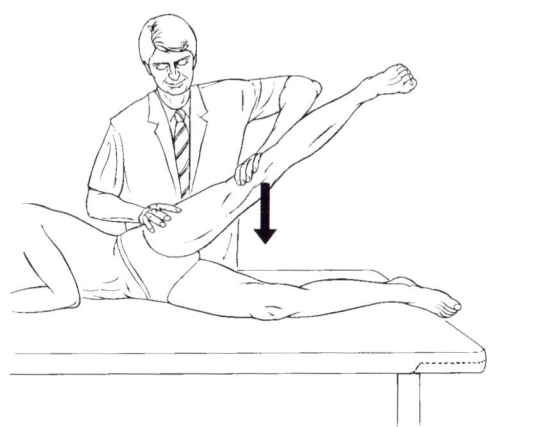 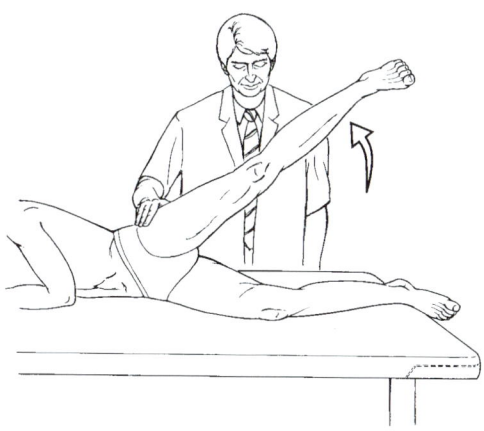

Abb. 5.28: Test der Hüftabduktion für die Stufen 5 und 4   Abb. 5.29: Test der Hüftabduktion für die Stufe 3

Stufe 2

Ausgangsstellung des Patienten	Rückenlage.
Ausgangsstellung des Therapeuten	Auf der Seite des zu testenden Beines stehend. Eine Hand unterstützt das Bein am Sprunggelenk und hebt es gerade genug an, um den Reibungswi-

derstand zu verringern. Diese Hand gibt weder Widerstand noch unterstützt sie die Bewegung. Auf glatten Oberflächen ist diese Unterstützung eventuell nicht notwendig (Abb. 5.30).

Die andere Hand palpiert den M. glutaeus medius proximal vom Trochanter major.

Test	Der Patient abduziert die Hüfte durch das vorhandene Bewegungsausmaß.
Anweisung für den Patienten	„Führen Sie Ihr Bein zur Seite. Die Kniescheibe soll dabei zur Decke zeigen."
Bewertung	**Stufe 2**: In Rückenlage wird das Bewegungsausmaß ohne Widerstand und bei minimalem bis keinem Reibungswiderstand vollzogen.

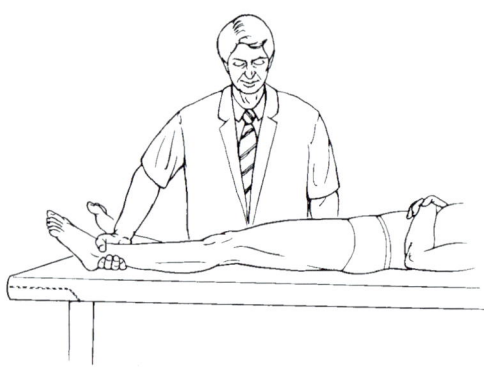 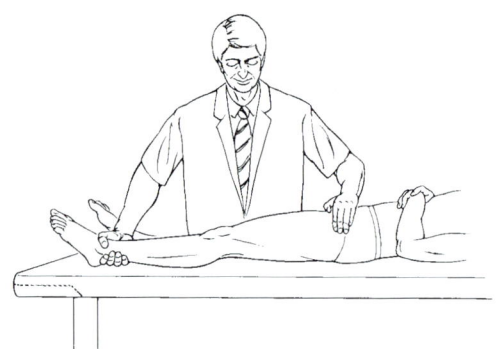

Abb. 5.30: Test der Hüftabduktion für die Stufe 2

Abb. 5.31: Test der Hüftabduktion für die Stufen 1 und 0. Der Therapeut wird absichtlich auf der falschen Testseite gezeigt, um die Testpositionen nicht zu verdecken

Stufe 1 und 0

Ausgangsstellung des Patienten	Rückenlage.
Ausgangsstellung des Therapeuten	Auf der Seite des zu testenden Beines auf Oberschenkelhöhe stehend. Abb. 5.31 zeigt den Therapeuten auf der gegenüberliegenden Seite, um die Testpositionen nicht zu verdecken. Eine Hand unterstützt das Bein unterhalb des Sprunggelenkes oberhalb der Malleolen. Die Hand sollte weder Widerstand geben noch die Bewegung unterstützen (Abb. 5.31). Der M. glutaeus medius wird lateral oberhalb des Trochanter major palpiert.
Test	Der Patient versucht, die Hüfte zu abduzieren.
Anweisung für den Patienten	„Versuchen Sie, Ihr Bein zur Seite zu führen."
Bewertung	**Stufe 1**: spürbare Kontraktion des M. glutaeus medius, jedoch keine Bewegung des Körperteils.
	Stufe 0: keine spürbare Kontraktion.

Kompensationen

1. Kompensation durch Hochziehen des Beckens.
Der Patient kann das Becken „hochziehen", indem er es dem unteren Rippenbogen durch Anspannen der lateralen Rumpfmuskulatur annähert, wodurch das Bein einen Teil der Abduktionsbewegung ausführt (Abb. 5.32). Diese Bewegung ist durch Beobachtung des lateralen Rumpfes und der Hüfte – Kleidung entfernen – und Palpation des M. glutaeus medius oberhalb des Trochanter feststellbar.
2. Kompensation durch Außenrotation und Flexion.
Der Patient versucht vielleicht, die Hüfte während der Abduktionsbewegung nach außen zu drehen (Abb. 5.33). Diese schräg verlaufende Aktivität der Hüftflexoren kann die Aktivität des M. glutaeus medius ersetzen.
3. Kompensation durch den M. tensor fasciae latae.
Wenn der Test mit leicht flektierter Hüfte beginnt oder eine minimale Flexionsbewegung zugelassen wird, kann der M. tensor fasciae latae die Hüfte abduzieren.

Nützliche Hinweise

1. Der Untersucher darf einen Muskel der Stufe 5 nicht „durchbrechen" können, und die meisten Therapeuten werden auch die Haltearbeit eines Muskels der Stufe 4 nicht „durchbrechen". Die Stufe 4 läßt häufig einen schwachen Muskel verkennen, da diese Muskeln ohnehin sehr stark sind. Widerstand am Sprunggelenk statt am Knie zu geben hilft, dieses Problem zu lösen.

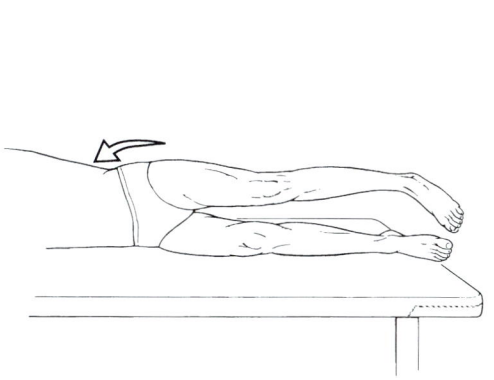

Abb. 5.32: Kompensation beim Test der Hüftabduktion durch einseitges Beckenhochziehen

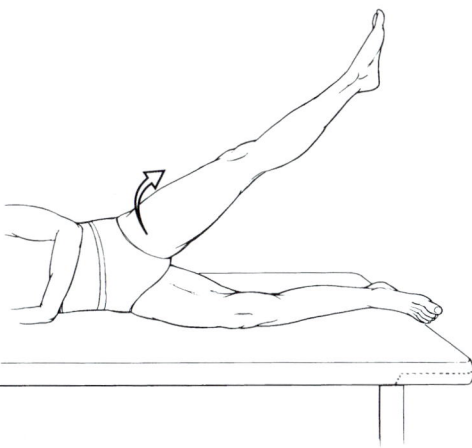

Abb. 5.33: Kompensation beim Test der Hüftabduktion Außenrotation und Flexion

2. Es ist schwierig oder gar unmöglich, minimale Kontraktionen dieses Muskels durch die Kleidung hindurch zu palpieren. Dies ist einer der unumstößlichen Grundsätze der manuellen Muskeltests.

3. Wenn sich der Patient in Rückenlage befindet, wird das Becken durch das Gewicht des kontralateralen Beines stabilisiert. Es braucht daher nicht mit einer Hand fixiert zu werden.

5.5 Abduktion der Hüfte aus der Flexionsstellung

Hauptmuskel: M. tensor fasciae latae.

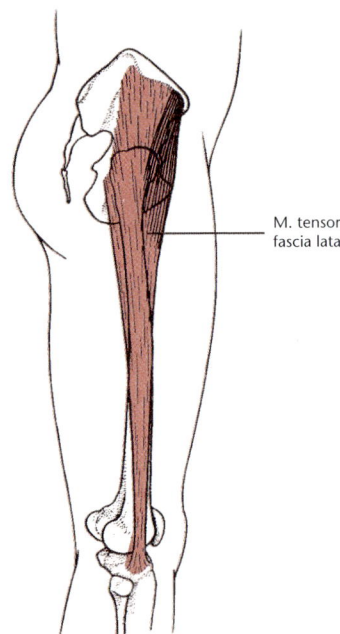

M. tensor fascia lata

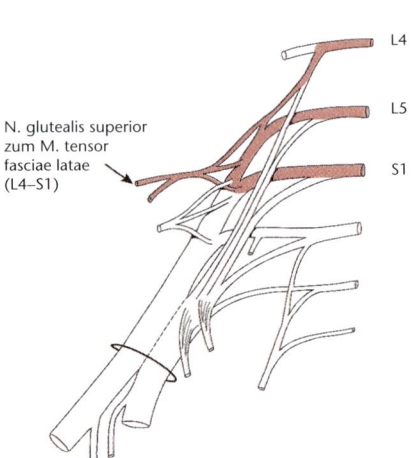

N. glutealis superior zum M. tensor fasciae latae (L4–S1)

L4

L5

S1

Abb. 5.34: M. tensor fasciae latae, seitliche Ansicht

Abb. 5.535: Innervation des M. tensor fasciae latae

Tabelle 5.5: An der Abduktion der Hüfte in Flexionsstellung beteiligte Muskeln

Muskel	Ursprung	Ansatz
185. M. tensor fasciae latae	• Crista iliaca • Spina iliaca anterior superior	Tractus iliotibialis

weitere Muskeln:
• 183. M. glutaeus medius
• 184. M. glutaeus minimus

Bewegungsausmaß	Zweigelenkiger Muskel, dem M. tensor fasciae latae ist kein spezifisches Bewegungsausmaß zuzuschreiben.

Stufe 5, 4 und 3

Ausgangsstellung des Patienten	Seitlage. Das oben liegende Bein (Testbein) ist in 45° Flexion und liegt gekreuzt über dem unteren. Der Fuß ruht auf der Bank (Abb. 5.36).
Ausgangsstellung des Therapeuten	Hinter dem Patienten in Höhe des Beckens stehend. Die Widerstand gebende Hand wird lateral am Oberschenkel oberhalb des Kniegelenks angelegt. Die fixierende Hand liegt auf der Crista iliaca (Abb. 5.37).
Test	Der Patient abduziert die Hüfte um ca. 30°. Widerstand wird auf der lateralen Fläche des distalen Femurs nach unten Richtung Boden gegeben. Für die Stufe 3 wird kein Widerstand gegeben.
Anweisung für den Patienten	„Heben Sie Ihr Bein an und halten Sie. Lassen Sie nicht zu, daß ich es nach unten drücke."
Bewertung	**Stufe 5**: Das gesamte Bewegungsausmaß wird vollzogen und die Endstellung gegen maximalen Widerstand gehalten.
	Stufe 4: Das volle Bewegungsausmaß wird gegen starken bis moderaten Widerstand vollzogen.
	Stufe 3: Die Bewegung wird vollzogen, die Endposition gehalten, jedoch ohne Widerstand (Abb. 5.38).

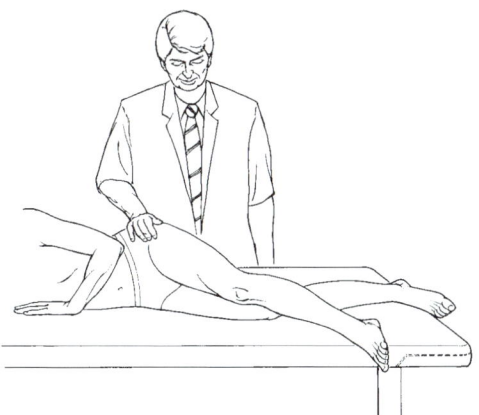

Abb. 5.36: Ausgangsstellung beim Hüftabduktionstest aus flektierter Position für die Stufen 5 bis 3

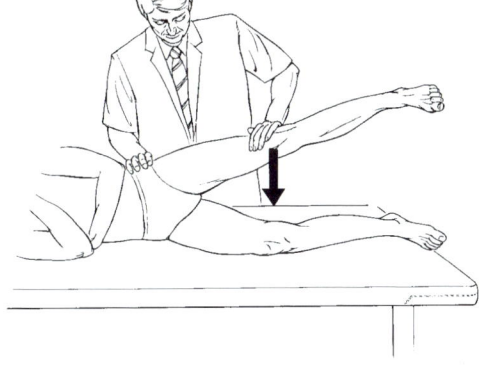

Abb. 5.37: Hüftabduktionstest aus flektierter Position für die Stufen 5 und 4

Stufe 2

Ausgangsstellung des Patienten	Langsitz, die Hände hinter dem Körper auf die Bank gestützt. Der Rumpf kann 45° nach hinten geneigt sein (Abb. 5.39).
Ausgangsstellung des Therapeuten	Auf der Seite des zu testenden Beines stehend. Abb. 5.39 zeigt den Therapeuten auf der falschen Seite, um die Testpositionen nicht zu verdecken. Eine Hand unterstützt das Bein unterhalb des Sprunggelenkes. Diese Hand

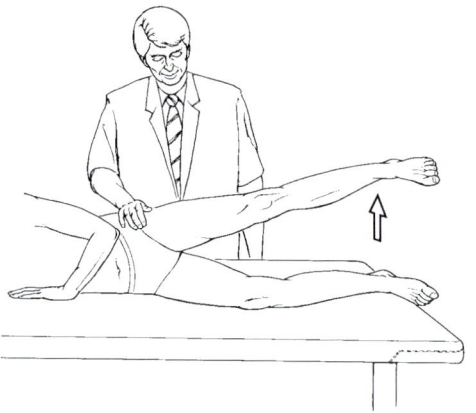

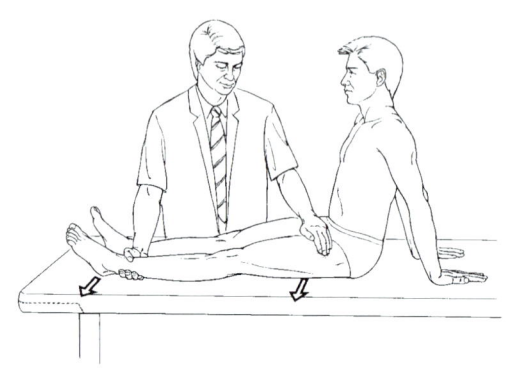

Abb. 5.38: Hüftabduktionstest aus flektierter Position für die Stufe 3

Abb. 5.39: Test der Hüftabduktion aus flektierter Position für die Stufe 2. Der Therapeut wird absichtlich auf der falschen Testseite gezeigt, um die Testpositionen nicht zu verdecken

soll die Reibung auf der Auflagefläche reduzieren, wenn der Patient sich bewegt. Sie sollte jedoch weder Widerstand geben, noch die Bewegung unterstützen.

Die andere Hand palpiert den M. tensor fasciae latae an seiner Insertionsstelle in das iliotibiale Band auf der vorderen, proximalen Oberschenkelseite.

Tests	Der Patient versucht, die Hüfte 30° zu abduzieren.
Anweisung für den Patienten	„Führen Sie Ihr Bein zur Seite."
Bewertung	**Stufe 2**: Der Patient abduziert die Hüfte bis 30°.

Stufe 1 und 0

Ausgangsstellung des Patienten	Langsitz.
Ausgangsstellung des Therapeuten	Eine Hand palpiert die Insertion des M. tensor fasciae latae lateral am Knie. Die andere Hand palpiert den M. tensor fasciae latae auf der vorderen, lateralen Oberschenkelfläche (Abb. 5.40).
Test	Der Patient versucht, die Hüfte zu abduzieren.
Anweisung für den Patienten	„Versuchen Sie, Ihr Bein zur Seite zu führen."
Bewertung	**Stufe 1**: spürbare Kontraktion der Fasern des M. tensor fasciae latae, jedoch keine Bewegung Beines.
	Stufe 0: keine spürbare Kontraktion.

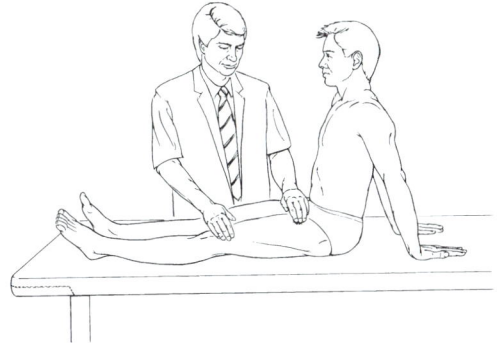

Abb. 5.40: Test der Hüftabduktion aus flektierter Stellung für die Stufen 1 und 0

5.6 Adduktion der Hüfte

Hauptmuskeln: Mm. adductores magnus, brevis und longus; M. pectineus und M. gracilis.

M. adductor brevis

M. gracilis

M. adductor magnus

M. pectineus

M. adductor longus

L2

L3

L4

N. femoralis zum M. pectineus (L2–L4)

N. obturatoris zum M. adductor magnus (L2–4)
M. adductor brevis (L2–4)
M. Adductor longus (L2–4)
M. gracillis (L2–3)

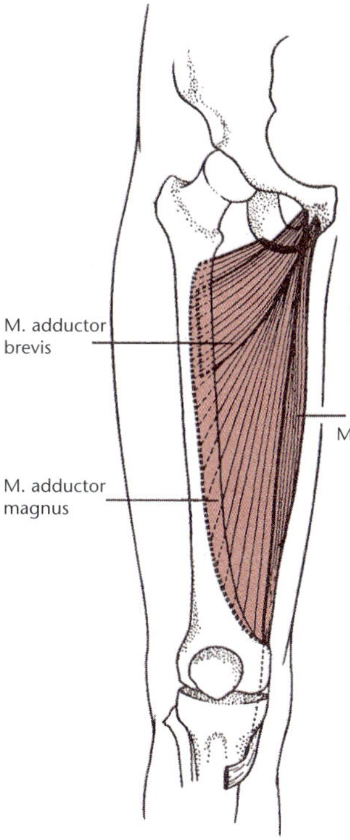

Abb. 5.41: Mm. adductores magnus und brevis, M. gracilis, Ansicht von vorne

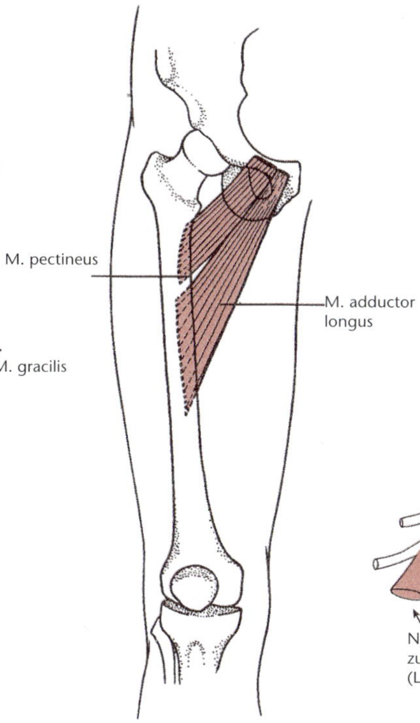

Abb. 5.42: Mm. adductores longus und M. pectineus, Ansicht von vorne

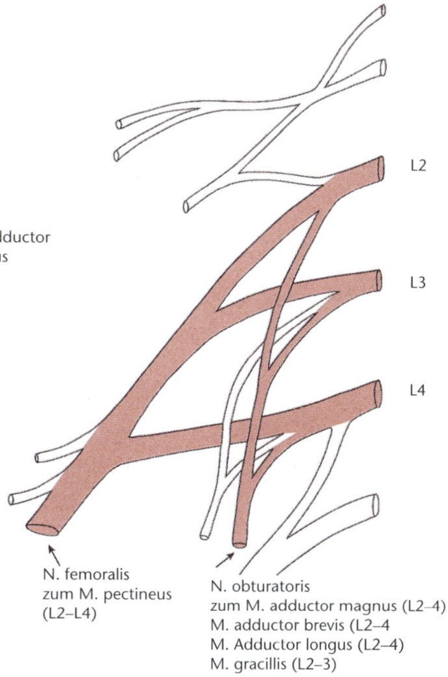

Abb. 5.43: Innervation der Mm. adductores magnus, brevis und longus, M. pectineus und M. gracilis

Bewegungsausmaß   0–15°(–20°).

Tabelle 5.6: An der Hüftadduktion beteiligte Muskeln

Muskel	Ursprung	Ansatz
181. M. adductor magnus	• Tuber ischiadicum • Vorderfläche des Ramus inferior Os pubis	• Linea aspera des Femur • Tuberculum adductorium • Epicondylus medialis femoris
180. M. adductor brevis	Ramus inferior des Os pubis	Linea aspera des Femur
179. M. adductor longus	Ramus superior des Os pubis	Linea aspera des Femur
177. M. pectineus	Pecten des Os pubis	posterior am Femur
178. M. gracilis	Ramus inferior des Os pubis	• mediale Tibiafläche • Pes anserinus superficialis

---

Stufe 5, 4 und 3

Ausgangsstellung des Patienten

Seitlage. Das zu testende Bein liegt unten auf der Bank. Das oben liegende Bein wird in 25° Abduktion vom Untersucher unterstützt. Der Therapeut umfaßt das Bein mit seinem Unterarm, seine Hand unterstützt es auf der medialen Kniefläche (Abb. 5.44).

Ausgangsstellung des Therapeuten

Hinter dem Patienten in Kniehöhe stehend. Die Widerstand gebende Hand liegt auf der medialen, distalen Femurfläche des zu testenden Beines (unten liegend). Widerstand wird gerade nach unten in Richtung Bank gegeben (Abb. 5.45).

Test

Der Patient adduziert die Hüfte, bis das unten liegende Bein das oben liegende berührt.

Anweisung für den Patienten

„Heben Sie Ihr unteres Bein bis zum oberen an. Halten Sie. Lassen Sie nicht zu, daß ich es nach unten drücke."

Für Stufe 3: „Heben Sie Ihr unten liegendes Bein bis zum oberen. Lassen Sie es nicht sinken."

Bewertung

Stufe 5: Das volle Bewegungsausmaß wird vollzogen und die Endstellung gegen maximalen Widerstand gehalten.

Stufe 4: Das gesamte Bewegungsausmaß wird vollzogen und starker bis moderater Widerstand toleriert.

Stufe 3: Das volle Bewegungsausmaß wird vollzogen und die Endstellung gehalten, jedoch ohne Widerstand.

Stufe 2

Ausgangsstellung des Patienten

Rückenlage. Das nicht zu testende Bein wird in leichter Abduktion plaziert, um die Bewegung des zu testenden nicht zu behindern.

Ausgangsstellung des Therapeuten

Auf der Seite des zu testenden Beines, in Kniehöhe stehend. Eine Hand unterstützt das Sprunggelenk, um das Bein etwas von der Unterlage anzuheben und den Reibungswiderstand während der Bewegung über die Bank zu reduzieren (Abb. 5.47). Der Untersucher gibt mit seiner Hand weder Widerstand, noch unterstützt er die Bewegung. Die andere Hand palpiert die Adduktoren proximal auf der Oberschenkelinnenseite.

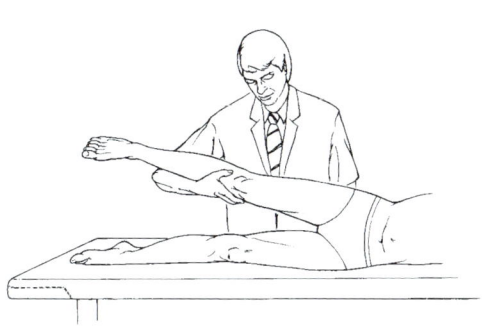

Abb. 5.44: Asusgangsstellung beim Test der Hüftadduktion für die Stufen 5 bis 3

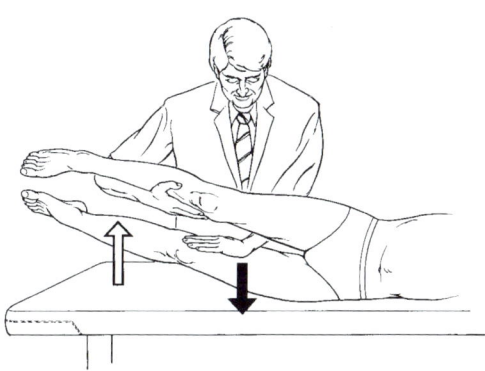

Abb. 5.45: Test der Hüftadduktion für die Stufen 5 und 4

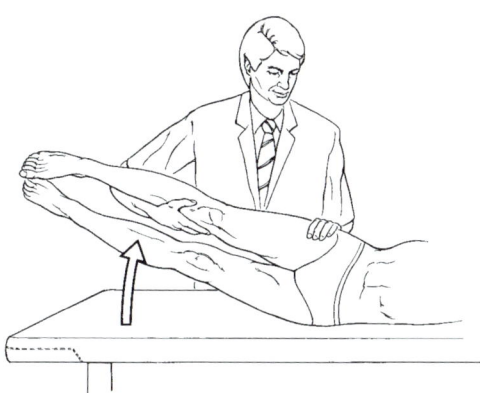

Abb. 5.46: Test der Hüftadduktion für die Stufe 3

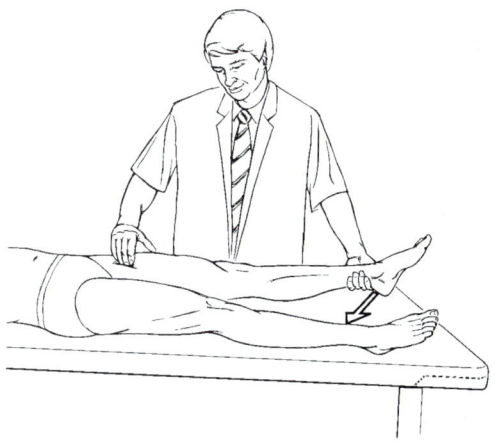

Abb. 5.47: Test der Hüftadduktion für die Stufe 2

Test	Der Patient adduziert die Hüfte ohne Rotation.
Anweisung für den Patienten	„Bewegen Sie Ihr Bein zum anderen."
Bewertung	**Stufe 2**: Der Patient adduziert das Bein durch das volle Bewegungsausmaß.

Stufe 1 und 0

Ausgangsstellung des Therapeuten	Auf der Seite des zu testenden Beines stehend. Eine Hand unterstützt das Bein unterhalb des Sprunggelenkes. Die andere Hand palpiert die Adduktoren proximal und medial am Oberschenkel (Abb. 5.48).
Test	Der Patient versucht, die Hüfte zu adduzieren.
Anweisung für den Patienten	„Versuchen Sie, Ihr Bein nach innen zu führen."
Bewertung	**Stufe 1**: spürbare Kontraktion, aber keine Bewegung des Beines.
	Stufe 0: keine spürbare Kontraktion

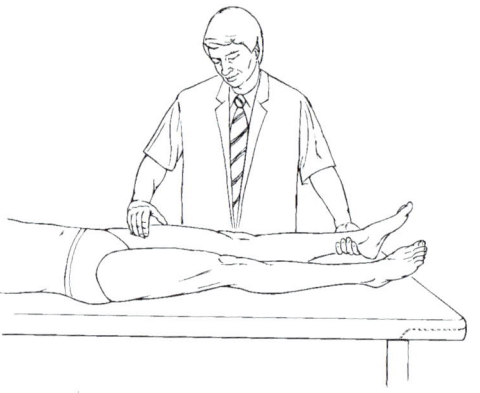 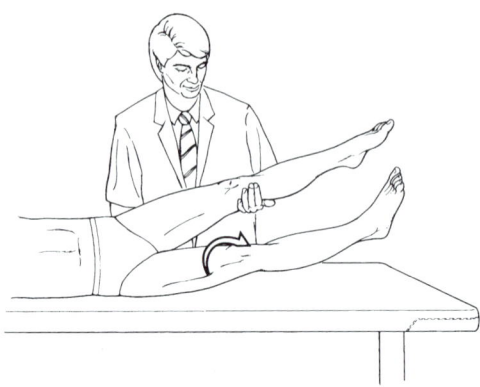

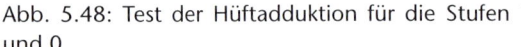

Abb. 5.48: Test der Hüftadduktion für die Stufen 1 und 0

Abb. 5.49: Kompensation beim Test der Hüftadduktion durch Hüftflexoren

Kompensationen

1. Kompensation durch Hüftflexion.
Der Patient versucht eventuell die Hüftflexoren anstelle der Hüftadduktoren einzusetzen, indem er die Hüfte nach innen rotiert und das Becken nach dorsal kippt (Abb. 5.49). Es scheint, als wollte der Patient sich von der Seite auf den Rücken drehen. Die Beibehaltung der korrekten Seitlage ist für ein genaues Testergebnis wesentlich.
2. Kompensation durch die ischiocrurale Muskulatur.
Der Patient versucht eventuell die ischiocrurale Muskulatur anstelle der Hüftadduktoren einzusetzen, indem er die Testhüfte nach außen rotiert und das Becken nach ventral kippt. Es scheint, als wollte der Patient sich auf den Bauch drehen. Wiederum: Die korrekte Seitlage ist wichtig.

Nützliche Hinweise

In Rückenlage für die Teststufen 2, 1 und 0 stabilisiert das Gewicht des gegenüberliegenden Beines das Becken, so daß eine manuelle Fixation nicht nötig ist.

5.7   Außenrotation der Hüfte

Hauptmuskeln: Mm. obturatorius internus und externus, Mm. gemelli superior und inferior, M. piriformis, M. quadratus femoris, M. glutaeus maximus.

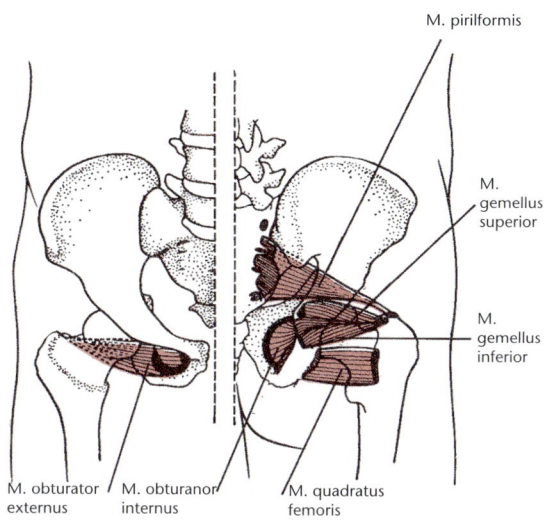

Abb. 5.50: Mm. obtu-
ratorius externus

Abb. 5.51: Mm. obturatorius internus, Mm. gemelli superior und
inferior, M. piriformis, M. quadratus femoris

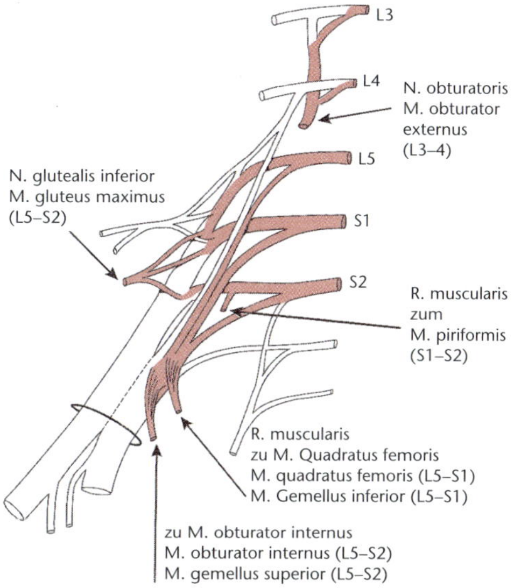

Abb. 5.52: Innervation von Mm. obturatorius
internus und externus, Mm. gemelli superior
und inferior, M. piriformis, M. quadratus femoris
und M. glutaeus maximus

Bewegungsausmaß   0–45°.

Tabelle 5.7: An der Außenrotation der Hüfte beteiligte Muskeln

Muskel	Ursprung	Ansatz
188. M. obturatorius externus	• Außenfläche der medialen knöchernen Begrenzung des Foramen obturatum • Membrana obturatoria	Fossa trochanterica
187. M. obturatorius internus	• Ramus inferior des Os pubis • Ramus inferior des Os ischium • Foramen obturatum, Membrana obturatoria	Fossa trochanterica
191. M. quadratus femoris	Tuber ischiadicum	Crista intertrochanterica
186. M. piriformis	• Facies pelvina des Os sacrum • Rand der Incisura ischiadica major • Ligamentum sacrotuberale	Innenseite der Spitze des Trochanter major
189. M. gemellus superior	Spina ischiadica	Fossa trochanterica
190. M. gemellus inferior	Tuber ischiadicum	Fossa trochanterica
182. M. glutaeus maximus	• Crista iliaca • Os sacrum • Os coccygis • Ligamentum sacrotuberale	• Tractus iliotibialis • Tuberositas glutaea

Stufe 5, 4 und 3

Ausgangsstellung des Patienten

Sitz an der Bankkante. Der Rumpf kann durch Aufsetzen der Hände oder Fäuste neben dem Körper unterstützt werden (Abb. 5.53).

Ausgangsstellung des Therapeuten

Auf einem niedrigen Hocker sitzend oder neben dem zu testenden Bein kniend. Die Widerstandg ebende Hand umfaßt das Sprunggelenk direkt oberhalb der Malleolengabel (Abb. 5.53).

Die andere Hand gibt Gegendruck durch Umfassen des Oberschenkels lateral am distalen Ende, direkt oberhalb des Kniegelenks. Widerstand wird durch Druck am Knie nach medial gegeben. Für diese rotatorische Bewegung werden zwei Kräfte entgegengesetzt angebracht (Abb. 5.53).

Test

Der Patient rotiert die Hüfte nach außen. Bei diesem Test sollte der Untersucher das Bein in die Endstellung bringen, anstatt die Bewegung vom Patienten ausführen zu lassen.

Anweisung für den Patienten

„Lassen Sie nicht zu, daß ich Ihr Bein nach außen wegdrehe."

Bewertung

Stufe 5: Der Patient hält die Endstellung gegen maximalen Widerstand.

Stufe 4: Der Patient hält die Endstellung gegen starken bis moderaten Widerstand.

Stufe 3: Der Patient hält die Endstellung, verträgt jedoch keinen Widerstand (Abb. 5.54).

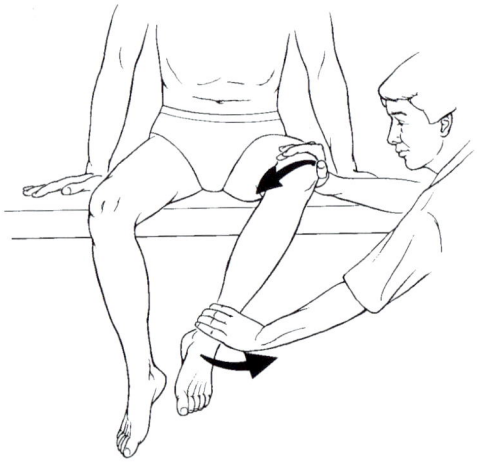 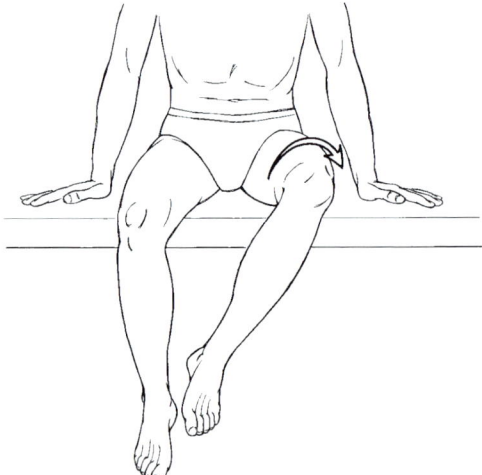

Abb. 5.53: Test der Außenrotation für die Stufen 5 und 4

Abb. 5.54: Test der Außenrotation für die Stufe 3

Stufe 2

Ausgangsstellung des Patienten

Rückenlage. Das zu testende Bein liegt in Innenrotation.

Ausgangsstellung des Therapeuten

Auf der Testseite stehend.

Test	Der Patient rotiert seine Hüfte durch das vorhandene Bewegungsausmaß nach außen (Abb. 5.55). Eine Hand kann seitlich an der Hüfte die Beibehaltung der Beckenstellung sichern.
Anweisung für den Patienten	„Drehen Sie Ihr Bein nach außen."
Bewertung	**Stufe 2**: Patient bewegt über das Bewegungsausmaß an Außenrotation.
Alternativer Test für Stufe 2	Sitz an der Bankkante. Der Therapeut plaziert das zu testende Bein in Innenrotation. Der Patient wird dann angewiesen, das Bein aktiv bis zur Mittellinie (Neutralstellung) gegen leichten Widerstand zurückzuführen. Es ist zu beachten, daß die Einwirkung der Schwerkraft nicht ausschlaggebend ist. Bei zufriedenstellender Ausführung dieser Bewegung kann die Testbewertung 2 erteilt werden.

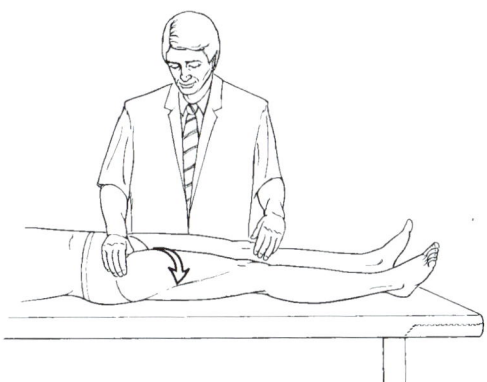

Abb. 5.55: Test der Hüftaußenrotation für die Stufe 2

Stufe 1 und 0

Ausgangsstellung des Patienten	Rückenlage. Das zu testende Bein in Innenrotation.
Ausgangsstellung des Therapeuten	Auf der Seite des zu testenden Beines stehend.
Test	Der Patient versucht, die Hüfte nach außen zu rotieren.
Anweisung für den Patienten	„Versuchen Sie, Ihr Bein nach außen zu drehen."
Bewertung	**Stufen 1** und **Stufe 0**: Die Außenrotatoren, mit Ausnahme des M. glutaes maximus, sind nicht palpabel. Nach dem Prinzip, im Zweifelsfall die niedrigere Bewertung zu erteilen, sollte bei der geringsten Bewegung (spürbare Kontraktion) die Stufe 1 vergeben werden, ansonten die Stufe 0.

Nützliche Hinweise

1. Die Spannweite bei Hüftaußenrotation, die als normal betrachtet werden kann, ist groß. Es ist deshalb unbedingt erforderlich, das exakte individuelle Bewegungausmaß in jeder Testposition zu kennen, bevor mit den manuellen Muskeltests begonnen wird.

2. Das Bewegungsausmaß an Außenrotation der Hüfte ist in Flexion größer als in Extension. Dies beruht wahrscheinlich auf schlafferen Gelenkstrukturen in Flexion.

3. Im Sitz an der Bankkante sollte der Patienten folgende Bewegungen unterlassen, da sie den Sichtbefund und damit auch das Testergebnis verfälschen:
- die gegenseitige Gesäßhälfte von der Bank anheben oder sich in irgendeine Richtung lehnen, um das Becken anzuheben
- Flexion des zu testenden Knies vergrößern
- Testhüfte abduzieren.

4. Wenn beim Test der Stufe 2 in Rückenlage die Hüfte über die Mittellinie rollt, kann etwas Widerstand gegeben werden, um der Schwerkraft entgegenzuwirken.

5.8   Innenrotation der Hüfte

Hauptmuskeln: Mm. glutaei minimus und medius, M. tensor fasciae latae.

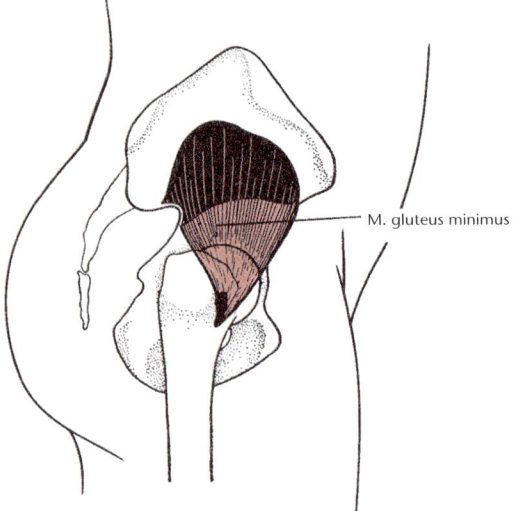

M. gluteus minimus

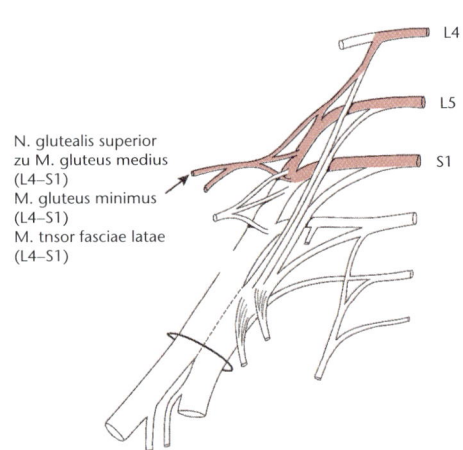

N. glutealis superior
zu M. gluteus medius
(L4–S1)
M. gluteus minimus
(L4–S1)
M. tnsor fasciae latae
(L4–S1)

L4

L5

S1

Abb. 5.56: Mm. glutaei minimus, seitliche Ansicht

Abb. 5.57: Innervation von Mm. glutaei minimus und medius und M. tensor fasciae latae

Bewegungsausmaß   0–45°.

Tabelle 5.8: An der Innenrotation der Hüfte beteiligte Muskeln

Muskel	Ursprung	Ansatz
184. M. glutaeus minimus	Fascia glutaea der Ala ossis ilii zwischen der Linea glutaea anterior und inferior	Trochanter major
183. M. glutaeus medius	Facia glutaea der Ala ossis ilii zwischen der linea glutaea anterior und posterior	Trochanter major
185. M. tensor fasciae latae	Spina iliaca anterior superior (SIAS)	Tractus iliotibialis

Stufe 5, 4 und 3

Ausgangsstellung des Patienten

Sitz an der Bankkante. Die Arme können den Rumpf seitlich aufgestützt stabilisieren oder sie werden über dem Brustkorb verschränkt.

Ausgangsstellung des Therapeuten

Sitzend oder kniend vor dem Patienten. Eine Hand umfaßt die laterale Fläche des Sprunggelenks oberhalb vom Malleolus (Abb. 5.58).

Die andere Hand, die Gegendruck appliziert, wird auf die mediale Fläche des distalen Oberschenkels oberhalb des Kniegelenkes gelegt. Widerstand wird in eine laterale Richtung im Bereich des Knies gegeben. Beachten Sie die entgegengesetzten Kraftrichtungen.

Test

Die besten Testresultate werden erzielt, wenn der Untersucher das Bein in endgradige Innenrotation bringt (Abb. 5.58).

Bewertung

Stufe 5: Die Endposition wird gegen maximalen Widerstand gehalten.

Stufe 4: Die Endposition wird gegen starken bis mäßigen Widerstand gehalten.

Stufe 3: Die Endposition wird gehalten, Widerstand wird jedoch nicht vertragen (Abb. 5.59).

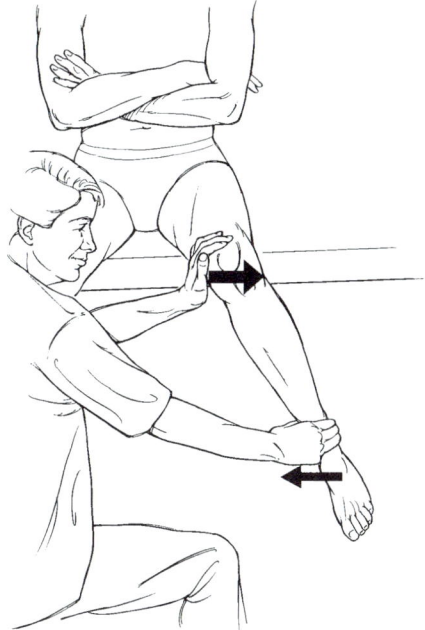
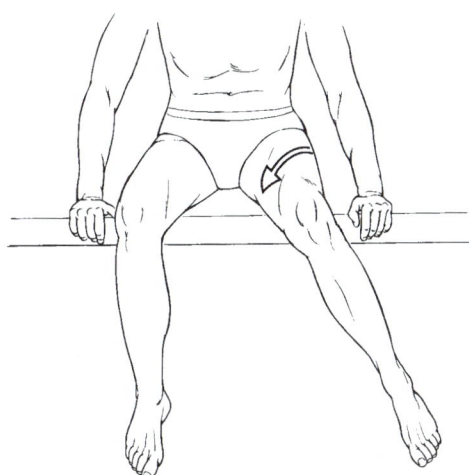

Abb. 5.58: Test der Innenrotation für die Stufen 5 und 4   Abb. 5.59: Test der Innenrotation für die Stufe 3

Stufe 2

Ausgangsstellung des Patienten

Rückenlage. Das zu testende Bein befindet sich in leichter Außenrotation.

Ausgangsstellung des Therapeuten

Neben dem Testbein stehend. Der M. glutaeus medius wird proximal vom Trochanter major und M. tensor fasciae latae auf der anterolateralen Hüftfläche unterhalb der Spina iliaca anterior superior palpiert (Abb. 5.60).

Test	Der Patient innenrotiert das Bein im vorhandenen Bewegungsausmaß.
Anweisung für den Patienten	„Rollen Sie Ihr Bein nach innen zum anderen."
Bewertung	**Stufe 2**: Das volle Bewegungsausmaß wird vollzogen.
Alternativer Test für Stufe 2	Sitz an der Bankkante. Der Untersucher plaziert das zu testende Bein in maximale Außenrotation. Der Patient wird dann angewiesen, das Bein aktiv bis zur Mittellinie (Nullstellung) gegen leichten Widerstand zurückzubewegen. Es ist darauf zu achten, daß die Schwerkraft nicht vorherrschend wirkt. Wenn diese Bewegung zufriedenstellend ausgeführt wird, kann der Test mit der Stufe 2 bewertet werden.

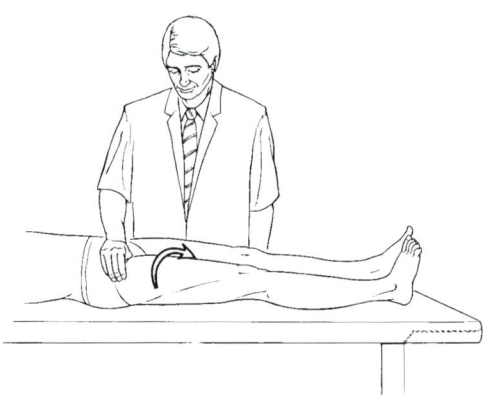

Abb. 5.60: Test der Hüftinnenrotation für die Stufe 2

Stufe 1 und 0

Ausgangsstellung des Patienten	Rückenlage. Das zu testende Bein in Außenrotation.
Ausgangsstellung des Therapeuten	Neben dem zu testenden Bein stehend.
Test	Der Patient versucht, die Hüfte nach innen zu rotieren. Mit einer Hand wird der M. glutaeus medius auf der posterolateralen Hüftfläche direkt oberhalb vom Trochanter major palpiert, mit der anderen der M. tensor fasciae latae auf der anterolateralen Hüftfläche unterhalb der SIAS.
Anweisung für den Patienten	„Versuchen Sie, Ihr Bein nach innen zu drehen."
Bewertung	**Stufe 1**: spürbare Kontraktion in einem oder beiden Muskeln.
	Stufe 0: keine spürbare Kontraktion.

Nützliche Hinweise

1. Wird der Patient sitzend getestet, darf er die Innenrotationsbewegung nicht durch das Anheben des Beckens auf der Seite des zu testenden Beines unterstützen.

2. Er sollte beim Test auch nicht das Knie extendieren oder die Hüfte adduzieren und extendieren. Diese Bewegungen verfälschen den Test, weil sie dem Therapeuten ein verzerrtes Bild geben.

3. Der Leser wird auf die Hinweise 1, 2 und 4 für den Test der Hüftaußenrotation (5.7) verwiesen, die hier ebenfalls gelten.

5.9 Flexion des Knie

Hauptmuskeln: alle ischiocruralen Muskeln.

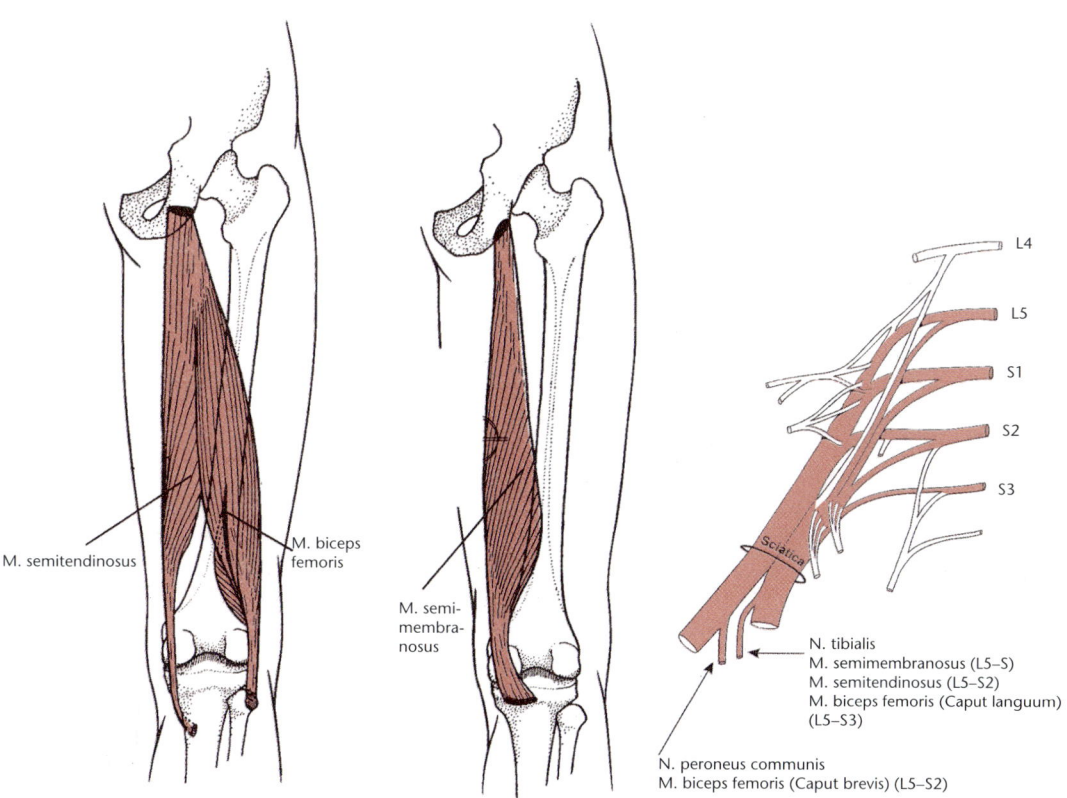

Abb. 5.61: M. biceps femoris und M. semitendinosus, Ansicht von hinten

Abb. 5.62: M. semibrembanosus

Abb. 5.63: Innervation von M. biceps femoris, M. semitendinosus und M. semibrembanosus

Bewegungsausmaß 0–135°.

Tabelle 5.9: An der Knieflexion beteiligte Muskeln

Muskel	Ursprung	Ansatz

192. M. biceps femoris
• Caput longum
 	
• Caput breve
	• Tuber ischiadicum,
	  Ligamentum sacrotuberale
	• mittleres Drittel der lateralen
	  Lippe der Linea aspera,
	  Condylus lateralis femoris
		Caput fibulae, Condylus
		lateralis tibiae

193. M. semitendinosus	Tuber ischiadicum	• mediale Tibiafläche • Pes anserinus superficialis
194. M. semibrembanosus	Tuber ischiadicum	• Condylus medialis tibiae • Condylus lateralis femoris • Pes anserinus profundus

Es gibt drei grundlegende Tests für die ischoiocrurale Muskulatur auf den Stufen 5 und 4. Der Untersucher sollte zuerst alle drei ischoiocruralen Muskeln zusammen testen. Der Fuß ist dabei in Mittelstellung. Nur bei Abweichungen, Asymmetrie in der Bewegung oder wenn der Untersucher Zweifel hegt, müssen die medialen und lateralen ischoiocruralen Muskeln getrennt getestet werden.

Gesamte ischoiocruralen Muskeln: Stufe 5, 4 und 3

Ausgangsstellung des Patienten

Bauchlage mit ausgestreckten Beinen. Die Zehen hängen über die Bankkante. Der Test kann bei ungefähr 45° Knieflexion beginnen (Abb. 5.64).

Ausgangsstellung des Therapeuten

Im Stand neben dem zu testenden Bein. Die Abbildung zeigt eine falsche Stellung, um die Testaktivität nicht zu verdecken. Die widerstandgebende Hand wird um die dorsale Fläche des Beines oberhalb vom Sprunggelenk gelegt (Abb. 5.64). Widerstand wird für die Stufen 5 und 4 in Richtung Knieextension gegeben.

Test

Die andere Hand wird auf die Sehnen der ischoiocruralen Muskulatur auf der dorsalen Oberschenkelseite gelegt (nach Wahl).

Anweisung für den Patienten

Der Patient flektiert das Knie unter Beibehaltung der neutralen Rotationsstellung.

„Beugen Sie Ihr Knie. Halten Sie. Lassen Sie nicht zu, daß ich es strecke."

Mediale ischoiocruralen Muskeln (Mm. semitendinosus und membranosus): Stufe 5, 4 und 3

Ausgangsstellung des Patienten

Bauchlage mit weniger als 90° flektiertem Knie. Das Bein ist nach innen rotiert, die Zehen zeigen zur Mittellinie.

Ausgangsstellung des Therapeuten

Die Widerstand gebende Hand umfaßt das Bein am Sprunggelenk. Widerstand wird diagonal nach unten und außen in Richtung Knieextension gegeben (Abb. 5.65).

Test

Der Patient flektiert das Knie unter Beibehaltung der Innenrotation des Beines. Die Ferse zeigt zum Untersucher hin, die Zehen zur Mittellinie.

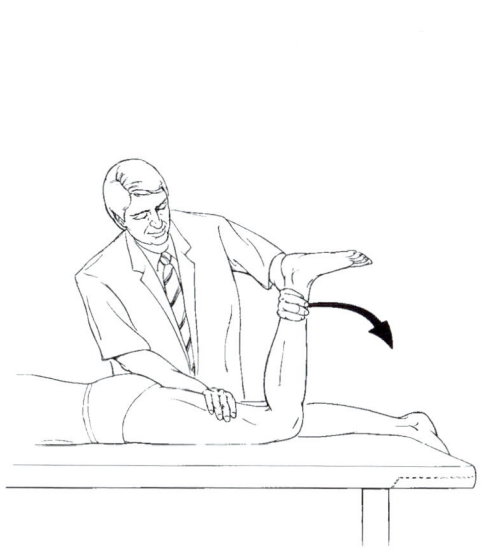 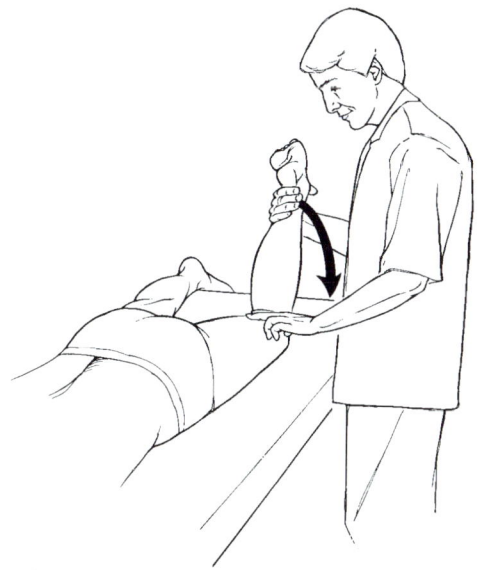

Abb. 5.64: Test der gesamten ischoiocruralen Muskeln bei der Knieflexion für die Stufen 5 bis 3. Die Abbildung zeigt eine falsche Stellung, um die Testaktivität nicht zu verdecken

Abb. 5.65: Test der medialen ischoiocruralen Muskeln bei der Knieflexion für die Stufen 5 bis 3

Laterale ischoiocrurale Muskulatur (M. biceps femoris): Stufe 5, 4 und 3

Ausgangsstellung des Patienten
Bauchlage. Das Knie ist weniger als 90° flektiert, das Bein befindet sich in Außenrotation, Zehen zeigen nach lateral.

Ausgangsstellung des Therapeuten
Widerstand für Knieflexion wird am Sprunggelenk nach unten und innen gegeben (Abb. 5.66).

Bewertung
Stufe 5: Widerstand ist maximal. Die Endstellung der Knieflexion (ca. 90°) wird gehalten.

Stufe 4: Die Endstellung der Knieflexion kann gegen starken bis mäßigen Widerstand gehalten werden.

Stufe 3: Die Endposition kann gehalten werden, jedoch ohne Widerstand (Abb. 5.67).

Stufe 2

Ausgangsstellung des Patienten
Seitenlage. Die zu testende, oben liegende Bein wird durch den Untersucher unterstützt. Das unten liegende Bein ist flektiert, um zu stabilisieren.

Ausgangsstellung des Therapeuten
Im Stand hinter dem Patienten in Kniehöhe. Ein Arm umfaßt den Oberschenkel. Mit einer Hand wird das Knie medial unterstützt. Die andere Hand unterstützt am Sprunggelenk, oberhalb des Malleolus (Abb. 5.68).

Test
Der Patient flektiert das Knie durch das vorhandene Bewegungsausmaß.

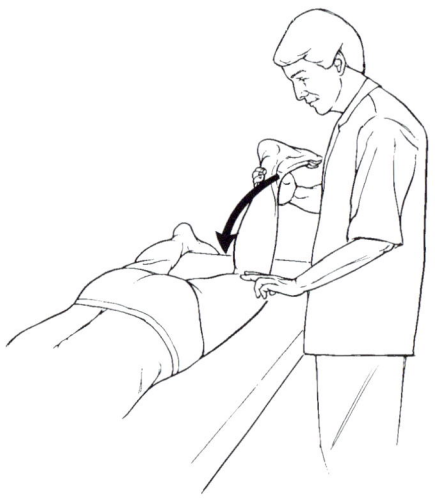

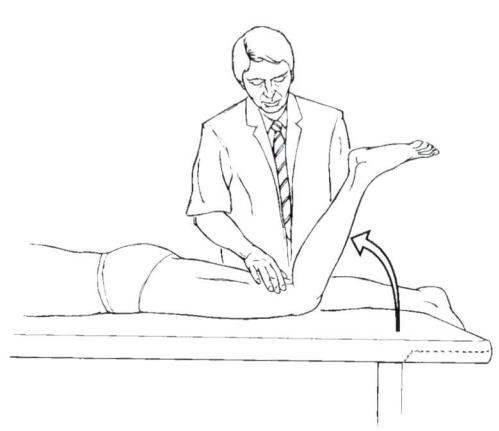

Abb. 5.66: Test der ilateralen schoiocruralen Muskula-tur bei der Knieflexion für die Stufen 5 und 4

Abb. 5.67: Test der ilateralen schoiocruralen Muskula-tur bei der Knieflexion für die Stufe 3

Anweisung für den Patienten	„Beugen Sie Ihr Knie."
Bewertung	**Stufe 2**: Das vorhandene Bewegungsausmaß wird in Seitenlage vollzogen.

Stufe 1 und 0

Ausgangsstellung des Patienten	Bauchlage. Die Beine sind gestreckt, die Zehen hängen über die Bankkante. Das Knie ist leicht gebeugt und wird vom Untersucher unterstützt.
Ausgangsstellung des Therapeuten	Im Stand neben dem zu testenden Bein auf Kniehöhe. Eine Hand unterstützt das flektierte Bein am Sprunggelenk (Abb. 5.69). Die andere Hand palpiert die medialen und lateralen Sehnen der ischoiocruralen Muskulatur knapp oberhalb des Kniegelenkes auf der Dorsalseite.

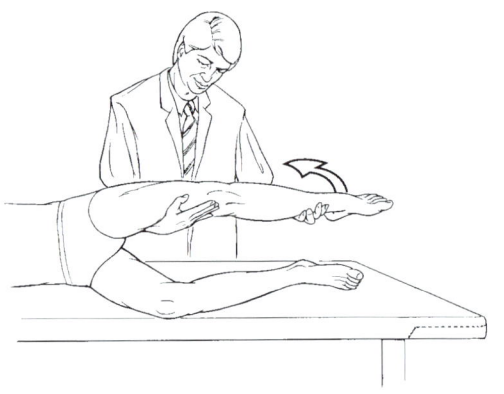

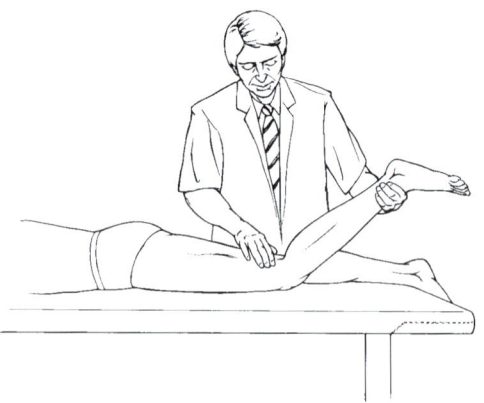

Abb. 5.68: Test der ischoiocruralen Muskeln bei der Knieflexion für die Stufe 2

Abb. 5.69: Test der ischoiocruralen Muskeln bei der Knieflexion für die Stufen 1 und 0

Test	Der Patient versucht, das Knie zu flektieren.
Anweisung für den Patienten	„Versuchen Sie, Ihr Knie zu beugen."
Bewertung	**Stufe 1**: Die Sehnen treten hervor, es erfolgt aber keine sichtbare Bewegung.
	Stufe 0: keine palpable Kontraktion der Muskulatur, Sehnen treten nicht hervor.

Kompensationen bei schwachen ischoiocruralen Muskeln

1. Kompensation durch Hüftflexion.
Der auf dem Bauch liegende Patient flektiert eventuell die Hüfte, um die Knieflexion einzuleiten. Das Gesäß hebt sich auf der Testseite leicht an, während die Hüfte flektiert, und es scheint, als würde der Patient etwas in Rückenlage rollen (Abb. 5.70).
2. Kompensation durch den M. sartorius.
Der M. sartorius versucht eventuell, die Knieflexionsbewegung zu unterstützen. Dies verursacht ebenfalls eine Flexion und Außenrotation der Hüfte. Die Knieflexion ist einfacher auszuführen, wenn die Hüfte nach außen rotiert ist, weil das Bein dann nicht vertikal gegen die Schwerkraft angehoben wird.
3. Kompensation durch den M. gracilis.
Aktivität des M. gracilis bewirkt eine Hüftadduktionsbewegung.
4. Kompensation durch den M. gastrocnemius.
Der Patienten darf keine starke Plantarflexionsbewegung ausführen, um die Knieflexion mit dem M. gastrocnemius zu kompensieren.

Nützliche Hinweise

1. Wenn der M. biceps femoris stärker als die mediale ischiocrurale Muskulatur ist, rotiert das Bein während der Knieflexion nach außen. In ähnlicher Weise rotiert das Bein während der Knieflexion nach innen, wenn die Mm. semimembranosus und tendinosus die stärkeren Komponenten sind. In diesem Fall und wenn Asymmetrie zu beobachten ist, müssen die medialen und lateralen ischoiocruralen Muskeln separat getestet werden.

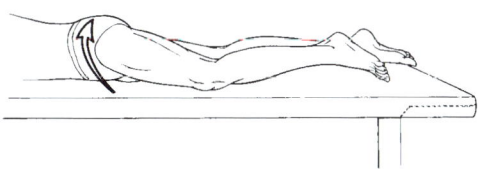

Abb. 5.70: Kompensation bei der Knieflexion

2. Bei Schwäche des M. gastrocnemius (der M. gastrocnemius assistiert der Knieflexion) kann für die Tests der Stufen 3 und 2 das Knie zur Beginn des Tests in 10° Flexion gebracht werden.
3. Wenn die Hüfte in der Endstellung der Knieflexion beugt, sollte die Spannung des M. rectus femoris überprüft werden, weil sie das Ausmaß an Knieflexion begrenzt.

5.10 Extension des Knies

Hauptmuskel: M. quadriceps femoris.

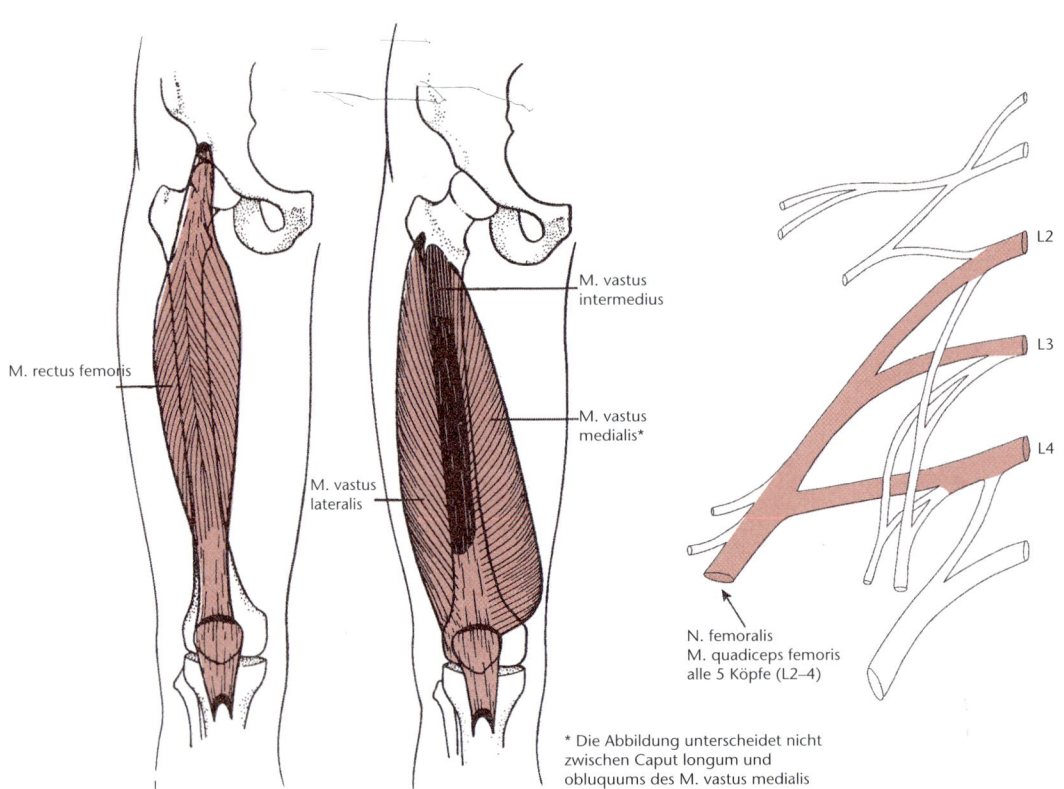

Abb. 5.71: M. rectus femoris, Ansicht von vorne

* Die Abbildung unterscheidet nicht zwischen Caput longum und obluquums des M. vastus medialis

Abb. 5.72: M. vastus intermedius, medialis und lateralis, Ansicht von vorne

Abb. 5.73: Innervation des M. quadriceps femoris

Bewegungsausmaß 135–0°. Das Knie kann 10 ° Grad hyperextendiert werden.

Tabelle 5.10: An der Knieextension beteiligte Muskeln

Muskel	Ursprung	Ansatz
196. M. rectus femoris	• Spina iliaca anterior inferior • Sulcus supra-acetabularis	Basis der Patella
198. M. vastus intermedius	vordere und laterale Femurfläche	Basis der Patella
197. M. vastus lateralis	• Linea aspera des Femur • Trochanter major • Linea intertrochanterica	laterale Patella
199. M. vastus medialis longus	• Linea aspera des Femur • Linea intertrochanterica • Sehnen der Mm. adductor magnus und longus	mediale Patella
200. M vastus medialis obliquus	• Linea aspera des Femur • Linea supracondylaris • Sehne des M. adductor magnus	Patella

Die Muskeln des M. quadriceps femoris werden als funktionelle Gruppe gemeinsam getestet. Bei manuellen Muskeltests können die einzelnen Muskeln nicht von einander getrennt werden. Der M. rectus femoris wird beim Testen der Hüftflexion von den anderen Muskeln des M. quadriceps isoliert.

Stufe 5, 4 und 3

Ausgangsstellung des Patienten

An der Bankkante sitzend. Ein Keil oder Lagerungskissen sollte unter den distalen Oberschenkel geschoben werden, um den Femur waagerecht zu halten. Ein erfahrener Untersucher kann mit seiner Hand die Polsterung unter dem Oberschenkel ersetzen (Abb. 5.74). Die Hände liegen seitlich an der Bankkante oder umfassen diese, um zu stabilisieren. Der Patient darf sich etwas nach hinten lehnen, um die Spannung der ischiocruralen Muskulatur zu mindern.

Der Patient sollte das Knie nicht hyperextendieren, da es in dieser Position blockieren kann.

Ausgangsstellung des Therapeuten

Im Stand auf der Seite des zu testenden Beines. Die Widerstand gebende Hand wird über die ventrale Fläche distal am Bein angelegt, direkt oberhalb vom Sprunggelenk. Für die Stufen 5 und 4 wird Widerstand nach unten Richtung Boden in Richtung Knieflexion gegeben.

Test

Der Patient extendiert das Knie durch das vorhandene Bewegungsausmaß, jedoch nicht über 0° hinaus.

Anweisung für den Patienten

„Strecken Sie Ihr Knie. Halten Sie! Lassen Sie nicht zu, daß ich es beuge."

Bewertung

Stufe 5: Der Patient hält die Endstellung gegen maximalen Widerstand. Die meisten Physiotherapeuten können die Haltearbeit normaler Knieextensoren nicht überwinden.

Stufe 4: Die Endstellung wird gegen starken bis mäßigen Widerstand gehalten.

Stufe 3: Der Patient bewegt über das vorhandene Bewegungsausmaß und hält die Endposition, jedoch ohne Widerstand (Abb. 5.75).

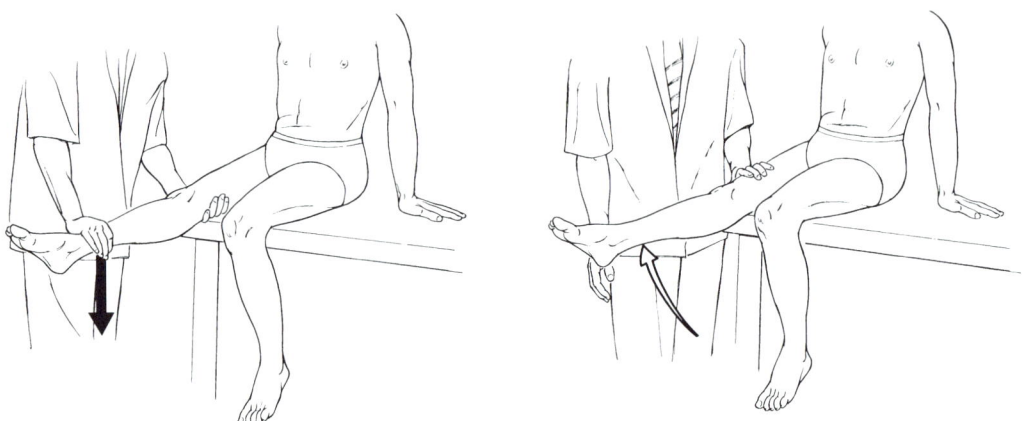

Abb. 5.74: Test der Knieextension für die Stufen 5 und 4   Abb. 5.75: Test der Knieextension für die Stufe 3

Stufe 2

Ausgangsstellung des Patienten	Seitenlage. Das zu testenden Bein liegt oben. Das unten liegende Bein muß flektiert werden, um zu stabilisieren. Das zu testende Bein wird in ca. 90° Knieflexion gehalten. Die Hüfte sollte vollständig extendiert sein.
Ausgangsstellung des Therapeuten	Im Stand hinter dem Patienten auf Kniehöhe. Ein Arm umfaßt das zu testende Bein am Oberschenkel, so daß die Hand die Unterseite des Knies unterstützt (Abb. 5.76), während die andere Hand das Bein direkt oberhalb vom Malleolus hält.
Test	Der Patient extendiert das Knie durch das vorhandene Bewegungsausmaß. Der Therapeut assistiert die Bewegung nicht und gibt keinen Widerstand gegen die willkürliche Bewegung des Patienten, wenn er die Extremität unterstützt. Dies ist ein Teil der Kunst des Muskeltestens, der erworben werden muß.
Anweisung für den Patienten	„Strecken Sie Ihr Knie."
Bewertung	**Stufe 2**: Das vorhandene Bewegungsausmaß wird vollzogen.

Stufe 1 und 0

Ausgangsstellung des Patienten	Rückenlage.
Ausgangsstellung des Therapeuten	Im Stand neben dem zu testenden Bein in Kniehöhe. Die palpierende Hand faßt die Quadrizepssehne direkt oberhalb des Knies vorsichtig zwischen Daumen und Finger. Der Untersucher kann die Patellarsehne auch mit zwei oder vier Fingern gerade unterhalb des Knies palpieren (Abb. 5.77).

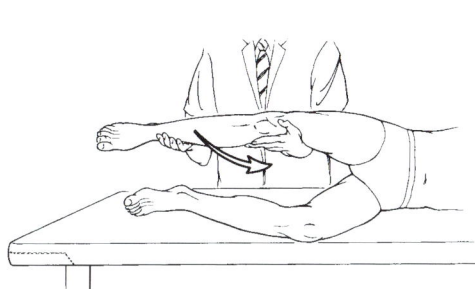

Abb. 5.76: Test der Knieextension für Stufe 2

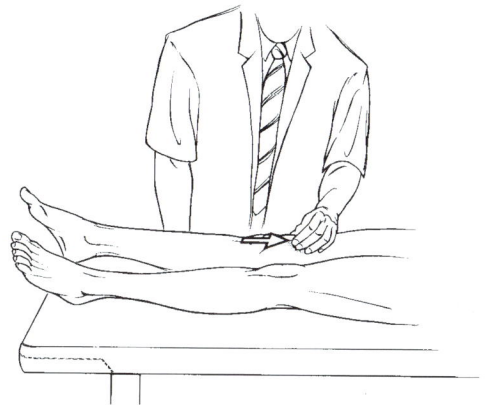

Abb. 5.77: Test der Knieextension für die Stufen 1 und 0

Test	Der Patient versucht, das Knie zu extendieren. Alternativ kann der Therapeut eine Hand unter das leicht flektierte Knie legen. Entweder werden der M. quadriceps oder die Patellasehne palpiert, während der Patient versucht, das Knie zu extendieren.
Anweisung für den Patienten	„Drücken Sie Ihre Kniekehle nach unten gegen die Bank." Oder: „Ziehen Sie Ihre Kniescheibe nach oben".
Bewertung	Aternativer Test: „Drücken Sie Ihre Kniekehle gegen meine Hand."
	Stufe 1: Kontraktion des Muskels kann durch die Sehne palpiert werden. Es kommt jedoch zu keiner Gelenkbewegung.
	Stufe 0: keine tastbare kontraktile Aktivität.

Kompensation

Der Patient befindet sich in Seitenlage wie beim Test der Stufe 2. Eventuell kompensieren die Hüftinnenrotatoren den M. quadriceps, wobei das Knie in Extension fällt.

Nützliche Hinweise

Kenntnisse über das Bewegungsausmaß der ischoiocruralen Muskulatur des Patienten sind Voraussetzung, wenn die Stärke der Knieextension getestet werden soll. Das Bewegungsausmaß beim Anheben des gestreckten Beines (straight leg raise = SLR) zeigt die optimale Position für das Testen der Knieextension im Sitzen. Je geringer das Bewegungsausmaß beim Anheben des gestreckten Beines (SLR) im Sitz an der Bankkante für die Stufen 5, 4 und 3 ist, desto weiter neigt sich der Rumpf nach hinten. Das Ausmaß des SLR zeigt dem Untersucher ebenfalls das „vorhandene Bewegungsausmaß" an, das für den Patienten bei Tests in Seitenlage noch angenehm ist.

5.11 Plantarflexion des oberen Sprunggelenks

Hauptmuskeln: Mm. gastrocnemius und soleus.

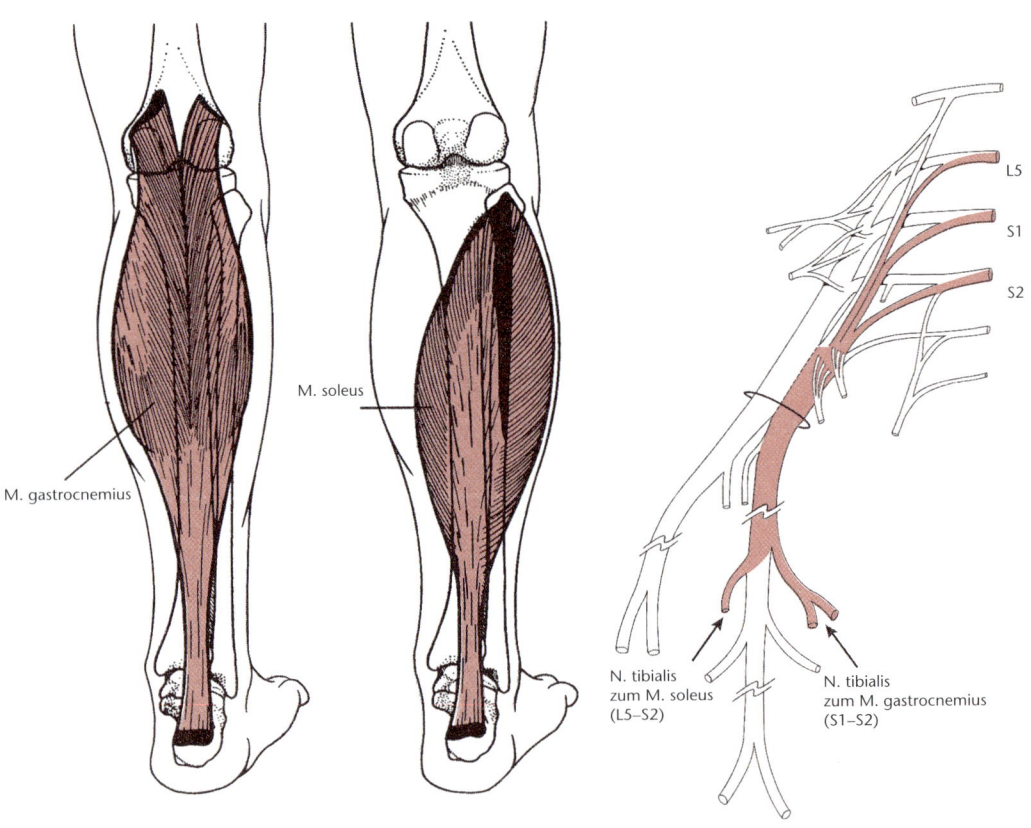

Abb. 5.78: Mm. gastrocnemius, Ansicht von hinten

Abb. 5.79: Mm. soleus, Ansicht von hinten

Abb. 5.80: Innervation von Mm. gastrocnemius und soleus

Bewegungsausmaß   0–45°.

Tabelle 5.11: An der Plantarflexion des oberen Sprunggelenkes beteiligten Muskeln

Muskel	Ursprung	Ansatz
205. M. gastrocnemius		
• medialer Kopf	• Condylus medialis femoris, Facies poplitea	Achillessehne am Tuber calcanei
• lateraler Kopf	• Condylus lateralis femoris	
206. M. soleus	• Kopf und oberes dorsales Drittel der Fibula	Achillessehne am Tuber calcanei
	• Linea M. solei tibiae	

5.11.1 Plantarflexion des oberen Sprunggelenks mit M. gastro-cnemius und M. soleus

Stufe 5, 4 und 3

Ausgangsstellung des Patienten	Der Patient steht auf dem zu testenden Bein mit extendiertem Knie. U.U. muß er sich abstützen. Dabei sollte er nicht mehr als einen oder zwei Finger auf den Tisch oder auf eine andere Fläche setzen, um das Gleichgewicht zu halten (Abb. 5.81).
Ausgangsstellung des Therapeuten	Im Stand oder im Sitzen mit Blick von lateral auf das zu testende Bein.
Test	Der Patient hebt gleichmäßig und durch das volle Bewegungsausmaß der Plantarflexion seine Ferse vom Boden ab.
Anweisung für den Patienten	Der Therapeut macht die korrekte Bewegung vor. „Stellen Sie sich auf Ihr rechtes Bein. Erheben Sie sich auf die Zehenspitzen; jetzt absenken. Wiederholen Sie diese Bewegung 20mal." Der Test wird für das linke Bein wiederholt.
Bewertung	**Stufe 5**: Der Patient hebt seine Ferse mindestens 20mal durch das volle Bewegungsausmaß, ohne eine Pause zu machen und ohne zu ermüden. 20mal die Ferse anheben entspricht 60% der maximalen elektromyographischen Aktivität der Plantarflexoren.[1]

Stufe 4: Die Stufe 4 wird erteilt, wenn der Patient zwischen 10 und 19mal die Ferse anhebt, ohne zu ermüden und ohne zwischen den Wiederholungen zu pausieren. Stufe 4 wird nur dann erteilt, wenn der Patient alle Wiederholungen korrekt ausführt. Ein Fehler bei einer der Ausführungen hat eine Minderung der Bewertung um mindestens eine Stufe zur Folge.

Stufe 3: Der Patient hebt die Ferse in 1–9 Wiederholungen ohne Pause oder Ermüdung an. Wenn der Patient nicht wenigstens einmal im Stand die Ferse vom Boden durch das volle Bewegungsausmaß anheben kann, muß geringer als 3 bewertet werden. Falls der Test aus irgendwelchen Gründen nicht im Stehen ausgeführt werden kann, hat unabhängig vom Widerstand die Bewertung geringer als 3 auszufallen.

Test im Stand: Stufe 2

Ausgangsstellung des Patienten	Mit gestrecktem Knie auf dem zu testenden Bein stehend. Zwei Finger werden aufgestützt, um das Gleichgewicht zu halten.
Ausgangsstellung des Therapeuten	Im Stand oder im Sitzen seitlich vom zu testenden Bein.
Test	Der Patient versucht, die Ferse durch das volle Bewegungsausmaß an Plantarflexion vom Boden anzuheben (Abb. 5.82).
Anweisung für den Patienten	„Stellen Sie sich auf Ihr rechtes Bein. Versuchen Sie, auf den Zehenspitzen zu stehen." Der Test wird für das linke Bein wiederholt.
Bewertung	**Stufe 2+**: Der Patient kann die Ferse lediglich vom Boden lösen, erreicht jedoch nicht die Endstellung des Tests auf den Zehen. Dies ist eine der

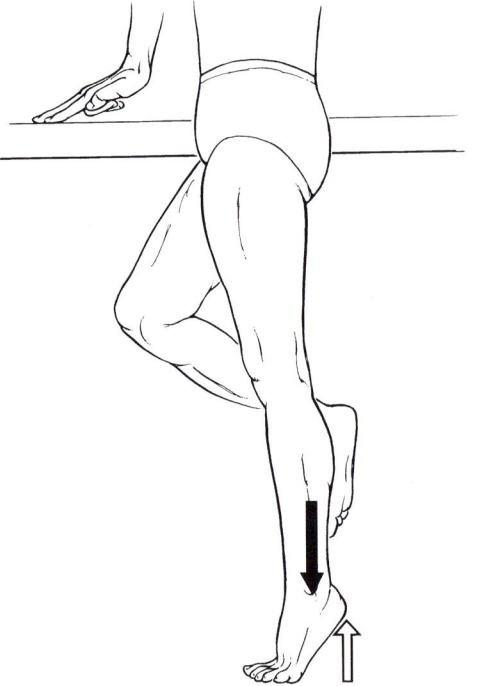

Abb. 5.81: Test der Plantarflexion des oberen Sprung-gelenks mit M. gastrocnemius und M. soleus für die Stufen 5 bis 3

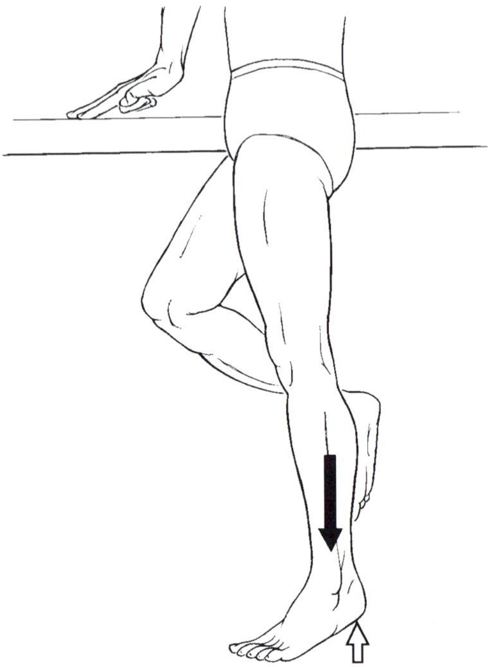

Abb. 5.82: Test der Plantarflexion des oberen Sprung-gelenks mit M. gastrocnemius und M. soleus für die Stufe 2+ im Stand

seltenen Ausnahme für eine Bewertung mit 2+. Im Stand gibt es keine Stufe 2.

Test in Bauchlage: Stufe 2

Ausgangsstellung des Patienten	Bauchlage, die Zehen hängen über die Bankkante.
Ausgangsstellung des Therapeuten	Im Stand am Bankende vor dem Fuß, der getestet wird. Eine Hand um-faßt das zu testende Bein direkt oberhalb vom Sprunggelenk (Abb. 5.83). Der Handballen und die Handinnenfläche, die Widerstand geben, wer-den in Höhe der Metatarsalköpfchen auf die plantare Fußfläche gelegt.
Test	Der Patient bewegt das Sprunggelenk in Plantarflexion durch das vorhan-dene Bewegungsausmaß. Manueller Widerstand wird nach unten und vorn in Richtung Dorsalflexion gegeben.
Bewertung	**Stufe 2+**: Das Ausmaß an Plantarflexion wird vollzogen und gegen maxi-malen Widerstand gehalten.
	Stufe 2: Der Patient bewegt über das Ausmaß an Plantarflexion, jedoch ohne Widerstand.
	Stufe 2–: Der Patient bewegt über nur einen Teil der Bewegungsbahn.

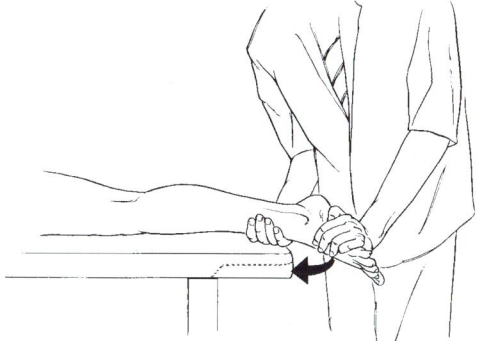
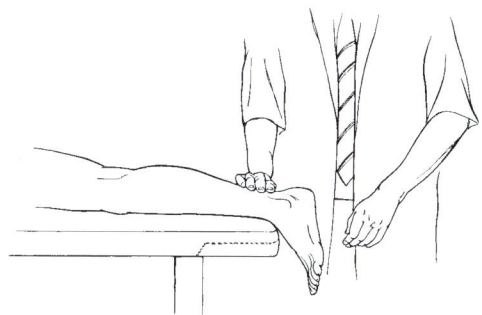

Abb. 5.83: Test der Plantarflexion des oberen Sprunggelenks mit M. gastrocnemius und M. soleus für die Stufe 2 in Bauchlage

Abb. 5.84: Test der Plantarflexion des oberen Sprunggelenks mit M. gastrocnemius und M. soleus für die Stufen 1 und 0

Stufe 1 und 0

Ausgangsstellung des Patienten

Bauchlage. Die Zehen hängen über die Bankkante.

Ausgangsstellung des Therapeuten

Im Stand am Bankende vor dem zu testenden Fuß. Eine Hand palpiert die Aktivität von M. gastrocnemius und soleus durch Feststellung der Spannung der Achillessehne direkt oberhalb vom Calcaneus (Abb. 5.84). Die Muskelbäuche der beiden Muskeln können ebenfalls palpiert werden (nicht abgebildet).

Test

Der Patient versucht, das Sprunggelenk plantar zu flektieren.

Anweisung für den Patienten

„Strecken Sie Ihre Zehen nach unten wie eine Spitzentänzerin."

Bewertung

Stufe 1: Die Sehne zeigt leichte Kontraktion an, es kommt jedoch zu keiner Gelenkbewegung. Kontraktion kann eventuell im Bereich der Muskelbäuche palpiert werden.

Am besten läßt sich der M. gastrocnemius im mittleren Bereich der Wade mit dem Daumen und den Fingern auf jeder Seite der Mittellinie, jedoch oberhalb vom M. soleus palpieren. Der M. soleus wird am besten auf der dorsalen, lateralen Fläche der Wade im distalen Anteil palpiert. Bei den meisten Menschen mit einer Bewertung von 3 oder besser können beim Testen der Plantarflexion beide Muskeln aufgrund ihrer deutlichen Konturen beobachtet und unterschieden werden.

Stufe 0: keine spürbare Kontraktion.

5.11.2 Plantarflexion des oberen Sprunggelenks nur durch M. soleus

Alle Plantarflexoren sind in sämtlichen Testpositionen aktiv, so daß eine echte Isolierung des M. soleus nicht möglich ist. Bei Tests im Stand mit flektiertem Bein wird die Aktivität des M. gastrocnemius um 70% reduziert.[2] Der Test zur „Isolierung" des M. soleus sollte unter diesem Vorbehalt betrachtet werden.

Ausgangsstellung des Patienten

Stufe 5, 4 und 3

Im Stand auf dem zu testenden Bein mit flektiertem Knie (Abb. 5.85). Abstützen mit ein oder zwei Fingern zur Verbesserung des Gleichgewichtes ist erlaubt.

Ausgangsstellung des Therapeuten

Neben dem Patienten stehend oder sitzend, mit guter Sicht auf das zu testende Bein.

Test

Der Patient hebt die Ferse vom Boden durch das volle Bewegungsausmaß. Das Knie bleibt dabei flektiert (Abb. 5.85). Die Bewegung muß 20mal korrekt und ohne Pause oder erhebliche Ermüdung durchgeführt werden.

Anweisung für den Patienten

Der Therapeut zeigt die Testposition und -bewegung. „Stellen Sie sich mit gebeugtem Knie auf Ihr rechtes Bein. Lassen Sie Ihr Knie gebeugt und erheben Sie sich mindestens 20mal auf die Zehenspitzen und senken Sie wieder ab." Der Test wird für das linke Bein wiederholt.

Bewertung

Stufe 5: Der Patient führt 20 aufeinander folgende Bewegungen über das volle Bewegungsausmaß durch, ohne Pause oder Hinweis auf Ermüdung.

Stufe 4: Der Patient führt ohne Pause zwischen 10 und 19 korrekt ausgeführte Bewegungen durch.

Stufe 3: Der Patient führt mit flektiertem Knie zwischen 1 und 9 korrekt ausgeführte Bewegungen durch. Wenn der Patient nicht alle Bewegungen durch das volle Bewegungsausmaß vollziehen kann, muß unter 3 bewertet werden. Wenn der Patient aus irgend einem Grund für die Teststufe 3 nicht stehen kann, darf nicht höher als 2 bewertet werden.

Ausgangsstellung des Patienten

Stufe 2, 1 und 0

Bauchlage, das Knie bis 90° flektiert.

Ausgangsstellung des Therapeuten

Im Stand neben dem Patienten. Widerstand wird mit dem Handballen unterhalb der Fußsohle in Richtung Dorsalflexion gegeben.

Test

Der Patient versucht, die Plantarflexion durchzuführen. Das Knie bleibt dabei flektiert.

Anweisung für den Patienten

„Strecken Sie Ihre Zehen zur Decke."

Bewertung

Stufe 2+: Das volle Bewegungsausmaß an Plantarflexion wird gegen maximalen Widerstand vollzogen.

Stufe 2: Das volle Bewegungsausmaß an Plantarflexion kann ohne Widerstand vollzogen werden.

Stufe 2–: Nur ein Teil der Bewegungsbahn wird mit flektiertem Knie vollzogen.

Stufen 1 und 0: Eine palpable Kontraktion der Achillessehne ist bei Stufe 1 gegeben. Bei Stufe 0 gibt es keine spürbare Kontraktion.

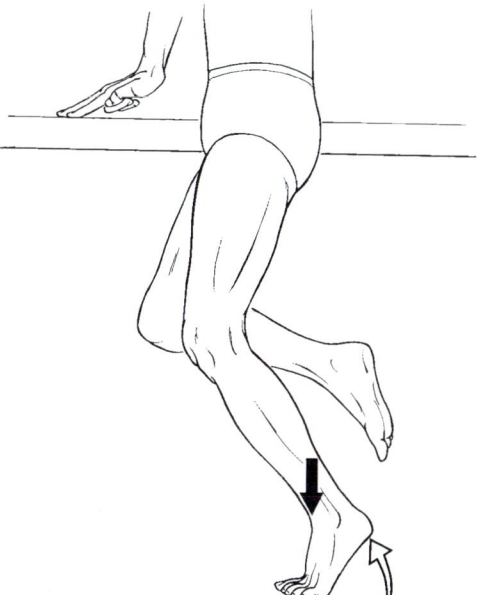

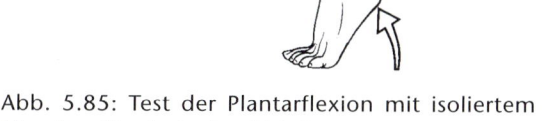

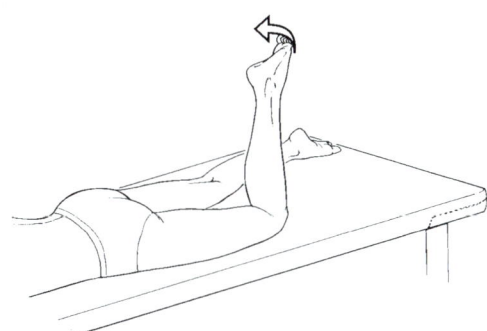

Abb. 5.85: Test der Plantarflexion mit isoliertem M. soleus für die Stufen 5 bis 3

Abb. 5.86: Kompensation beim Testen der Plantarflexion durch die Mm. flexor hallucis longus und flexor digitorum longus

---

Kompensation beim Testen der Plantarflexion

1. Durch die Mm. flexor hallucis longus und flexor digitorum longus. Wenn die Zehenflexoren kompensieren, wird die Plantarflexion des Vorfußes von einer unvollständigen Bewegung des Calcaneus begleitet (Abb. 5.86).
2. Durch die Mm. peronaeus longus und brevis.
Wenn diese Muskeln für die Mm. gastrocnemius und soleus kompensieren, bringen sie den Fuß in Pronation.
3. Durch den M. tibialis posterior.
Kompensation der Hauptmuskeln für Plantarflexion durch den M. tibialis posterior führt den Fuß während der Bewegung in Supination.
4. Durch die Mm. tibialis posterior, peronaeus longus und peroneus brevis. Kompensation durch diese drei Muskeln bringt den Vorfuß anstelle des Sprunggelenks in Plantarflexion.

Nützliche Hinweise

1. Wenn der Patient aus irgend einem Grund nicht auf dem Bauch liegen kann, kann alternativ in Rückenlage ohne Einwirkung der Schwerkraft getestet werden. Die höchste Bewertung darf in diesem Fall 2+ nicht übersteigen.
2. Wenn der Patient den Test im Stand nicht ausführen kann, jedoch einen stabilen Vorfuß hat, wird Widerstand mit dem Unterarm gegen den

Vorfuß gegeben. Die Ferse wird mit der Hand desselben Armes umfaßt und das Sprunggelenk in Dorsalflexion gedrückt. Die höchste Bewertung ist in diesem Fall 2+.

3. Für die Tests im Stand müssen die Mm. tibialis posterior, peronaeus longus und brevis Stufe 5 oder 4 haben, um den Vorfuß zu stabilisieren und den Zehenstand zu halten.

4. Es ist unbedingt zu beachten, daß sich der Patient beim Testen des Zehenstandes aufrecht hält. Wenn die Testperson sich nach vorn neigt, kann sich dadurch die Ferse lösen, was das Ergebnis verfälscht.

5. Beim isolierten Test des M. soleus wird das Knie flektiert, um die Köpfe des M. gastrocnemius zu entspannen, die über das Kniegelenk ziehen.

5.12 Dorsalflexion und Supination des Fußes

Hauptmuskel: M. tibialis anterior.

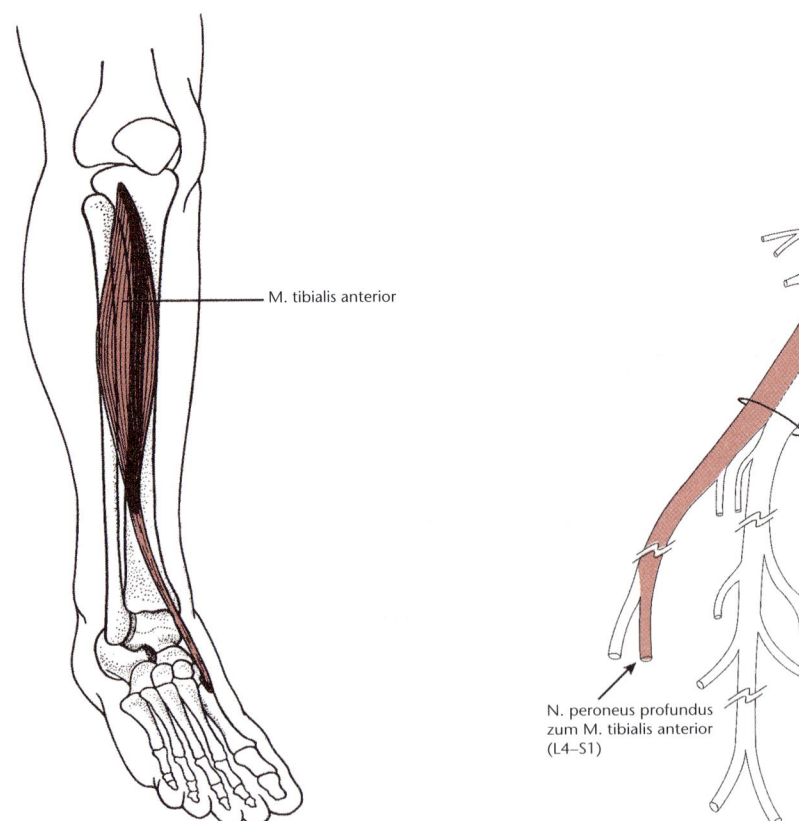

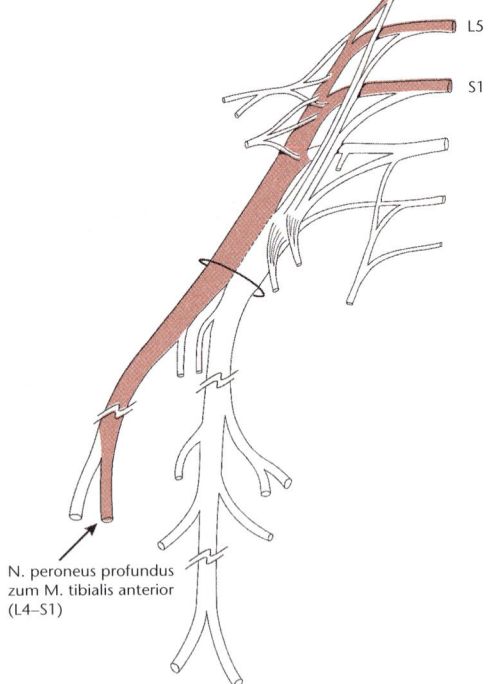

Abb. 5.87: M. tibialis anterior, Ansicht von vorne

Abb. 5.88: Innervation des M. tibialis anterior

Bewegungsausmaß   0–20°.

Tabelle 5.12: An der Dorsalflexion und Inversion des Fußes beteiligte Muskeln

Muskel	Ursprung	Ansatz
203. M. tibialis anterior	Condylus lateralis tibiae und proximale $^2/_3$ der Facies lateralis tibiae	• Os cuneiforme mediale • Os metatarsale I

Stufen 5– 0

Ausgangsstellung des Patienten

Sitz an der Bankkante. Alternativ Rückenlage.

Ausgangsstellung des Therapeuten

Sitz auf einem Hocker vor dem Patienten. Dessen Fuß liegt auf dem Oberschenkel des Untersuchers. Für die Stufen 5 und 4 wird eine Hand um die dorsale Fläche des Beines direkt oberhalb der Malleolen gelegt (Abb. 5.89). Die Widerstand gebende Hand wird für dieselben Teststufen auf den dorsalen und medialen Teil des Fußes gelegt (Abb. 5.89).

Test

Der Patient bringt den Fuß in Dorsalflexion und Supination. Die Zehen bleiben entspannt.

Anweisung für den Patienten

„Führen Sie Ihren Fuß nach oben und nach innen. Halten Sie. Lassen Sie nicht zu, daß ich ihn nach unten drücke."

Bewertung

Stufe 5: Das volle Bewegungsausmaß wird vollzogen und gegen maximalen Widerstand gehalten.

Stufe 4: Das vorhandene Bewegungsausmaß wird gegen starken bis mäßigen Widerstand vollzogen.

Stufe 3: Das vorhandene Bewegungsausmaß wird vollzogen, die Endposition jedoch nur ohne Widerstand gehalten (Abb. 5.90).

Stufe 2: Nur ein Teil der Bewegungsbahn wird vollzogen.

Stufe 1: Der Therapeut kann leichte Kontraktion feststellen, oder die Sehne „steht hervor". Es findet keine Gelenkbewegung statt. Die Sehne des M. tibialis anterior wird etwa in Höhe des Malleolus medialis auf der ventralen medialen Fläche des Sprunggelenkes palpiert (Abb. 5.91, untere Hand). Die Kontraktion kann auf dem Muskelbauch lateral vom Schienbein palpiert werden (Abb. 5.91, obere Hand).

Stufe 0: keine spürbare Kontraktion.

Kompensation

Die Kompensation durch die Mm. extensor digitorum longus und extensor hallucis longus bewirkt gleichzeitig eine Zehenextension. Deshalb sollte der Patient die Zehen entspannt halten, so daß sie nicht in die Testbewegung einbezogen werden können.

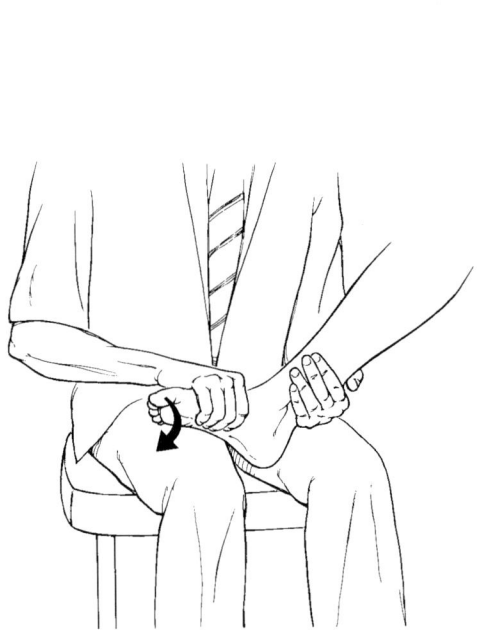

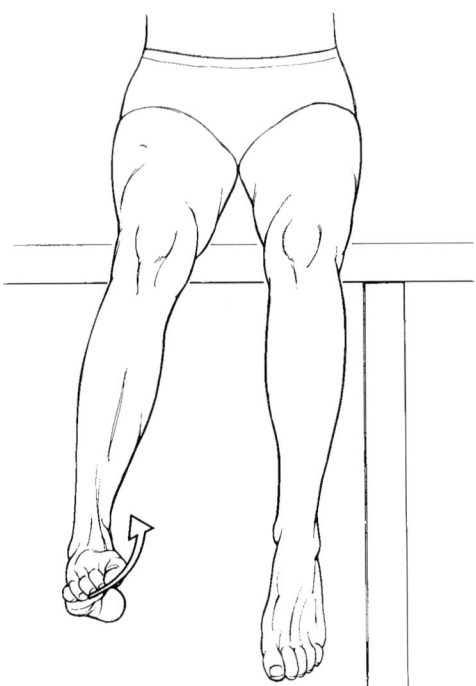

Abb. 5.89: Test der Dorsalflexion und Supination des Fußes für die Stufen 5 und 4

Abb. 5.90: Test der Dorsalflexion und Supination des Fußes für die Stufe 3

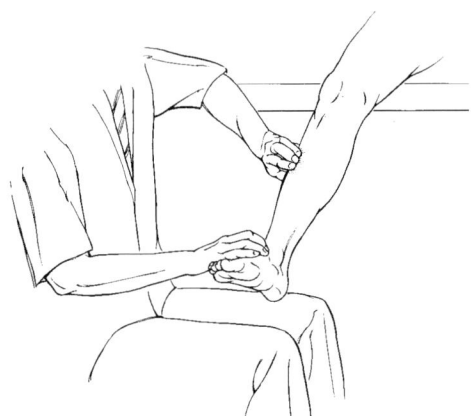

Abb. 5.91: Test der Dorsalflexion und Supination des Fußes für die Stufen 1 und 0

Nützliche Hinweise

1. Wenn für den Test der Stufe 3 die Rückenlage anstelle des Sitzes an der Bankkante gewählt wird, sollte der Therapeut den Test etwas erschweren, um die fehlende Schwerkraft auszugleichen. Z. B. kann etwas Widerstand gegeben werden, aber nicht mehr als bei Stufe 3.

2. In Rückenlage muß der Patient für die Bewertungsstufe 2 das volle Bewegungsausmaß ausführen.

5.13 Inversion des Fußes

Hauptmuskel: M. tibialis posterior.

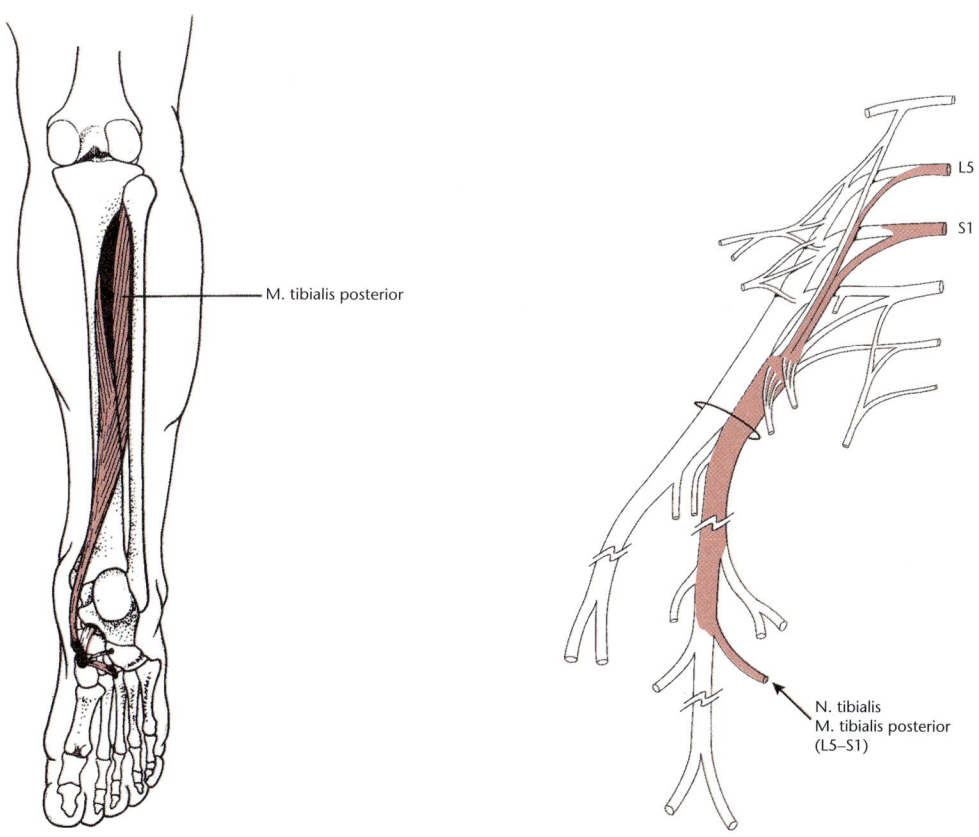

Abb. 5.92: M. tibialis posterior, Ansicht des Beines von hinten und des Fußes von plantar

Abb. 5.93: Innervation des M. tibialis posterior

Bewegungsausmaß   0–35°.

Tabelle 5.13: An der Inversion des Fußes beteiligte Muskeln

Muskel	Ursprung	Ansatz
204. M. tibialis posterior	• proximale ²/₃ der Tibia und distaler Bereich des Condylus • proximale ²/₃ der Fibula und dorsaler Bereich des Köpfchens	• Tuberositas ossis navicularis • Ausstrahlungen bis zum Calcaneus • Ossa cuneiforma

weitere Muskeln:
• 205. medialer Kopf des M. gastrocnemius
• 213. M. flexor digitorum longus
• 222. M. flexor hallucis longus

Stufen 5–2

Ausgangsstellung des Patienten

Sitz an der Bankkante, das Sprunggelenk in leichter Plantarflexion.

Ausgangsstellung des Therapeuten

Sitz auf einem niedrigen Hocker vor dem Patienten oder auf der Seite des zu testenden Beines. Eine Hand fixiert das Sprunggelenk direkt oberhalb der Malleolen (Abb. 5.94). Die Widerstand gebende Hand wird in Höhe der Metatarsalköpfchen auf die dorsale, mediale Fläche des Fußes gelegt. Widerstand wird in Richtung Pronation und leichter Dorsalflexion gegeben.

Test

Der Patient bringt den Fuß durch das vorhandene Bewegungsausmaß in Supination.

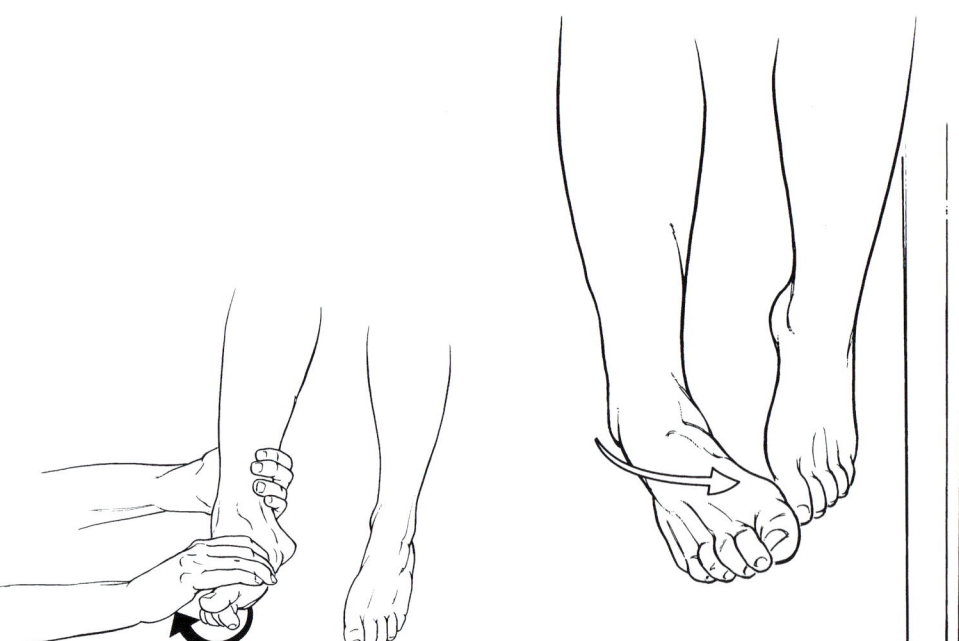

Abb. 5.94: Test der Fußinversion für die Stufen 5 und 4   Abb. 5.95: Test der Fußinversion für die Stufen 3 und 2

Anweisung für den Patienten	U.U. muß der Therapeut die Bewegung vormachen. „Drehen Sie Ihren Fuß nach unten und nach innen. Halten Sie."
Bewertung	**Stufe 5**: Der Patient bewegt über das Bewegungsausmaß und hält gegen maximale Widerstand.

Stufe 4. Der Patient bewegt über das vorhandene Bewegungsausmaß gegen starken bis mäßigen Widerstand.

Stufe 3: Der Patient führt den Fuß durch das volle Bewegungsausmaß in Supination (Abb. 5.95).

Stufe 2: Der Patient führt den Fuß nur durch einen Teil der Bewegungsbahn.

Stufe 1 und 0

Ausgangsstellung des Patienten	Sitz an der Bankkante oder Rückenlage.
Ausgangsstellung des Therapeuten	Sitz vor dem Patienten auf einem niedrigen Hocker oder stehend. Die Sehne des M. tibialis posterior wird zwischen dem Malleolus medialis und dem Os naviculare palpiert (Abb. 5.96). Alternativ kann die Sehne oberhalb vom Malleolus palpiert werden.
Test	Der Patient versucht, den Fuß in Supination zu bringen.
Anweisung für den Patienten	„Versuchen Sie, Ihren Fuß nach unten und innen zu bewegen."
Bewertung	**Stufe 1**: Die Sehne tritt hervor, wenn der Muskel geringfügig kontrahiert. Wenn Aktivität tastbar ist, ohne daß eine Bewegung stattfindet, lautet die Bewertung 1.

Stufe 0: keine spürbare Kontraktion.

Nützlicher Hinweis

Die Zehenflexoren sollten entspannt bleiben, um eine Kompensation durch den M. flexor digitorum longus und den M. flexor hallucis longus zu verhindern.

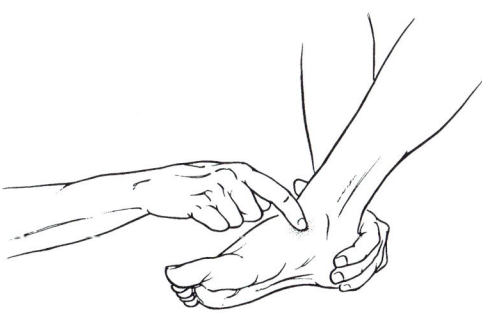

Abb. 5.96: Test der Fußinversion für die Stufen 1 und 0

5.14 Eversion des Fußes mit Plantarflexion oder Dorsalflexion

Hauptmuskeln: Mm. peronaei longus und brevis.

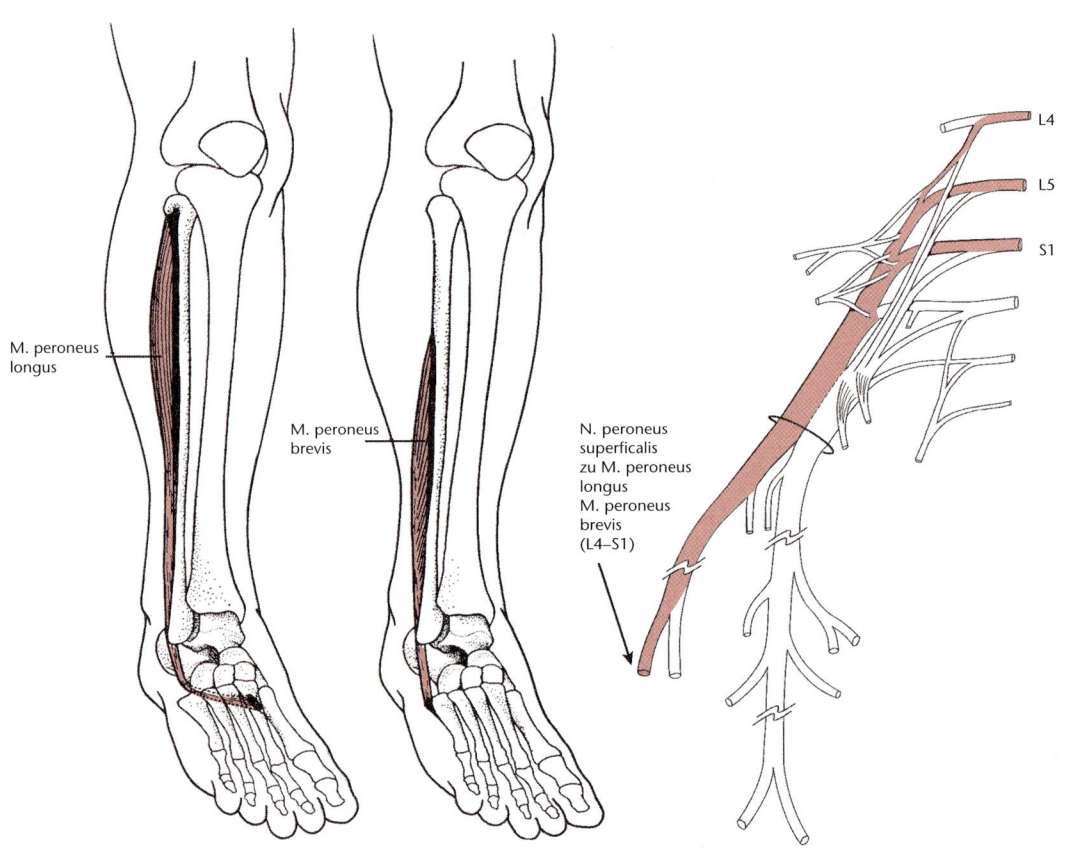

M. peroneus longus

M. peroneus brevis

N. peroneus superficalis zu M. peroneus longus M. peroneus brevis (L4–S1)

L4

L5

S1

Abb. 5.97: M. peronaeus longus, Ansicht vorne-seitlich

Abb. 5.98: M. peronaeus brevis, Ansicht vorne-seitlich

Abb. 5.99: Innervation der Mm. peronaei longus und brevis

Bewegungsausmaß   0–25°.

Tabelle 5.14: An der Eversion des Fußes beteiligte Muskeln

Muskel	Ursprung	Ansatz
208. M. peronaeus longus	• Caput fibulae und proximale $^2/_3$ der Tibia	• Tuberositas des Os metatarsale I
	• Condylus lateralis tibiae	• Os cuneiforme mediale
209. M. peronaeus brevis	distale $^2/_3$ der Fibula	Tuberositas des Os metatarsale V

weitere Muskeln:
• 210. M. peronaeus tertius
• 211. M. extensor digitorum longus

Stufen 5–0

Ausgangsstellung des Patienten

Sitz an der Bankkante, das Sprunggelenk in Neutralstellung zwischen Dorsalflexion und Plantarflexion (Abb. 5.100). Der Test kann auch in Rückenlage ausgeführt werden.

Ausgangsstellung des Therapeuten

Sitz auf einem niedrigen Hocker vor dem Patienten oder Stand am Bankende, wenn der Patient sich in Rückenlage befindet. Eine Hand fixiert das Sprunggelenk oberhalb der Malleolen. Die Widerstand gebende Hand wird um die dorsale, laterale Fläche des Vorfußes gelegt (Abb. 5.100). Widerstand wird in Richtung Supination und leichter Dorsalflexion gegeben.

Test

Der Patient bringt den Fuß in Pronation und senkt dabei das Köpfchen des Os metatarsale I bei leichter Plantarflexion.

Anweisung für den Patienten

„Drehen Sie Ihren Fuß nach unten und außen. Halten Sie. Lassen Sie nicht zu, daß ich ihn nach innen drücke."

Bewertung

Stufe 5: Der Patient bewegt über das volle Bewegungsausmaß und hält die Endposition gegen maximalen Widerstand.

Stufe 4: Der Patient bewegt über das vorhandene Bewegungsausmaß gegen starken bis mäßigen Widerstand.

Stufe 3: Der Patient bewegt über das vorhandene Bewegungsausmaß, jedoch ohne Widerstand (Abb. 5.101).

Stufe 2: Der Patient kann nur einen Teil der Pronationsbewegung ausführen.

Stufe 1 und 0

Ausgangsstellung des Patienten

Sitz an der Bankkante oder Rückenlage.

Ausgangsstellung des Therapeuten

Sitz auf einem niedrigen Hocker oder Stand an der Bankkante.

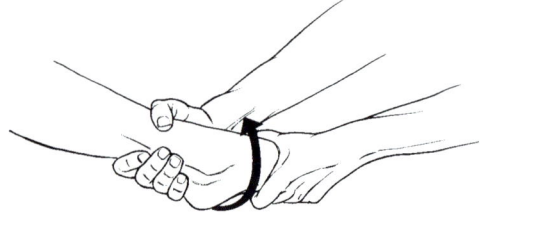

Abb. 5.100: Test der Fußinversion für die Stufen 5 und 4

Abb. 5.101: Test der Fußinversion für die Stufen 3 und 2

Der M. peronaeus longus wird auf dem oberen Drittel der lateralen Fläche des Beines knapp unterhalb des Fibulaköpfchens durch Anlegen der Finger palpiert. Die Muskelsehne kann dorsal vom Malleolus lateralis, proximal von der Basis des Os metatarsale V, palpiert werden (Abb. 5.102). Der Muskelbauch des M. peronaeus brevis kann auf der lateralen Fläche des distalen Beines über der Fibula palpiert werden.

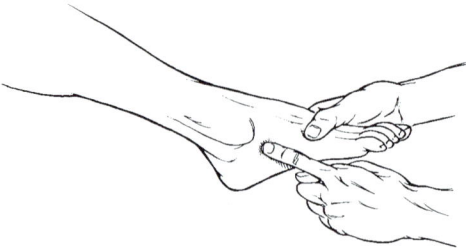

Abb. 5.102: Test der Fußinversion für die Stufen 1 und 0

Bewertung

Stufe 1: Die Palpation ermitelt Kontraktion in einem der beiden Muskeln, was eventuell die Sehne hervortreten läßt. Es erfolgt keine Bewegung.

Stufe 0: keine spürbare Kontraktion.

Isolierung des M. peronaeus longus
Widerstand wird gegen die Plantarfläche des Os metatarsele I in Richtung Supination und Dorsalflexion gegeben.

Pronation des Fußes mit Dorsalflexion
Ist der M. peronaeus tertius vorhanden, kann er getestet werden, indem der Patient aufgefordert wird, seinen Fuß in Eversion und Dorsalflexion zu bringen. Bei dieser Bewegung beteiligt sich jedoch der M. extensor digitorum longus.

Die Sehne des M. peronaeus tertius kann auf der lateralen Anteil des Fußrückens dort palpiert werden, wo die Sehne des M. extensor digitorum longus in Richtung Kleinzehe zieht.

Nützliche Hinweise

1. Die Pronation des Fußes geht entweder mit Dorsalflexion oder Plantarflexion einher. Die Zehenextensoren sind als die hauptsächlichen Hilfsmuskeln der Dorsalflexion an der Pronation beteiligt, da der M. peronaeus tertius nicht immer vorhanden ist.
2. Der M. peronaeus brevis ist der entscheidende Muskel für Pronation mit Plantarflexion, da der M. peronaeus longus primär das Metatarsalköpfchen I nach unten zieht, anstatt zu pronieren.
3. Der M. peronaeus brevis kann nicht isoliert werden, wenn beide Mm. peronaei innerviert und aktiv sind.
4. Wenn zwischen den Mm. peronaeus longus und brevis ein Kraftunterschied besteht, läßt sich der kräftigere von beiden anhand des relativen Widerstands ermitteln, der in Pronation vertragen wird, verglichen mit der Toleranz gegen Widerstand am Köpfchen des Os metatarsale I. Wird dort mehr Widerstand vertragen, ist der M. peronaeus longus stärker

5.15 Flexion der Großzehe und der Zehen im MTP-Gelenk

Hauptmuskeln: Mm. lumbricales und M. flexor hallucis brevis.

Bewegungsausmaß
- Großzehe: 0–45°
- laterale Zehen: 0–40°.

Tabelle 5.15: An der Flexion der Großzehe und des MTP-Gelenkes beteiligte Muskeln

Muskel	Ursprung	Ansatz
218. M. lumbricales	Sehnen des M. flexor digitorum longus	• medialer Rand der Grundphalangen der 2.-5. Zehe • Dorsalaponeurose
Zehen		
223. M. flexor hallucis brevis	• Os cuneiforme mediale • Lig. plantare longum • Sehne des M. tibialis posterior	• mediales Sesambein und Basis des Grundphalanx • laterales Sesambein und Basis des Grundphalanx

weitere Muskeln:
- 213. M. flexor digitorum longus
- 214. M. flexor digitorum brevis
- 216. M. flexor digiti minimi brevis
- 219., 220. Mm. interossei dorsales und plantares

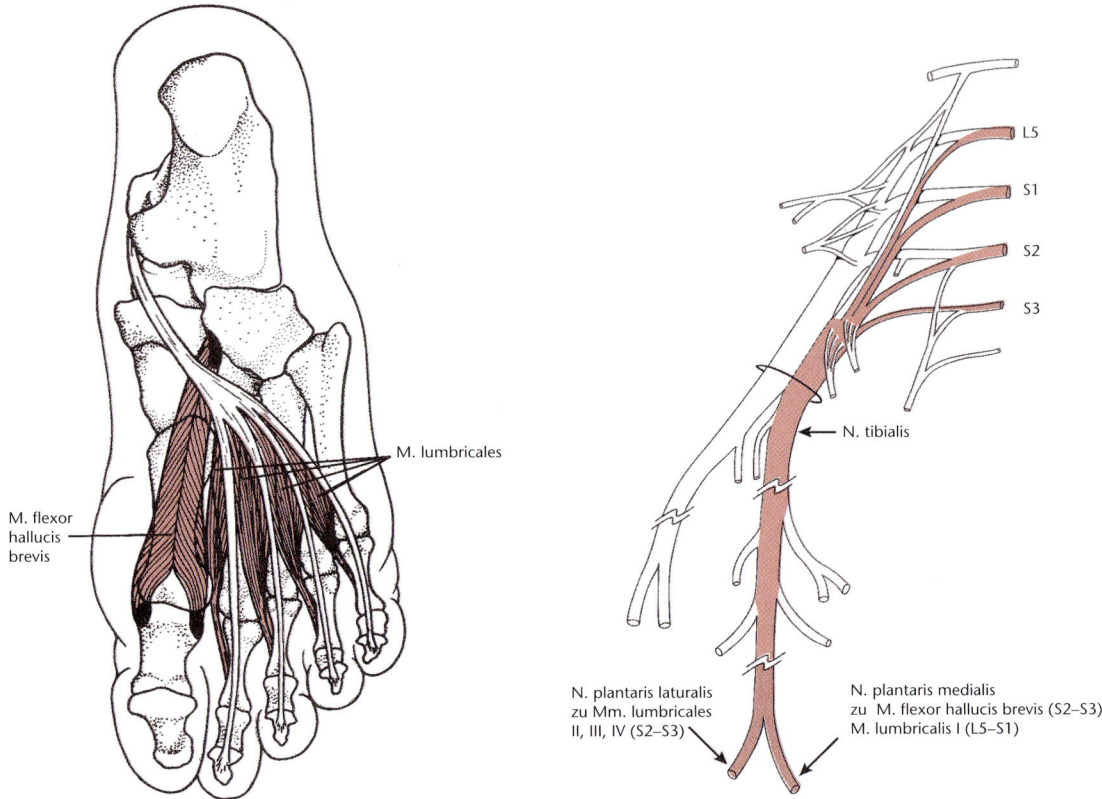

Abb. 5.103: Mm. lumbricales und M. flexor hallucis brevis, plantare Ansicht

Abb. 5.104: Innervation von Mm. lumbricales und M. flexor hallucis brevis

Flexion der Großzehe im MTP-Gelenk: Stufe 5–0
Hauptmuskel: M. flexor hallucis brevis.

Ausgangsstellung des Patienten	Sitz an der Bankkante, alternativ Rückenlage. Die Beine hängen über die Bankkante. Das Sprunggelenk ist in Neutralstellung zwischen Dorsalflexion und Planterflexion.
Ausgangsstellung des Therapeuten	Sitz auf einem niedrigen Hocker vor dem Patienten, alternativ Stand an der Bankkante neben dem Fuß des Patienten.
	Der zu testende Fuß liegt auf dem Schoß des Untersuchers. Eine Hand umfaßt den Fuß auf der dorsalen Fläche direkt unterhalb vom Sprunggelenk, um zu fixieren (Abb. 5.105). Der Zeigefinger der anderen Hand wird unterhalb des Grundgelenks der Großzehe angelegt. Alternativ kann die Fingerspitze (sehr kurze Fingernägel) unterhalb des Grundgelenkes angelegt werden.
Test	Der Patient flektiert die Großzehe.
Anweisung für den Patienten	„Beugen Sie Ihre Großzehe über meinen Finger. Halten Sie. Lassen Sie nicht zu, daß ich sie strecke."

Bewertung

Stufe 5: Der Patient bewegt über das vorhandene Bewegungsausmaß gegen starken Widerstand.

Stufe 4: Der Patient bewegt über das vorhandene Bewegungsausmaß gegen mäßigen bis leichten Widerstand.

Stufe 3: Der Patient bewegt über das vorhandene Bewegungsausmaß an Flexion des Metatarsophalangealgelenks (MTP) der Großzehe, kann jedoch nicht gegen Widerstand halten.

Stufe 2: Der Patient bewegt über nur einen Teil des Bewegungsausmaßes.

Stufe 1: Der Therapeut tastet eventuell eine Kontraktion, es erfolgt jedoch keine Bewegung der Zehe.

Stufe 0: keine Kontraktion.

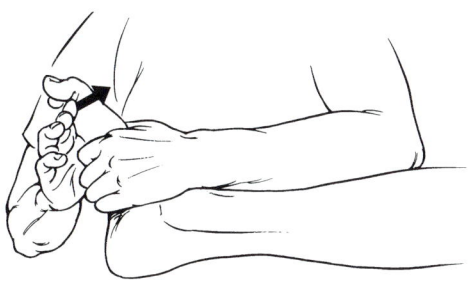

Abb. 5.105: Test der Flexion der Großzehe im MTP-Gelenk

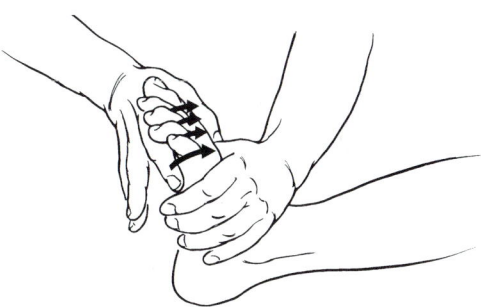

Abb. 5.106: Test der Flexion der Zehen im MTP-Gelenk

Nützliche Hinweise

1. Der Muskel und die Sehne des M. flexor hallucis brevis können nicht palpiert werden.
2. Wenn der M. flexor hallucis longus nicht funktioniert, führt der M. flexor hallucis brevis die Flexion des MTP-Gelenkes aus, jedoch ohne das IP-Gelenk zu flektieren. Wenn umgekehrt der M. flexor hallucis brevis nicht funktioniert, flektiert das IP-Gelenk, wobei das MTP-Gelenk eventuell hyperextendiert. Bei einer chronischen derartigen Stellung spricht man von Hammerzehe.

Flexion der Zehen im MTP-Gelenk: Stufe 5–0
Hauptmuskeln: Mm. lumbricales.

Ausgangsstellung des Patienten

Sitz an der Bankkante, der Fuß ruht auf dem Schoß des Untersuchers, alternativ Rückenlage, das Sprunggelenk in Neutralstellung zwischen Dorsalflexion und Plantarflexion.

Ausgangsstellung des Therapeuten

Sitz auf einem niedrigen Stuhl vor dem Patienten, alternativ im Stand neben der Bank auf der Seite des zu testenden Fußes.

Eine Hand greift den Fußrücken direkt unterhalb vom Sprunggelenk, um zu fixieren wie beim Test für die Flexion der Großzehe (Abb. 5.106). Der

Zeigefinger der anderen Hand wird unterhalb der MTP-Gelenke der vier lateralen Zehen angelegt und gibt Widerstand gegen Flexion.

Test

Der Patient flektiert die vier lateralen Zehen im Bereich der MTP-Gelenke. Die IP-Gelenke bleiben in Neutralstellung.

Anweisung für den Patienten

„Beugen Sie Ihre Zehen über meinen Finger."

Bewertung

Die Bewertungen sind dieselben wie für die Großzehe.

Nützliche Hinweise

In der Praxis werden die Großzehe und die lateralen Zehen selten unabhängig voneinander getestet. Viele Patienten können die Großzehenbewegung nicht von der Bewegung der lateralen Zehen trennen. Dies gilt auch für Bewegungen der MTP- und IP-Gelenke.

Puristen werden verlangen, es müsse jede Zehe separat getestet werden, da die Mm. lumbricales bekanntlich ungleich stark sind. Dies läßt sich jedoch vermutlich nicht durchführen.

5.16   Flexion der Großzehe in den DIP- und PIP-Gelenken

Bewegungsausmaß

Hauptmuskeln: M. flexor digitorum longus und brevis, M. flexor hallucis longus.

- PIP-Flexion der vier laterale Zehen: 0–35°
- DIP-Flexion der vier laterale Zehen: 0–60°
- IP-Flexion des Hallux: 0–90°.

Tabelle 5.16: An der Flexion der IP-Gelenke der Großzehe und der Zehen beteiligte Muskeln

Muskel	Ursprung	Ansatz
DIP der Zehen 213. M. flexor digitorum longus	Hinterfläche der Tibia	Endphalangen der Basen der lateralen vier Zehen
PIP der Zehen 214. M. flexor digitorum brevis	Unterfläche des Tuber calcanei	Mittelphalangen der 2.–4. Zehe
IP des Hallux 222. M. flexor hallucis longus	distale $2/_3$ der Hinterfläche der Fibula	Basis der Endphalanx der ersten Zehe

Stufe 5–0

Ausgangsstellung des Patienten

Sitz an der Bankkante, der Fuß ruht auf dem Schoß des Untersuchers. Alternativ Rückenlage.

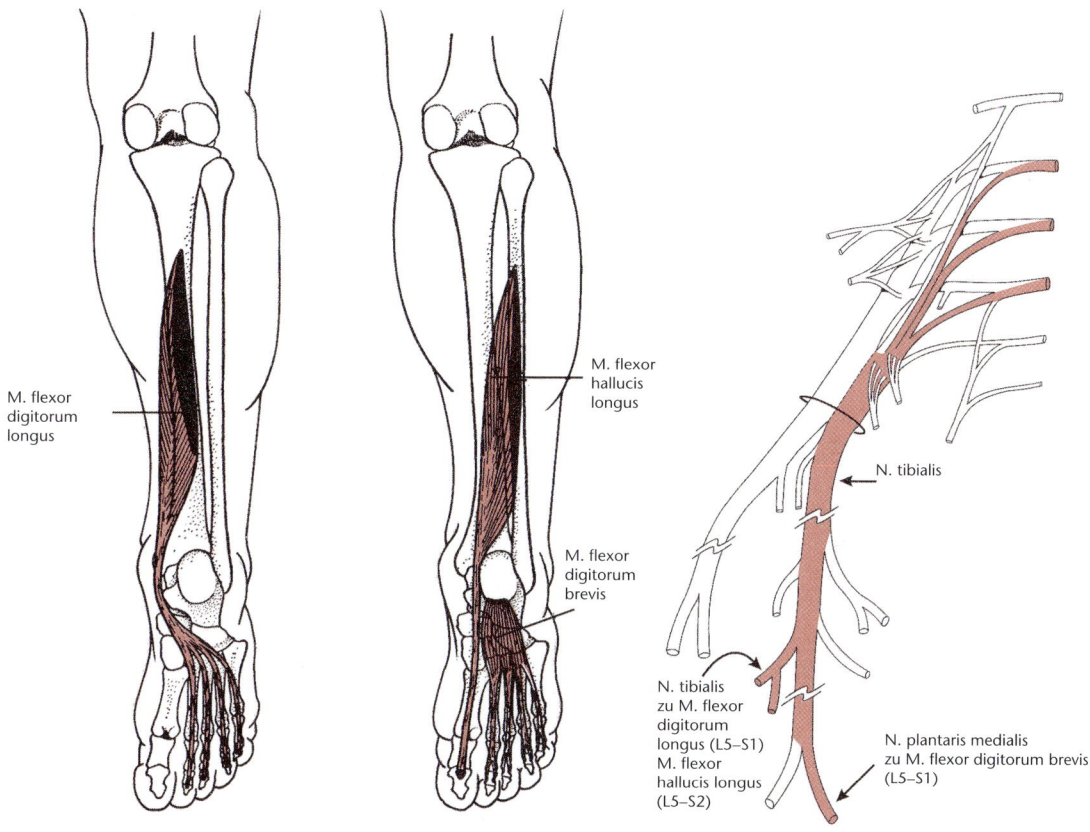

Abb. 5.107: M. flexor digitorum longus, Ansicht des Beines von hinten und des Fusses von plantar

Abb. 5.108: M. flexor digitorum brevis und M. flexor hallucis longus, Ansicht des Beines von hinten und des Fusses von plantar

Abb. 5.109: Innervation von M. flexor digitorum longus und brevis, M. flexor hallucis longus

Ausgangsstellung des Therapeuten	Sitz auf einem niedrigen Hocker vor dem Patienten oder im Stand an der Bankkante beim Fuß des Patienten.
	Eine Hand umfaßt den Vorfuß, die Fingern sind auf dem Fußrücken plaziert, der Daumen unterhalb der proximalen Phalangen (PIP) oder distalen Phalangen (DIP) oder unterhalb des IP-Gelenkes des Hallux, um zu fixieren (Abb. 5.110–5.112).
	Mit vier Finger der anderen Hand oder beiden Daumen wird für den Test Widerstand unterhalb der mittleren Phalangen (Abb. 5.110) gegeben, bzw. unterhalb der distalen Phalangen für den Test der distalen Phalangen (Abb. 5.112) oder mit dem Zeigefinger unterhalb des distalen Phalanx des Hallux (Abb. 5.111).
Test	Der Patient flektiert die Zehen bzw. den Hallux.
Anweisung für den Patienten	„Rollen Sie Ihre Zehen ein. Halten Sie. Rollen Sie Ihre Großzehe ein und halten Sie."

Bewertung

Stufe 5 und **Stufe 4**: Der Patient bewegt über das Bewegungsausmaß der Zehen und dann der Großzehe. Bei beiden Tests wird u.U. nur minimaler Widerstand vertragen.

Stufen 3 und **2**: Der Patient bewegt über das Bewegungsausmaß ohne Widerstand (Stufe 3) oder nur einen Teil der Bewegungsbahn (Stufe 2).

Stufen 1 und **Stufe 0**: minimale bis keine Kontraktion. Die Sehne des M. lexor hallucis longus kann auf der Plantarfläche des Großzehengrundgelenks palpiert werden.

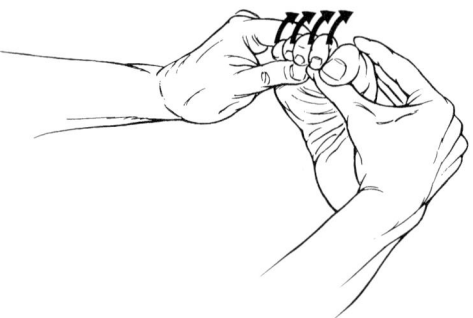

Abb. 5.110: Test der Flexion der Zehen und Großzehe in den PIP-Gelenken

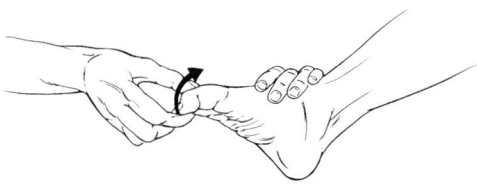

Abb. 5.111: Test der Flexion der Großzehe im IP-Gelenk

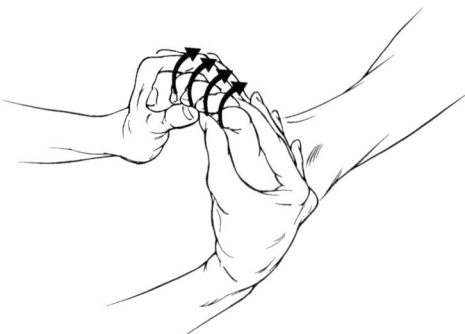

Abb. 5.112: Test der Flexion der Zehen in den DIP- und PIP-Gelenken

---

Nützliche Hinweise

1. Wie bei allen Zehenbewegungen kann der Patient vielleicht eine Zehe nicht unabhängig von den anderen bewegen oder die Aktivität der MTP-Gelenke von der Aktivität der IP-Gelenke der einzelnen Zehen trennen.
2. Manche Menschen können Bewegungen des Hallux von denen anderer Zehen trennen, aber nur wenige die des MTP-Gelenkes von denen des IP-Gelenks des Hallux.
3. Viele Menschen können mit ihrer Großzehe (M. adductor hallucis) „kneifen". Dieser Test ist jedoch klinisch unüblich.

4. Der M. abductor hallucis wird gewöhnlich nicht getestet, weil er nur selten zu isolieren ist. Seine Aktivität läßt sich beobachten, indem man Widerstand gegen eine Vorfußadduktion gibt. Dies bringt die Großzehe in Abduktion, während jedoch die lateralen Zehen normalerweise gleichzeitig extendieren.

5.17 Extension der Großzehe und der Zehen in MTP- und IP-Gelenken

Hauptmuskeln: M. extensor digitorum longus und brevis; M. extensor hallucis longus.

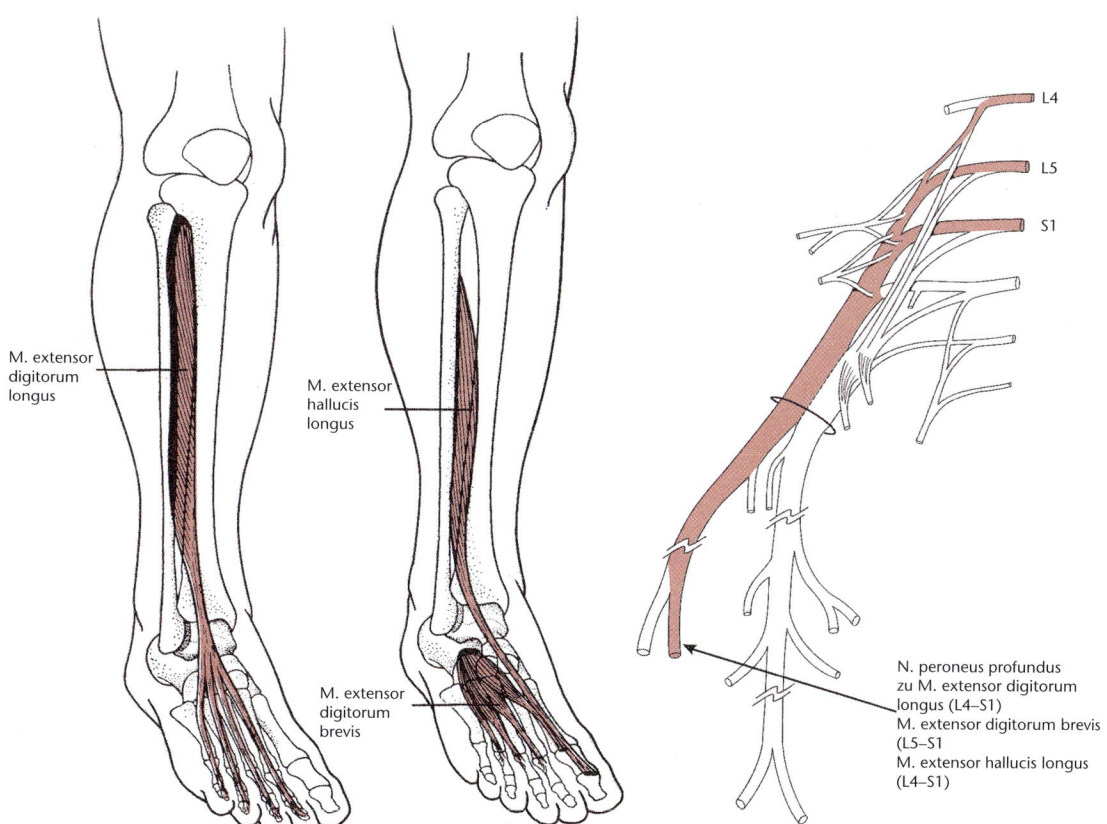

M. extensor digitorum longus

M. extensor hallucis longus

M. extensor digitorum brevis

L4
L5
S1

N. peroneus profundus zu M. extensor digitorum longus (L4–S1)
M. extensor digitorum brevis (L5–S1)
M. extensor hallucis longus (L4–S1)

Abb. 5.113: M. extensor digitorum longus, Ansicht vorne-seitlich

Abb. 5.114: M. extensor digitorum brevis und M. extensor hallucis longus, Ansicht vorne-seitlich

Abb. 5.115: Innervation von M. extensor digitorum longus und brevis; M. extensor hallucis longus

Bewegungsausmaß   0–75°(–80°).

Tabelle 5.17: An der Extension der MTP-Gelenke der Zehen und IP-Gelenke der Großzehe beteiligte Muskeln

Muskel	Ursprung	Ansatz
211. M. extensor digitorum longus	• Condylus lateralis tibiae • Caput und Margo anterior fibulae	Dorsalaponeurosen der 2–5. Zehe
212. M. extensor digitorum brevis	Calcaneus	Endet in vier Sehnen: • 1. Großzehengrundgelenk • 2.–4. vereinigt sich mit den Sehnen des M. extensor digitorum longus der 2.–4. Zehe
221. M. extensor hallucis longus	Facies medialis fibulae	Basis des Großzehenendgelenks

---

Stufe 5–0

Ausgangsstellung des Patienten

Sitz an der Bankkante, alternativ Rückenlage, der Fuß ruht auf dem Schoß des Untersuchers, das Sprunggelenk in Neutralstellung zwischen Plantarflexion und Dorsalflexion.

Ausgangsstellung des Therapeuten

Sitz auf einem niedrigen Stuhl vor dem Patienten oder im Stand neben der Bank nahe am Fuß des Patienten.

Laterale Zehen: Eine Hand fixiert die Metatarsalknochen mit den Fingern auf der Plantarfläche und dem Daumen auf dem Fußrücken (Abb. 5.116). Die andere Hand gibt Widerstand mit dem Daumen auf der Dorsalfläche der Zehengrundgelenke.

Hallux: Der Bereich der Metatarsalknochen wird fixiert, indem man die Hand um die Plantarfläche des Fußes und den Daumen um die Basis der Großzehe legt (Abb. 5.117). Die andere Hand fixiert den Fuß an der Ferse. Um Widerstand zu geben, wird der Daumen über das MTP-Gelenk (Abb. 5.117) oder über das IP-Gelenk (Abb. 5.118) gelegt.

Test

Der Patient extendiert die lateralen vier Zehen oder die Großzehe.

Anweisung für den Patienten

„Strecken Sie Ihre Großzehe. Halten Sie." bzw. „Strecken Sie Ihre Zehen und halten Sie."

Bewertung

Stufen 5 und **Stufe 4**: Der Patient kann die Zehen gegen variablen, u.U. geringfügigen Widerstand vollständig strecken.

Stufen 3 und **Stufe 2**: Der Patient bewegt über das Bewegungsausmaß ohne Widerstand (Stufe 3) oder einen Teil der Bewegungsbahn (Stufe 2).

Stufe 1 und 0: Die Sehnen des M. extensor digitorum longus können auf der dorsalen Fläche der Metatarsalknochen palpiert oder beobachtet werden. Die Sehne des M. extensor digitorum brevis kann oft auf der lateralen Fläche des Fußrückens direkt vor dem Malleolus palpiert werden.

Bei tastbarer Kontraktion wird Bewertungsstufe 1, bei keiner Kontraktion Stufe 0 gegeben.

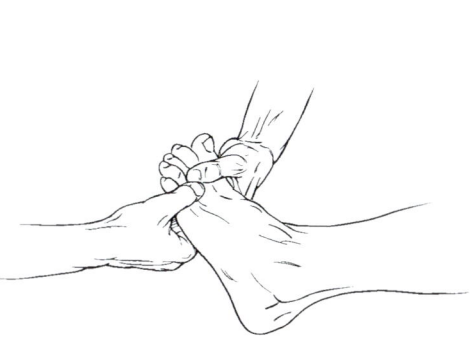

Abb. 5.116: Test der Extension der lateralen Zehen in MTP- und IP-Gelenken

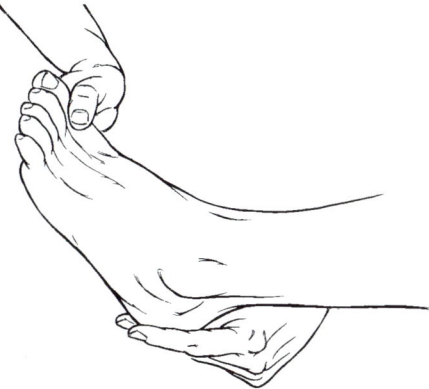

Abb. 5.117: Test der Extension der Großzehe in MTP-Gelenk

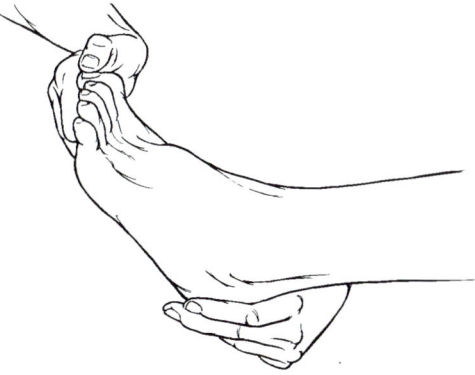

Abb. 5.118: Test der Extension der Großzehe im IP-Gelenk

Nützliche Hinweise

1. Viele (wenn nicht die meisten) Patienten können die Großzehe nicht getrennt von den vier lateralen Zehen extendieren. Meist kann auch eine MTP-Aktivität nicht von IP-Aktivität getrennt werden.
2. Der Test dient weniger dazu, die Kraft zu beurteilen, als um festzustellen, ob die Zehenmuskeln arbeiten.

Quellenverzeichnis

1. Mulroy S. Functions of the triceps surae during strength testing and gait. Dissertation (Ph.D.), Department of Biokinesiology and Physical Therapy, University of Southern California, Los Angeles, 1994.
2. Perry J; Easterday CS, Antonelli DJ: Surface versus intramuscular electrodes for electromyography for superficial and deep muscles. Phys Ther 61:6-15, 1981.

6 Tests bei Kleinkindern und Kindern

Barbara Conolly, Ed.D., P.T.

Manuelle Muskeltests bei Kindern unter fünf Jahren stellen eine Herausforderung für Physiotherapeuten dar. Entweder verstehen die Kinder die Anweisungen nicht, oder sie kooperieren nicht mit dem Therapeuten, und daher ist ein manueller Muskeltest im strengen Sinne u.U. nicht möglich.[1] Manche Kinder zwischen 2 und 5 Jahren können gegebenenfalls an einem manuellen Muskeltest teilnehmen, sofern sie kooperativ und an der betreffenden Aktivität interessiert sind. Oft verstehen sie aber nicht, daß Sie dem vom Therapeuten applizierten Widerstand entgegenwirken sollen, wenn sie die Testposition erreicht haben.[2]

Kenntnisse über die normale Entwicklung in den frühen Jahren von der Geburt bis zu 5 Jahren sind für den Therapeuten unentbehrlich, wenn er Muskelkraft bei Kleinkindern beurteilen will. Der Untersucher sollte mit den Meilensteinen der frühen motorischen Entwicklung nichtbehinderter Kinder und ihrer funktionellen Leistungsfähigkeit vertraut sein. Er sollte Ausmaß, Symmetrie, Rhythmus und Geschmeidigkeit der Bewegungen beim Spielen und auch bei spezifischen Muskeltests beachten.

Bewertung

Bei der funktionellen Beurteilung von spontanen, spielererischen oder hervorgerufenen Bewegungen werden keine einzelnen Muskeln bewertet, sondern Muskelgruppen, die die gewünschte Bewegung ausführen. Wie bei der Beurteilung der Muskeln von Erwachsenen können die Stufen „normal", „gut," „ausreichend", „schwach", „Muskelzuckung" oder „null" mit geringfügigen Änderungen verwendet werden.

Wie stark der Widerstand sein muß, der für die Stufen „normal" oder „gut" zu geben ist, läßt sich durch Beobachtung – wenn das Kind kurz gegen den vom Untersucher applizierten Widerstand halten kann – oder daraus ermitteln, ob das Kind eine Extremität oder ein Körperteil gegen den Widerstand eines kleinen Gewichtes bewegen kann. So kann man z.B. ein kleines Gewicht um das Handgelenk legen, während das Kind nach einem Gegenstand über seinem Kopf greift. Diese Methode ist zwar bis zu einem gewissen Grad subjektiv, sie läßt jedoch den Zuwachs an Muskelkraft bei bestimmten Bewegungen innerhalb eines kurzen Zeitraums beurteilen.

Die Bewertung „ausreichend" wird gegeben, wenn ein Muskel oder eine Muskelgruppe einen Körperteil durch das volle Bewegungsausmaß gegen die Schwerkraft bewegen kann (vertikale Bewegung). Als „schwach" wird entweder eine vollständige horizontale Bewegung oder eine Teilbewegung in der vertikalen Ebene definiert.

Ist eine Kontraktion eines Muskels oder einer Muskelgruppe vorhanden, lautet die Bewertung „Muskelzuckung" (leichte Kontraktion ohne Gelenkbewegung). „Null" bedeutet: keine feststellbare Kontraktion.

Alternative läßt sich Muskelkraft definieren, indem man die Schwäche einer Muskelgruppe als minimal, geringfügig, erheblich oder gravierend beschreibt.[3] Dies sind jedoch subjektive Bestimmungen. Im Interesse zuverlässiger Ergebnisse sollte derselbe Untersucher die Eingangsbeurteilung und alle weiteren Beurteilungen vornehmen.

6.1 Extension des Nacken

Ausgangsstellung Der Therapeuten hält das Kind mit beiden Händen unter dessen Brustkorb hoch.[4]

Reaktion
- 2 Monate alt: Das Kind hebt den Kopf bis zur Mittellinie und hält ihn 2–3 Sekunden lang (Abb. 6.1)
- 3 Monate alt: Das Kind hebt den Kopf über die Horizontalebene hinaus.

Ausgangsstellung Das Kind wird auf den Bauch gelegt. Der Therapeut bewegt eine Rassel über dem Kopf des Kindes.[4]

Reaktion
- 2 Monate alt: Das Kind extendiert den Kopf aktiv bis 45°
- 4 Monate alt: Das Kind extendiert den Kopf aktiv bis 90° und hält die Position (Abb. 6.2).

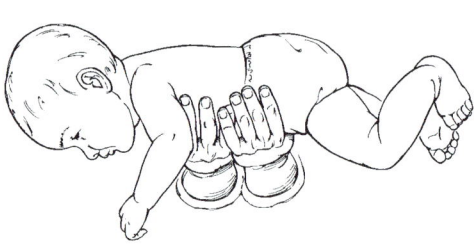

Abb. 6.1: Test der Nackenextension im Tragen

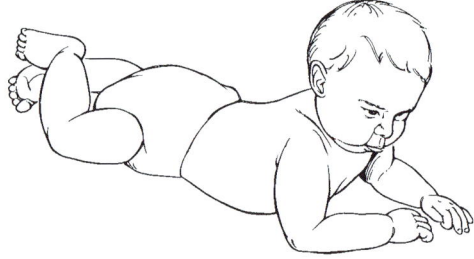

Abb. 6.2: Test der Nackenextension beim liegenden Kind

6.2 Flexion des Nacken

Ausgangsstellung Das Kind ist in Rückenlage. Der Therapeut umfaßt die Handgelenke und die Hände und zieht das Kind zum Sitzen hoch.[4]

Reaktion
- 4 Monate alt: Das Kind drückt das Kinn an die Brust und hält den Kopf in Verlängerung des Rumpfes (Abb. 6.3)
- 6 Monate alt: Das Kind hält den Kopf 15° vor der Mittellinie (Abb. 6.4).

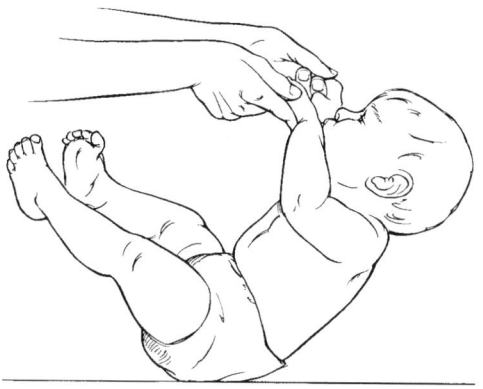
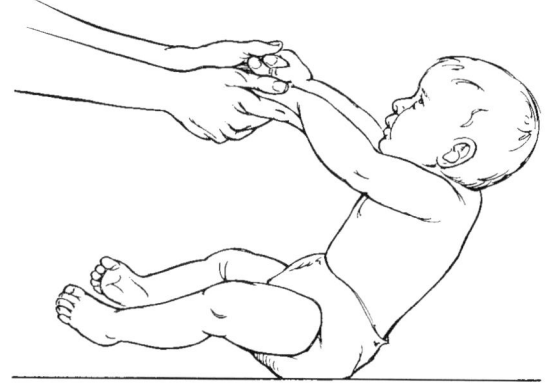

Abb. 6.3: Test der Nackenflexion mit 4 Monate altem Kind mit Hochziehen

Abb. 6.4: Test der Nackenflexion mit 6 Monate altem Kind mit Hochziehen

Ausgangsstellung	Das Kind ist in Rückenlage. Der Therapeut streckt die Hände aus, bereit das Kind in den Sitz hochzuziehen.[4]
Reaktion	6 Monate alt: Das Kind hebt den Kopf selbständig, ohne Hilfe der Hände (Abb. 6.5).

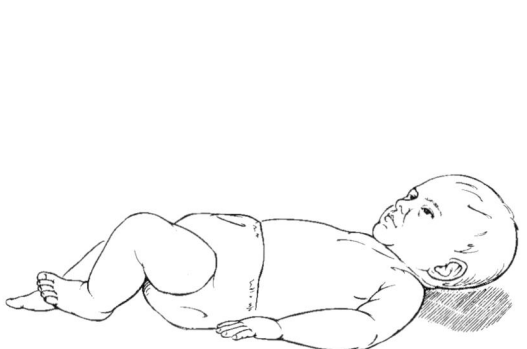
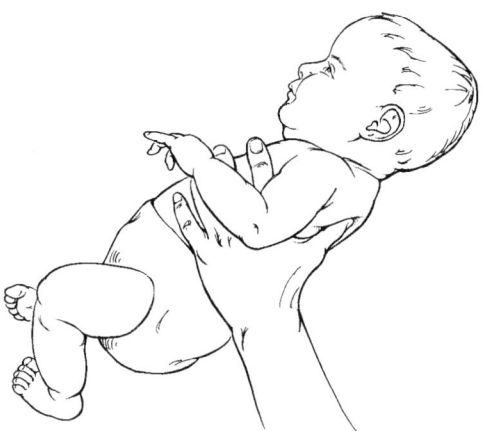

Abb. 6.5: Test der Nackenflexion mit 6 Monate altem Kind ohne Hochziehen

Abb. 6.6: Test der Nackenflexion mit 6 Monate altem Kind, 45° nach hinten geneigt

Ausgangsstellung	Der Therapeut faßt das Kind unter den Armen, hält es vertikal hoch und neigt es 45° oder mehr nach hinten.[4]
Reaktion	6 Monate alt: Das Kind hebt den Kopf an und hält ihn ruhig (Abb. 6.6).

Ausgangsstellung	Der Therapeut faßt das Kind unter den Armen, hält es vertikal hoch und neigt es 45° oder mehr zur Seite.[4]
Reaktion	2–3 Monate: Das Kind hält den Kopf in Rumpfverlängerung mit weniger als 10° Abweichung (Abb. 6.7).

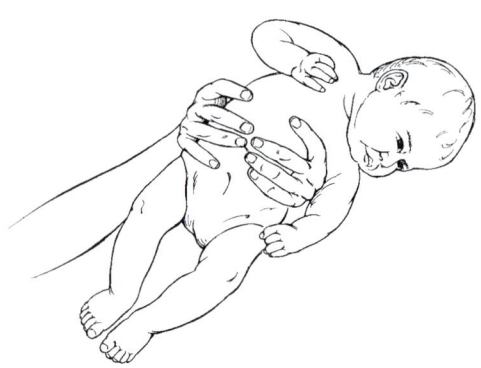 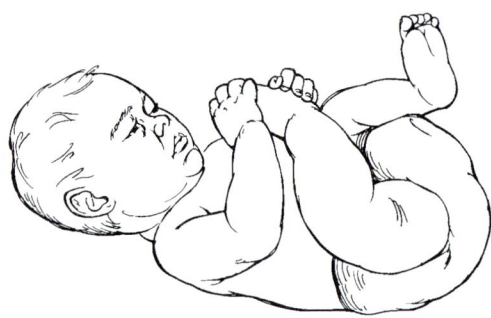

Abb. 6.7: Test der Nackenflexion mit 6 Monate altem Kind, 45° zur Seite geneigt

Abb. 6.8: Test der Rumpfflexion bei einem 4 Monate altem Kind

6.3   Flexion des Rumpfes

Ausgangsstellung	Das Kind ist in Rückenlage. Der Therapeut umfaßt die Handgelenke oder Hände und zieht das Kind in den Sitz hoch.[4]
Reaktion	4 Monate alt: Die abdominale Muskulatur stabilisiert den Brustkorb und die Hüften. Die Bewegung wird durch aktive Flexion der Knie unterstützt.
Ausgangsstellung	Das Kind ist in Rückenlage. Ein Spielzeug wird um den Fuß gelegt, oder man legt Wäscheklammern werden zwischen das Spielzeug.[4]
Reaktion	• 4–5 Monate alt: Das Kind hebt die Beine und führt einen Fuß zum Mund (Abb. 6.8) • 6 Monate alt: Das Kind hebt die Beine gerade hoch und kontrolliert die Bewegung im mittleren Abschnitt (Abb. 6.9).
Ausgangsstellung	Das Kind wird auf Hände und Knie gestellt. Der Therapeut beobachtet die Lendenwirbelsäuleauf auf eine Lordose hin. Haltung ohne Lordose setzt starke Flexoren und Extensoren voraus und Gleichgewicht zwischen Rumpfextensoren und Kontrolle der Bauchmuskulatur. Das Auftreten einer Lordose in dieser Ausgangsstellung bedeutet, daß die Bauchmuskeln nicht stark genug sind, um das Becken anzuheben.[4]

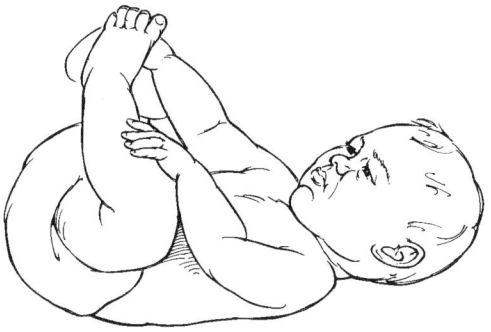

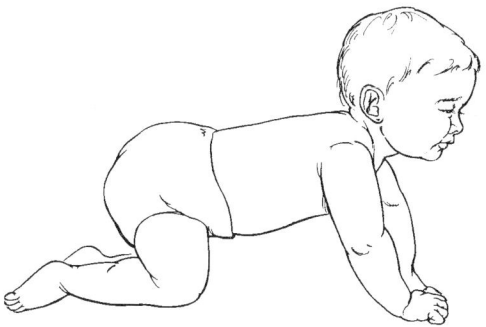

Abb. 6.9: Test der Rumpfflexion bei einem 6 Monate altem Kind

Abb. 6.10: Test der Rumpfflexion bei einem 7 Monate altem Kind beim Krabbeln

Reaktion	7 Monate alt: Eine Lendenlordose sollte nicht vorhanden und der Rücken gerade sein (Abb. 6.10).
Ausgangsstellung	Das Kind sitzt.[4]
Reaktion	7 Monate alt: Im Sitzen sollten Flexoren und Extensoren harmonisch zusammenspielen und das Becken sich in Mittelstellung befinden. Bei ventral gekipptem Becken ist eine schwache Bauchmuskulatur anzunehmen (Abb. 6.11).

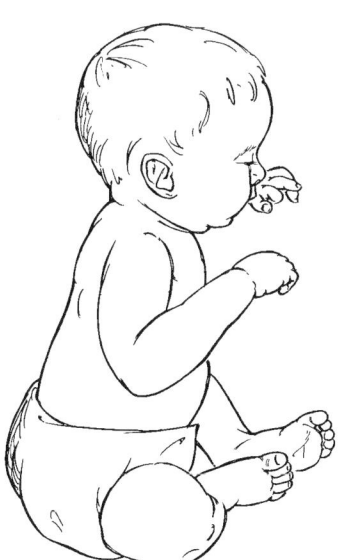

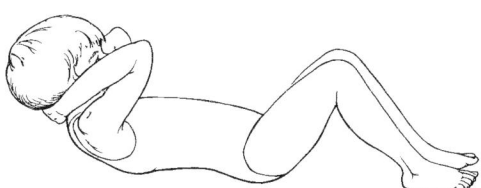

Abb. 6.11: Test der Rumpfflexion bei einem 7 Monate altem Kind im Sitzen

Abb. 6.12: Test der Rumpfflexion bei einem über 4 Jahre altem Kind

Ausgangsstellung	Das Kind liegt in Rückenlage auf der Matte, die Knie 90° angewinkelt und die Hände hinter dem Nacken verschränkt. Es wird aufgefordert, sich aufzusetzen und die Ellbogen an die Knie zu führen.[3]
Reaktion	• 4–4,5 Jahre: Das Kind sollte drei oder vier Sit-ups innerhalb von 30 Sekunden ausführen können • 5–5,5 Jahre: Das Kind sollte sechs–acht Sit-ups innerhalb von 30 Sekunden ausführen können (Abb. 6.12).
Ausgangsstellung	Das Kind liegt in Rückenlage auf der Matte. Es wird aufgefordert, sich „einzuigeln" und dabei Kopf und Knie an den Brustkorb gepreßt zu halten.[5]
Reaktion	8 Jahre alt: Das Kind sollte diese Position 20–30 Sekunden lang halten können (Abb. 6.13).

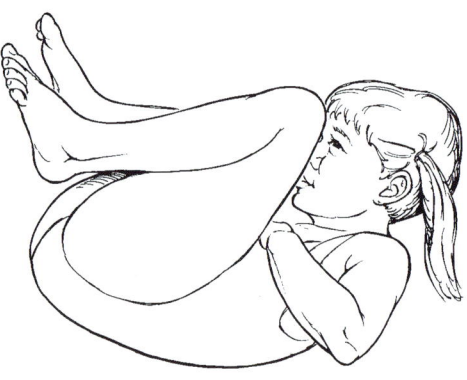
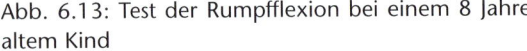

Abb. 6.13: Test der Rumpfflexion bei einem 8 Jahre altem Kind

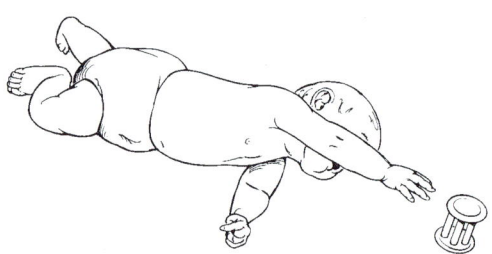

Abb. 6.14: Test der Rumpfrotation aus der Rückenlage

6.4 Rotation des Rumpfes

Ausgangsstellung	Das Kind liegt auf dem Rücken. Der Therapeut bewegt ein Spielzeug an der Seite des Kindes, um damit seine Aufmerksamkeit zu erregen.[4]
Reaktion	• 5 Monate alt: Das Kind rollt zur Seite, indem es den Kopf seitlich ausrichtet, den Rumpf rotiert und die unteren Extremitäten entgegengesetzt bewegt (Abb. 6.14) • 8–9 Monate Das Kind rollt durch Gegenrotation auf den Bauch, d.h. Schultern und Hüften rotieren entgegengesetzt.
Ausgangsstellung	Das Kind ist in Bauchlage. Der Therapeut bewegt ein Spielzeug neben dem Kind, um damit seine Aufmerksamkeit zu erregen.[4]

Reaktion
- 7–8 Monate alt: Das Kind dreht sich um 90°, um das Spielzeug, das einmal auf seiner rechten und dann auf der linken Seite liegt, heranzuholen (Abb. 6.15).
- 8 Monate alt: Das Kind schiebt den Rücken nach hinten über die Knie und kommt über eine rotierende Bewegung in den Sitz (Abb. 6.16).

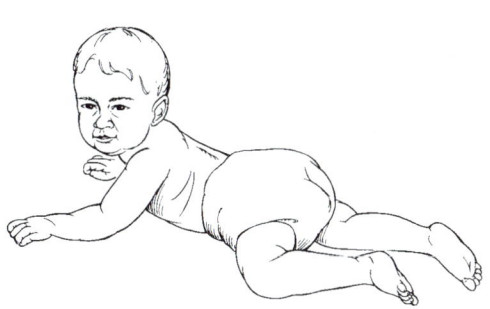

Abb. 6.15: Test der Rumpfrotation aus der Bauchlage

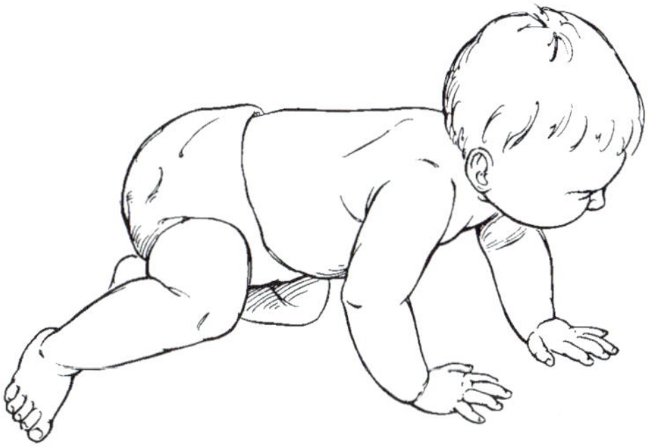

Abb. 6.16: Test der Rumpfrotation aus der Bauchlage in den Sitz

Ausgangsstellung
Das Kind sitzt. Der Therapeut bewegt ein Spielzeug neben ihm, um seine Aufmerksamkeit zu erregen.[4]

Reaktion
- 7 Monate alt: Das Kind dreht den Rumpf. Dabei bleiben seine Hüften auf dem Boden
- 10–11 Monate alt: Das Kind dreht sich um 180° auf dem Gesäß.

6.5   Extension des Rumpfes

Ausgangsstellung
Das Kind wird auf den Bauch gelegt oder bäuchlings in der Luft gehalten. Die Extremitäten werden beobachtet.[4]

Reaktion
- 4–5 Monate alt: Das Kind streckt die Arme und die Beine von der Unterlage weg (Abb. 6.17)
- 5 Monate alt: Das Kind schaukelt auf dem Bauch.

Ausgangsstellung
Das Kind sitzt.[4]

Reaktion
- 8 Monate alt: Das Kind zeigt gute Rumpfextension mit leichter Lendenlordose (Abb. 6.11)
- 10–11 Monate alt: Das Kind beugt sich vor, ohne das Gleichgewicht zu verlieren oder den Boden zu berühren.

Ausgangsstellung
Das Kind wird auf Hände und Knie gestellt. Der Therapeut prüft, ob eine Lendenlordose vorhanden ist. Eine Haltung ohne Lordose verlangt Gleich-

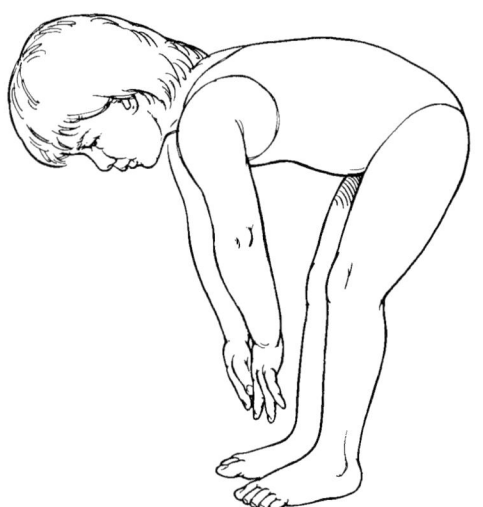

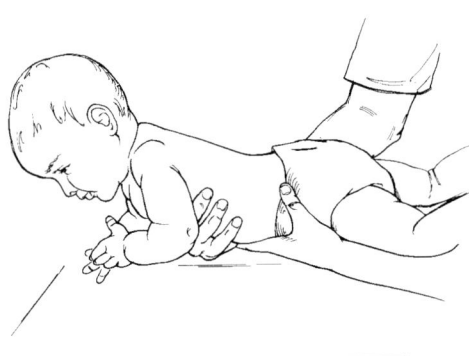

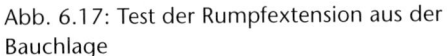

Abb. 6.17: Test der Rumpfextension aus der Bauchlage

Abb. 6.18: Test der Rumpfextension im Stehen

	gewicht zwischen Flexion und Extension, hier also Rumpfextensoren und Bauchmuskulatur.[4]
Reaktion	7 Monate alt: Es sollte keine Lendenlordose vorhanden und der Rücken gerade sein (Abb. 6.10).
Ausgangsstellung	Das Kind steht. Es wird aufgefordert, die Zehen zu berühren und sich dann wieder aufzurichten.[3]
Reaktion	3–4 Jahre alt: Die Ausführung dieser Übung ohne Verwendung der Hände zeugt von guter Kraft der Rumpfextensoren und des M. glutaeus maximus (Abb. 6.18).
Ausgangsstellung	Das Kind legt die Beine um den Körper des Therapeuten. Der Therapeut umfaßt den Brustkorb des Kindes, so daß der Rumpf sich überstreckt. Der Therapeut steht auf und bittet das Kind „zu fliegen."[3]
Reaktion	5 Jahre alt: Bei Unterstützung in Beckenhöhe kann das Kind 16 Sekunden oder länger eine „fliegende" Haltung beibehalten (Abb. 6.19).
Ausgangsstellung	Das Kind liegt auf dem Bauch auf dem Boden und wird aufgefordert, den Kopf, die Arme und die Beine vom Boden abzuheben wie ein „Flugzeug."[3,5]
Reaktion	8 Jahre alt: Das Kind kann die „Flugzeughaltung" einnehmen und 20–30 Sekunden lang halten [5] (Abb. 6.20).

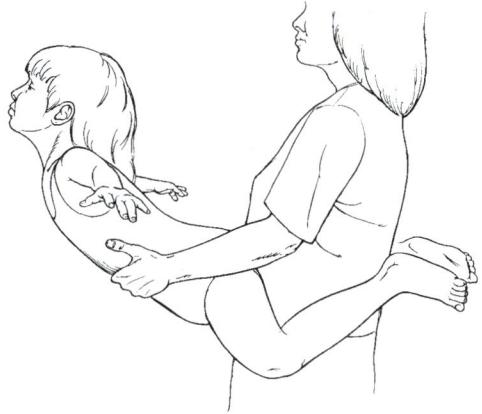

Abb. 6.19: Test der Rumpfextension bei über 4jährigen Kindern

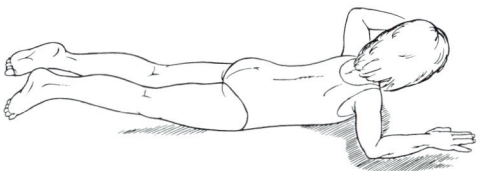

Abb. 6.20: Test der Rumpfextension auf dem Boden bei über 6jährigen Kindern

6.6   Flexion von Hüfte und Knie

Ausgangsstellung   Das Kind ist in Rückenlage. Es trägt keine Oberbekleidung, Schuhe oder Socken.[4]

Reaktion

- 4–5 Monate alt: Das Kind flektiert beide Hüften. Die Knie zeigen nach außen, die Füße werden zum Spielen an den Mund geführt
- 2–3 Jahre alt: Nach Aufforderung strampelt das Kind mit den Beinen wie beim Fahrradfahren. Die Flexion der Knie an den Brustkorb zeigt die Kraft der Knie- und Hüftflexoren (Abb. 6.21).

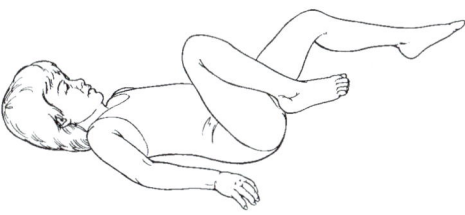

Abb. 6.21: Test der Hüft- und Knieflexion in Rückenlage bei Kleinkindern

Ausgangsstellung	Das Kind liegt auf dem Bauch. Es hat ein Spielzeug vor sich.[4]
Reaktion	• 7 Monate alt: Das Kind bewegt sich durch Abdrücken mit Armen und Beinen vom dem Boden (Robben) vorwärts auf dem Bauch zum Spielzeug hin
	• 9–10 Monate alt: Das Kind bewegt sich auf Händen und Knien mit alternierenden Beinbewegungen (Krabbeln) vorwärts.

Ausgangsstellung	Das Kind sitzt. Es hat ein Spielzeug vor sich.[4]
Reaktion	• 7 Monate alt: Das Kind hebt im Sitzen die Beine 2–5 cm an
	• 8–9 Monate alt: Das Kind bewegt sich im Sitzen zum Spielzeug hin. Durch Abdrücken mit den Händen und Füßen rutscht es am Boden entlang und bewegt dabei den Körper vorwärts.

Ausgangsstellung	Das Kind steht vor einigen Stufen, auf deren oberster ein Spielzeug liegt. Das Bein wird mit Hilfe der Hüftflexoren und der ischiokruralen Muskulatur auf die Stufe gehoben.[4]
Reaktion	• 15–17 Monate alt: Das Kind klettert vier Stufen hoch und setzt dabei beide Füße auf jede Stufe. Es hält sich am Gelände oder an der Wand fest
	• 18–23 Monate alt: Das Kind klettert vier Stufen hoch und setzt beide Füße auf jede Stufe, ohne sich dabei festzuhalten
	• 24–29 Monate alt: Das Kind klettert vier Stufen hoch, wechselt dabei die Füße ab und hält sich am Geländer oder an der Wand fest
	• 36–41 Monate Das Kind klettert vier Stufen hoch, ohne sich dabei festzuhalten und wechselt die Füße ab.

Ausgangsstellung	Das Kind liegt auf dem Rücken auf der Matte. Es wird aufgefordert, sich „einzuigeln" und dabei Kopf und Knie an den Brustkorb gepreßt zu halten.[5]
Reaktion	8 Jahre alt: Das Kind soll die Position 20–30 Sekunden halten (Abb. 6.13).

6.7 Extension von Hüfte und Knie

Ausgangsstellung	Das Kind liegt auf dem Bauch. Die Bewegungen der Extremitäten werden beobachtet.[4]
Reaktion	• 4–5 Monate alt: Das Kind streckt die Arme und Beine von der Matte ab
	• 5 Monate alt: Das Kind schaukelt auf dem Bauch
	• 6 Monate alt: Die Beine treten aktiv in Extension, wenn das Kind einen Stimulus erfährt.

Ausgangsstellung   Das Kind ist bäuchlings, d.h. mit Brustkorb und Becken auf einen länglichen Hocker oder eine Bank gestützt.[3]

Reaktion   2–5 Jahre alt: Das Kind wird aufgefordert, mit einem Bein an die Decke zu treten. Das Knie bleibt gebeugt, so daß der M. glutaeus maximus ohne Mithilfe der ischiocruralen Muskulatur arbeitet (Abb. 6.22).

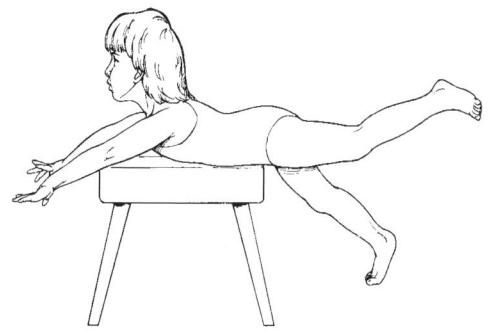 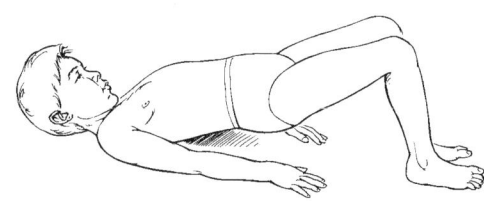

Abb. 6.22: Test der Hüftextension aus der Bauchlage beim 2–5jährigen Kind

Abb. 6.23: Test der Hüft- und Knieextension mit einer „Brücke"

Ausgangsstellung   Das Kind liegt auf dem Bauch auf dem Boden und wird aufgefordert, den Kopf, die Arme und die Beine wie ein „Flugzeug" vom Boden anzuheben.[3,5]

Reaktion   8 Jahre alt: Das Kind kann die „Flugzeughaltung" einnehmen und 20–30 Sekunden halten[5] (Abb. 6.20).

Ausgangsstellung   Das Kind liegt auf dem Rücken. Die Bewegungen der Extremitäten werden beobachtet.[4]

Reaktion

- 6 Monate alt: Das Kind führt eine „halbe" Brückenbewegung aus, indem es sich mit einem Bein hochstößt und das andere Bein wegstreckt[4]
- 2–5 Jahre alt[3]: Das Kind wird aufgefordert, durch Anheben des Beckens vom Boden eine „Brücke" zu bilden. Diese Bewegung beweist einen kräftigen M. glutaeus maximus (Abb. 6.23).

Ausgangsstellung   Das Kind liegt auf dem Rücken auf einer festen Unterlage und wird aufgefordert, die Beine wie beim Fahrradfahren zu bewegen.[3]

Reaktion   2–5 Jahre alt: Das Kind versucht auf Kommando „Fahrrad zu fahren." Bei der Bewegung der Beine nach unten, vom Brustkorb weg, wird die Kraft der Hüft- und Knieextensoren deutlich (Abb. 6.21).

Ausgangsstellung   Das Kind wird auf die Knie gesetzt.[4]

Reaktion   12–14 Monate alt: Das Kind kann 5 Sekunden lang knien und dabei Hüften und Schultern in einer Ebene halten (Abb. 6.24).

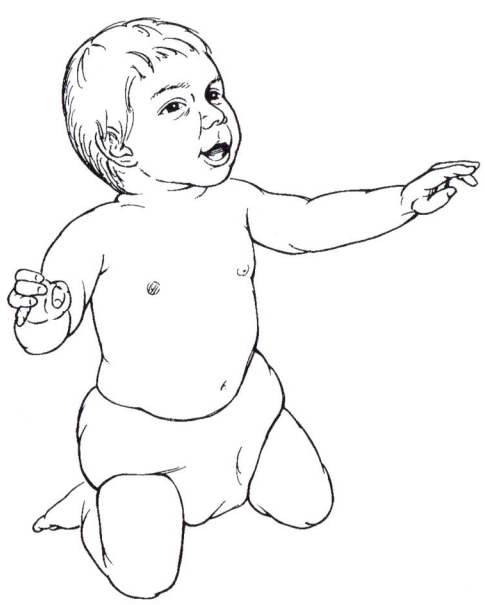 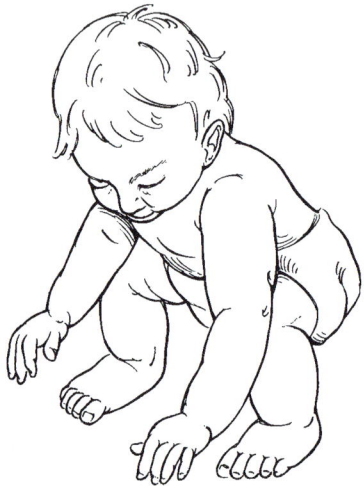

Abb. 6.24: Test der Hüftextension bei Kleinkindern mit Kniesitz

Abb. 6.25: Test der Hüftextension bei Kleinkindern durch In-die-Hocke-Gehen

Ausgangsstellung   Das Kind steht ohne Hilfe. Ein Tennisball oder Spielzeug wird 30 cm vom Kind entfernt auf den Boden gelegt. Es wird ermuntert, den Gegenstand aufzuheben.[3]

Reaktion   18–23 Monate alt: Das Kind geht in die Hocke und kehrt wieder in den Stand zurück, ohne hinzufallen (Abb. 6.25).

6.8   Abduktion der Hüfte

Ausgangsstellung   Das Kind wird auf ein kleines Schaukelbrett gesetzt.[6]

Reaktion
- 7–8 Monate alt: Wenn das Kind im Sitzen zur Seite gekippt wird, sollten der gegenüberliegende Arm und das gegenüberliegende Bein abduzieren (Abb. 6.26)
- 9–12 Monate alt: Wenn das Kind im Vierfüßlerstand zur Seite gekippt wird, sollten der gegenüberliegende Arm und das gegenüberliegende Bein abduzieren (Abb. 6.27).

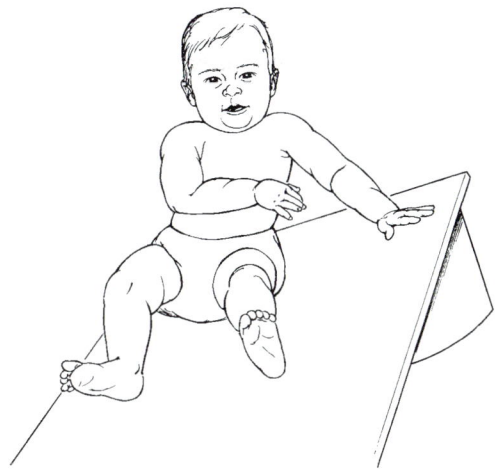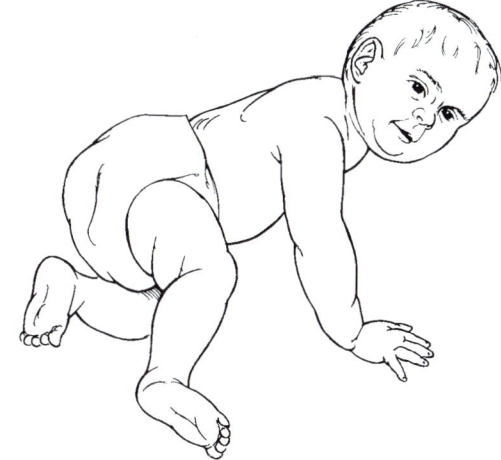

Abb. 6.26: Test der Hüftabduktion bei Kleinkindern im Sitz

Abb. 6.27: Test der Hüftabduktion bei Kleinkindern im Vierfüßlerstand

Ausgangsstellung	Das Kind wird auf ein Sofa oder kleinen Tisch gestellt und ermuntert, auf ein kleines Spielzeug am anderen Ende zuzugehen.[4]
Reaktion	9–10 Monate alt: Das Kind abduziert beide Beine bei der Seitwärtsbewegung.
Ausgangsstellung	Das Kind wird aufgefordert, im Stand das rechte Bein anzuheben. Dabei stützt es sich mit einer Hand auf den Therapeuten. Anschließend wird das linke Bein getestet.[3]
Reaktion	2–5 Jahre alt: Beim Anheben des rechten Beines sollte das linke Becken gerade bleiben. Falls es kippt, sind die rechten Hüftabduktoren schwach (Abb. 6.28).

6.9 Adduktion der Hüfte

Ausgangsstellung	Das Kind wird auf ein kleines Schaukelbrett gesetzt.[6]
Reaktion	• 7–8 Monate alt: Wird das Kind im Sitzen zu einer Seite gekippt, sollten Arm und Bein derselben Seite adduzieren (Abb. 6.27)
	• 9–12 Monate alt: Wird das Kind im Vierfüßlerstand zu einer Seite gekippt, sollten Arm und Bein derselben Seite adduzieren (Abb. 6.27).
Ausgangsstellung	Das Kind sitzt.[4]
Reaktion	11–12 Monate alt: Das Kind kann mit nach vorn ausgestreckten statt mit abduzierten Beinen sitzen.

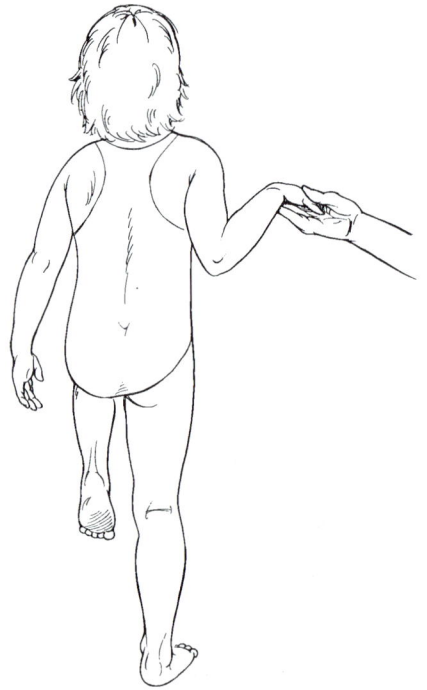

Abb. 6.28: Test der Hüftabduktion im Stehen

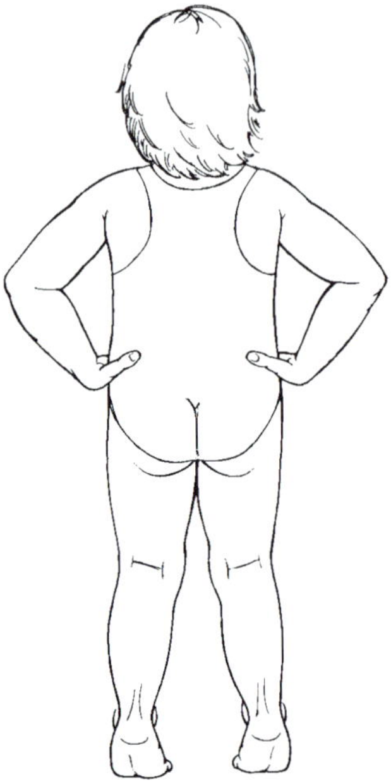

Abb. 6.29: Test der Plantarflexion des oberen Sprunggelenkes

6.10 Plantarflexion des oberen Sprunggelenkes

Ausgangsstellung Der Therapeut zeigt das Gehen auf Zehenspitzen mit auf der Hüfte abgestützten Händen.[3]

Reaktion 24–29 Monate alt: Nach Aufforderung imitiert das Kind den Untersucher und geht fünf Schritte (Abb. 6.29).

6.11 Dorsalflexion des oberen Sprunggelenkes

Ausgangsstellung Der Therapeut zeigt das Gehen auf den Fersen mit auf der Hüfte abgestützten Händen.[3]

Reaktion 3 Jahre alt: Nach Aufforderung imitiert das Kind den Untersucher und geht fünf Schritte (Abb. 6.30).

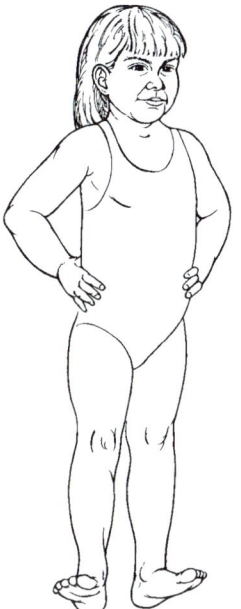

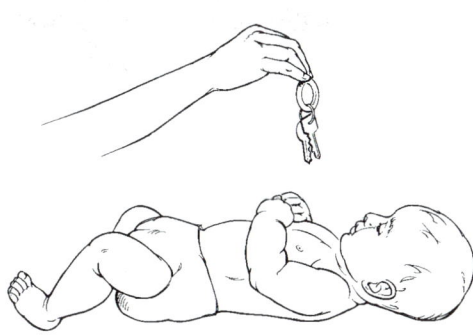

Abb. 6.30: Test der Dorsalflexion des oberen Sprunggelenkes

Abb. 6.31: Test der Abduktion der Scapula bei einem
3 Monate altem Kind

6.12　Abduktion der Scapula

Ausgangsstellung　　Das Kind ist in Rückenlage. [4]

Reaktion

- 3 Monate alt: Das Kind führt beide Hände zur Körpermitte, um mit einem Spielzeug, der Kleidung oder mit den Fingern zu spielen (Abb. 6.31)
- 4 Monate alt: Das Kind streckt beide Arme aus und greift nach einem Spielzeug, das über seinen Brustkorb gehalten wird (Abb. 6.32)
- 5 Monate alt: Das Kind streckt die Hände aus, spielt mit seinen Füßen und hält die Zehen fest.

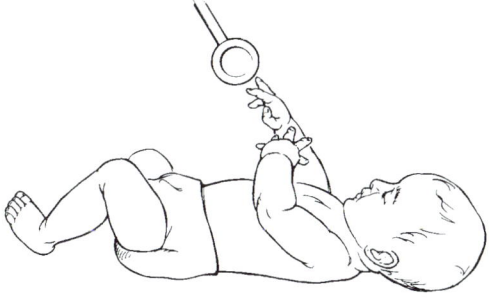

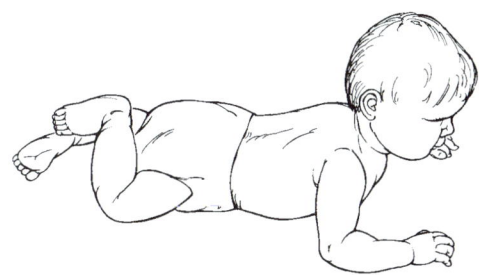

Abb. 6.32: Test der Abduktion der Scapula bei einem
4 Monate altem Kind

Abb. 6.33: Test der Abduktion der Scapula bei einem
4 Monate altem Kind in Bauchlage

Ausgangsstellung	Das Kind sitzt auf dem Schoß des Therapeuten und bekommt einen Würfel oder ein Spielzeug zum Spielen.[4]
Reaktion	4–5 Monate alt: Das Kind ergreift den Würfel oder das Spielzeug und führt die Hände zusammen, um zu spielen.
Ausgangsstellung	Das Kind liegt bäuchlings auf einer festen Unterlage.
Reaktion	4 Monate alt: Das Kind stützt sich auf die Unterarme, die vor dem Schultergürtel auf den Boden aufgesetzt sind. Die Arme werden nahe am Körper gehalten (Abb. 6.33).
Ausgangsstellung	Das Kind macht eine Schubkarre. Der Therapeut unterstützt die unteren Extremitäten.[3,4,7]

Reaktion

- 6–7 Monate alt: Wenn der Therapeut das Becken stützt, sollte das Kind sein Gewicht auf ausgestreckten Armen halten und die Scapula dabei am Brustkorb stabilisieren können (keine Scapula alata). Eine Scapula alata deutet auf einen schwachen M. serratus anterior hin[4]
- 5 Jahre alt: Wenn der Theraoeut die Knöchel des Kindes hält, sollte das Kind eine „Schubkarre" machen und 9–10 Schritte auf den Händen gehen können[3] (Abb. 6.34).

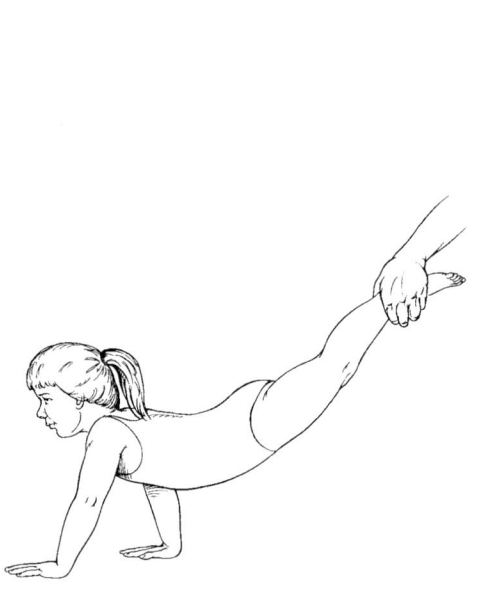

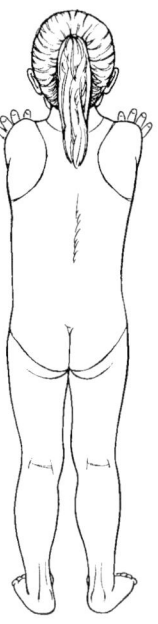

Abb. 6.34: Test der Abduktion der Scapula mit der „Schubkarre"

Abb. 6.35: Test der Abduktion der Scapula mit Armdruck gegen eine Wand

Ausgangsstellung

Das Kind steht mit dem Gesicht zu einer Wand.[3] Das Kind wird aufgefordert, die Arme auszustrecken und mit beiden Handflächen gegen die Wand zu drücken.

Reaktion

2–5 Jahre alt: Die Schulterblätter sollten nicht hervortreten, sondern flach am Brustkorb angelegt bleiben (Abb. 6.35).

6.13 Adduktion der Scapula und Abduktion der Schulter

Ausgangsstellung

Das Kind liegt bäuchlings auf einer festen Unterlage. Der Therapeut hält ein Spielzeug über seinen Kopf.[4]

Reaktion

6 Monate alt: Das Kind extendiert Kopf, Rumpf und die unteren Extremitäten. Durch bilaterale Adduktion der Schulterblätter versucht es, die Extension des Rumpfes zu verstärken.

Ausgangsstellung

Das Kind sitzt. Von der Seite wird ihm ein Spielzeug hingehalten.[4]

Reaktion

- 9–10 Monate alt: Das Kind hebt den Arm seitlich an und greift nach dem Spielzeug.
- > 10 Monate alt: Man kann für das Greifen kleine Gewichte an den Handgelenken des Kindes befestigen, um festzustellen, ob es sich gegen Widerstand bewegen kann, oder man fordert es auf, dem Therapeuten einen schweren Gegenstand zu reichen, z.B. ein Bohnensäckchen, ein Gewicht oder ein schweres Spielzeug.

Ausgangsstellung

Das Kind legt die Beine um den Körper des Therapeuten, der es so umfaßt, daß der Rumpf überstreckt ist. Dann steht der Therapeut auf und fordert das Kind auf zu „fliegen."[7]

Reaktion

5 Jahre alt: Das Kind kann den „Flieger" 16 Sekunden oder länger halten, wenn es in Hüfthöhe gestützt wird. Die Arme sind auf Schulterhöhe abduziert und im Ellbogen gestreckt (Abb. 6.19).

Ausgangsstellung

Das Kind liegt bäuchlings auf dem Boden. Es wird aufgefordert, mit angehobenen Armen, Beinen und Kopf ein „Flugzeug" zu machen.[3,5]

Reaktion

8 Jahre alt: Das Kind kann die „Flugzeugposition" 20–30 Sekunden lang halten[5] (Abb. 6.20).

6.14 Flexion der Schulter

Ausgangsstellung Das Kind liegt auf dem Rücken auf einer flachen Unterlage. Der Therapeut hält die Hände des Kindes und ermuntert es, sich in den Sitz hochzuziehen.[4]

Reaktion 6 Monate alt: Das Kind zieht sich in den Sitz, wobei Schultern, Arme und Bauchmuskulatur aktiv flektieren.

Ausgangsstellung Das Kind sitzt. Ein Spielzeug wird über seinen Kopf gehalten.[4]

Reaktion
- 11 Monate alt: Das Kind sollte sitzend die letzten 20° Streckung über dem Kopf vollziehen können
- > 11 Monate alt: Mit Hilfe kleiner Gewichte an den Handgelenken läßt sich beurteilen, ob das Kind sich gegen Widerstand bewegen kann, oder das Kind wird aufgefordert, dem Therapeuten einen schweren Gegenstand zu reichen, z.B. ein Bohnensäckchen, Gewicht oder Spielzeug.

6.15 Extension des Ellbogen

Ausgangsstellung Das Kind liegt bäuchlings auf einer fester Unterlage. Über seinem Kopf wird eine Rassel bewegt.[4]

Reaktion 6 Monate alt: Das Kind hebt Kopf und Bauch, indem es sich mit gestreckten Armen abstützt (Abb. 6.36).

Ausgangsstellung Das Kind liegt bäuchlings auf einer festen Unterlage. Der Therapeut beobachtet die Bewegung der Arme.[4]

Reaktion 6–7 Monate alt: Das Kind rutscht rückwärts auf dem Bauch, in dem es die Ellenbogen streckt und die Schulterblätter abduziert.

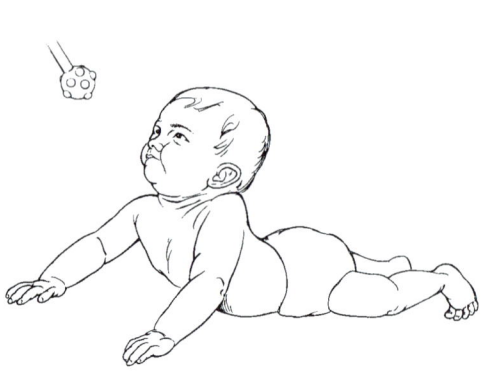 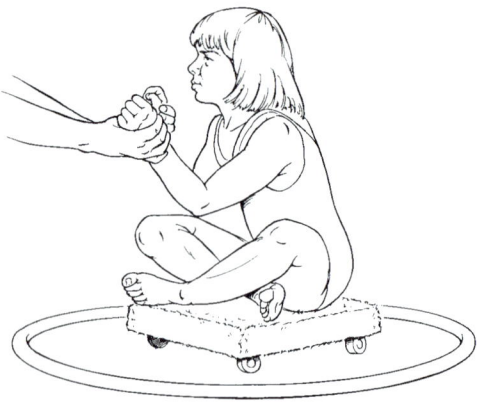

Abb. 6.36: Test der Extension des Ellbogens in Bauchlage

Abb. 6.37: Test der Ellbogenflexion mit einem Rollbrett

Ausgangsstellung	Das Kind sitzt. Ein Spielzeug wird ihm entgegengehalten.[4]
Reaktion	• 7 Monate alt: Das Kind greift mit extendiertem Ellbogen nach dem Spielzeug
	• > 7 Monate alt: Durch Befestigung von kleinen Gewichten an den Handgelenken des Kindes läßt sich während der Greifbewegung beurteilen, ob es sich gegen widerstand bewegen kann, oder man fordert das Kind auf, dem Therapeuten einen schweren Gegenstand zu reichen, z.B. ein Bohnensäckchen, Gewicht oder Spielzeug.

Ausgangsstellung	Das Kind steht mit gestreckten Hüft- und Kniegelenken vor einem Stuhl. Die Hände sind auf die vorderen Stuhlecken gestützt.[3]
Reaktion	6–7 Jahre alt: Das Kind führt 7–8 Liegestütze innerhalb von 20 Sekunden aus. Durch Extension der Arme hebt es den Brustkorb an.

6.16 Flexion des Ellbogen

Ausgangsstellung	Das Kind liegt auf dem Rücken. Der Therapeut streckt ihm seinen Zeigefinger zum Festhalten hin.[4]
Reaktion	4–5 Monate alt: Das Kind zieht sich mit Armkraft in den Sitz.

Ausgangsstellung	Das Kind liegt auf dem Bauch. Es hat ein Spielzeug vor sich.[4]
Reaktion	6–7 Monate alt: Das Kind zieht sich mit den Armen einen Meter vorwärts.

Ausgangsstellung	Das Kind sitzt innerhalb eines Reifens auf einem Rollbrett, das auf einem Parkett- oder PVC-Boden steht.[7]
Reaktion	3–5 Jahre alt: Das Kind kann sich innerhalb des Reifens 5mal oder öfter vor- und zurückschieben (Abb. 6.37).

6.17 Supination des Unterarmes

Ausgangsstellung	Das Kind sitzt. Es wird ihm ein Spielzeug angeboten.[4]
Reaktion	11 Monate alt: Das Kind greift mit supiniertem Unterarm und extendiertem Ellbogen nach dem Spielzeug.

Ausgangsstellung	Das Kind steht vor einer Tür und wird aufgefordert, sie zu öffnen.[4]
Reaktion	24–29 Monate alt: Das Kind öffnet die Tür durch Drehen des Türknopfes mit Rotation des Unterarmes. Allerdings sind Türknöpfe in Deutschland

nicht üblich, sondern Türklinken, bei denn beim Türöffnen eine andere Bewegung stattfindet.

Ausgangsstellung	Das Kind erhält eine Flasche mit Schraubverschluß, in der sich ein Bonbon befindet. Es wird aufgefordert, das Bonbon herauszuholen.[4]
Reaktion	36–41 Monate alt: Das Kind öffnet das Gewinde und rotiert dabei den Unterarm.
Ausgangsstellung	Das Kind erhält ein Spielzeug mit einem Drehschlüssel. Nachdem der Therapeut die Bewegung vorgemacht hat, wird es aufgefordert das Spielzeug aufzuziehen.[4]
Reaktion	36–41 Monate alt: Das Kind kann den Schlüssel um mindestens 90° drehen.

Quellenverzeichnis

1. Alexander J, Molnar GE. Muscular strength in children: Preliminary report on oblective standards. Arch Phys Med Rehabil 54:424, 1973.
2. Molnar FE, Alexander J. Development of Quantitative standards for muscle srtength in children. Arch Phys med Rehabil 55:490, 1974.
3. Pact V, Sirothkin-Roses M, beatuc J. The Muscle Testing Handbook. Boston: Little, Brown, 1984.
4. Folio MR, Fewll RR. Peabody Developmental Motor Scales and Activity Cards. Allen, TX: DLM Teaching Resources, 1983.
5. Fisher AG; Murray EA , Bundy AC. Sensory Integration: Theory and Practice. Philadelphia: F.A. Davis, 1991.
6. Effgen SK. Developing postural reactions. In Connolly BH, Montgomery PC (eds): Therapeutic Exercise in Developmental Disabilities, 2nd ed. Chattanooga, Tn: Chattanooga Group, 1993.
7. Berk RA, DeGaangi GA. DeGangi-Berk Test of Sensory Integration. Los Angeles: Western Psycholgical Services, 1983.

7 Beurteilung der von Hirnnerven innervierten Muskeln

In diesem Kapitel werden die von den motorischen Ästen der Hirnnerven innervierten Muskeln und die Testmethoden für die Beurteilung der Muskeln des Auges, Augenlids, Gesichts, Kiefers, der Zunge, des weichen Gaumens, der hinteren Rachenmuskulatur und des Kehlkopfes beschrieben. Die Tests sind für Patienten mit zentralen und peripheren neurologischen Defizite geeignet Der Patient muß dafür lediglich einfachen Anweisungen folgen können.

7.1 Einführung in das Test- und Bewertungssystem

Die von Hirnnerven innervierten Muskeln eignen sich nicht für die herkömmlichen Methoden manueller Muskeltests und darauf gestützter Bewertungssysteme. Oft, wenn nicht sogar überwiegend bewegen sie keinen knöchernen Hebel. Der Einsatz von manuellem Widerstand zur Beurteilung von Kraft und Funktion ist somit nicht immer die Methode der Wahl.

Der Therapeut muß sich mit den von Hirnnerven innervierten Muskeln bei gesunden Menschen vertraut machen. Ihre Erscheinung und Kraft, das Bewegungsausmaß und die Bewegungsgeschwindigkeit sind Variable, die sich von denen der uns besser vertrauten Skelettmuskulatur unterscheiden. Bei Kleinkindern und Säuglingen prüft man die allgemeine Funktion dieser Muskeln am besten, indem man die Kinder beim Weinen beobachtet. Erfahrung in der Beurteilung erwirbt man jedenfalls nur durch umfangreiche Praxis sowohl mit gesunden Menschen als auch mit Patienten, bei denen Verdacht auf Defizite motorischer Hirnnerven besteht oder abgesichert ist, die vom ersten wie auch vom zweiten Motoneuron stammen.

Eine Anekdote aus der persönlichen Erfahrung einer der Autorinnen sei hierzu beigetragen. Ein Patient sollte aufgrund einer Erkrankung des Motoneurons auf Bulbärfunktion hin getestet werden. Im Rachen zeigte sich eine „merkwürdige" Form, wenn der Patient den Mund weit öffnete und „Ah-h-h" sagte. Wie sich herausstellte, handelte es sich weder um einen Tumor noch um einen Fremdkörper oder eine struktuelle Deformation. Das merkwürdige Objekt war der Kehldeckel, der in solchen Situationen bei nicht wenigen Menschen zu beobachten ist.

Symmetrie ist beim Testen der Augen-, Gesichts-, Zungen-, Kiefer-, Rachen- und Zungengrundmuskulatur ein besonders wichtiger Aspekt. Die Symmetrie dieser Muskeln ist, außer bei der Kehlkopfmuskulatur, für den Untersucher visuell erkennbar. Asymmetrie ist bei diesen Muskeln einfacher allein durch Beobachtung festzustellen als bei den Muskeln der Extremitäten und sollte immer dokumentiert werden.

Die Bewegungen oder Anweisungen für die Tests, die in diesem Kapitel beschrieben werden, sind dem Patienten vielleicht fremd. Deshalb sollte jede Testbewegung vorgemacht und dem Patienten Gelegenheit zum Üben gegeben werden. Bei ungewöhnlichen oder überraschenden Testresultaten sollte sich der Untersucher nach vorausgegangenen rekonstruktiven gesichtschirurgischen Eingriffen erkundigen.

Allgemeines Bewertungsverfahren

Beim Testen der in diesem Kapitel beschriebenen Muskeln geht es um den relativen Grad der Funktionsfähigkeit in Bezug auf die beabsichtigte Aktivität. Es wird deshalb ein funktionelles Bewertungssystem mit folgender Abstufung verwendet:

- F: funktionell; normal oder nur leichte Beeinträchtigung
- SF: schwach funktionell, mäßige Beeinträchtigung mit Auswirkung auf das Ausmaß der aktiven Bewegung
- NF: nicht funktionell; starke Beeinträchtigung
- 0: keine Funktion.

Allgemeine Vorsichtsmaßnahmen beim Testen der Bulbärfunktionen

Beim Testen der Muskeln des Kopfes, der Mundhöhle und des Halses kommt der Untersucher häufig mit Sekreten wie Speichel, Tränen und Sekretionen aus Rachen, Bronchien und Luftröhre in Berührung. Man sollte deshalb vorbeugend immer Handschuhe tragen. Wenn der Patient an einer ansteckenden Krankheit leidet oder reichlich Sekret produziert, sollte der Untersucher zudem eine Maske und einen Kittel tragen.

Der Untersucher sollte nicht direkt vor einem Patienten stehen, der zum Husten aufgefordert wurde. Dies gilt auch für Patienten mit offener Tracheostomie.

Falls ein Mundspatel verwendet wird, sollte er steril sein, und es ist darauf zu achten, wo er zwischen den Tests abgelegt wird.

Ausgangsstellung des Patienten und des Untersuchers für alle Tests

Es empfiehlt sich der Sitz an der Bankkante. Nötigenfalls werden Kopf und der Rumpf unterstützt, um eine normale Aufrichtung zu gewährleisten oder eventuelle Deformitäten auszugleichen. Falls der Patient aus irgend einem Grund nicht sitzen kann, ist die Rückenlage zu wählen, in der das Testen der Kopf- und Augenmuskeln nicht beinträchtigt ist. Beim Testen der Muskeln von Mundhöhle und Hals sollte der Kopf jedoch hoch gelagert werden. Der Untersucher steht oder sitzt schräg vor dem Patienten. Ein Hocker auf Rollen ist empfehlenswert, damit sich der Therapeut schnell um den Patienten herum bewegen kann.

7.2   Äußere Augenmuskeln

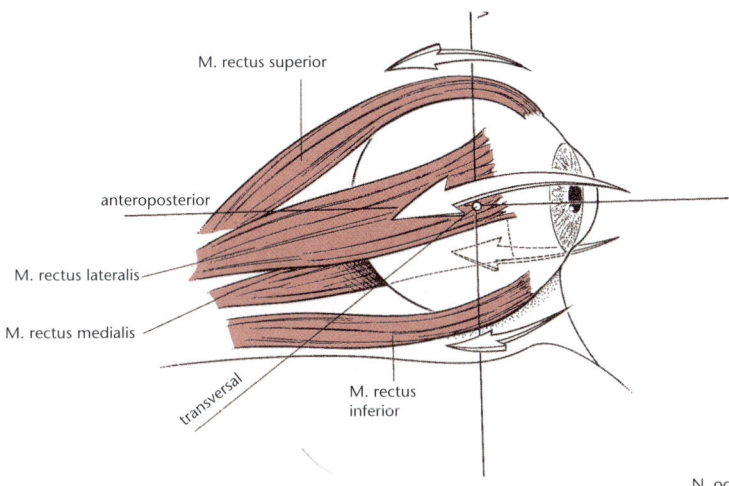

Abb. 7.1: Äußere, gerade verlaufende Augenmuskeln

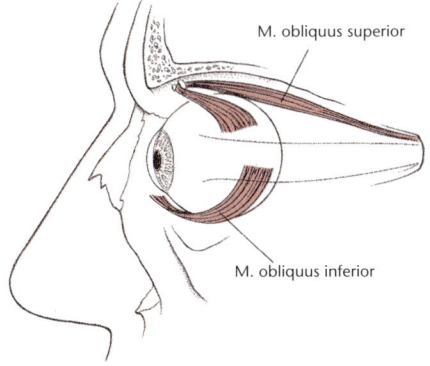

Abb. 7.2: Äußere, schräg verlaufende Augenmuskeln

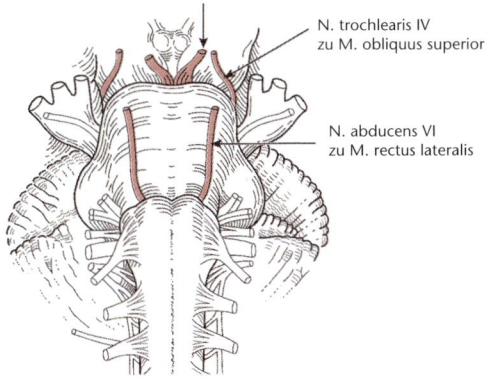

Abb. 7.3: Innervation der äußeren Augenmuskeln

Tabelle 7.1: Äußere Augenmuskeln

Muskel	Ursprung	Ansatz
6. M. rectus superior	Os sphenoidale	Sclera superior
7. M. rectus inferior	Os sphenoidale	Sclera inferior
8. M. rectus medialis	Os sphenoidale	Sclera medialis
9. M. rectus lateralis	Os sphenoidale	Sclera lateralis
10. M. obliquus superior	Os sphenoidale	über ein knöchernes Hypomochlion zur craniolateralen Sclera
11. M. obliquus inferior	Maxilla (Augenhöhlenwand)	Sclera lateralis, hinter dem M. obliquus superior

Die sechs äußeren Augenmuskeln bewegen den Augapfel in Richtungen, die von der Aufhängung und den Bewegungen selbst abhängig sind. Vermutlich arbeitet kein Augenmuskel isoliert. Da diese Muskeln nicht einzeln beobachtet, palpiert oder individuell getestet werden können, leitet sich ein guter Teil unserer Kenntnisse von ihrer Funktion aus den vielfältigen Funktionsstörungen ab.

Die Achsen der Augenbewegungen

Der Augapfel rotiert in der Augenhöhle um eine oder mehrere der drei Hauptachsen, die sich in der Mitte des Augapfels schneiden (Abb. 7.4).

- vertikale Achse: Um diese Achse finden laterale Bewegungen (Abduktion und Adduktion) in horizontaler Ebene statt
- transversale Achse: Dies ist die Rotationsachse für aufwärts- und abwärts gerichtete Bewegungen
- anteroposteriore Achse: Um diese Achse erfolgen Rotationsbewegungen in der Frontalebene.

Der Augapfel steht in Neutralstellung, wenn der Blick geradeaus und in die Ferne gerichtet ist. In dieser Neutralstellung sind die Achsen der beiden Augen parallel. Normalerweise bewegen sich beide Augen gemeinsam und koordiniert.

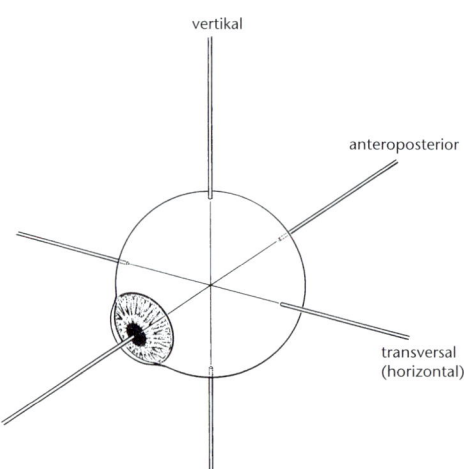

Abb. 7.4: Die 3 Hauptachsen des Auges

Die sechs äußeren Augenmuskeln erlauben jedem Auge Bewegungen in einem Kreisbogen. Meistens gehen diese Bewegungen mit Kopfbewegungen einher. Die Kopfstellung ist beim Testen jedoch statisch. Die üblicherweise vorgenommene paarweise Zuordnung der äußeren Augenmuskeln vereinfacht deren Bewegungsmuster zu sehr. Bei jeder Rotation des Auges ändern alle sechs Muskeln ihre Länge. Der Bezugspunkt für die Beschreibung der Bewegungen der äußeren Augenmuskeln ist die Mitte der Kornea.

Augenbewegungen durch die äußeren Augenmuskeln

Die äußeren Augenmuskeln arbeiten wie in einem Kontinuum: Während sich die Länge des eines Muskels ändert, verändern sich Länge und Spannung der anderen, was große Bewegungsvielfalt mit sich bringt.[2,3] Obwohl die Bewegungen stets miteinander einhergehen, läßt sich die Funktion der einzelnen Muskeln vereinfachen und verstehen. Dadurch wird das Testverfahren vereinfacht, ohne die Genauigkeit zu schmälern.

Für die üblichen klinischen Testverfahren werden den verschiedenen äußeren Augenmuskeln die im folgenden beschriebenen Bewegungen zugeordnet[1-3] (Abb. 7.5).

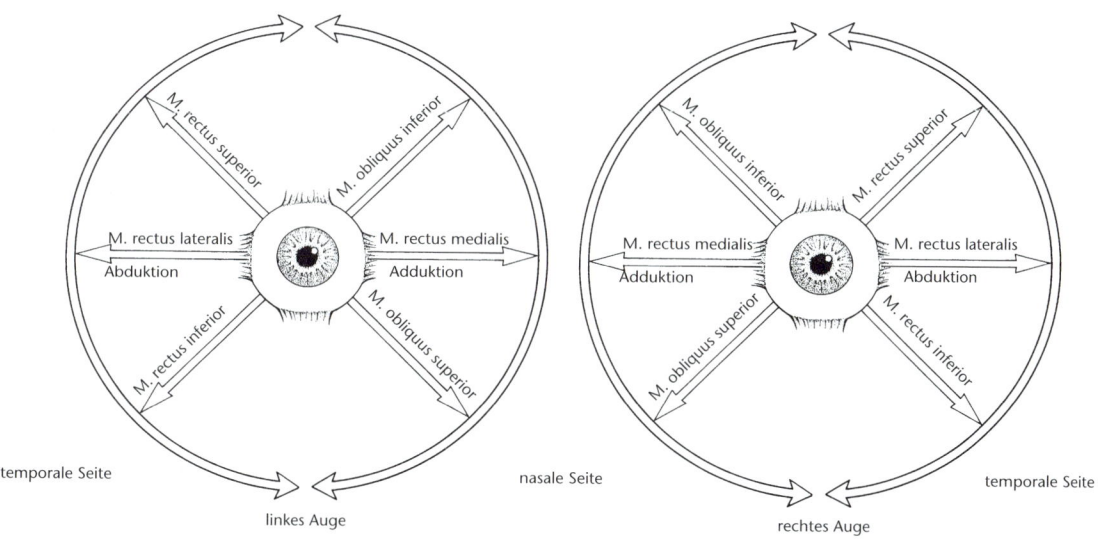

Abb. 7.5: Die äußeren Augenmuskeln und deren Bewegungen.

6. M. rectus superior (III. N. oculomotorius)

Hauptbewegung: Elevation des Augapfels. Die Bewegung erfolgt nach oben und außen.

Nebenbewegungen:

- 1. Rotation des adduzierten Augapfels, so daß das obere Ende der Vertikalachse nach innen zeigt (Abb. 7.4).
- 2. Adduktion des Augapfels in begrenztem Ausmaß.

7. M. rectus inferior (III. N. oculomotorius)

Hauptbewegung: Depression des Augapfels. Die Bewegung erfolgt nach unten undaußen.

Nebenbewegungen

- 1. Adduktion des Auges
- 2. Rotation des adduzierten Augapfels, so daß das obere Ende der Vertkalachse nach außen zeigt.

8. M. rectus medialis (III. N. oculomotorius)

Hauptbewegung: Adduktion des Augapfels.

Nebenbewegungen: keine.

9. M. rectus lateralis (VI. N. abducens)

Hauptbewegung: Abduktion des Augapfels.

Nebenbewegungen: keine.

Bei **Läsionen des VI. Hirnnervs** ist die Bewegung nach lateral einge-schränkt. Bei Lähmung ist der Augapfel nach medial gedreht und kann nicht abduziert werden.

10. M. obliquus superior (IV. N. trochlearis)

Hauptbewegung: Depression des Auges

Nebenbewegungen:

- 1. Abduktion des Augapfels
- 2. Depression ist bei Läsionen des IV. Hirnnervs eingeschränkt, während die Abduktion unbeeinträchtigt bleibt, da diese Bewegung vom VI. Hirnnerv gesteuert wird.

11. M. obliquus inferior (III. N. oculomotorius)

Hauptbewegung: Elevation des Auges, insbesondere aus der Adduktion. Sie erfolgt nach oben und innen.

Nebenbewegungen:

- 1. Abduktion des Augapfels
- 2. Rotation des Augapfels, so daß die Vertikalachse nach außen gerichtet ist.

Bei Lähmung weicht der Augapfel nach unten und etwas nach außen ab. Aus der abduzierten Stellung kann er sich nicht nach oben bewegen.

Läsion des N. oculomotorius (III)

Bei Läsion des III. Hirnnervs ist das Auge nach außen gedreht und kann nicht nach innen bewegt werden. Unsachlicherweise wird diese Stellung oft als „Pennerauge" bezeichnet. Es ist nach unten und außen gestellt.

Ptosis, das Herunterhängen des Augenlides, ist ebenfalls eine Folge einer Läsion.[2,3]

Folgebewegung des Auges

Die Augenbewegungen werden getestet, indem der Patient in die Haupt-blickrichtungen blickt. Die Zahlen in Klammern beziehen sich auf die in Abbildung 7.6 dargestellten Folgebewegungen.[2] Alle paarigen Folge-bewegungen sind Funktion von Antagonisten.

- lateral (1) – medial (2)
- aufwärts (3) – abwärts (4)
- nach oben und außen (5) – nach unten und medial (6)
- nach oben und medial (7) – nach unten und lateral (8).

In jedem der nachstehenden Tests folgt der Patient mit dem Blick dem sich langsam bewegenden Finger des Untersuchers, einer Taschenlampe oder einem Zeigestock. Das betreffende Objekt sollte angenehme Lese-entfernung haben. Die Augen werden nacheinander getestet, wobei das nicht getestete abgedeckt wird. Im Anschluß an die einzelnen Tests wer-

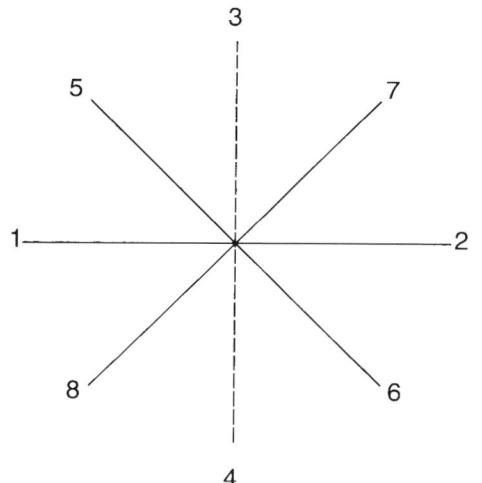

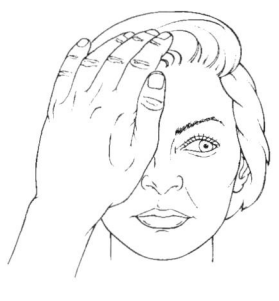

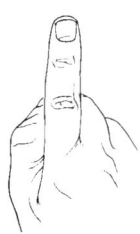

Abb. 7.6: Die Hauptblickrichtungen der Augen

Abb. 7.7: Untersuchung der Folgebewegungen

den beide Augen zusammen auf ihre gemeinsamen Bewegungen hin geprüft. Jeder Test beginnt in Neutralstellung des Auges.

Beobachtet werden sollten das Bewegungsausmaß, die Geschwindigkeit und die Koordination der Bewegung sowie die Fähigkeit, laterale und vertikale Blickrichtung beizubehalten.[2-4] Ein Physiotherapeut kann anhand solcher Beobachtungen Bewegungsabweichungen nicht präzise feststellen, denn dazu wäre der Einsatz hochentwickelter Instrumente wie in der Ophtalmologie Voraussetzung. Die Folgebewegungen werden als normal oder nicht normal erscheinen. Weitergehende Aussagen dürften kaum zu treffen sein.

Ausgangsstellung des Patienten

Kopf und Augapfel befinden sich in Neutralstellung. Anfangs blickt der Patient geradeaus auf den Finger des Untersuchers. Der Kopf bleibt unbeweglich. Andernfalls muß er mit einer Hand des Untersuchers oder von einem Assistenten festgehalten werden, während der Patient mit dem Blick dem Finger des Untersuchers folgt.

Anweisung für den Patienten

„Sehen Sie meinen Finger an. Folgen Sie ihm mit den Augen" (Abb. 7.7).

Test

Zuerst wird jedes Auge einzeln getestet, indem man das jeweils andere abdeckt. Anschließend werden beide gemeinsam getestet.

Das Beispiel zweier beidäuguger Tests demonstriert die koordiniert verlaufenden Bewegungen beider Augen nach oben rechts (Abb. 7.8) und nach unten links (Abb. 7.9).

Bewertung

F: sofortiger koordinierter Bewegungsablauf bis zum Bewegungsende. Die Testbewegung wird vollständig ausgeführt.

SF und NF: Zwischen Stufe NF und 0 ist ohne einen detaillierten Diplopia-Test (Test für „Doppeltsehen") nicht zu unterscheiden.

O: keine Folgebewegung im jeweiligen Test

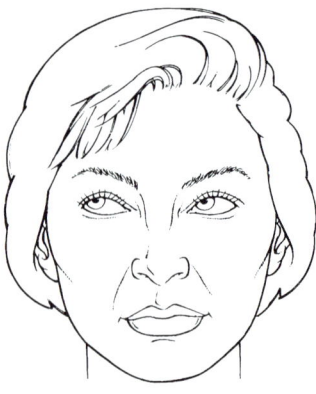

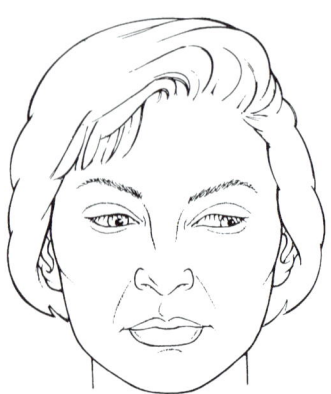

Abb. 7.8: Der Blick der Patientin folgt nach rechts oben. Das rechte Auge wird hauptsächlich vom M. rectus superior und das linke vom M. obliquus inferior bewegt.

Abb. 7.9: Der Blick der Patientin folgt nach links unten. Die Bewegungen des rechten Auges werden hauptsächlich vom M. obliquus superior und die des linken vom M. rectus inferior gesteuert.

7.3 Muskulatur der Augenlider, Augenbrauen und der Stirn

Die Ausdrucksfähigkeit des Gesichts sollte beobachtet und jede Asymmetrie oder Muskelinsuffizienz sollte dokumentiert werden. Auf eine Beeinträchtigung des VII. Hirnnervs lassen folgende Hinweise schließen: Asymmetrie beim Sprechen oder Lächeln, Hypotonus (mit oder ohne Atrophie), faszikuläre Zuckungen, asymmetrisches oder häufiges Blinzeln, faltenlose oder besonders faltige Gesichtshaut.

Die Gesichtsmuskeln – ausgenommen die für Kieferbewegungen zuständigen – drücken durch willkürliche und unwillkürliche Bewegungen Gefühlsregungen aus.

Tabelle 7.2: Muskeln der Augenlider und der Augenbrauen

Muskel	Ursprung	Ansatz
3. M. palpebrae superior	Os sphenoidale	• Aponeurose der Augenscheidewand • Tarsus superior • Hülle des M. rectus superior
4. M. orbicularis oculi	Processus frontalis der Maxilla	• laterale Aufhängung des M. levator palpebrae • vereinigt sich mit den Mm. occipitofrontalis und corrugator
5. M. corrugator supercilii	Os frontale	tiefe Schicht der Augenbrauen

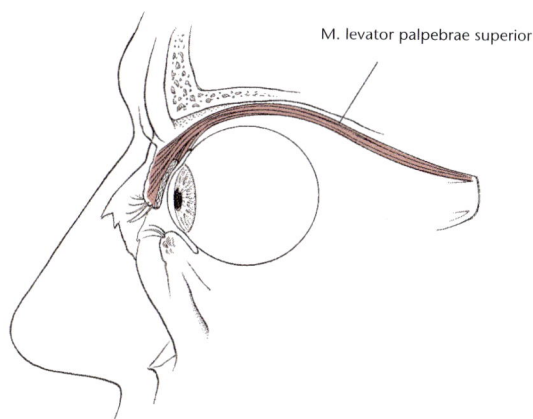

M. levator palpebrae superior

Abb. 7.10: M. levator palpebrae superior

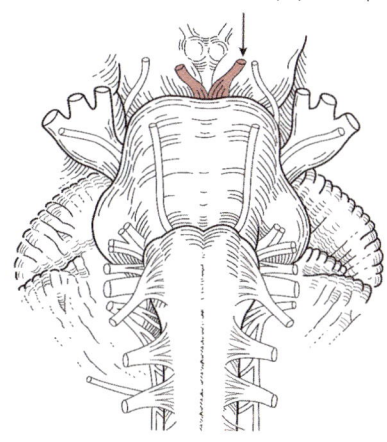

N. oculomotorius III
zum M. levator palpebrae superioris

Abb. 7.11: Innervation des M. levator palpebrae
superior

Augenöffnung

Hauptmuskel: M. levator palpebrae superior.

Das Öffnen des Auges durch Anheben des oberen Augenlides ist eine Funktion des M. levator palpebrae superior. Der Muskel wird getestet, indem der Patient das Auge ohne und gegen Widerstand öffnet. Die Funktion dieses Muskels wird danach beurteilt, ob er das Auge gegen Widerstand völlig offen halten kann.

Bei Läsion des N. oculomotorius (III) wird der M. levator palpebrae superior paretisch, und das Augenlid hängt in vollständiger oder partieller Ptosis herab. Eine Schädigung des N. sympathicus im zervikalen Bereich verursacht möglicherweise ebenfalls eine Ptosis, das Augenlid kann dann aber willkürlich angehoben werden. Der Grad der Ptosis wird daran bemessen, wie weit die Iris vom Augenlied bedeckt wird.

Bei Läsion des N. facialis (VII) ist möglicherweise das Levator-Zeichen positiv.[2] In diesem Fall wird der Patient aufgefordert, nach unten zu blicken und dann die Augen langsam zu schließen. Als positives Levator-Zeichen gilt, wenn sich das obere Augenlid der schwachen Seite aufwärts bewegt, weil der M. levator palpebrae ohne Gegenaktivität des M. orbicularis oculi arbeitet.

Test

Der Patient versucht, die Augenlider gegen manuellen Widerstand offen zu halten (Abb. 7.12). Es werden beide Augen gleichzeitig getestet. Unter keinen Umständen darf Druck auf den Augapfel ausgeübt werden.

Manueller Widerstand: Der Daumen oder Zeigefinger wird leicht auf das geöffnete Augenlid oberhalb der Augenwimpern gelegt. Widerstand wird nach unten gegeben in Richtung Augenschluß. Der Therapeut muß dar-

auf achten, den Augapfel nicht in die Augenhöhle zu drücken, wenn er
Widerstand gibt.

**Anweisung für den
Patienten**

„Öffnen Sie Ihre Augen weit. Halten Sie. Lassen Sie nicht zu, daß ich sie
schließe."

Bewertung

F: Der Patient bewegt über das volle Bewegungsausmaß gegen den leichten Widerstand des Therapeuten. Die Iris ist vollkommen sichtbar.

SF: Das Auge wird geöffnet, die Iris jedoch nur teilweise freigelegt. Es
wird kein Widerstand vertragen. Der Patient kann die Augenlider vielleicht abwechselnd öffnen und schließen, das Bewegungsausmaß ist jedoch gering. Auch der M. frontalis spannt sich eventuell beim Versuch an,
das Auge zu öffnen.

NF: Das Auge kann nicht geöffnet werden, und die Iris ist fast vollständig
verdeckt.

0: keine Lidöffnung.

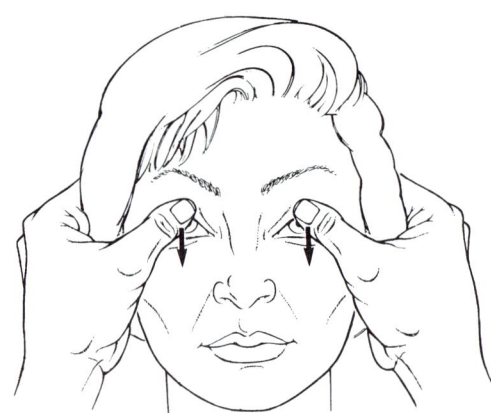

Abb. 7.12: Test der Augenöffnung

Periphere und zentrale Läsionen des VII. Hirnnerven (N. facialis)

Eine Beteiligung des N. facialis kann aus einer Läsion resultieren, die auf
den Nerv oder den Nucleus wirkt, d.h. aus einer periphere Läsion. Motorische Funktionen des Gesichtes können aber auch nach zentraler oder
supranuclearer Läsion beeinträchtigt sein. Diese zwei Ebenen einer Störung des VII. Hirnnerven ziehen unterschiedliche klinische Probleme nach
sich.[5]
Die **periphere Läsion** hat eine schlaffe Lähmung aller Gesichtsmuskeln
auf der Seite der Läsion zur Folge: M. occipitofrontalis, M. corrugator, M.
orbicularis oculi, Nasen- und Mundmuskulatur sind gelähmt. Die betrof-
fene Gesichtshälfte ist glatt. Das Auge bleibt geöffnet, das untere Augenlid hängt herab, das Auge wird beim Blinzeln nicht vollständig geschlossen. Die Nase hängt herunter und weicht eventuell zur Gegenseite ab. Die
Wangenmuskeln sind schlaff, so daß die Wange hohl aussieht, und der
Mund wird zu einer Seite gezogen. Essen und Trinken sind schwierig,

weil das Kauen und das Zurückhalten von Flüssigkeiten und Speichel beeinträchtigt sind. Sprachlaute, inbesondere Vokale oder Laute, bei deren Bildung die Lippen gespitzt werden müssen, klingen verschwommen. Wenn der VII. Hirnnerv **zentral** betroffen ist, ist die Folge eine Parese der Muskeln der unteren Gesichtshälfte, die Muskeln der oberen Gesichtshälfte bleiben dagegen ausgespart. Dazu kommt es, weil der Nukleuskern, der die obere Gesichtshälfte steuert, sowohl kontralaterale als auch ipsilaterale supranukleare Verbindungen aufweist, während der Nukleuskern, der die untere Gesichtshälfte versorgt, nur kontralateral supranuklear innerviert ist. Daher verursacht die Läsion der einen zerebralen Hemisphäre Lähmung der unteren Gesichtshälfte der Gegenseite. Dabei werden die oberen Gesichtsmuskeln ausgespart. Man kann dies als „zentrales N.-fazialis-Syndrom" bezeichnen.

Ein beachtenswerter Unterschied zwischen peripheren und zentralen Störungen ist, daß periphere Läsionen oft – aber natürlich nicht immer – Lähmung aller Gesichtsmuskeln zur Folge haben. Bei zentralen Läsionen bleiben sogar die betroffenen Muskeln teilweise funktionsfähig. Die Problematik besteht dann eher in einer Muskelschwäche als in einer Lähmung.

Augenschluß
Hauptmuskel: M. orbicularis oculi.

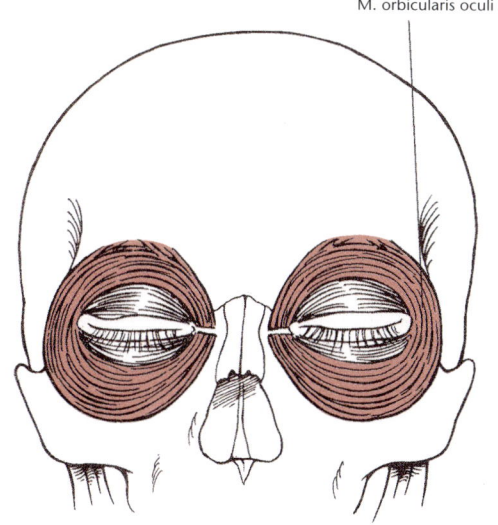

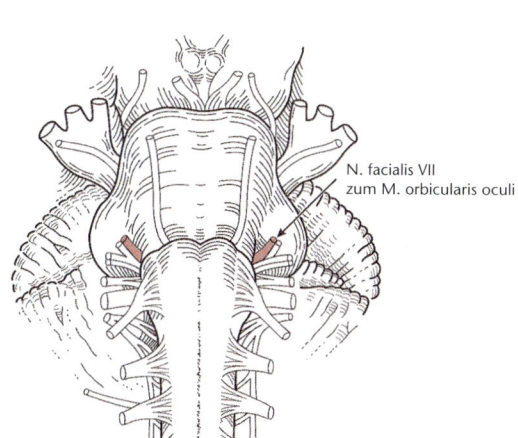

Abb. 7.13: M. orbicularis oculi

Abb. 7.14: Innervation des M. orbicularis oculi

Der M. orbicularis oculi ist der Augensphinkter.[1] Sein palpebraler Anteil schließt das Lid sanft, wie beim Blinzeln und im Schlaf. Der Anteil im Bereich des Augenbodens schließt das Auge mit mehr Kraft als beim Blinzeln. Der dem Tränenapparat zugehörige Anteil zieht die Augenlider nach lateral und drückt sie gegen die Sclera, um Tränen aufzufangen. Alle Anteile gemeinsam schließen die Augen fest. Ohne spezifisches Testen ist eine Schwäche des M. orbicularis auch durch genaues Beobachten des Patienten erkennbar, denn auf der betroffenen Seite ist das Blinzeln verzögert.

Test

Der Patient wird beobachtet, während er die Augen willkürlich öffnet und schließt, zuerst einzeln, dann zusammen (Abb. 7.15). Nicht jeder kann die Augen einzeln schließen. Dann soll der Patient die Augen fest schließen, zuerst einzeln, dann zusammen.

Anstatt Widerstand zu geben, kann der Untersucher beobachten, wie weit die Augenwimpern sich beim festen Augenschluß senken, und ob die Wimpern der betroffenen Seite tiefer stehen.

Manueller Widerstand: Für einen manueller Widerstand werden Daumen und Zeigefinger jeweils oberhalb und unterhalb der geschlossenen Augen sanft angelegt (Abb. 7.16). Der Untersucher versucht, die Augenlider zu öffnen, indem er Daumen und Zeigefinger spreizt. Keinesfalls darf Druck auf den Augapfel ausgeübt werden.

Anweisung für den Patienten

„Schließen Sie die Augen so fest Sie können. Halten Sie sie geschlossen. Lassen Sie nicht zu, daß ich sie öffne." oder „Schließen Sie Ihr Auge gegen meinen Finger."

Bewertung

F: Der Patient schließt seine Augen fest und hält gegen den Widerstand des Untersuchers. Die Iris ist möglicherweise nicht sichtbar.

SF: Der Patient kann die Augen nicht gegen Widerstand schließen. Der Augenschluß ist möglicherweise unvollständig, jedoch sollte nur ein geringer Anteil der Sclera und die Iris gar nicht sichtbar sein. Eventuell schließt das Auge sogar, das Lid der schwächeren Seite schließt jedoch im Vergleich zum schnellen Augenschluß der normalen Seite verzögert.

NF: Die Augen können nicht geschlossen werden. Die Iris ist vollkommen sichtbar. Um ein Austrocknen des Auges zu verhindern, benötigen diese Patienten u.U. Augentropfen.

O: kein Hinweis auf Aktivität des M. orbicularis.

Nützliche Hinweise

Wenn der Augapfel beim festen Augenschluß nach oben rotiert, strengt der Patient sich an, um den Test korrekt auszuführen. Diese Aufwärtsdrehung des Augapfels wird als Bell-Phänomen bezeichnet. Wenn der Patient sich nicht anstrengt, bleibt der Augapfel entgegen allen Beteuerungen in Neutralstellung.
Diese Beobachtung mag für den Untersucher beim Testen anderer Patienten mit gleicher Problematik aufschlußreich sein.

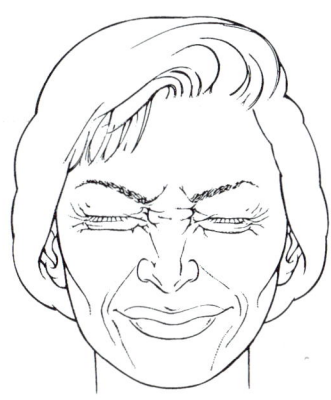

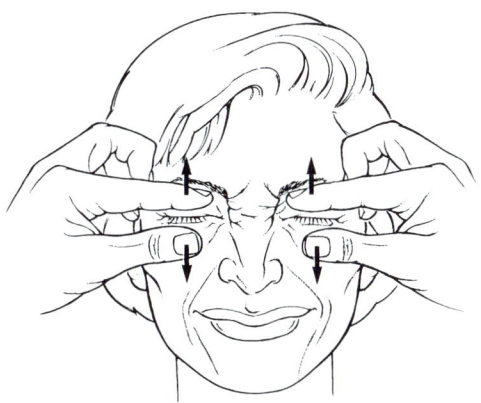

Abb. 7.15: Inspektion beim Test für den Lidschluß

Abb. 7.16: Manueller Widerstand beim Test für den Lidschluß

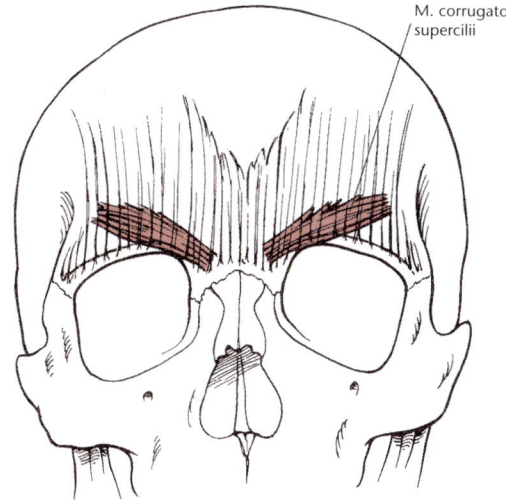

Abb. 7.17: M. corrugator supercilii

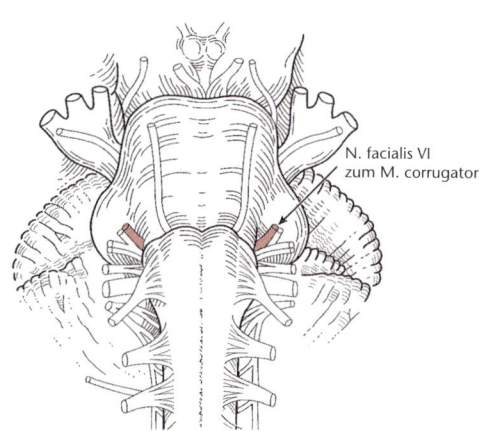

Abb. 7.18: Innervation des M. corrugator supercilii

Stirnrunzeln

Hauptmuskel: M. corrugator supercilii.

Aktivität des M. corrugator ist zu beobachten, wenn der Patient wie ärgerlich die Stirn runzelt. Ddabei werden die Augenbrauen nach unten und zusammengezogen (Abb. 7.19), und es entstehen steile Stirnfalten.

Test

Der Patient wird aufgefordert, die Stirn zu runzeln, wobei sich die Augenbrauen abwärts und zusammenziehen (Abb. 7.19).

Manueller Widerstand: Der Untersucher legt Daumen oder Zeigefinger jeder Hand sanft an das Nasenende jeder Augenbraue und versucht, sie auseinanderzuziehen (er „glättet" die Stirnfalten, Abb. 7.20).

Anweisung für den Patienten

„Schauen Sie böse drein. Lassen Sie nicht zu, daß ich ihre Falten glätte."

Bewertung

F: Der Patient bewegt über ein normales Bewegungsausmaß mit ausgeprägten Falten und hält gegen leichten Widerstand.

SF: Der Patient runzelt zwar die Stirn, die Falten sind jedoch flach und nicht sehr ausgeprägt. Widerstand wird nicht vertragen.

NF: Eine leichte Bewegung ist feststellbar.

O: kein Stirnrunzeln.

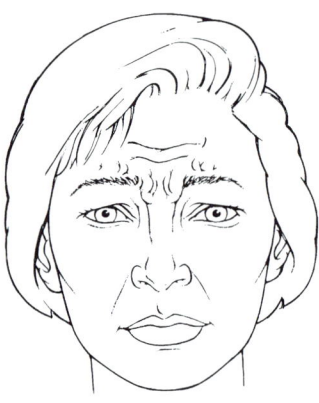

Abb. 7.19: Test des Stirnrunzelns

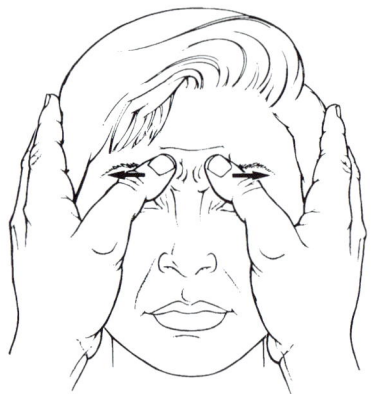

Abb. 7.20: Manueller Widerstand beim Stirnrunzeln

Augenbrauen anheben
Hauptmuskel: frontaler Anteil des M. occipitofrontalis.

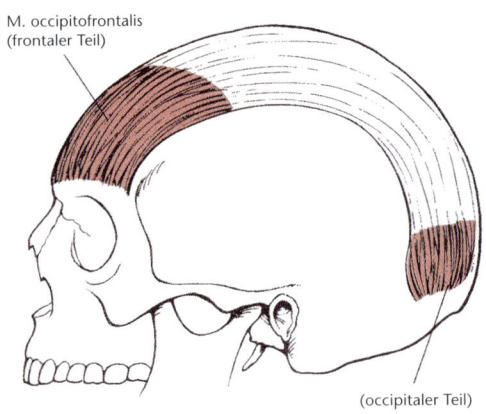

M. occipitofrontalis
(frontaler Teil)

(occipitaler Teil)

Abb. 7.21: M. occipitofrontalis

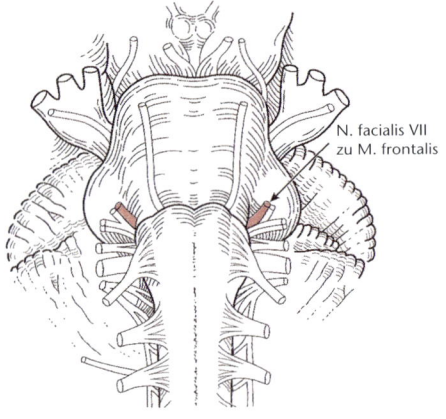

N. facialis VII
zu M. frontalis

Abb. 7.22: Innervation des M. occipitofrontalis

Für die Prüfung des frontalen Anteils des M. occipitofrontalis macht der Patient auf Anweisung ein erstauntes Gesicht. Dadurch legt sich seine Stirn in horizontale Falten. Der occipitale Muskelbauch wird für gewöhnlich nicht getestet. Er zieht die Kopfhaut zurück.

Test

Der Patient hebt die Augenbrauen an, so daß sich horizontale Stirnfalten bilden (Abb. 7.23).

Manueller Widerstand: Der Untersucher plaziert die Kuppe seines Daumens oberhalb jeder Augenbraue und gibt Widerstand nach unten (er glättet die Stirn, Abb. 7.24).

Anweisung für den Patienten

„Heben Sie Ihre Augenbrauen so weit wie möglich an, als wären Sie sehr erstaunt. Lassen Sie nicht zu, daß ich sie herunterziehe."

Bewertung

F: Der Patient führt die Bewegung durch. Es bilden sich horizontale Falten. Es wird verhältnismäßig viel Widerstand vertragen.

SF: Die Falten sind nicht stark ausgeprägt und verschwinden bei leichtem Widerstand.

NF: Es ist nur eine geringe Bewegung feststellbar.

O: kein Anheben der Augenbrauen.

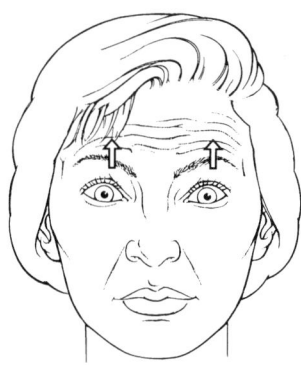

Abb. 7.23: Heben der Augenbrauen

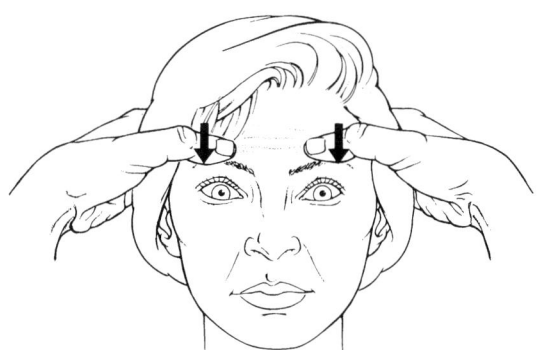

Abb. 7.24: Manueller Widerstand beim Heben der Augenbrauen

7.4   Nasenmuskulatur

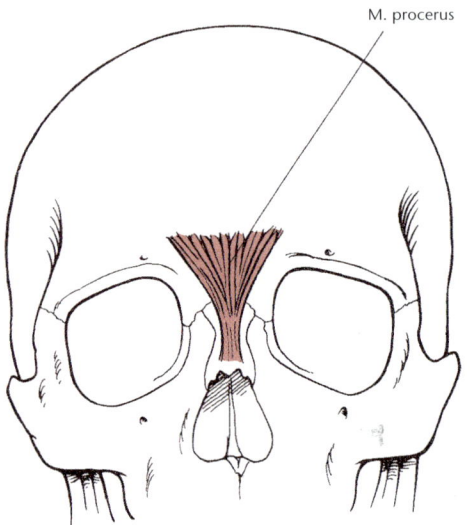

Abb. 7.25: M. procerus

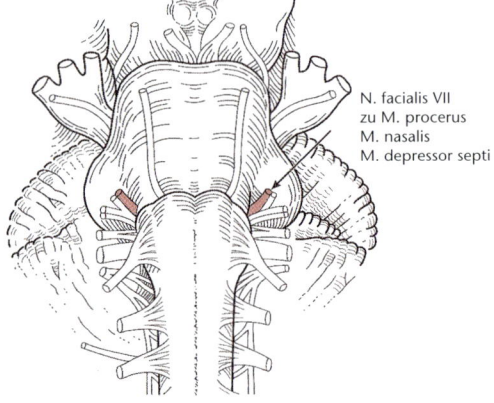

Abb. 7.26: Innervation der Nasenmuskulatur

Tabelle 7.3: Nasenmuskeln

Muskel	Ursprung	Ansatz:
12. M. procerus	Nasenbein und Nasenknorpel	• Stirnhaut zwischen den Augenbrauen • mit dem M. occipitofrontalis verbunden
13. M. nasalis		
• Pars transversa (komprimiert die Nasenlöcher)	• Os maxillare lateral von der Sutura nasomaxillare	• Aponeurose über dem Nasenbein
• Pars alaris (dilatiert die Nasenlöcher)	• Os maxillare oberhalb vom Schneidezahn	• Ala nasi, Haut der Nasenspitze
14. M. depressor septi	Os maxillare oberhalb der Sutura nasomaxillare	• Septum nasale • Alarknorpel

Alle drei Nasenmuskeln werden vom Nervus facialis (VII) innerviert. Der M. procerus zieht die inneren Augenbrauenwinkel nach unten, wodurch sich horizontal verlaufende Falten über der Nasenbrücke bilden. Der M. nasalis (Nasenlochschließer) zieht den knorpeligen Anteil der Nase nach unten und die Nasenflügel gegen das Septum. Der M. nasalis (Nasenlochöffner) erweitert die Nasenlöcher. Der M. depressor septi zieht die Nasenlöcher nach unten und verengt sie.

Von diesen drei Muskeln wird nur der M. procerus klinisch getestet. Die Aktivität der beiden anderen wird durch das Blähen und Anlegen der Nasenflügel beobachtet, falls die Patienten diese Bewegungen ausführen können.

Nase rümpfen

Hauptmuskel: M. procerus.

Test

Der Patient rümpft die Nase, als ekelte er sich (Abb. 7.27).

Manueller Widerstand: Die Daumen werden neben dem Nasenbein angelegt. Widerstand wird nach lateral gegeben (die Falten glätten sich, Abb. 7.28).

Anweisung für den Patienten

„Rümpfen Sie Ihre Nase, als würden Sie ‚Iiih' sagen."

Bewertung

F: deutliche Faltenbildung. Der Patient verträgt etwas Widerstand.

SF: flache Falten. Der Patient gibt Widerstand nach.

NF: kaum feststellbare Bewegung.

O: keine Änderung des Gesichtsausdruckes.

Nützliche Hinweise

Isoliertes Nasenrümpfen ist selten. Die meisten Patienten benutzen für diese ausdrucksvolle Bewegung andere Gesichtsmuskeln.

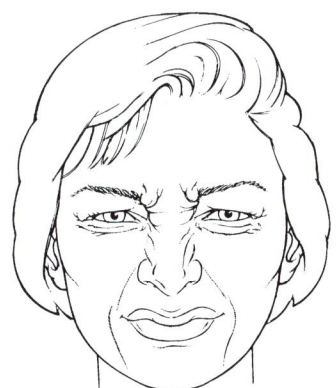

Abb. 7.27: Test der Nasenmuskeln

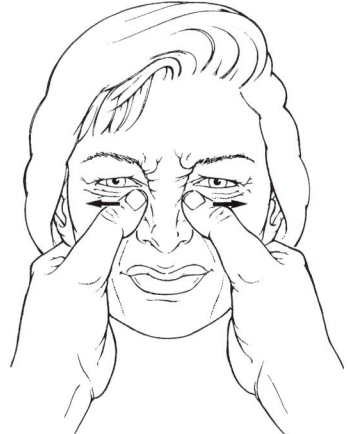

Abb. 7.28: Test der Nasenmuskeln gegen Widerstand

7.5   Mundmuskulatur

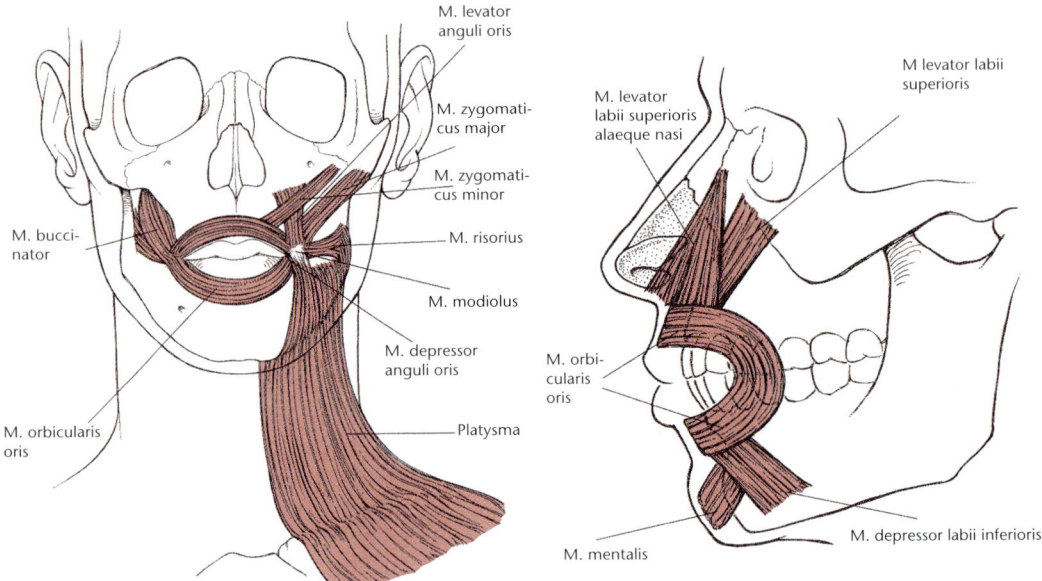

M. levator
anguli oris

M. zygomati-
cus major

M. zygomati-
cus minor

M. risorius

M. modiolus

M. depressor
anguli oris

Platysma

M. bucci-
nator

M. orbicularis
oris

M. levator
labii superioris
alaeque nasi

M levator labii
superioris

M. orbi-
cularis
oris

M. mentalis

M. depressor labii inferioris

Abb. 7.29: Muskulatur des Modiolus

Abb. 7.30: Mundmuskulatur seitlich

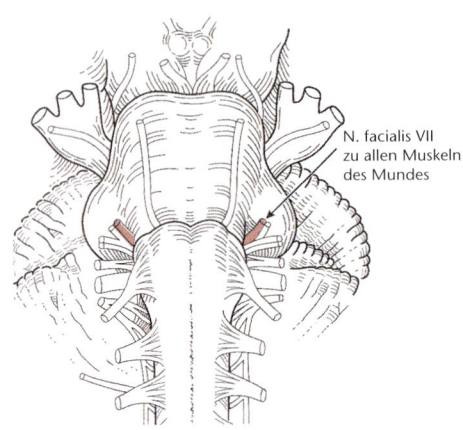

N. facialis VII
zu allen Muskeln
des Mundes

Abb. 7.31: Innervation der Mundmuskulatur

Tabelle 7.4: Mundmuskeln

Muskel	Ursprung	Ansatz
25. M. orbicularis oris	• Modiolus • keine knöcherne Verbindung	Modiolus
15. M. levator labii superioris	• Margo infraorbitalis • Os maxillare • Os zygomaticum	Oberlippe
17. M. levator anguli oris	Os maxillare unterhalb des Foramen infraorbitale	• Modiolus • Haut am Mundwinkel
18. M. zygomaticus major	Os zygomaticum	Modiolus
24. M. depressor labii inferioris	Os mandibulare	Modiolus
26. M. buccinator	Processus alveolaris von Os maxillare und Os mandibulae	Modiolus
21. M. mentalis	Sutura des Os mandibulae	Haut des Kinns
23. M. depressor anguli oris	Linea obliqua des Os mandibulare	Modiolus

weitere Muskeln:
• 19. M. zygomaticus minor
• 20. M. risorius
• 22. M. transversus menti
• 88. M. platysma

Die Mundmuskulatur ist vielgestaltig, und jeder einzelne Muskel hat eine besondere Funktion, außer vielleicht der M. risorius. Anstatt für jeden Muskel einen detailierten Test vorzustellen, werden hier nur spezielle Tests für den M. buccinator und den M. orbicularis oris (Mundsphinkter) aufgeführt. Die Funktion der übrigen Muskeln wird erläutert, die individuellen Tests werden jedoch dem Untersucher überlassen. Alle Mundmuskeln werden vom N. facialis (VII) innerviert.

Die Schneckenspindel (Modiolus)

Die Anlage der Gesichtsmuskulatur verursacht oft Verwirrung und Mißverständnisse. Das ist nicht verwunderlich in Anbetracht von 14 kleinen Muskelbündeln mit sehr langen Namen, verschiedenen Verlaufsrichtungen und unbelegten Funktionen. Von allen Gesichtsmuskeln sind die Mundmuskeln wohl am wichtigsten, weil sie für die Aufnahme von Nahrung und für die Sprache zuständig sind.

Eine Hauptquelle der Mißverständnisse ist die Beziehung der Mundmuskeln zueinander. Bis vor kurzem ging man von einer ununterbrochenen, zirkulär um den Mund verlaufenden Muskulatur aus. Tatsächlich jedoch hat der M. orbicularis oris keinen vollständig elliptischen Verlauf. Er enthält sowohl Fasern von den wichtigsten extrinsischen Muskeln, die an der Wange zusammentreffen, als auch von intrinsischen Muskeln.[1,6,7] Die Autorinnen und andere Fachleute beschreiben, im Gegensatz zu den meisten Abbildungen, keine solche Ellipsen.[6]

Derjenige Bereich des Gesichts, in dem sich zahlreiche konvergierende und divergierende Fasern aus verschiedenen Richtungen konzentrieren, befindet sich unmittelbar lateral und etwas oberhalb des Mundwinkels. Wenn man Daumen und Zeigefinger am Mundwinkel von innen und außen anlegt und das Gewebe komprimiert, spürt man eine knotige Struktur, die als Modiolus bezeichnet wird.[8-10]

Der Modiolus (lat.: Radnabe) wird als muskulärer oder sehniger Knoten, als eine hohe Dichte von Muskelverbindungen, beschrieben.[8-9] Er ist vereinfacht ausgedrückt kegelförmig, etwa 1 cm dick und liegt bei den meisten Menschen ungefähr 1 cm lateral vom Mundwinkel entfernt. Je nach Geschlecht, Rasse und Alter variieren Form und Größe erheblich. Die Muskelfasern inserieren und verlaufen auf verschiedenen Ebenen, oberflächlich und tief, einige sind spiralförmig angelegt. Sie bilden jedoch primär eine dreidimensionale Struktur.

Es gibt unterschiedliche Klassifikationen der Modiolus-Muskeln, jedoch werden hauptsächlich neun oder zehn Gesichtsmuskeln mit der Struktur in Verbindung gebracht.[9]

Ausstrahlend von:

- M. levator anguli oris
- M. orbicularis oris
- M. depressor anguli oris
- M. zygomaticus major
- M. buccinator.

Retraktionsmuskeln der Oberlippe:

- M. levator labii superioris
- M. labii superioris alaeque nasi
- M. zygomaticus minor.

Retraktionsmuskeln und Heber der Oberlippe:

- M. mentalis
- M. depressor labii inferioris.

Als ebenfalls beteiligt werden häufig die spezifischen Fasern des M. orbicularis oris (durchdringende superiore und inferiore Anteile), M. platysma und M. risorius gesehen. Letzterer ist in der Gesichtsmuskulatur nicht immer vorhanden.

Der M. orbicularis oris und der M. buccinator bilden eine fast durchgehende Muskelfläche, die durch die Mm. zygomaticus major, levator anguli oris und depressor anguli oris in vielen Positionen fixiert werden kann. Die drei letztgenannten Muskeln sind die „Halter", die den Modiolus in jeder Position festhalten können.

Bei stark fixiertem Modiolus kann der M. buccinator kontrahieren, so daß die Wangen an die Zähne angesaugt werden. Der M. orbicularis oris kann gegen die vordere Zahnreihe kontrahieren und somit die Lippen aufeinander pressen und den Mund fest schließen.[9] Gleichermaßen werden die präzisen und fein abgestimmten Lippenbewegungen sowie die

Druckverhältnisse beim Sprechen durch Kontrolle der aktiven und statischen Modiolar-Muskeln gewährleistet.

Mundschluß

Hauptmuskel: M. orbicularis oris.

Dieser kreisförmig um den Mund verlaufende Muskel erfüllt viele Funktionen. Er schließt die Lippen, schiebt sie vor und zieht sie gegen die Zähne. Außerdem formt er die Lippen zum Küssen, Pfeifen, Lutschen, Trinken und den ungezählten Möglichkeiten der Artikulation.

Test

Der Patient preßt die Lippen zusammen und schiebt sie vor.

Manueller Widerstand: Aus hygienischen Gründen wird ein Mundspatel anstelle des Fingers genommen. Der Spatel wird diagonal über Ober- und Unterlippe gelegt und Widerstand wird nach innen in Richtung Mundhöhle gegeben (Abb. 7.33).

Anweisung für den Patienten

„Schürzen Sie Ihre Lippen. Halten Sie. Drücken Sie gegen den Mundspatel."

Bewertung

F: Die Lippen werden vollständig geschlossen, und es wird gegen starken Widerstand gehalten.

SF: Lippenschluß ist vorhanden, Widerstand wird jedoch nicht vertragen.

NF: Geringfügige Lippenbewegung ist vorhanden, die Lippen können jedoch nicht geschlossen werden.

O: kein Lippenschluß.

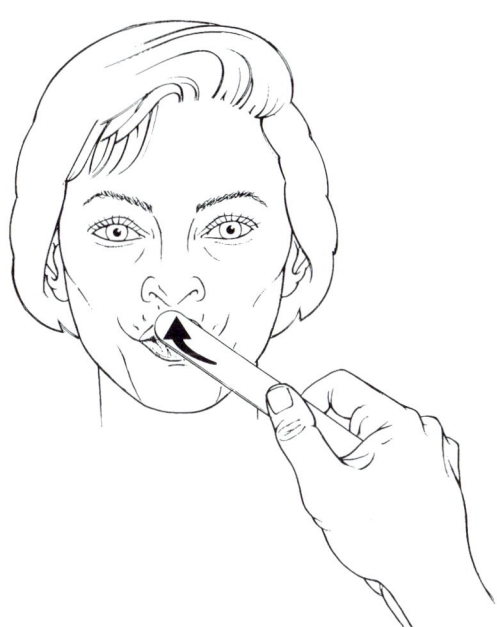

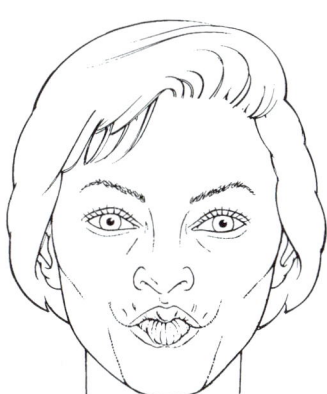

Abb. 7.32: Mundschluß ohne Widerstand

Abb. 7.33: Mundschluß gegen Widerstand

Wangenkompression

Hauptmuskel: M. buccinator.

Der M. buccinator ist der Hauptmuskel, der das Essen im Mund für den Kauvorgang positioniert und den Durchtritt des Bolus kontrolliert. Er drückt ebenfalls die Wange gegen die Zähne und hilft, die Luft auszustoßen, wenn die Wangen aufgebläht werden (blasen).

Test

Der Patient komprimiert beide Wangen (bilateral), indem er sie in den Mund einsaugt (Abb. 7.34).

Manueller Widerstand: Widerstand wird mit einem Mundspatel gegeben. Der Spatel wird im Mund flach gegen die Wangeninnenseite gelegt (Abb. 7.35). Er wird im Bereich des Mundwinkels als Hebel benutzt, um Widerstand gegen die Wange nach außen zu geben.

Alternativ kann Widerstand mit den mit Fingerlingen geschützten Zeigefingern des Therapeuten gegeben werden. In diesem Fall werden die Zeigefinger in den Mund gelegt (der linke Finger gegen die linke Wange des Patienten und umgekehrt). Die Finger drücken die Wangen gleichzeitig nach außen. Vorsicht ist bei Patienten mit eingeschränkter kognitiver Leistungsfähigkeit (sie könnten beißen) oder bei solchen mit einem Beißreflex geboten.

Anweisung für den Patienten

„Saugen Sie Ihre Wangen nach ein. Halten Sie. Lassen Sie nicht zu, daß ich sie nach außen drücke."

Bewertung

F: Patient führt die Bewegung korrekt durch und hält gegen starken Widerstand.

SF: Patient führt die Bewegung aus, kann jedoch nicht gegen Widerstand halten.

NF: Bewegung ist feststellbar, jedoch nicht vollständig.

O: keine Wangenbewegung.

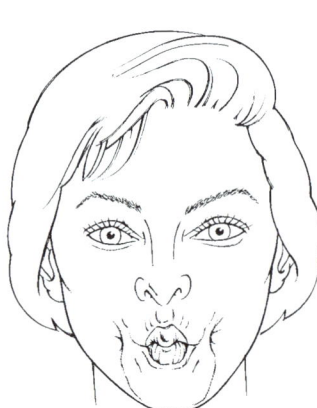

Abb. 7.34: Wangenkompression ohne Widerstand

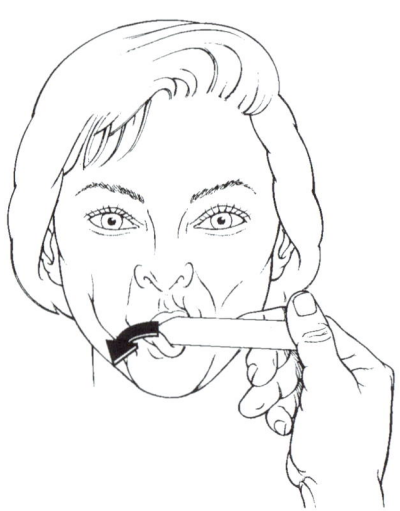

Abb. 7.35: Wangenkompression gegen Widerstand

Weitere Mundmuskeln

17. M. levator angulioris

Dieser Muskel hebt die Mundwinkel an und bringt die Zähne zum Vorschein wie beim Lächeln. Wird er einseitig benutzt, ensteht ein Ausdruck des Hohns (Abb. 7.36). Der Muskel bildet eine Furche zwischen Nase und Lippe, die sich bei Trauigkeit und mit zunehmendem Alter vertieft.

15. M. levator labii superioris und
16. M. levator labii superior alaeque nasi

Diese beiden Muskeln heben die Oberlippe an (Abb. 7.37). Der M. labii superioris protrahiert die Oberlippe außerdem, und der M. alaeque nasi öffnet die Nasenlöcher.

18. M. zygomaticus major

Der M. zygomaticus zieht die Mundwinkel nach oben und nach außen, wie beim Lachen (Abb. 7.38).

21. M. mentalis

Der M. mentalis schiebt die Unterlippe nach vorn wie beim Schmollen oder bei Übellaunigkeit (Abb. 7.39).

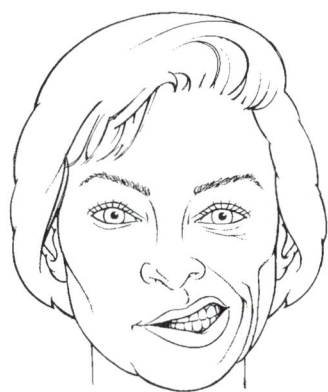

Abb. 7.36: Test des M. levator angulioris

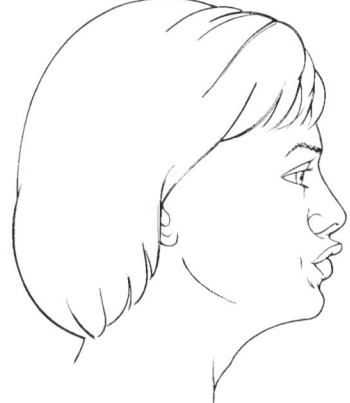

Abb. 7.37: Test der M. levator labii superioris und M. levator labii superior alaeque nasi

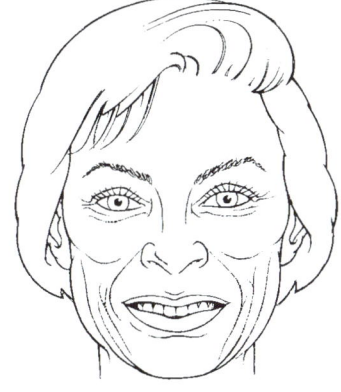

Abb. 7.38: Test des M. zygomaticus major

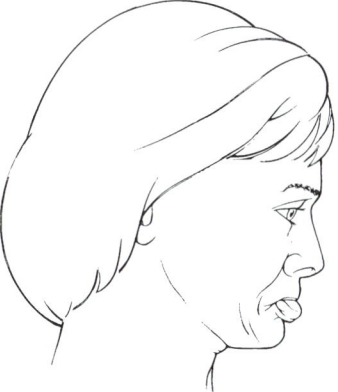

Abb. 7.39: Test des M. mentalis

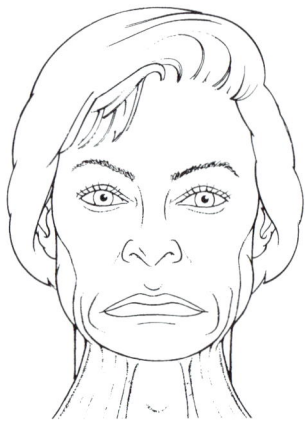

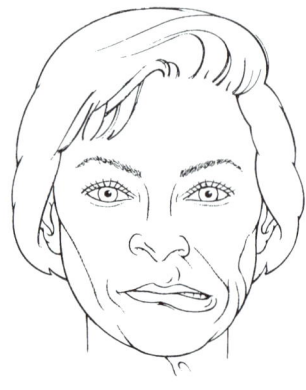

Abb. 7.40: Test der M. depressor angulioris und M. platysma

Abb. 7.41: Test des M. depressor labii inferioris

23. M. depressor anguli oris, 88. M. platysma

Diese Muskeln ziehen die Unterlippe und den äußeren Mundwinkel nach unten und verursachen einen Ausdruck der Traurigkeit oder des Kummers (Abb. 7.40). Der M. platysma zieht die Unterlippe nach hinten und verursacht einen Ausdruck des Entsetzens. Er zieht die Haut des Halses von der Klavikula weg. Dieser Muskel kann getestet werden, indem man den Patienten auffordert, den Mund gegen Widerstand zu öffnen oder die Zähne fest zusammenzubeißen.

24. M. depressor labii inferioris

Dieser Muskel zieht die Unterlippe nach unten und nach außen und verursacht einen Ausdruck der Melancholie oder des Spotts (Abb. 7.41).

7.6 Kaumuskulatur

Muskeln: M. masseter, M. temporalis, Mm. pterygoidei.

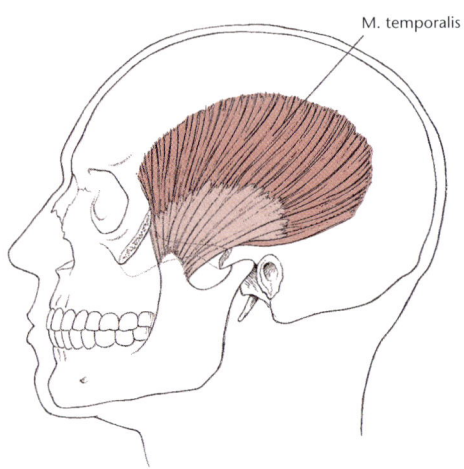

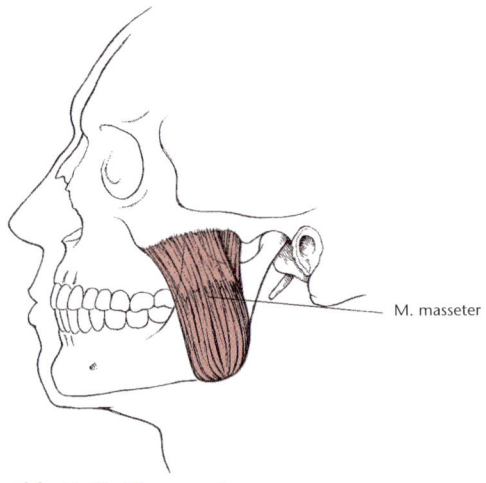

Abb. 7.42: M. temporalis

Abb. 7.43: M. masseter

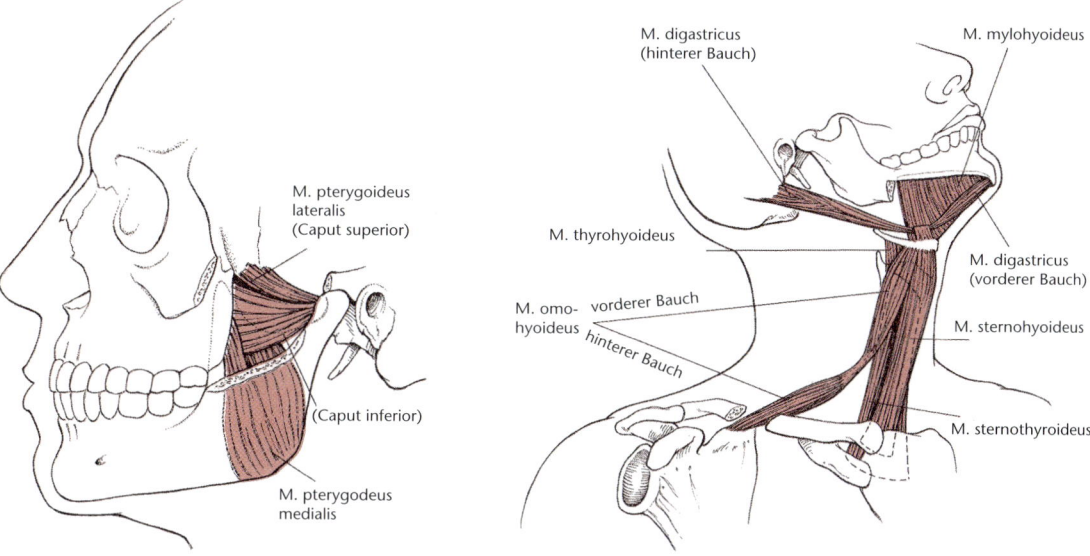

Abb. 7.44: M. pterygoideus lateralis und medialis

Abb. 7.45: Am Zungenbein ansetzende Muskeln

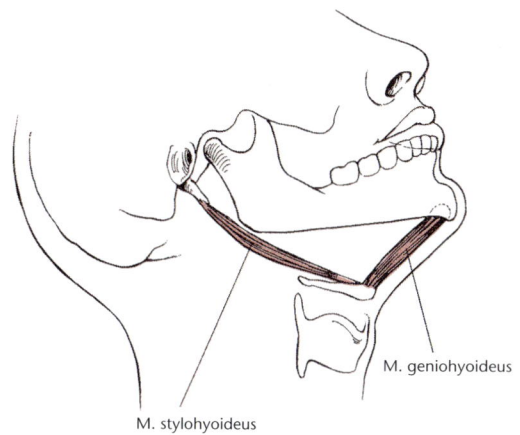

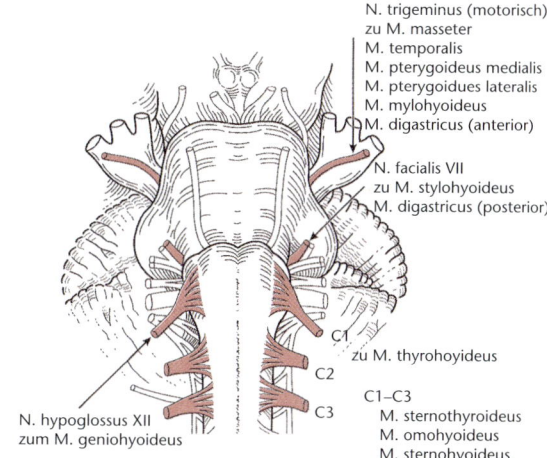

Abb. 7.46: M. stylohyoideus und geniohyoideus

Abb. 7.47: Innervation der Kaumuskulatur

Tabelle 7.5: Kaumuskeln

Muskel	Ursprung	Ansatz
28. M. masseter		Angulus mandibulae
• Pars superficialis	• Processus temporalis des Os zygomaticum	
• Pars intermedia	• Processus zygomaticus ossis temporalis	
• Pars profunda	• Processus zygomaticus ossis temporalis	
29. M. temporalis	Fossa temporalis	Processus zygomaticus der Maxilla
30. M. pterygoideus lateralis		Fovea pterygoidea des processus condylaris
• Pars superioris	• Ala major ossis sphenoidalis	
• Pars inferioris	• Lamina lateralis des Processus pterygoideus	
31. M. pterygoideus medialis	• Fossa pterygoidea • Processus pyramidalis ossis palatini • Tuber maxillae	Innenfläche des Angulus mandibulae
75.–78. Mm. mylohyoideus, stylohyodieus, genio-hyoideus, digastricus	Mandibula	Os hyoideum

Die Mandibula ist der einzige bewegliche Knochen des Schädels. Ihre Bewegungen erfolgen überwiegend im Zusammenhang mit Kauen und Sprechen. Die Muskeln, die auf das Kiefergelenk einwirken, inserieren alle im hinteren Teil der Mandibula auf den verschiedenen Flächen und Vorsprüngen des Ramus. Hier bringen sie erhebliche Kraft für Kau- und Beißbewegungen auf.[1] Die Kaumuskeln bewegen die Mandibula sowohl nach vorn (Protraktion) und nach hinten (Retraktion), als auch zur Seite. Das Bewegungsausmaß der Mandibula ist gewöhnlich limitiert. Ausgenommen sind geschulte Sänger, denn sie lernen, den Mund weit zu öffnen, und dadurch ihren Stimmumfang zu vergrößern. Kaubewegungen laufen relativ langsam, Sprachbewegungen dagegen mit hoher Geschwindigkeit ab.

Die Kaumuskeln werden alle vom motorischen Ast des V. Hirnnervs (N. trigeminus) versorgt.

- Der M. masseter hebt die Mandibula und bewegt sie nach vorn
- Der M. temporalis hebt die Mandibula und zieht sie nach hinten
- Die lateralen Mm. pterygoidei senken die Mandibula und bewegen sie nach vorn, wenn sie gemeinsam kontrahieren. Arbeiten sie einzeln, wird die Mandibula zur gegenüberliegenden Seite bewegt. Wenn die medialen und die lateralen Mm. pterygoidei gemeinsam aktiv werden, heben sie die Mandibula und bewegen sie nach vorn; arbeiten die medialen allein, ziehen sie die Mandibula nach vorn mit Abweichung zur gegenüberliegenden Seite wie beim Kauen

- Die suprahyoidalen Muskeln, die über das Os hyoideum wirken, sind bei fixiertem Os hyoideum am Absenken des Kiefers beteiligt. Die infrahyoidalen Muskeln sind schwache Hilfsmuskeln für die Kieferdepression.

Läsionen des motorischen Astes des N. trigeminus führen zu Schwäche oder Lähmung der Elevations-, Depressions-, Protrusions- und Rotationsbewegungen der Mandibula. Bei unilateraler Läsion weicht der Kiefer zur schwachen Seite ab. Bei bilateraler Läsion hängt der Kiefer herunter und ist „gelähmt".

Die Kiefergelenke können hinsichtlich Muskeltonus, Atrophie (Kieferkonturen) und Fasziculationen untersucht werden.

Mundöffnung = Depression der Mandibula
Hauptmuskeln: M. pterydoideus und suprahyoidale Muskeln.

Vor dem Test der Kiefermuskeln sollte das Kiefergelenk auf Empfindlichkeit und Reibungsgeräusche geprüft werden. Liegt eins von beiden vor, sollten alle manuellen Tests unterbleiben. Mundöffnung und Mundschluß werden dann lediglich beobachtet.

Test

Der Patient öffnet den Mund soweit wie möglich und hält gegen manuellen Widerstand.

Manueller Widerstand: Eine Hand des Untersuchers umfaßt das Kinn von unten, die andere Hand wird zur Fixation auf den Kopf gelegt (Abb. 7.48). Widerstand erfolgt vertikal nach oben im Versuch, den Mund zu schließen.

Anweisung für den Patienten

„Öffnen Sie Ihren Mund soweit Sie können. Halten Sie. Lassen Sie nicht zu, daß ich ihn schließe."

Bewertung

F: Der Patient bewegt über das vorhandene Bewegungsausmaß und hält gegen starken Widerstand. Dieser Muskel ist in der Tat so kräftig, daß bei normalen Menschen manueller Widerstand kaum ausreicht, um ihm entgegenzuwirken. Die Mundöffnung sollte so groß sein wie drei, manchmal auch vier aufeinander liegende Finger eines Menschen mit Durchschnittsgröße bzw. 35–40 mm betragen. Abweichungen sollten nur nach unten vorkommen.

SF: Der Patient kann den Mund bis zwei oder weniger Finger breit öffnen und etwas Widerstand vertragen.

NF: minimale Bewegung. Der M. pterygoideus lateralis kann mit einem Finger (Handschuh!) innerhalb des Mundes palpiert werden. Die Fingerspitze wird hinter den letzten Zahn der oberen Zahnreihe bis zum Processus condylaris des Ramus mandibulae geführt. Es wird kein Widerstand vertragen

O: Es kommt zu keiner willkürlichen Depression der Mandibula.

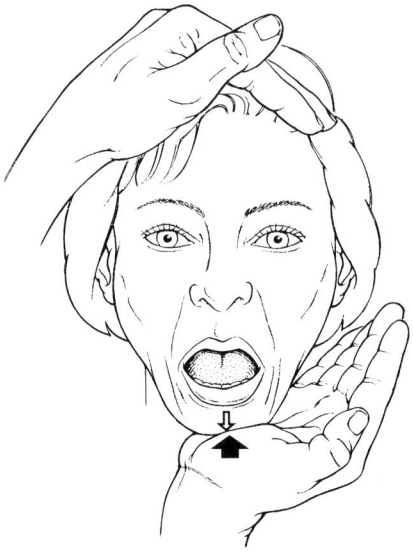

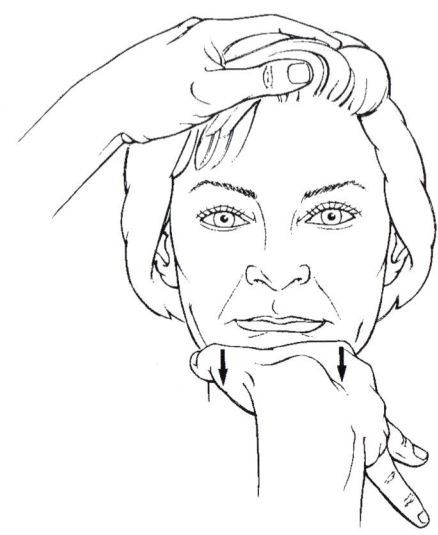

Abb. 7.48: Mundöffnung gegen Widerstand

Abb. 7.49: Test des Mundschlusses gegen Widerstand

Mundschluß = Elevation der Mandibula

Hauptmuskeln: M. masseter, M. temporalis, M. pterygoideus medialis.

Test

Der Patient schließt den Mund fest.

Manueller Widerstand: Der Therapeut hält das Kinn des Patienten zwischen Daumen und Zeigefinger in der Schwimmhautfalte fest. Die andere Hand wird zur Fixation auf den Kopf gelegt. Widerstand erfolgt vertikal nach unten im Versuch, den geschlossenen Mund zu öffnen (Abb. 7.49).

Anweisung für den Patienten

„Beißen oder halten Sie Ihre Zähne ganz fest zusammen. Die Lippen bleiben dabei entspannt. Halten Sie. Lassen Sie nicht zu, daß ich Ihren Mund öffne."

Bewertung

F: Der Patient schließt den Mund (Kiefer) fest. Der Untersucher darf den Mund nicht öffnen können. Die getestete Muskelgruppe ist sehr stark. Man denke an Zirkusartisten im Kieferhang.

SF: Der Patient schließt den Mund, der Untersucher kann ihn jedoch mit weniger als maximalem Widerstand öffnen.

NF: Der Patient schließt den Mund, verträgt jedoch keinen Widerstand. M. masseter und M. temporalis sind beidseitig zu palpieren. Der M. masseter wird lateral an der Wange oberhalb des Angulus mandibulae und unterhalb des Processus zygomaticus palpiert, der M. temporalis oberhalb der Schläfe an der Haaransatzlinie, d.h. vor dem Ohr und oberhalb des Os zygomaticum.

O: Der Patient kann den Mund nicht vollständig schließen. Dies ist eher ein kosmetisches (sabbern) als ein bedeutendes klinisches Problem.

Bei einseitiger Muskelaktivität weicht der Kiefer beim Versuch, den Mund zu schließen, zur starken Seite ab.

Alternativer Test

Der Patient beißt mit den Backenzähnen fest auf einen Zungenspatel. Der Vergleich der Tiefe der Beißspuren jeder Kieferseite gibt einen Hinweis auf die Kraft. Kann der Untersucher den Zungenspatel herausziehen, während der Patient zubeißt, liegt Schwäche des M. masseter, M. temporalis und der lateralen pterygoiden Muskeln vor.

Diese Testmethode sollte nie bei einem Patienten mit Beißreflex eingesetzt werden, denn der Patient könnte sich an den Splittern verletzen, falls der Spatel bricht.

Abweichung des Kiefers nach lateral

Hauptmuskeln: M. pterygoideus lateralis, M. pterygoideus medialis.

Wenn der Kiefer des Patienten nach rechts abweicht, sind der rechte M. pterygoideus lateralis und der linke M. pterygoideus medialis beteiligtund umgekehrt. Bei Schwäche der pterygoidalen Muskeln zeigt sich beim Öffnen des Mundes eine Abweichung zur schwachen Seite.

Der Patient bewegt den Kiefer gegen Widerstand von einer Seite zur anderen. Ist der V. Hirnnerv betroffen, kann der Patient den Kiefer zur gelähmten Seite bewegen, jedoch nicht zur unbeeinträchtigten Seite.

Test

Der Patient bewegt den Kiefer nach rechts und nach links.

Manueller Widerstand: Eine Hand des Untersuchers liegt mit den palmaren Flächen der Finger am Kiefer und gibt Widerstand (Abb. 7.50). Die andere Hand fixiert den Kopf durch Anlegen von Fingern und Handinnenfläche an die gegenüberliegende Schläfe. Widerstand wird nach lateral gegeben, um den Kiefer Richtung Mittellinie zu schieben.

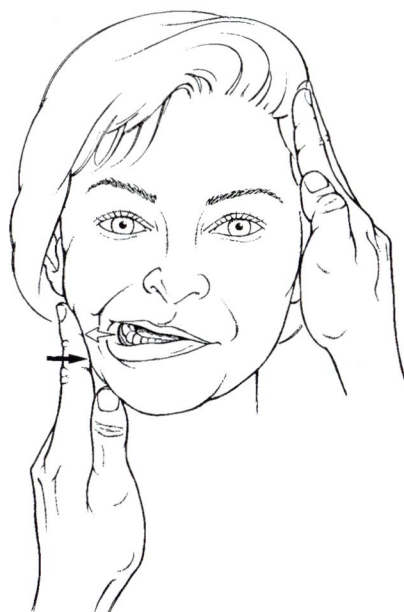

Abb. 7.50: Test der Seitwärtsbewegung des Kiefers gegen Widerstand

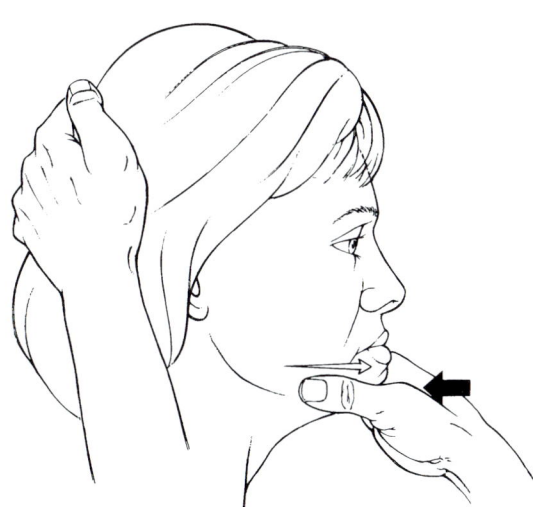

Abb. 7.51: Test der Kieferprotrusion gegen Widerstand

Bewertung

F: Das Bewegungsausmaß bei seitlicher Verschiebung des Kiefers variiert. Man beurteilt die seitliche Verschiebung durch Vergleich des Standes der oberen zur unteren Zahnreihe, während sich der Kiefer von der Mittellinie weg bewegt. Deviation sollte nicht durch Beobachten der Lippen beurteilt werden. Ein Bleistift oder Lineal, vertikal auf Nasenmitte angelegt, kann ebenfalls die Deviation der Mandibula anzeigen.

Die meisten Menschen können den Mittelpunkt der unteren Schneidezähnen über drei obere Zähne hinweg zur Seite hin bewegen (etwa 10 mm).[5] Der Patient verträgt starken Widerstand.

SF: Die laterale Bewegung beschränkt sich auf eine obere Zahnbreite gegen lediglich minimalen Widerstand.

NF: Minimale Abweichung ist vorhanden, und es wird kein Widerstand vertragen.

O: Es erfolgt keine Bewegung.

Kieferprotusion

Hauptmuskeln: mediale und laterale Mm. pterygoidei.

Die medialen und lateralen Mm. pterygoidei bewirken die Protusion des Kiefers, wodurch ein kampflustiger Gesichtsausdruck entsteht. Die Protrusion verursacht einen Fehlbiß, wobei die untersten Zähnen über die obersten hinausstehen. Bei unilateraler Läsion weicht der protrahierende Kiefer zur schwachen Seite ab.

Test

Der Patient protrahiert den Kiefer, so daß die unteren Zähne vor den oberen stehen.

Manueller Widerstand: Es handelt sich um eine kräftige Bewegung. Der Untersucher fixiert den Kopf mit einer Hand am Hinterkopf (Abb. 7.51). Die widerstandgebende Hand umfaßt das Kinn in der Schwimmhautfalte des Daumens. Daumen und Zeigefinger umfassen dabei den Unterkiefer. Widerstand wird horizontal nach hinten gegeben.

Anweisung für den Patienten

„Schieben Sie Ihr Kinn nach vorn. Halten Sie. Lassen Sie nicht zu, daß ich es nach hinten schiebe."

Bewertung

F: Das Bewegungsausmaß wird vollzogen, d.h. die unteren Zähne vor die oberen geschoben und dort gegen starken Widerstand gehalten. Bei den meisten Menschen ist genügend Platz zwischen den Zähnen vorhanden, so daß ein Spalt zwischen der oberen und unteren Zahnreihe sichtbar wird.

SF: Der Kiefer wird geringfügig nach vorn bewegt. Es ist jedoch kein Spalt zwischen der oberen und unteren Zahnreihe sichtbar. Der Patient verträgt nur wenig Widerstand.

NF: Es erfolgt eine kleine Bewegung. Widerstand kann nicht gegeben werden.

O: keine Bewegung, und Widerstand kann nicht gegeben werden.

7.7　Zungenmuskulatur

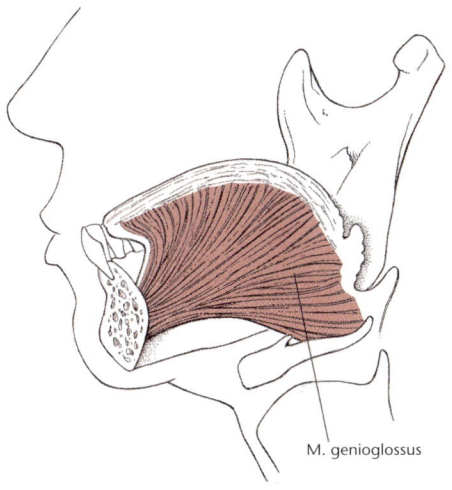

Abb. 7.52: M. genioglossus

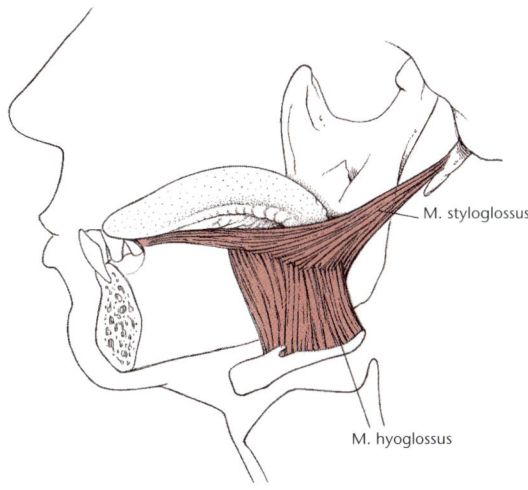

Abb. 7.53: M. hyoglossus, M. styloglossus

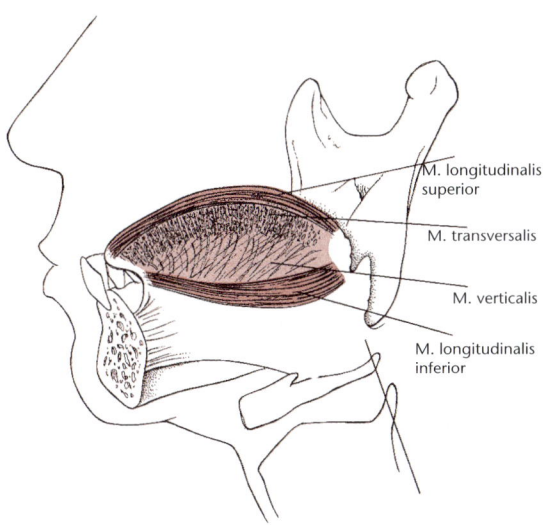

Abb. 7.54: Innere Zungenmuskeln

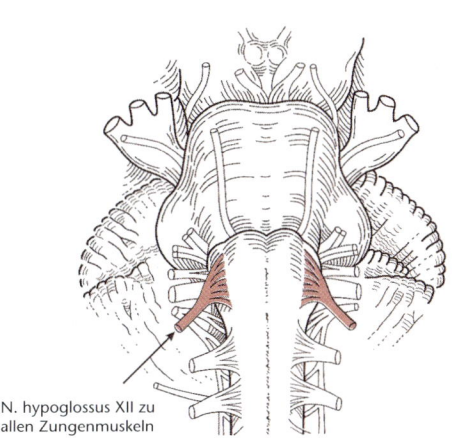

Abb. 7.55: Innervation der Zungenmuskeln

Tabelle 7.6: Zungenmuskeln

Muskel	Ursprung	Ansatz
Äußere Zungenmuskeln		
32. M. genioglossus	Symphysis menti des Os mandibulare	• Os hyoideum • Untergrund der Zunge
33. M. hyoglossus	großes Zungenbeinhorn des Os hyoideum	posterior am seitlichen Zungenrand
34. M. chondroglossus	kleines Zungenbeinhorn des Os hyoideum	verbindet sich mit den inneren Zungenmuskeln
35. M. styloglossus	• Processus styloideus • Lig. stylomandibulare	am seitlichen Zungenrand
36. M. palatoglossus	Weicher Gaumen (anterior)	am seitlichen Zungenrand
weitere Muskeln: suprahyoidale Muskeln		
Innere Zungenmuskeln		
• 37. M. longitudinalis superior	obere Fläche der Zungenwurzel	Zungenspitze
• 38. M. longitudinalis inferior	untere Fläche der Zungenwurzel	Zungenspitze
• 39. M. transversus	Septum linguale mediale	dorsale und laterale Zungenränder
• 40. M. verticalis	Zungenrücken	ventrale Fläche

Die äußeren und inneren Zungenmuskeln werden alle vom XII. Hirnnerv (N. hypoglossus), einem rein motorischen Nerven, innerviert.

Ein XII. Hirnnerv innerviert eine Zungenhälfte (unilateral). Der Nukleus des N. hypoglossus empfängt jedoch meistens sowohl gekreuzte als auch ungekreuzte Fasern des 2. Motorneurons aus dem untersten Bereich des Gyrus präcentralis über die Capsula interna.

Läsionen des XII. Hirnnervs oder seiner zentralen Verbindungen können zu Parese oder Paralyse der Zunge führen.

Beschreibung der Zungenmuskeln

Die paarigen äußeren Muskeln verlaufen vom Schädel oder dem Os hyoideum zur Zunge. Die inneren Muskeln entspringen und enden innerhalb der Zunge. Die Zunge beseht größtenteils aus Muskelmasse.

Hauptmuskel der Zunge ist der **M. genioglossus**. Er hat Dreiecksform. Seine Spitze kommt von der Spitze der Mandibula, die hart und unbeweglich ist. Seine Basis inseriert in den weichen und beweglichen Zungenuntergrund. Der **M. genioglossus** ist primär für die Zungenprotraktion zuständig. Seine supranukleare Innervation verläuft über Kreuz. Die hinteren Fasern des paarig angelegten Muskels ziehen die Zungenwurzel nach vorne. Ein einzelner **M. genioglossus** schiebt die Zunge zur gegenüberliegenden Seite. Die vorderen Fasern des paarigen Muskels ziehen die Zunge nach der Protrusion wieder in den Mund zurück und nach unten. Wenn die Mm. genioglossi zusammenwirken, wird die Zungenmitte nach unten gedrückt, so daß sich eine Art Schlauch bildet.

Aktivität der paarigen **Mm. hyoglossi** und **Mm. chondroglossi** zieht die Zunge zurück und die Seitenränder nach unten, so daß die Oberfläche sich aufwölbt. Die beiden Mm. styloglossi ziehen die Zunge nach oben und nach hinten und die Seiten aufwärts, so daß im hinteren Zungenbereich eine transversale Hohlform ensteht.

Die **suprahyoidalen Muskeln** beeinflussen über ihre Einwirkung auf das Os hyoideum die Zungenbewegungen.

Die **inneren Zungenmuskeln** werden ebenfalls vom XII. Hirnnerven versorgt. Der M. superior longitudinalis verkürzt die Zunge und rollt ihre Spitze auf, wogegen der M. inferior longitudinalis die Zunge verkürzt und ihre Spitze nach unten zieht. Zusammen ermöglichen sie unzählige feine Formveränderungen der Zunge und verleihen ihr damit die für das Sprechen und Schlucken erforderliche Vielgestaltigkeit.

Eine der von Therapeuten häufig getesteten Zungenbewegungen ist das Einrollen in Längsrichtung. Diese Bewegung unterstützt vermutlich das Saugen und den Transport der Nahrung in den Pharynx. Nicht jedermann kann diese Bewegung jedoch ausführen, da sie dominant vererbbar ist und bei nur bei 50 % der Bevölkerung vorkommt. Man kann sie durchaus testen, solange ein negatives Ergebnis nicht als neurologisches Defizit gewertet wird.

Untersuchung der Zunge

Die Zunge befindet sich in ständiger Bewegung. Beim Testen sollten kleine Abweichungen ignoriert werden.[4] Einleitend sollte die Zunge zunächst im Ruhezustand am Mundboden und dann in Protrusion beobachtet werden. Anschließend wird sie beobachtet, während sie sich über die Lippen aufrollt, sowie beim Anheben der Ränder. Beide Bewegungen sollten sowohl langsam als auch schnell ausgeführt werden. Bei allen Tests wird registriert, wie die Zungenform verändert werden kann, hauptsächlich beim Spitzen und Längseinrollen. Auf Artikulationsprobleme, insbesondere bei Konsonanten, ist zu achten.

Der Untersucher muß mit Kontur und Masse der normalen Zunge vertraut sein. Die Zunge sollte auf Atrophie hin untersucht werden, die sich durch Abnahme der Masse, seitliche Einbuchtungen und Furchen in Längsrichtung bemerkbar macht. Einseitige Atrophie ist einfach festzustellen und wird meistens von einer Abweichung zur betroffenen Seite hin begleitet. Bei beidseitiger Atrophie kann die Zunge nur wenig protrahiert werden, und auch seitliche Bewegung werden schwach ausfallen.

Faszikulationen sind leicht zu beobachten, wenn die Zunge sich im Ruhezustand befindet: Die Zungenoberfläche scheint dann in ständiger Bewegung zu sein. Faszikulationen lassen sich von normalen Tremorbewegungen unterscheiden, die bei protrahierter Zunge vorkommen. Dieser „Tremor", der bei supranuklearen Läsionen auftritt, verschwindet, wenn die Zunge ruhig im Mund liegt. Faszikulationen als Folge einer Störung des Motoneurons dauern hingegen an. Beim Morbus Parkinson zeigt sich die Hyperkinesie verschärft beim Sprechen oder wenn die Zunge protrahiert ist.

Der Therapeut untersucht dann Protrusion und seitliche Zungenbewegungen, die sowohl schnell als auch langsam ausgeführt werden. Eine
normale Zunge läßt sich gewöhnlich in der Mittellinie rasch vor und zurück bewegen und protrahiert dabei sehr weit vor die Lippen.[11] Abweichungen der Zunge erfolgen zur schwachen Seite, unabhängig davon, ob
der Schwäche eine Störung des zweiten (supranukleare Störung) oder des
ersten Motoneurons (infranukleare Störung) zugrunde liegt.

**Einseitige Schwäche
der Zunge**

Im Ruhezustand im Mund weicht eine Zunge mit einseitiger Schwäche
eventuell leicht zur nicht betroffenen Seite ab, weil der M. styloglossus
nicht entgegenwirkt.[11] Eine protrahierte Zunge weicht zur schwachen Seite
ab und kann sich nicht oder nur wenig zur normalen Seite hin bewegen.
Die Zunge kann u.U. trotzdem gespitzt werden, weil die inneren Muskeln
intakt sind. Diese Funktionen lassen sich jedoch kaum beurteilen, wenn
das klinische Bild auch Gesichts- und Kiefermuskelschwäche umfaßt.

Zu Beginn der Dysfunktion, bevor die Muskulatur atrophiert, erscheint
die schwache Zungenhälfte vielleicht vergrößert und kann im Mund höher stehen. Nach Einsetzen der Atrophie wird die schwache Hälfte kleiner und weist Furchen sowie laterale Einbuchtungen auf.

Eine einseitige Schwäche der Zunge zieht nicht immer funktionelle Probleme nach sich. Sprache und Schlucken sind vielleicht nur minimal, wenn
überhaupt gestört.

Beidseitige Parese

Personen mit beidseitiger Läsion können die Zunge nicht protrahieren
oder seitwärts bewegen. Die Artikulation ist unscharf, und Schlucken fällt
schwer. Manche Patienten haben Atemschwierigkeiten, wenn das Schluk-
ken beeinträchtigt ist, weil die Zunge in den Hals zurückfällt. Vollständige Zungenlähmung ist selten außer bei Hirnstammläsionen oder fortge-
schrittener Erkrankung der Motoneurone.

**Supranukleare im
Vergleich mit
infranuclearen
Läsionen**

Bei einer supranuklearen (zentralen) Läsion des XII. Hirnnerven weicht
die protrahierte Zunge zur schwachen Seite hin ab, die jedoch der Seite
der Hirnläsion gegenüber liegt. Die Zungenmuskulatur ist nicht atrophiert.
Es kann Spastizität der Zungenmuskeln vorliegen.[11]

Im Falle einer Dyskinesie, z.B. bei Athethose, Chorea, Krämpfe, kann die
Zunge unwillkürlich sowohl protrahieren, als auch zur Gegenseite hin
abweichen. Damit einher gehen andere, im allgemeinen langsame, unwillkürliche Zungenbewegungen, wodurch die Sprache schwerfällig,
schleppend und schwer verständlich wird.

Bei Patienten mit Hemiparese nach vaskulärer Läsion mit unilateraler
kortikobulbärer Läsion kann eine Bandbreite an bulbären Symptomen
vorliegen einschließlich Dysfunktion der Zungenmuskeln. Diese Symptome, wie auch andere bulbäre Erscheinungen, sind in der Regel weniger
gravierend, verschwinden mit der Zeit oder werden gut kompensiert, so
daß nur geringe funktionelle Beeinträchtigungen zurückbleiben.[5] Lediglich bei Patienten, die einen zweiten oder einen bilateralen Schlaganfall
erlitten haben, persistieren die bulbären Symptome, da die genannten
Muskeln bilateral kortikal innerviert sind.

Wenn die Zunge nach etwas Übung nicht schnell herausgestreckt und
hereingezogen werden kann, besteht Verdacht auf eine bilaterale

supranukleare Läsion. Bei einer infranuklearen (peripheren) Nervenläsion weicht die Zunge zur schwachen Seite ab, auf der auch die Läsion liegt. In diesem Fall ist die Zungenmuskulatur atrophiert. Beidseitige Atrophie wird gewöhnlich durch Störung der Motoneurone verursacht. Auch bei Myasthenia gravis zeigt die Zunge Schwäche (Ermüdung nach einer Serie von Protraktionen), es liegt jedoch keine Atrophie vor.

Zwischen einer Läsion des ersten und des zweiten Motoneurons des XII. Hirnnerven muß anhand von anderen Merkmalen unterschieden werden. Dazu zählen diagnostisch bestätigende weitere Anzeichen der Schädigung des zweiten sowie die typischen Zeichen einer Schädigung des ersten Motoneurons, als da wären: Hemiatrophie, unilaterale Faszikulationen und deutliche Abweichungen zur Seite hin, wenn die Zunge protrahiert wird.[4]

Protrusion
Hauptmuskel: hintere Fasern des M. genioglossus.

Test

Der Patient protrahiert die Zunge, so daß die Spitze vor die Lippen ragt.

Manueller Widerstand: Widerstand gegen die Vorwärtsbewegung der Zunge wird vom Untersucher mit einem Zungenspatel auf die Zungenspitze nach hinten gegeben (Abb. 7.56).

Anweisung für den Patienten

„Strecken Sie Ihre Zunge heraus. Halten Sie. Lassen Sie nicht zu, daß ich sie in den Mund schiebe."

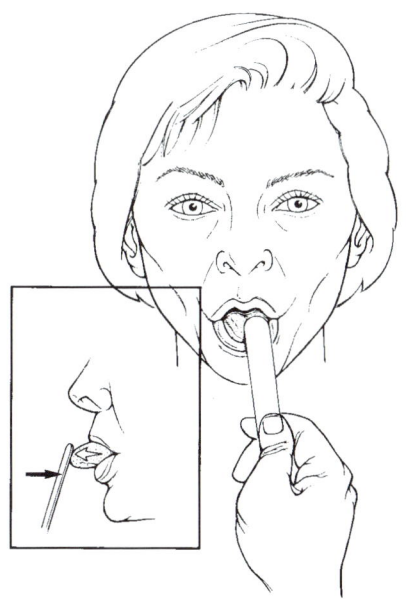

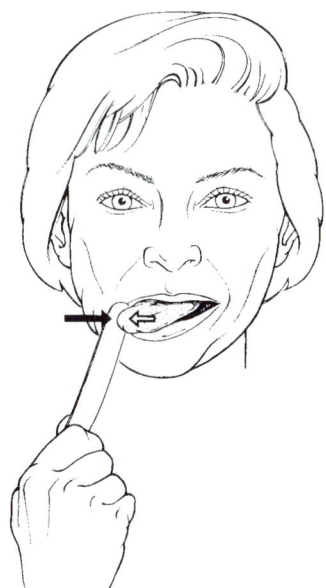

Abb. 7.56: Test für die Zungenprotrusion

Abb. 7.57: Test für die Seitwärtsbewegung der Zunge

Zungendeviation

Hauptmuskeln: M. genioglossus und weitere Muskeln.

Test

Der Patient protrahiert die Zunge und bewegt sie vn einer zur anderen Seite.

Manueller Widerstand: Mit einem Zungenspatel wird am seitlichen Zungenrand, nahe der Zungenspitze, Widerstand entgegen der intendierten Bewegungsrichtung gegeben (Abb. 7.57).

Anweisung für den Patienten

„Strecken Sie Ihre Zunge heraus und bewegen Sie sie nach rechts" Entsprechend für die linke Seite.

Retraktion der Zunge

Hauptmuskeln: vordere Fasern des M. genioglossus, M. styloglossus.

Test

Der Patient zieht die vorgestreckte Zunge in den Mund zurück.

Manueller Widerstand: Mit einem Mulläppchen wird die äußerste Zungenspitze an der Ober- und Unterseite gefaßt (Abb. 7.58). Widerstand erfolgt gegen die Retraktionsbewegung, indem die Zunge fest gehalten und sanft nach vorn gezogen wird. Die Zunge ist sehr glatt. Trotzdem Vorsicht: nicht kneifen.

Anweisung für den Patienten

Den Patienten darauf vorbereiten, daß die Zunge festgehalten werden soll. „Strecken Sie Ihre Zunge heraus. Jetzt ziehen Sie sie zurück. Lassen Sie nicht zu, daß ich sie außerhalb des Mundes halte."

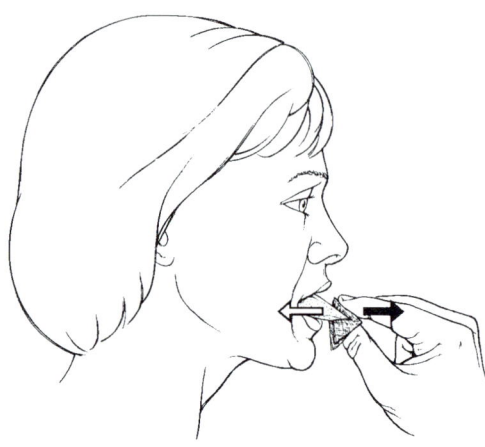

Abb.7.58: Test für die Retraktion

Posteriore Elevation der Zunge

Hauptmuskeln: M. palatoglossus, M. styloglossus.

Test

Der Patient wölbt die hintere Fläche der Zunge auf.

Manueller Widerstand: Der Untersucher legt den Zungenspatel im Bereich des vorderen Drittels auf die Zungenoberfläche. Wird der Spatel zu weit hinten angelegt, kommt es zu einem unerwünschten Würgereflex (Abb. 7.59).

Widerstand wird nach unten und nach hinten gegeben. Der Zungenspatel wird sozusagen nach unten gehebelt. Die unteren Zähne dienen dabei als Drehpunkt (Abb. 7.60).

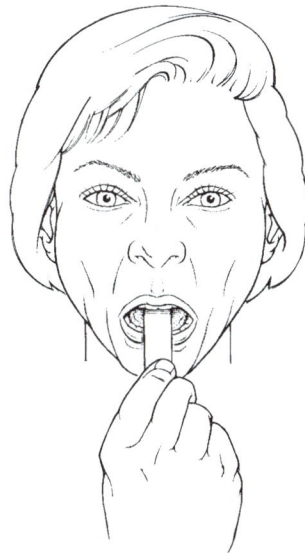

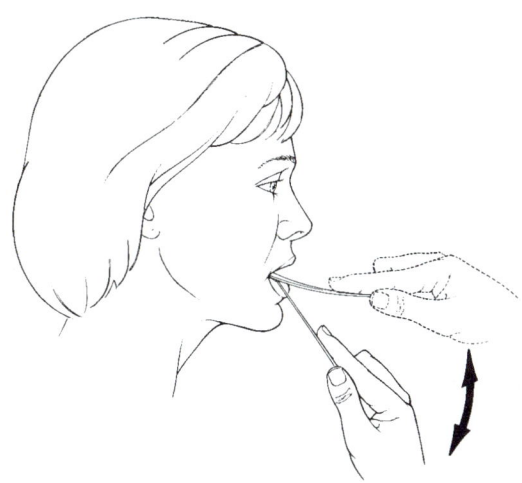

Abb. 7.59: Test für die Elevation

Abb. 7.60: Test für die Elevation

Anweisung für den Patienten	Diese Bewegung ist für den Patienten schwierig. Man sollte nach der Einweisungen Zeit zum Üben geben. Der Test beginnt mit dem Vor- und Zurückschaukeln des Zungenspatels, so daß der Patient hinteren Mittelteil der Zunge Druck spürt.

„Schieben Sie die Zunge gegen den Spatel."

Längseinrollen der Zunge
Hauptmuskeln: M. genioglossus, innere Zungenmuskeln.

Test	Der Patient zieht die Zunge nach unten, rollt die Seiten hoch und bildet dadurch eine Art Schlauch oder längs verlaufenden Tunnel. Diese Bewegung ist Teil des Saugens und des Nahrungstransports in den Pharynx (Abb. 7.61). Es sollte nicht als Defizit gewertet werden, wenn diese Bewegung nicht ausgeführt werden kann, da sie dominant vererbbar ist. Das Faktum ist lediglich als solches zu vermerken.

Widerstand: keiner

Anweisung für den Patienten	Machen Sie, wenn möglich, dem Patienten die Zungenbewegung vor. „Bilden Sie mit Ihrer Zunge einen Schlauch."

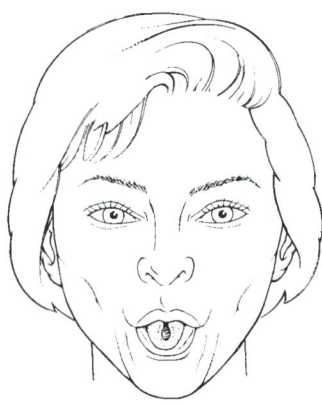

Abb. 7.61: Test für das Längsrollen

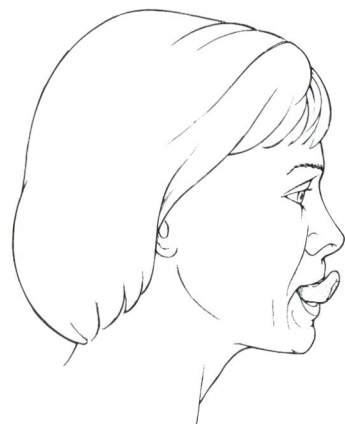

Abb. 7.62: Test für das Antippen

Antippen bzw. quer verlaufende Einrollen der Zunge

Hauptmuskeln: Mm. superior und inferior longitudinalis.

Test

Der Patient protrahiert die Zunge und rollt sie nach oben zum Philtrum und dann nach unten zum Kinn (Abb. 7.62).

Widerstand: keiner

Anweisung für den Patienten

„Versuchen Sie, mit der Zungenspitze ihre Oberlippe zu berühren.", „Versuchen Sie, mit der Zungenspitze ihr Kinn zu berühren."

Kriterien zur Beurteilen der Zungenbewegungen

F: Der Patient bewegt über das vorhandene Bewegungsausmaß und hält gegen Widerstand.

- Protrusion: Die Zunge streckt sich erheblich vor die Lippen
- Deviation: Die Zunge erreicht einen Teil der Wange oder den Sulcus lateraleis (Tasche zwischen Zähnen und Wange)
- Retraktion: Die Zunge wird gegen Widerstand in die Ruheposition im Mund zurückgezogen
- Elevation: Die Zunge wird angehoben. Ihre Oberfläche liegt gegen erheblichen Widerstand am harten Gaumen an. Sie trennt den Mundraum vom Oropharynx
- Antippen: Die Zunge protrahiert und berührt den Bereich zwischen Oberlippe und Nasenseptum (Philtrum).

SF:

- Protrusion: Die Zunge berührt die Lippenränder
- Deviation: Die Zunge erreicht die Mundwinkel
- Retraktion: Die Zunge wird in Ruheposition zurückgezogen, jedoch nur gegen sehr geringen Widerstand
- Elevation: Die Zunge erreicht den harten Gaumen gegen leichten Widerstand. Der Mundraum wird vom Oropharynx getrennt

- Antippen: Die Zunge protrahiert und rollt sich ein, erreicht das Philtrum jedoch nicht.

NF:

- Protrusion: minimale Protrusion. Die Zunge streckt sich nicht aus dem Mund heraus
- Deviation: Die Zunge protrahiert und läßt sich geringfügig zu einer Seite bewegen
- Retraktion: Die Zunge verträgt keinen Widerstand und retrahiert zögerlich
- Elevation: Die Zunge bewegt sich nach vorn zum harten Gaumen, schließt jedoch den Mundraum nicht vom Oropharynx ab.

O: alle Bewegungen negativ.

7.8 Gaumenmuskulatur

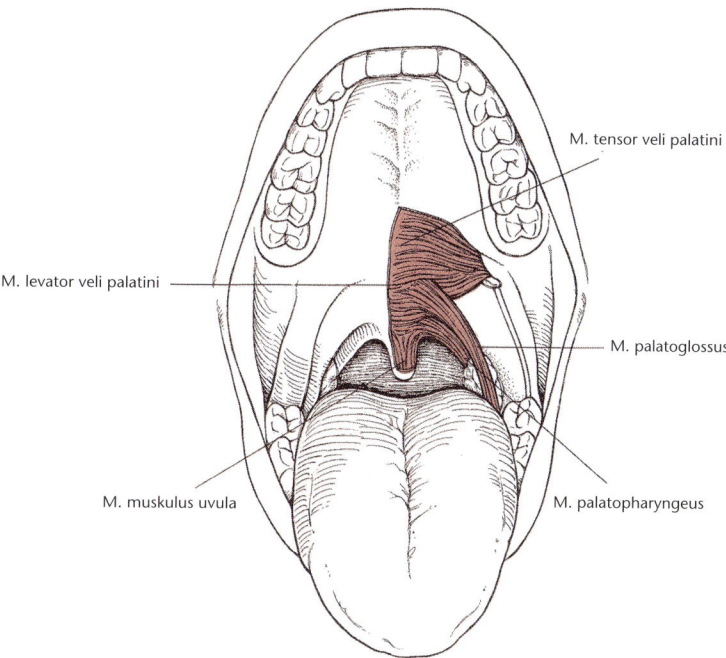

Abb. 7.63: Gaumenmuskulatur von vorne

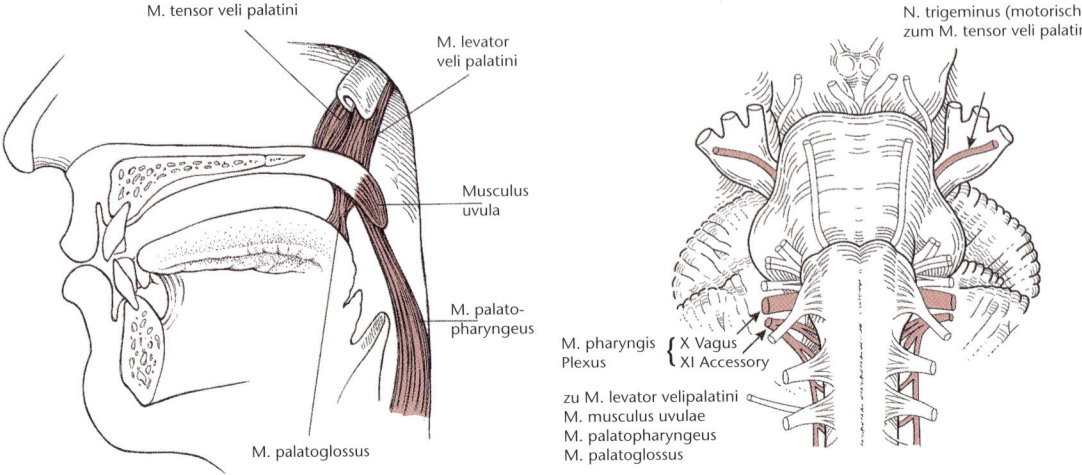

Abb. 7.64: Gaumenmuskulatur seitlich

Abb. 7.65: Innervation der Gaumenmuskulatur

Tabelle 7.7: Gaumenmuskeln

Muskel	Ursprung	Ansatz
46. M. levator veli palatini	• Os temporale • Fascia tympanica • Tubenknorpel	Aponeurosis palatinae
47. M. tensor veli palatini	• Processus pterogoideus • Tubenknorpel • Spina sphenoidalis	• Aponeurosis palatinae • Os palatinum
48 M. uvulae	• Os palatinum • Aponeurosis palatinae	Uvula
49. M. palatopharyngeus	• weicher Gaumen (pharyngealer Anteil) • harter Gaumen	• Schildknorpel • Pharynxwand

Die Gaumenmuskeln werden vom **Plexus pharyngealis** versorgt: X. Hirnnerv (N. vagus) und vom XI. Hirnnerven (N. accesorius) mit Ausnahme des M. tensor veli palatini, der vom V. Hirnnerven (N. trigeminus) inner-viert wird.

Der **M. tensor veli palatini** hebt den weichen Gaumen an. Wenn dieser Muskel gelähmt ist, weicht das Gaumenzäpfchen leicht zur nicht betrof-fenen Seite ab, und seine Spitze zeigt zur betroffenen Seite. Schwäche des M. tensor veli palatini kann überdeckt werden, sofern die Muskeln des Pharynx, die vom Plexus pharyngealis versorgt werden, intakt sind.[1,11-12] Jedenfalls ist der M. levator veli palatini für das Anheben des Gaumens wichtiger als der M. tensor veli palatini.[12]

Der **M. levator veli palatini** zieht den Gaumen nach oben und hinten und schließt die Nasengänge während des Schluckens.

Der **M. uvulae** unterstützt diesen Vorgang, indem er das Gaumenzäpfchen verkürzt und biegt. Der M. palatopharyngeus zieht den Rachen nach oben und senkt den weichen Gaumen ab.

Bei einseitiger **N.-vagus-Läsion** (X. Hirnnerv) sind die Mm. levator veli palatini und uvulae auf der betroffenen Seite schwach. Demzufolge senkt sich der Gaumenbogen oder flacht ab, und die mediale Raphe weicht zur nicht betroffenen Seite hin ab, ebenso wie das Gaumenzäpfchen während der Lautbildung.

Bei beidseitiger Läsion des N. vagus kann der Gaumen zwecks Lautbildung nicht angehoben werden. Dank der Funktion des M. tensor veli palatini (V. Hirnnerv) sinkt er jedoch nicht ab.[12] Weiterhin ist bei beidseitiger Läsion die Nasenhöhle nicht vom Mundraum getrennt, wodurch es zum Reflux kommen kann. Während des Sprechens weicht zudem Luft in den Nasenraum aus, und die veränderte Resonanz verursacht einen merkwürdigen, nasalen Klang. Es können erhebliche Schluckstörungen auftreten.

Beschreibung des Gaumens

Der Gaumen oder das Dach des Mundraumes ist bei vollständig geöffnetem Mund und protrahierter Zunge abgebildet (Abb. 7.66). Der Gaumen besteht aus zwei Teilen: Der harte Gaumen wölbt sich über dem vorderen Mundbereich, und der weiche Gaumen bildet das Dach der hinteren Mundhöhle.[1]

Der **harte Gaumen** wird vom Processus palatinum der Maxilla und den horizontal verlaufenden Gaumenplatten gebildet; begrenzt wird er vornseitlich vom alveolaren Bogen und dem Zahnfleisch, im hinteren Bereich vom weichem Gaumen. Die Schleimhaut im vorderen Teil ist dick und blaß und weist Einkerbungen auf. Im hinteren Anteil ist sie dunkler, dünner und glatter. Die Oberfläche des Gaumens bildet den Boden der Nasenhöhle.

Der **weiche Gaumen** ist ein recht beweglicher, weicher, am harten Gaumen aufgehängter Gewebelappen und wölbt sich nach unten-hinten.[1] Sein vorderer Rand ist mit der hinteren Begrenzung des harten Gaumens verbunden bzw. geht direkt in ihn über. Die seitlichen Begrenzungen strahlen in die Rachenwand ein. Der untere Rand des weichen Gaumens bildet die frei hängende Grenze zwischen Mund und Rachen, von dem das konisch geformte Gaumenzäpfchen herabhängt.

Die **Gaumenbögen** bestehen aus zwei gebogenen Gewebsfalten, in die Muskeln eingebettet sind, die von der Basis des Gaumenzäpfchens beidseits nach lateral ziehen. Der vordere, der palatoglossale Bogen, enthält den M. palatoglossus. Seine absteigenden Fasern strahlen in die laterale Zunge ein. Der hintere, der palatopharyngeale Bogen, enthält den M. palatopharyngeus und verläuft bis zur lateralen Wand des Mundrachenraumes.[1,6] Die Rachenmandeln liegen in einer Dreiecksnische zwischen den palatoglossalen und palatopharyngealen Bögen.

Der **pharyngeale Isthmus** oder die Schlundbegrenzung liegt zwischen dem Rand des weichen Gaumens und der hinteren Rachenwand. Der Schlund bildet den Übergang zwischen Mund und Rachen und enthält sowohl das Lumen als auch die angrenzenden Strukturen. Der Schlund schließt sich während des Schluckens, indem sich der Gaumen hebt und die palatopharyngeale Muskulatur kontrahiert (und so als Sphinkter fungiert) sowie durch Anhebung der hinteren Zungenoberfläche durch den M. palatoglossus.

Die **Untersuchung des weichen Gaumens** sollte in Ruhestellung des Gaumens und des Gaumenzäpfchen während ruhiger Atmung und dann während der Lautbildung erfolgen. Wenn sich die Gaumenbögen symmetrisch heben, sind minimale Abweichungen des Gaumenzäpfchens nicht bedeutsam (vor allem nach Tonsillektomie häufig).[11] Es sollte auf Dysarthrie und Dysphagie hin geprüft werden sowohl bei Flüssigkeiten als auch bei fester Nahrung.

Normalerweise befindet sich das Gaumenzäpfchen in der Mittellinie und hebt sich während der Lautbildung an.

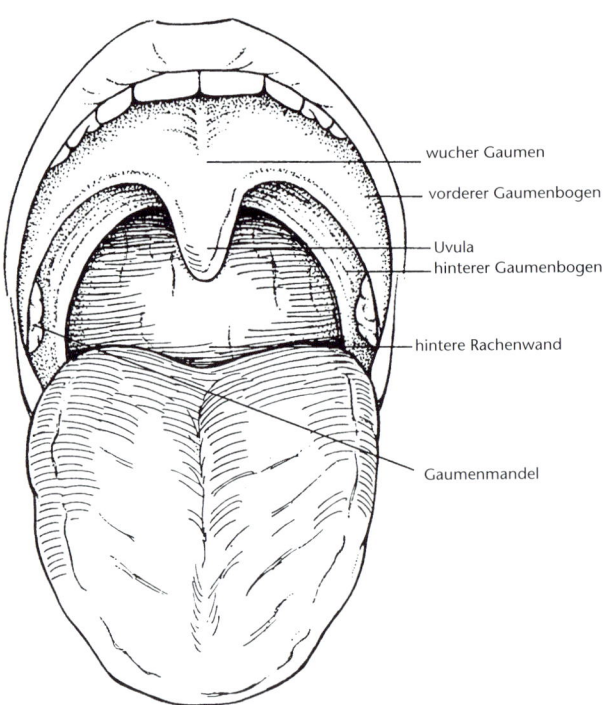

Abb. 7.66: Darstellung des Gaumens

Elevation und Adduktion des weichen Gaumens
Hauptmuskeln: M. levator veli palatini, M. tensor veli palatini, M. palatoglossus, M. uvulae.

Test

Der Patient gibt ein hohes „Ah-h-h" von sich, damit der weiche Gaumen sich anhebt und adduziert. Die Bögen nähern sich einander und verengen den Schlund (Abb. 7.67).

Damit der Untersucher Gaumen und Schlund besser betrachten kann, muß er u.U. einen Zungenspatel leicht auf die Zunge aufsetzen und mit einer Taschenlampe das Mundinnere ausleuchten. Wenn der Zungenspatel zu weit hinten oder zu fest angelegt wird, kann ein unangenehmer Würgereflex ausgelöst werden.

Falls dieser Test keine ausreichende Information liefert, muß der Untersucher gegebenenfalls absichtlich einen Würgereflex auslösen. Eine leichte Berührung, vorzugsweise mit einem Applikator oder einem Zungenspatel, auf dem hinteren Zungenanteil oder auf dem weichen Gaumen löst einen Reflex aus und bewirkt die gewünschte Bewegung, falls sie bei der Lautbildung ausgeblieben ist.

Es sei daran erinnert, daß der Würgereflex nicht immer auftritt. Bei manchen gesunden Menschen fehlt er völlig, bei vielen ist er andererseits extrem ausgeprägt.

Widerstand: keiner

Anweisung für den Patienten

„Sagen Sie in einem hohen Ton: Ah-h-h-h."

Bewertung

Entwickelt aus der Beobachtung der Bewegung von Gaumenzäpfchen und Gaumenbogen.

F: Das Gaumenzäpfchen bewegt sich schnell und hebt sich in der Mittellinie. Der Schlund wird durch die Elevation und Adduktion des palatoglossalen und des palatopharyngealen Bogens verengt.

SF: Das Gaumenzäpfchen bewegt sich träge und weicht eventuell zur einen oder anderen Seite ab, und zwar zur nicht beeinträchtigten Seite (Abb. 7.68). Die Bögen heben sich möglicherweise nur geringfügig und asymmetrisch an.

NF: kaum erkennbare Bewegung des Gaumenzäpfchens und der Bögen.

O: keine Bewegung. Das Gaumenzäpfchen pendelt schlaff.

Occlusion des Nasopharynx
Hauptmuskel: M. palatopharyngeus.

Test

Der Patient bläst durch gespitzte Lippen auf den Finger des Untersuchers, um den Nasopharynx zu schließen. Mit einem schmalen Spiegel, oberhalb der Oberlippe angelegt, läßt sich nachweisen, ob Luft aus den Nasenlöchern entweicht: Der Spiegel beschlägt. Alternativ kann man eine feine Feder in einer Plastikhalterung unter die Nase stellen. Die Bewegung der Feder zeigt die Luftentweichung an.

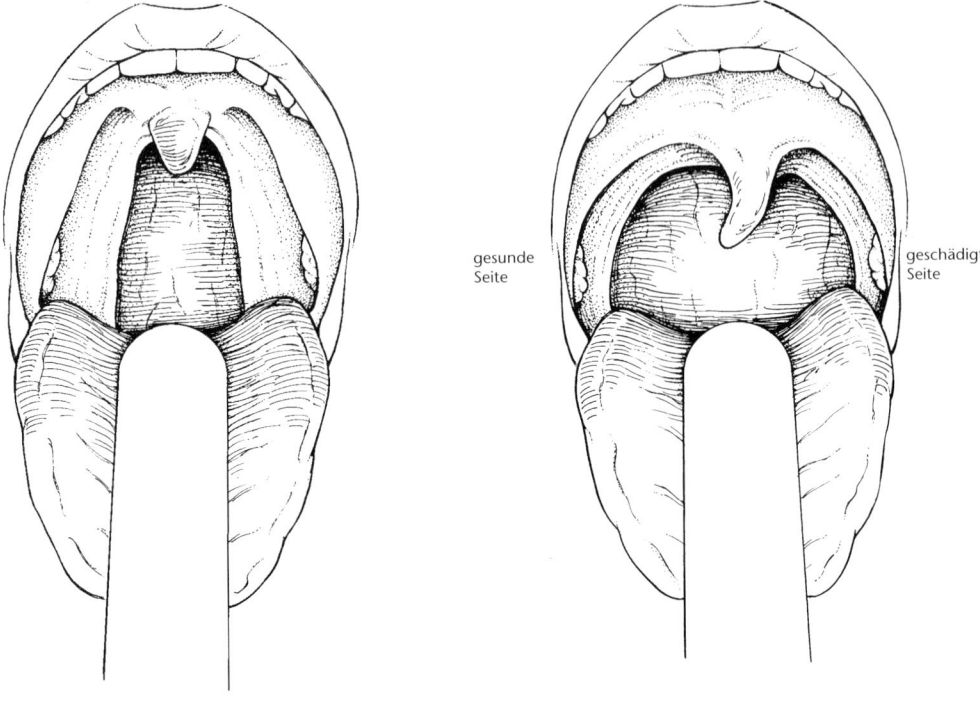

Abb. 7.67: Test der Gaumensegelhebung. „Ah-h-h" sagen   Abb. 7.68: Abweichendes Gaumenzäpfchen

gesunde Seite

geschädigte Seite

Eine nasale Aussprache weist auf mangelhaften Schluß des Nasopharynx hin.

Widerstand: keiner

Anweisung für den Patienten   „Pusten Sie auf meinen Finger."

Bewertung   **F:** keine Luftentweichung durch die Nase.

SF: geringfügige Luftentweichung durch die Nase. Der Spiegel beschlägt ein wenig, bzw. die Feder bewegt sich.

NF–O: stark beschlagener Spiegel bzw. schnelle Bewegung der Feder.

7.9   Rachenmuskulatur

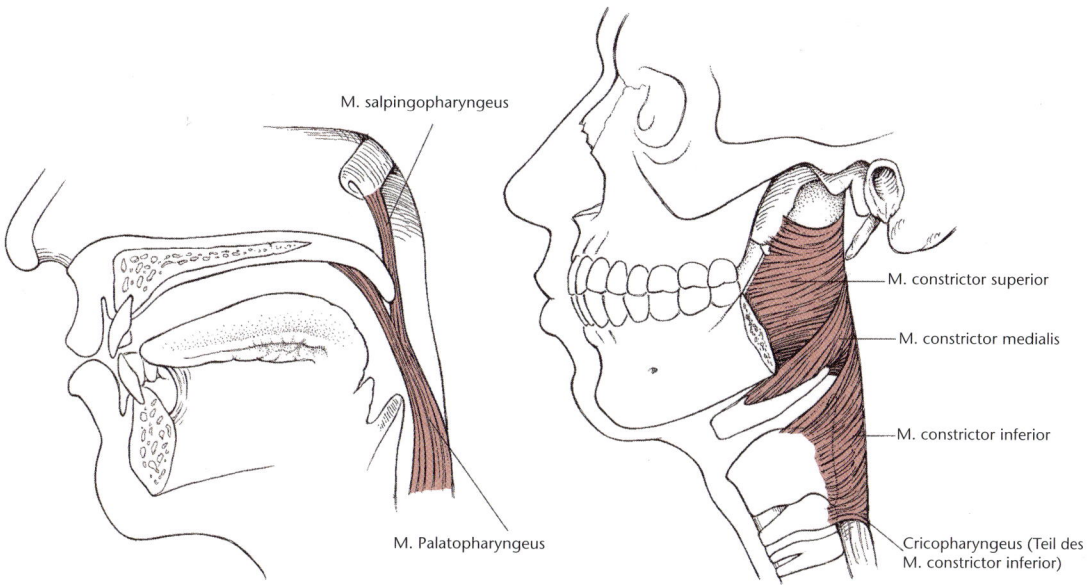

M. salpingopharyngeus

M. Palatopharyngeus

M. constrictor superior

M. constrictor medialis

M. constrictor inferior

Cricopharyngeus (Teil des M. constrictor inferior)

Abb. 7.69: M. palatopharyngeus und
M. salpingopharyngeus

Abb. 7.70: M. constrictor pharyngis

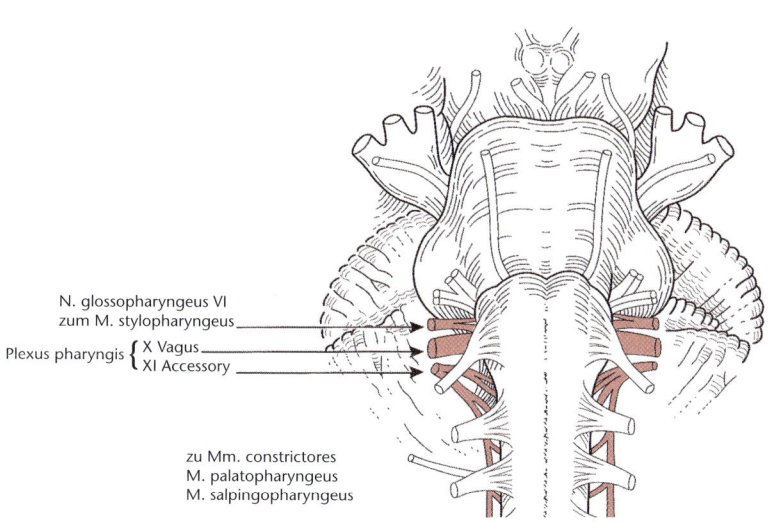

N. glossopharyngeus VI
zum M. stylopharyngeus

Plexus pharyngis { X Vagus
{ XI Accessory

zu Mm. constrictores
M. palatopharyngeus
M. salpingopharyngeus

Abb. 7.71: Innervation der Pharynxmuskulatur

Tabelle 7.8: Pharynxmuskeln

Muskel	Ursprung	Ansatz
41. M. constrictor pharyngis inferior	• Ringknorpel • Schildknorpel	hintere fibröse Raphe des Pharynx
42. M. constrictor pharyngis medius	• Os hyoideum • Lig. stylohyoideum	mittlere fibröse Raphe des Pharynx
43. M. constrictor pharyngis superior	• Raphe pterygomandibularis • Os mandibulare • seitlicher Zungenrand	• mittlere fibröse Raphe des Pharynx • Os occipitale
44. M. stylopharyngeus	Processus styloideus	Schildknorpel
45. M. salpingopharyngeus	Tubenknorpel	vereinigt sich mit dem M. palatopharyngeus

Die Funktion der Rachenmuskulatur wird getestet, indem man ihre Kontraktion während der Lautbildung und die Elevation des Kehlkopfes während des Schluckens beobachtet. Wiederum sollte der pharyngeale Reflex hervorgerufen und die Art der Muskelkontraktion vermerkt werden. Ferner ist zu beschreiben, wie der Patient feste und flüssige Nahrung schluckt und wie er Sprachlaute artikuliert.

Die motorischen Anteile des IX. Hirnnervs (N. glossopharyngealis) verlaufen zum Rachen, innervieren jedoch wahrscheinlich nur den M. stylopharyngeus. Dieser Muskel hebt beim Schlucken die seitlichen und hinteren Wände des Rachens.[16]

Die übrigen Muskeln des Pharynx (Mm. constrictor pharyngis superior, inferior und medius, M. palatopharyngeus und M. salpingopharyngeus) werden vom Plexus pharyngealis, bestehend aus Anteilen des N. vagus (X. Hirnnerv) und des N. accessorius (XI. Hirnnerv), innerviert. Die drei Constrictormuskeln verkürzen und kontrahieren den Rachen und sind wichtig für den Transport des Bolus in die Speiseröhre, wodurch die Peristaltik des Magens angeregt wird. Der M. salpingopharyngeus strahlt in den M. palatopharyngeus ein und hebt den oberen Anteil des Rachens an.[1] Beeinträchtigung der Rachenmuskulatur zieht Stimmveränderungen nach sich, da der Rachen als Resonanzboden dient.

Der M. constrictor pharyngis inferior ist zweiteilig. Die Anteile werden oft als zwei Muskeln beschrieben. Der M. cricopharyngeus strahlt in die zirkulär verlaufende Faser der Speiseröhre ein und fungiert beim Schlucken als Sphinkter im distalen Bereich des Rachens. Diese Fasern verhindern, daß beim Atmen Luft in die Speiseröhre gelangt und verhindert den Reflux des Bolus aus der Speiseröhre zurück in den Rachen. Es wurde berichtet, daß sich in Ruhestellung des Systems der M. cricopharyngeus aktiv kontrahiert und damit verhindert, daß Luft in die Speiseröhre gelangt.[13] Wenn der Schluckakt initiiert wird, entspannt sich der M. cricopharyngeus aufgrund neuraler Inhibition.[14,15] Gleichzeitig heben sich das Os hyoideum und der Kehlkopf an und bewegen sich nach ventral. Die Constriktormuskeln wirken peristaltisch, was alles in allem zur Folge hat, daß der Bissen passieren kann.[14]

Der obere Anteil des M. constrictor pharyngis inferior ist der M. thyropharyngeus, der daran beteiligt ist, den Bissen abwärts zu befördern.[1]

Bei einseitigen Läsionen des N. vagus (X. Hirnnerv) ist die Kehlkopfelevation auf einer Seite, bei beidseitigen Läsionen auf beiden Seiten vermindert.

Test

Konstriktion der hinteren Rachenwand

Der Patient öffnet seinen Mund weit und sagt mit hohem Ton „Ah-h-h". Dieser Ton läßt die hintere Rachenwand kontrahieren, der weiche Gaumen adduziert und eleviert dabei.

Da die hintere Rachenwand schwierig zu beobachten ist, sollte der Mund mit einer Taschenlampe ausgeleuchtet werden. Wahrscheinlich benötigen Sie einen Zungenspatel, um die Zunge aus dem Blickfeld zu halten. Vorsicht ist geboten, damit kein Würgereflex ausgelöst wird.

Patienten mit einer Pharynxschwäche haben möglicherweise viel Speichel im Mund. Fordern Sie den Patienten auf zu schlucken. Notfalls muß der Speichel abgesaugt werden. Wenn der Patient eine Nasensonde trägt, verläuft sie vor der hinteren Rachenwand und kann die Sicht teilweise versperren.

Wenn die Rachenwand sich wenig oder gar nicht bewegt, muß der Untersucher den Würgereflex (pharyngealer Reflextest) auslösen, um die Kontraktionsfähigkeit des M. constrictor pharyngis superior und der anderen Muskeln der Rachenwand beurteilen zu können. Die Patienten mögen diesen Reflextest nicht.

Ppharyngealer Reflextest: Der pharyngeale Reflex wird durch Stimulieren der hinteren Rachenwand oder der benachbarten Strukuren mit einem Applikator getestet (Abb. 7.72). Es sollte beidseitig stimuliert werden. Bei positiver Reaktion heben sich die Rachenmuskeln an und kontrahieren, während gleichzeitig die Zunge retrahiert.

Bewertung

F: schnelle Kontraktion der hinteren Rachenwand.

SF: verminderte oder verzögerte Bewegung der Rachenwand.

NF: kaum merkliche Bewegung (leicht übersehbar).

O: keine Kontraktion der Rachenwand.

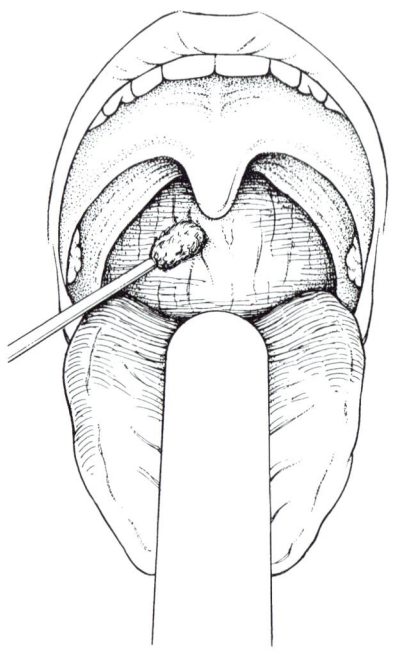

Abb. 7.72: Test des pharygealen Reflexes

7.10 Kehlkopfmuskulatur

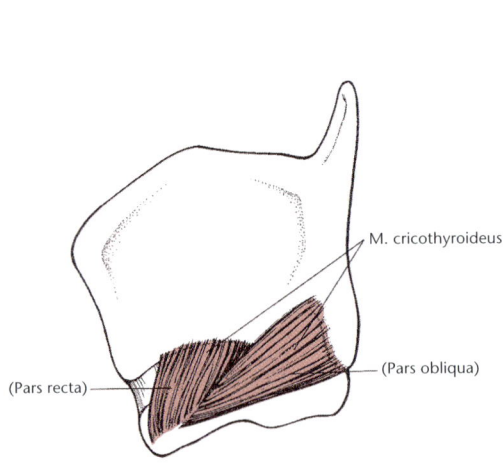

Abb. 7.73: M. cricothyroideus, seitliche Ansicht

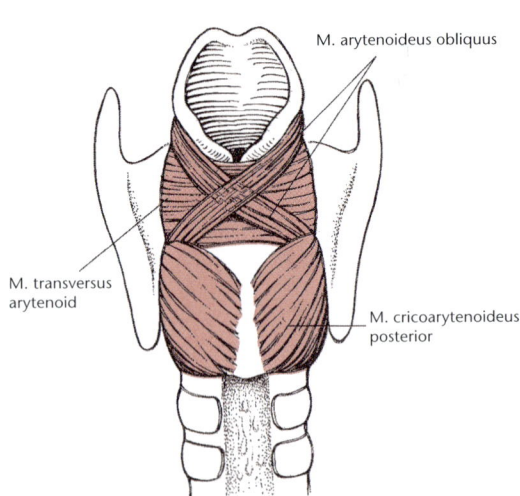

Abb. 7.74: Kehlkopfmuskulatur von hinten

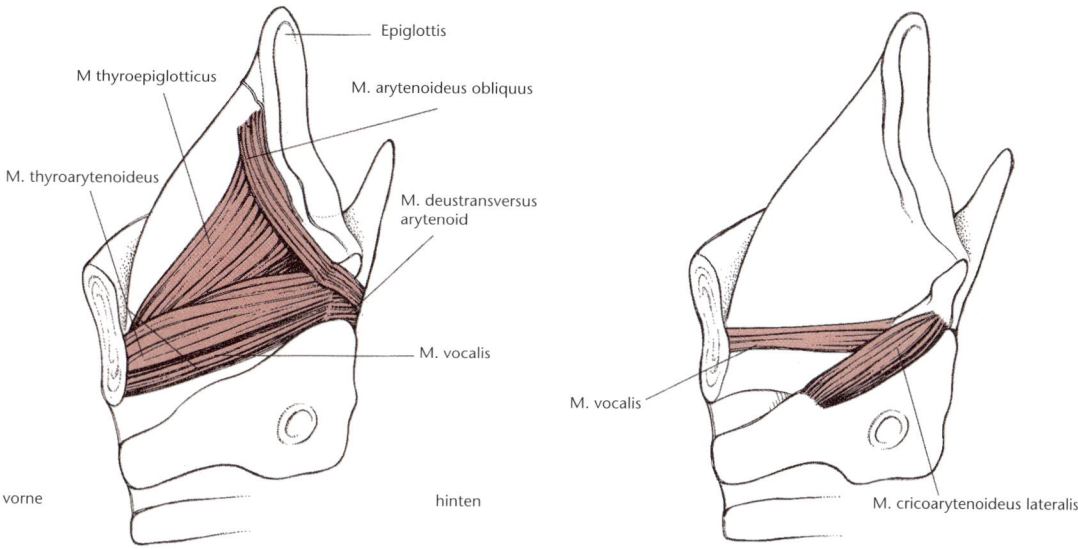

Abb. 7.75: Kehlkopf, seitliche Ansicht

Abb. 7.76: Innervation der Kehlkopfmuskulatur

Tabelle 7.9: Kehlkopfmuskeln

Muskel	Ursprung	Ansatz
50. M. cricothyroideus	Ringknorpel	• Kehlkopf • caudaler Rand und unteres Horn des Schildknorpels
51. M. cricoarytenoideus posterior	Ringknorpel	Stellknorpel (posterior)
52. M. cricoarytenoideus lateralis	Ringknorpel	Stellknorpel (anterior)
53. M. arytenoideus transversus	kreuzt horizontal zwischen den beiden Stellknorpeln	kreuzt horizontal zwischen den beiden Stellknorpeln
54. Mm. arytenoideus obliqui	Facies posterior des Stellknorpels	Spitze des Processus muscularis des contralateralen Stellknorpels
55. M. thyroarytenoideus	• Schildknorpel • Lig. cricoarytenoideus medianum	Basis und ventrale Fläche des Stellknorpels

weitere Muskeln: infrahyoidale Muskeln

Die **Untersuchung der Kehlkopfmuskeln** schließt die Beurteilung von Stimmqualität und -klang ein, außerdem die Feststellung einer anormalen Lautbildung oder Artikulation sowie die Beeinträchtigungen des Hustens und der Atmung. Wichtig ist weiterhin die Geschwindigkeit, mit der sich die Stimmritze öffnet und schließt.

Einige allgemeine Definitionen sind an dieser Stelle angebracht. Unter Phonation wird das Hervorbringen von Stimmlauten ohne Wortbildung verstanden. Es handelt sich um eine Funktion des Kehlkopfes.[5] Artikulation oder Wortbildung stellt eine gemeinsame Funktion von Kehlkopf und Rachen zusammen mit Gaumen, Zunge, Zähnen und den Lippen dar.

Die **Kehlkopfmuskeln**, mit Ausnahme des M. cricothyroideus, der vom N. laryngealis superior innerviert ist, werden alle von den rekurrenten Ästen des N. vagus (X. Hirnnerv) innerviert. Die Kehlkopfmuskeln sind für die Spannung der Stimmbänder zuständig. Sie öffnen und schließen die Stimmritze durch Abduktion und Adduktion der Stimmbänder. Die Stimmbänder sind normalerweise während der Einatmung geöffnet (abduziert) und beim Sprechen oder Husten adduziert.

Die paarigen Mm. cricothyroidei sind vorrangig für das Spannen der Stimmbänder zuständig, insofern sie diese verlängern.[1,5,11] Die paarigen Mm. cricoarytenoidei posteriores sind im wesentlichen die Abduktoren und Öffner der Stimmritze. Die paarigen Mm. cricoarytenoidei laterales sind die wichtigsten Adduktoren und Schließer der Stimmritzer. Die(paarigen Mm. thyroarytenoidei ziehen die Stellknorpel zusammen und verkürzen und entspannen dadurch die Stimmbänder. Der nicht paarige M. arytenoideus (Pars transversa und obliqua) zieht die Knorpel zusammen. Pars obliqua fungiert als Sphinkter für den oberen Kehlkopf (aryepiglottische Falten) und der Pars transversa als Sphinkter für den unteren Kehlkopf.

Bei **einseitiger Lähmung** der Rachenmuskulatur verändert sich die Stimme nicht merklich, anders als bei bilateraler Schwäche. Bei einem Funktionsverlust der Mm. cricthyroidei entfallen die hohen Töne. Die Stimme klingt tief und heiser und ermüdet schnell. Die Atmung jedoch ist normal.

Bei **beidseitiger Lähmung** der Mm. cricoarytenoidei posteriores liegen beide Stimmbänder nahe an der Mittellinie und können nicht abduziert werden, was zu schwerer Dyspnoe und Schwierigkeiten bei der Einatmung führt (inspiratorischer Stridor).[5] Die Ausatmung ist normal.

Sind die Adduktoren (Mm. cricoarytenoidei laterales) beidseitig gelähmt, ist die Einatmung normal, weil die Abduktion nicht beeinträchtigt ist. Der Patient hat jedoch keine Stimme mehr oder kann nur noch flüstern.

Bei einseitigem Verlust von Abduktion und Adduktion sind die beteiligten Stimmbänder unbeweglich, und die Stimme klingt tief und heiser. Bei beidseitigem Verlust sind alle Stimmbänder bewegungslos. Sprechen und Husten sind unmöglich. Die Einatmung ist erheblich erschwert, und der Patient ist dyspnoisch.

Funktionelle Anatomie des Hustens

Husten ist ein wichtiger Vorgang, der die Luftwege frei hält und den Rachen und die Bronchialäste von angesammelten Sekreten befreit. Husten kann als Reflex entstehen oder als willkürliche Reaktion auf eine Irritation irgendwo entlang des Luftweges, von der Nase abwärts.

Der Hustenreflex wird durch Reizung der Schleimhäute des Rachens, des Kehlkopfes, der Luftröhre oder des Bronchialbaumes ausgelöst. Diese

Gewebestrukturen reagieren so empfindlich auf leichte Berührung, daß jeder Fremdkörper oder eine anderweitige Irritation den Hustenreflex auslöst. Der sensorische (afferente) Bogen des Reflexes leitet die Impulse, die durch die Irritation ausgelöst wurden, über den N. glossopharyngeus und den N. vagus zum Fasciculus solitarius der Medulla. Von hier aus verlaufen die motorischen (efferenten) Impulse sowohl zu den Muskeln des Rachens, Gaumens, der Zunge und des Kehlkopfes, als auch zu den Muskeln der Bauchwand, des Rumpfes und des Zwerchfells. Die Reaktion auf den Reflex besteht in einer vertieften Einatmung mit ungefähr 2,5 Liter Luft, auf die eine schnelle, verstärkte Ausatmung folgt, bei der sich die Stimmritze sofort schließt. Hierbei wird Luft in den Lungen eingefangen.[13] Es kommt zu einer spasmusartigen Kontraktion des Zwerchfells, der Bauchmuskulatur und der Interkostalmuskulatur. Dadurch steigt der intrathorakale Druck bis über 200 mmHg bis zur Öffnung der Stimmbänder. Der explosionartige Luftausstoß wirft Schleim und Fremdkörper aus. Die ausströmende Luft kann in dieser Phase eine Geschwindigkeit von 120 km(Std. oder mehr erreichen.[13] Als wichtiger Bestandteil des Reflexes verengen sich der Bronchialbaum und die Kehlkopfwände wegen der starken Komprimierung der Lunge Der Luftstrom reißt aufgrund der stark ansteigenden Geschwindigkeit in das Gewebe eindringen und löst Schleim oder Fremdkörper mit, was ein produktives Husten bewirkt.

Diese drei Phasen des Hustens – Inspiration, Kompression und forcierte Expiration – sind Funktion der Brustkorb- und Bauchmuskulatur sowie der Muskeln des Rachens, Kehlkopfes und der Zunge. Die tiefe Einatmung wird vom Zwerchfell, der interkostalen Muskulatur und den arytenoiden Abduktoren (M. cricoarytenoideus pharingis posterior) unterstützt, was die Inhalation von 1,5 l Luft und mehr ermöglicht.[16] Der M. palatoglossus und der M. styloglossus heben die Zunge an und schließen den Mundrachenraum vom Nasenrachenraum ab.

In der Kompressionsphase müssen die Mm. cricoarytenoidei pharingii laterales adduzieren und die Glottis schließen.

Die starke Expirationsbewegung wird durch kraftvolle Kontraktion der Thoraxmuskulatur, insbesondere des M. latissimus dorsi sowie der schrägen und quer verlaufenden Bauchmuskulatur, unterstützt. Die Bauchmuskeln verursachen eine Steigerung des intrathorakalen Druckes, der das sich entspannende Zwerchfell nach oben preßt und die unteren Rippen nach unten und nach innen zieht. Die Zwerchfellelevation steigert den intrathorakalen Druck auf ungefähr 220 mmHg. Die explosive Auswurfphase beginnt mit der forcierten Abduktion der Glottis.

Elevation des Kehlkopfes während des Schluckens

Test

Der Kehlkopf wird während des Schluckens angehoben. Der Untersucher umfaßt den Kehlkopf vorn am Hals mit Daumen und Zeigefinger, um festzustellen, ob und wie weit Elevation vorhanden ist (Abb. 7.77). Niemals direkt auf den Kehlkopf drücken oder viel Druck ausüben.

Widerstand: keiner.

Anweisung für den Patienten

„Schlucken Sie."

Bewertung

F: Bei den meisten Menschen hebt sich der Kehlkopf ungefähr 20 mm an.[17] Die Bewegung erfolgt schnell und kontrolliert.

SF: Das Bewegungsausmaß des Kehlkopfes kann normal oder etwas beeinträchtigt sein. Die Bewegung erfolgt langsam und möglicherweise ungleichmäßig.

NF: Bewegung ist sichtbar, jedoch weniger als normal. Aspiration kann auftreten.

O: keine Bewegung des Kehlkopfes. In diesem Fall wird Aspiration auftreten.

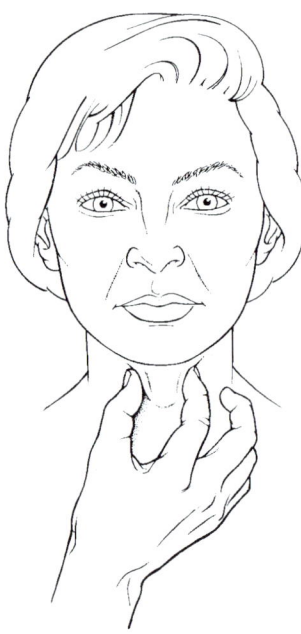

Abb. 7.77: Test der Kehlkopfelevation

Abduktion und Adduktion der Stimmbänder

Hauptmuskeln: M. cricoarytaenoideus posterior und lateralis.

Bei diesem Test achtet der Untersucher auf Heiserkeit, Höhe und Umfang der Laute, Kurzatmigkeit, viel „Hauch" beim Sprechen, eine nasale Sprechweise, Dysarthrie sowie Störungen der Artikulation oder Phonation.

Test

Der Patient wird aufgefordert, vier verschiedene Anweisungen zu befolgen, um zu prüfen, wie der Luftstrom bei Atmung, beim Sprechen und beim Husten gesteuert ist.

Anweisung für den Patienten

1. „Sagen Sie Ihren Namen." Der Patient sollte seinen Namen vollständig sagen können, ohne dabei kurzatmig zu werden.

2. „Singen Sie einige Noten der Tonleiter" zuerst in einer niedrigen, dann in einer höheren Tonlage. Der Patient sollte einen Ton halten, auch wenn er keine Melodie halten kann, und die Tonhöhe variieren können.

3. „Wiederholen Sie fünfmal ein hartes Stakkato, einen unterbrochenen Laut: Akh, Akh, Akh." Der Untersucher muß diesen Laut vormachen. Der Patient sollte die Laute deutlich bilden und sie klar mit einer erkennbaren Pause zwischen den einzelnen Lauten hervorbringen können.

4. „Husten Sie."

Beurteilung des Hustens im Zusammenhang mit der Kehlkopffunktion

Der Untersucher stellt fest, ob der Patient willkürlich und produktiv husten kann. Willkürliches Husten setzt auf Kommando ein. Ein Reflexhusten ist nur zu beurteilten, wenn er auftritt, da er nicht auf Kommando ausgelöst werden kann. U.U. geschieht dies außerhalb der Testsequenz. Der Reflexhusten stellt eine Reaktion auf Irritation der Membrane des postnasalen Luftweges dar.

Ein produktives oder funktionelles Husten, willkürlich oder als Reflex, befreit die Lungen oder Luftwege von Sekreten. Ein funktionelles Husten setzt Koordination zwischen der Atem- und der Kehlkopfmuskulatur voraus.

Zunächst muß die Einatmung kontrolliert ablaufen, um die Lungen mit dem für das Husten benötigten Volumen zu füllen. Eine kraftvolle Kontraktion der Bauchmuskulatur ist Voraussetzung für eine effektive Expiration beim Husten. Die Stimmbänder müssen fest adduzieren, damit keine Luft entweicht, und diese Adduktion muß anhalten, bis die Luft ausgestoßen wird.

Bei Insuffizienz des Kehlkopfes ist das Husten nicht funktionell. Es klingt dann wie ein Räuspern oder wie ein tiefer kehliger Laut, oder es tritt gar kein Hustengeräusch auf.

7.11 Schlucken

Die Bewegungsabläufe beim Schlucken werden nach wie vor kontrovers diskutiert. Viele der schnellen Bewegungen, die als aufeinanderfolgend beschrieben werden, laufen fast gleichzeitig ab. Die Untersuchung des Schluckens findet ihre Grenzen in den Beschränkungen der Mittel, als da sind Palpation, das Verfolgen der aufgenommenen Nahrung, Videofluoroskopie, Manometrie und akustische Methoden.

Muskelaktivitäten beim Schlucken

Nahrungsaufnahme und Bildung des Bolus (orale Vorbereitungsphase)

- Die feste oder flüssige Nahrung wird in den Mundraum aufgenommen. Der M. orbicularis oris schließt den Mund und verhindert damit das Sabbern. Der M. palatoglossus schließt den Mundraum im hinteren Anteil ab, indem er die Zunge am weichen Gaumen hält und dadurch verhindert, daß Nahrungsbrei oder Flüssigkeit in den Rachen fließt[18]

- Feste Nahrung wird durch die Zusammenarbeit der Zungen-, Kiefer- und Wangenmuskeln mechanisch zerkleinert
- Flüssigkeiten: Intrinsische Zungenmuskeln pressen die Flüssigkeit nach hinten in den Mund. Der M. mylohyoideus hebt den hinteren Zungenanteil an und wölbt ihn in den Mundrachenraum. Geschlossene Lippen verhindern den Austritt der Flüssigkeit aus dem Mund
- Feste Nahrung: Zungen- und M. buccinator befördern die Nahrung zwischen die Zähne, die sie mit Hilfe der Kaumuskeln beißen, zerdrükken und zermahlen (Tabelle 7.5). Mit Speichel vermischt wird die Nahrung durch die intrinsischen Zungenmuskeln hinter der Zungenspitze zum Bolus geformt
- Die Zungenmuskeln (Tabelle 7.6) heben die Zunge im vorderen Bereich an und drücken sie gegen den harten Gaumen, von wo der Bissen nach hinten in den Schlund geschoben wird.

Orale Schluckphase
- In dieser Phase des Schluckens wird der Bolus durch die Zunge gegen den harten Gaumen gepreßt. Der Lippenschluß besteht fort, und der M. buccinator verhindert, daß sich Essen in den seitlichen Wangentaschen festsetzt
- Der M. styloglossus zieht die Zunge nach oben und hinten
- Die Gaumenmuskeln (Tabelle 7.7) senken den weichen Gaumen auf die Zunge, die dann den Bissen „greifen" kann
- Das Os hyoideum und der Kehlkopf werden durch die suprahyoidalen Muskeln nach oben und vorn gezogen
- Die paarigen Mm. palatoglossi adduzieren die beiden Gaumenbögen
- Der Bissen wird nach hinten in den Mundrachenraum gepreßt
- Vor dem eigentlichen Schlucken wird das Os hyoideum leicht angehoben, womit alle weitere Muskelaktivität momentan aussetzt: Kauen, Sprechen, Bewegung der Nahrung im Mund, Kopf- und Nackenbewegung, Gesichtsbewegungen. Selbst die Atmung steht einen Moment lang still[15,18]
- Der weiche Gaumen ist angehoben (M. levator veli palatini), angespannt (M. tensor veli palatini) und eng an ie hintere Rachenwand angelegt. Dadurch ist die Schlundbegrenzung fest geschlossen (Mm. paltopharyngeus und constrictor pharingi superior). Der Bissen kann deshalb nicht in den Nasenrachenraum eindringen.

Passage durch den Rachen (oropharyngeale Phase)
- Der Kehlkopfdeckel bewegt sich nach oben und vorn bis zur Zungenbasis, biegt sich buchstäblich nach hinten – wahrscheinlich unter dem Gewicht des Bissens – und überdeckt den Kehlkopfeingang. Der Bissen rutscht über seine Oberfläche. Die Existenz eines Kehlkopfdeckels ist für den Schluckvorgang nicht ausschlaggebend. Er kann auch ohne ihn normal ablaufen[1]
- Der Schlund verengt sich (Mm. palatoglossi). Die Rachenenge liegt zwischen hartem Gaumen und hinterer Rachenwand und verbindet Nasen- und Mundbereich des Rachens. Der Schlund wird geschlossen, indem sich die beiden Mm. palatopharyngei und der M. constrictor superior, die gemeinsam den palatopharyngealen Sphinkter bilden, einander annähern

- Kehlkopf und Rachen werden nach oben hinter das Os hyoideum gezogen (Mm. salpingopharyngeus, stylopharyngeus, thyrohyoideus und palatopharyngeus)

- Die Arytenoidknorpel werden nach oben und vorn gezogen (Mm. arytenoidei obliqui und thyroarytenoidei), und die aryepiglottischen Falten legen sich aneinander, so daß der Bissen nicht in den Kehlkopf gleiten kann

- Während des Schluckens werden der Schildknorpel und das Os hyoideum angenähert und Rachen, Kehlkopf und Luftröhre angehoben. Dadurch wölben sich die Kehlkopffalten nach hinten in den Kehlkopfeingang hinein und verengen ihn während des Schluckens[18,19]

- Der Bolus gleitet dann über den Kehldeckel in den unteren Rachenbereich. Dies geschieht zum Teil durch Einwirkung der Schwerkraft und zum Teil durch die Aktivität der Konstriktormuskeln. Die kontrahierenden Mm. palatopharyngei heben den Rachen an, verkürzen ihn und bringen die hintere Rachenwand in einen günstigen Winkel, so daß der Bissen leicht nach unten rutschen kann[20]

- Die aryepiglottischen Falten (Mm. cricoarytenoideii posteriores, arytenoideii obliqui und arytenoidei transversi) verengen den Kehlkopfdurchgang, schließen den Kehlkopfvorhof und bilden lateral verlaufende Gänge, durch die der Bolus in die Speiseröhre gelenkt wird

- Bei Schwäche oder Lähmung der Mm. cricoarytenoidei posteriores wird der Kehlkopfeingang für den Schluckvorgang nicht verschlossen. Die aryepiglottischen Falten bewegen sich nach medial, und Flüssigkeit oder feste Nahrung kann in den Kehlkopf gelangen (Aspiration).

Eintritt in die Speiseröhre (ösophageale Phase)

- Zu Beginn dieser Phase befindet sich der zusammengepreßte Bissen im distalen Rachen. Der M. constrictor pharyngis inferior drückt ihn mit peristaltischen Bewegungen nach unten in die Speiseröhre. Die distalen Fasern des M. constrictor pharyngis inferior, M. cricopharyngeus genannt, fungieren als distaler Sphinkter. Sie müssen entspannen, damit der Bissen passieren kann. Über diesen Ablauf sind sich die Experten noch uneins[20,21]

- Nach dem Transport des Bissens verteilt die intrinsische Zungenmuskulatur Speichel im Mundraum und reinigt ihn so von Essensresten.

Test des Schluckvorgangs

Der Schluckvorgang wird nur getestet, wenn ein begründeter Verdacht auf Funktionsstörungen besteht. Falls der Patient eine Nasensonde trägt, bei Gastrostomie oder Flüssigernährung ist daraus nicht voreilig auf einen beeinträchtigten Schluckvorgang zu schließen. Anhand von Anamnese und Krankenblatt des Patienten informiert sich der Therapeut u.a. über die Lage der Läsion und eine mögliche Infektion im Bereich der oberen Luftwege, was die Beurteilung erleichtern kann.

Liegt eine Tracheostomie vor, muß eine Absaugmaschine fachkundig eingesetzt werden.

Informationen über den Patienten erhält der Untersucher durch direkte Beobachtung oder durch Berichte des Pflegepersonals und der Familie. Hinweise für den Testeinstieg ergeben sich daraus, ob der Patient Speichelflüssigkeit schluckt oder ob sie aus dem Mund austritt, und daraus, wie flüssige oder feste Nahrung zu den Mahlzeiten aufgenommen wird.

Bei den meisten Tests für das Schlucken sollte ein Kleidungsschutz verwendet werden. Man sollte sich auch selbst vor einem plötzlichen Anhusten schützen. Feuchte Waschlappen oder Tücher sollten sich in Reichweite befinden.

Ausgangsstellung des Patienten
Vorzugsweise sitzend, falls nötig in Rückenlage. Der Kopf und der Rumpf sollten mindestens 30° angehoben sein, Kopf und Nacken in Neutralstellung bleiben.

Ausgangsstellung des Therapeuten
Schräg vor dem Patienten sitzend.

1. Testsequenz: Ermittlung der unbedenklichen Aufnahme von Nahrungsmitteln und Flüssigkeit

Anhebung des Larynx
Mit Daumen und Zeigefinger erfaßt der Untersucher den Larynx behutsam von der Vorderseite der Kehle her. Fordern Sie den Patienten nun auf zu schlucken. Vergewissern Sie sich, ob und wie weit der Larynx sich anhebt.

Bewertung
F: Der Larynx hebt sich um mindestens 20 mm an. Die Bewegung erfolgt rasch und kontrolliert.

SF: Die Larynxbewegung ist normal oder leicht eingeschränkt und wirkt schleppend oder unregelmäßig.

NF: Es erfolgt eine zwar wahrnehmbare, aber subnormale Anhebung.

O: keine Anhebung des Larynx.

Konsequenzen der Bewertung
Wenn der Patient mit F (funktionell) oder SF (schwach funktionell) bewertet wurde, fahren Sie mit der Prüfung des Schluckvorgangs fort. Wurde der Patient mit NF (nicht funktionell) oder 0 bewertet und ist nicht tracheostomiert, brechen Sie die Prüfung des Schluckvorgangs ab.

Bei Patienten mit Tracheostomie setzen Sie dem Bolus blaue Lebensmittelfarbe zu. Sie erleichtern es damit gegebenenfalls, während des Saugens aspirierte Bolusteile aufzuspüren.

2. Testsequenz: Aufnahme von Wasser

Voraussetzungen
Der Patient erreichte im 1. Test die Bewertung F oder SF.

Auch die Tests für die Anhebung des hinteren Zungenbereichs (7.7) und die Verengung der rückwärtigen Pharynxwand müssen mit SF oder besser bewertet worden sein (7.9).

Vorgehen
Es ist unerheblich, mit welchem der möglichen Verfahren Sie Wasser für den Schlucktest in den Mund des Patienten bringen.

Beim ersten Schlucktest wird eine geringe Wassermenge (1–3 ml) gewählt, denn falls der Patient nicht richtig schlucken kann und das Wasser aspiriert, werden die Lungen durch diese geringe Menge nicht geschädigt. Es häufen sich im übrigen Hinweise darauf, daß unterschiedliche pH-Werte des Wassers die Lungen schädigen können, und auch deshalb ist es wichtig, die Menge gering zu halten. Jedes Verfahren sollte zumindest 3–4mal wiederholt werden.

- Wenn der Patient kognitiv zugänglich ist, geben Sie ihm ein Glas oder eine Tasse mit einer sehr geringen Wassermenge und fordern Sie ihn auf, einen Schluck zu nehmen. Der Test ist bestanden, wenn der Patient das Wasser im ersten Versuch schlucken kann, der Schluckvorgang geräuschlos abläuft und er das Wasser ohne Verschlucken oder Husten zu sich nehmen kann. In diesem Fall fahren Sie mit der 3.Testsequenz fort

- Falls der Patient nicht aus der Tasse trinken kann, geben Sie ihm einen Strohhalm und fordern Sie ihn auf, eine geringe Flüssigkeitsmenge aufzusaugen. Je kürzer der Strohhalm ist und je größer sein Durchmesser, desto einfacher die Aufgabe. Wenn der Versuch, wie unter 1 beschrieben, erfolgreich abgeschlossen wird, fahren sie mit der 3.Testsequenz fort

- Falls der Patient keinen Schluck nehmen und auch nicht saugen kann, träufeln Sie Wasser in einen Strohhalm und entleeren Sie ihn zwischen Wange und unterer Zahnreihe im Mund des Patienten. Erklären Sie ihm, daß Sie ihm Wasser in den Mund träufeln und fordern sie ihn auf zu schlucken. Geschieht das problemlos, fahren sie mit der 3.Testsequenz fort

- Wenn der Patient nicht kognitiv zugänglich ist, beschränken Sie die Wassermenge, was sich am einfachsten machen läßt, indem Sie dem Patienten durch einen Strohhalm das Wasser in den Mund träufeln

- Wenn ein Patient nicht mit Flüssigkeiten umgehen kann, dicken Sie das Wasser mit Gelatine an, bis es die Konsistenz von dünnem Brei oder dicker Suppe hat.

Ergebnisse

Falls einer dieser Versuche erfolgreich beendet wird, setzten sie ihn vorsichtig mit pürierten Nahrungsmitteln fort. Andernfalls und wenn der Patient nicht tracheostomiert ist, geben Sie ihm keinesfalls Nahrungsmittel in den Mund, bevor nicht weitere Tests, z.B. eine Fluoroskopie, durchgeführt wurden.

Sofern der Test mit Wasser nicht erfolgreich beendet wurde und der Patient tracheostomiert ist – dann können aspirierte Nahrungsmittel gegebenenfalls abgesaugt werden–, fahren sie vorsichtig mit pürierten Nahrungsmitteln fort, die gewöhnlich leichter zu schlucken sind als Wasser.

Testsequenz 3: pürierte Nahrungsmittel

Zu den appetitlichsten käuflichen pürierten Nahrungsmitteln gehört püriertes Obst für Babys, vielleicht, weil es nach dem schmeckt, was auf dem Etikett steht. Das pürierte Fleisch und Gemüse ist völlig ungewürzt, was Erwachsene ungewohnt und normalerweise nicht bekömmlich finden. Vermeiden Sie anfänglich Milchprodukte, denn sie dicken den Speichel ein. Fragen Sie den Patienten nach seinen Vorlieben und verwenden Sie etwas ihm Erfreuliches.

Ein Absauggerät muß unbedingt vorhanden sein, wenn der Patient tracheostomiert ist. Wir empfehlen, die Nahrungsmittel mit Lebensmittelfarbe zu färben – Blau ist gut sichtbar und nicht mit Körpersekreten oder Flüssigkeiten zu verwechseln –, so daß ein Aspirat sofort entdeckt wird, wenn es im Tracheostomiesekret erscheint.

Voraussetzungen

1. Elevation des Kehlkopfes ist funktionell (F) oder schwach funktionell (SF)

2. Konstriktion der hinteren Rachenwand ist mindestens SF

3. In der Testsequenz 2 oder beim Beobachten wurde festgestellt, daß der Patient Wasser zu sich nehmen kann

4. Funktionelles Husten (willkürlich oder reflexbedingt) oder Tracheostomie müssen gegeben sein. Manche Patienten haben einen unterdrückten Würgereflex. Husten ist jedoch ein wesentlicher Bestandteil des Schluckvorgangs. Ein hyperaktiver Würgereflex ist nicht dem Husten gleichzustellen

5. Der Patient muß imstande sein, sich auf ds Essen zu konzentrieren[6]. Es sollten keine respiratorische Probleme, z.B. eine Pneumonie, vorliegen. Durch zusätzliche Aspirationen könnten weitere Beeinträchtigungen entstehen.

Vorgehen

1. Eine kleine Menge (ein halber Teelöffel voll) eines Nahrungsmittels wird auf die Zungenspitze gelegt. Der Patient wird aufgefordert zu schlucken. Dabei wird beobachtet, wie er die Nahrung im Mund bewegt, um sie in die Ausgangsstellung für das Schlucken zu bringen.

Der Patient sollte, wenn möglich, die Nahrung selbser zum Mund führen, weil dabei Eßvorgang und Atmung besser koordiniert werden können

2. Wenn der Patient die Nahrung nicht nach hinten in den Mund transportieren kann, darf der Untersucher sie vorsichtig, ohne einen Würgereflex auszulösen, mit einem Zungen-spatel nach hinten schieben. Die Kehlkopfelevation wird vorsichtig palpiert, während der Patient schluckt

3. Anschließend sollte der Mundraum des Patienten visuell daraufhin geprüft werden, ob die Nahrung geschluckt wurde und sich keine Reste im Mund oder im Bereich der Schlundbegrenzung befinden

4. Der Patient wird aufgefordert dreimal nacheinander deutlich „Ach, ach, ach," zu sagen. Dadurch läßt sich feststellen, ob der Luftweg frei ist. Ein Gurgelgeräusch zeigt an, daß sich Nahrungsreste im Bereich der Luftwege befinden. Der Patienten sollte dann nochmals schlucken.

Dieser Vorgang wird mehrmals wiederholt, und jede Reaktion wird geprüft.

Nach vier oder fünf Versuchen mit pürierter Nahrung sollte eine Pause von 10 Minuten eingelegt werden, um sicher zu gehen, daß sich nichts im Rachen, Kehlkopf oder in der Luftröhre abgelagert hat, was verspätetes Husten auslösen könnte. Noch einige Zeit nach der Nahrungsaufnahme wird dann u.U. blaue Substanz aus dem Tracheostomieschlauch abgesaugt.

Ergebnisse

Der Test ist erfolgreich, wenn der Patient weder unmittelbar noch verzögert hustet und sich nicht verschluckt, und wenn nach dem Schlucken nicht aspiriert wird und die Luftwege frei bleiben.

Wiederholtes Husten, Würgen oder Aspirieren nach dem Schlucken sind eindeutige Hinweise auf einen beeinträchtigten Schluckvorgang. Der Test sollte dann abgebrochen und keine weitere Nahrung gegeben werden.

Patienten, die eine Nasensonde getragen hatten und die Wasser und pürierte Nahrung schlucken können, ohne zu aspirieren, können weiter gefüttert werden, bis mindestens $^3/_4$ des Gläscheninhalts eingenommen sind. Zur nächsten Mahlzeit sollte eine vollständige pürierte Mahlzeit bestellt werden. Der Patient wird während des Essens auf Schwierigkeiten und Anzeichen von Ermüdung hin beobachtet.

Verwendung von weicher Nahrung

Eine weiche Diät kann Patienten anstelle von fester Nahrung verabreicht werden, wenn eins der folgenden Probleme vorliegt:

- Zahnlosigkeit oder keine Zahnprothesen
- ungenügend kontrolliertes Kauen
- Ermüdung beim Kauen, z.B., nach Polio oder bei Guillain-Barre-Syndrom
- eingeschränkte Kieferbeweglichkeit
- unzureichende Konzentrationsdauer bis zum Abschluß der vorbereitenden oralen Phase.

Tabelle 7.10: Häufige Schluckprobleme und daran beteiligte Muskeln

Problem	**Mögliche anatomische Ursachen**
Sabbern	Schwäche des M. orbicularis oris
Taschenbildung in den Sulci laterales	Schwäche des M. buccinator und der intrinsischen und extrinsischen Zungenmuskeln
verminderte Fähigkeit, Nahrung mechanisch während der vorbereitenden oralen Phase zu zerkleinern	Schwäche der Kaumuskulatur
verminderte Fähigkeit, einen Bolus zu formen	• Schwäche der intrinsischen und extrinsischen Zungenmuskeln • Schwäche des M. buccinator
verminderte Fähigkeit, den Bolus während der vorbereitenden oralen Phase im Mundraum zu behalten	Schwäche des M. palatoglossus und /oder des M. styloglossus
nasale Regurgitation	Schwäche des M. palatopharyngeus, M. levator palatini und/oder des M. tensor veli palatini
Ablagerungen in der hinteren Rachenwand nach dem Schluckvorgang	Schwäche der Mm. constrictores pharyngis
Husten oder Würgen vor dem Schluckvorgang	Nahrung kann in Luftwege gelangen, bei: • Schwäche der intrinsischen und/oder extrinsischen Zungenmuskeln. Dies vermindert die Fähigkeit, einen Bolus zu formen. In diesem Fall kann der Inhalt des Mundraumes entweichen, ohne daß der Schluckvorgang eingeleitet ist

- Schwäche des M. palatoglossus und M. styloglossus. Dies erschwert, den Bissen vor dem Schluckvorgang im Mundraum zu behalten.

Husten oder Würgen während des Schluckvorgangs	Schwäche der Muskeln, die die echten und falschen Stimmfalten und die aryepiglottischen Falten schließen
Husten oder Würgen nach dem Schluckvorgang	• verminderte Kraft des M. genioglossus. Dies bedingt eine eingeschränkte Zungenretraktion und Rückstände, die nach dem Schluckvorgang in die Luftwege geraten können • Schwäche der Mm. constrictores pharyngis. Sie verursacht nach dem Schluckvorgang die Entleerung von Rückständen aus den Rachenwänden in die Luftwege • verminderte cricopharyngeale Öffnung. Sie bedingt nachdem Schluckvorgang die Entleerung des Recessus piriformis in die Luftwege

Quellenverzeichnis

1. Williams PL, Warwick R, Dyson M, Bannister LH. Gray's Anantomy, 37th British ed. Edingburgh, Churchill-Livingstone, 1989.
2. Walsh FB. Clinical Neuroopthalmology, 2nd ed. Baltimore, Williams & Wilkens, 1957.
3. Bender MB, Rudolph SH, Stacy CB. The neurology of the visual and oculomotor systems. In Joynt RJ (ED). Clinical Neorology. Philadelphia: J.B. Lippencott, 1993.
4. Van Allen MW. Pictorial Manual of Neurologic Tests. Chicago Year Book, 1969.
5. Hearer AF. DeJong's The Neurologic Examination, 5th ed. Philadelphia: J.B. Lippencott, 1992.
6. Clemente CD. Gray's Anatomy 30th American ed. Philadelphia: Lea & Febiger, 1985.
7. Hollingshead WH. Functional Anatomy of the Limbs and Back. Philadelphia: W.B. Sauders, 1969.
8. DuBrul EL. Sicher and DuBrul's Oral Anatomy, 8th ed. St. Louis: Ishiyaku EuroAmerica, 1988.
9. Nairn RI. The circumoral Musculature: Structure and function. Br Dental L 138:49-56, 1975.
10. Lightoller GH. Facial muscles: The modiolus and muscles surrounding the rima oris remarks about the panniculus adiposus. J Anat 60:1-85, 1925.
11. Brodal A. Neurological Anatomy in Relation to Clinical Medicine. London: Oxford University Press, 1981.
12. Misuria VK. Functional anatomy of the tensor palatini and vator palatini muscles. Ann Otolaryngol 102:265, 1975.
13. Guyton AC. Textbook Of Medical Physiology, (8th ed. Philadelphia: W.B. Saudersc, 1991.
14. Miller AJ. Neurophysiological basis of swallowing. Dysphagia 1:91-100, 1986.

15. Doty R. Neural organization of deglutition. In Handbook Physiology, Section 6, Alimentary Canal. Washington DCV: American Physiologic Society, 1968.
16. Starr JA. Manual techniques of chest Physical therapy and airway clearance techniques. In Zadai CC. Pulmonary Management in Physical Therapy: Clinics in Physical Therapy. New York: Churchill-Livingston, 1992.
17. Jacob P, Kahrilas PJ, Logemann JA, Shah V, Ha T. Upper esophageal sphincter and modulation during swallowing. Gastroenterology 97:1469-1478, 1989.
18. Logemann JA. Evaluation and Treatment of Swallowing Disorders. San Diego: College-Hill Press, 1983.
19. Bosma J. Deglutition: Pharyngeal Stage. Physiol Rev 37:275-300, 1957.
20. Buthpitiya AG, Stroud D, Russell COH. Pharyngeal pump and esophageal transit. Dig Dis Sci 32:1244-1248, 1987.
21. Kilman WJ, Goyal RK. Disorders of pharyngeal and upper esophageal sphinctzer motor fuction. Arch Intern Med 136:592-601, 1976.

8 Motorische Kontrolle der aufrechten Körperhaltung

Bei Funktionsstörungen des zentralen Nervensystems (ZNS) sind die in den Kapiteln 2–5 beschriebenen manuellen Muskeltests nicht relevant. Die Muskeln der Patienten mit Störungen des ZNS sind normal innerviert, ihre Kontrolle ist jedoch durch die Störung des ZNS in Gehirn oder Rückenmark beeinträchtigt. Diese Menschen weisen Störungen des ersten Motoneurons auf, die sich durch eins der folgenden Symptome oder deren Kombinationen äußern.

- anormale Bewegungsmuster der Extremitäten
- gestörter Muskeltonus: z.B. Spastizität, Rigidität
- Abweichungen in Auswahl, Amplitude oder zeitlicher Reihenfolge der synergistischer Muskeln oder der Dauer und Geschwindigkeit einzelner Muskeln
- beeinträchtigte Sensibilität: Parästhesien, Anästhesien oder Hyperästhesien
- gestörte zentrale Gleichgewichtsregulation und anormale Haltungsreaktionen
- abnorme Reflexaktivitäten.

Die Beurteilung eines Patienten mit einer beliebigen Kombination dieser Probleme stellt eine komplexe Aufgabe dar. Die manuellen Muskeltests wurden nicht für diese Patientengruppe konzipiert und sollten nicht zu ihrer Beurteilung eingesetzt werden.[1] Manuelle Muskeltests waren und sind für die Evaluation von Patienten mit Störungen des zweiten Motorneurons und daraus folgender Schwäche oder Lähmung gedacht. Ihre Durchführung bei Menschen mit Störungen des ZNS erbringt klinisch verfälschte Ergebnisse mit geringer oder ohne jede funktioneller Relevanz. In der Tat gestatten Muskeltestbewertungen bei Patienten mit Störungen des zweiten Motoneurons nicht unbedingt eine funktionelle oder prospektiv funktionelle Aussage.

Eine offensichtliche Ausnahme für diese pauschale Annahme bilden Patienten mit Störungen sowohl des ZNS als auch des zweiten Motoneurons. Als treffende Beispiele seien Patienten mit Rückenmarksverletzung oder Amyotropher Lateralsklerose genannt.

Die Beurteilung der Muskelleistung bei Patienten mit Störungen des ZNS ist jedoch für den behandelnden Physiotherapeuten ein wichtiges Werkzeug. Eins dieser Werkzeuge wurde entwickelt, um die Kontrolle der unteren Extremitäten im Stand zu testen.[2] Es ist bei Patienten mit selektiver Kontrolle, stereotypem Bewegungsmuster oder einer Kombination von beiden einsetzbar.

Unter **selektiver Kontrolle** versteht man die Fähigkeit, ein einzelnes Gelenk ohne Bewegung in einem benachbarten Gelenk der gleichen Extremität zu bewegen. Zum Beispiel sollte der Patient in der Lage sein, den Ellbogen ohne gleichzeitige Mitbewegung der Schulter oder des Handgelenkes zu flektieren.

Stereotype Bewegungsmuster zeigen die Unfähigkeit, eine Teilbewegung durchzuführen, z.B. Handgelenksextension ohne Bewegung des Ellbogens oder der Finger. Nach einem Schlaganfall oder einer Verletzung des Gehirns findet man z.B. häufig folgendes flexorische Bewegungsmuster der oberen Extremität – das Muster wird nach der vorherrschenden Bewegung im Ellenbogengelenk benannt:

- Schulterabduktion oder -extension
- Ellbogenflexion
- Supination des Unterarms
- Flexion des Handgelenks und der Finger.

Häufig wird ein Extensionsbewegungsmuster der unteren Extremität beobachtet:

- Hüftextension
- Knieextension
- Plantarflexion und -supination.

Diese Muster sind verhältnismäßig stereotyp. Wie zahlreiche Studien zeigen, gibt es jedoch bei einem „typischen" Flexions- oder Extensionsmuster[3-5] vielfältige Variationen an beteiligten Muskeln und deren Amplitude.

Mit dem Test für die motorische Kontrolle der aufrechten Haltung wird den wechselseitigen Auswirkungen von aufrechter Haltung und Gewichtsübernahme Rechnung getragen.[2] Er simuliert die für das Gehen notwendige Funktionen, d.h. Flexion einschließlich des Aspekts der Geschwindigkeit und Extension für die Beurteilung der Gelenkstabilität. Bei Reliabilitätsvergleichen zwischen den Testern ergab sich für 96% der Flexionionstests und 90 % der Extensionstests Übereinstimmung.[2] Es konnte aufgrund der Testdaten keine valide Voraussage über die Gehleistung getroffen werden.

Gliederung des Tests

Für die korrekte Ausführung des Tests sind ein Untersucher und ein Assistent erforderlich. Der Assistent sollte Physiotherapeut oder zumindest ausführlich dahingehend instruiert worden sein, wie er selbst und der Patient zu plazieren sind, damit angemessen (weder zu wenig noch zu viel) stabilisiert und unterstützt werden kann. Der Patient muß alle Anweisungen verstehen können, was an seinen Reaktionen auf verbale Anweisungen oder auf das Demonstrieren von Bewegungen ablesbar ist. Weiterhin sollte der Patient für den Stand auf einem oder auf zwei Beinen die Hilfe von nicht mehr als einer Person benötigen.

Der eigentliche Test besteht aus zwei Hauptteilen: den Tests für die Kontrolle der Flexion und der Extension. Jeder dieser Teile ist nochmals dreifach unterteilt, nämlich jeweils für die Hüfte, das Knie und das obere Sprunggelenk.

8.1 Kontrolle der Flexion

Anhand dieses Testteils soll die Flexionskontrolle der Extremität, die kein Gewicht trägt – z.B. die Beschleunigung des Schwungbeines beim Gehen – geprüft werden.

Der Test wird bilateral ausgeführt, sofern nicht bereits sichergestellt wurde, daß eine Seite keine neurologischen Defizite aufweist. Der Assistent hilft, das Gleichgewicht zu halten, indem er die Hand des Patienten etwa in Höhe des Trochanter major stützt.

Unterstützung wird auf der nicht zu testenden Seite und so weit gegeben, daß der Patient das Gleichgewicht halten kann.

Wenn beide Extremitäten betroffen sind, müssen u.U. die contralaterale Hüfte und das contralaterale Knie fixiert werden. Dies kann manuell durch Verhinderung der Knieflexion und Fixation der Hüfte in Extension erfolgen oder auch durch externe Fixation, z.B. eine Knieschiene.

Der Untersucher steht vor dem Patienten und sieht ihn an. Falls den Patienten die seitenverkehrte Demonstration verwirrt, stellt sich der Untersucher schräg vor ihn, so daß beide in dieselbe Rochtung blicken. Er macht die Testbewegungen wiederholt vor, bis sicher ist, daß der Patient sie verstanden hat. Um Ermüdung zu vermeiden, sollten dem Patienten nicht mehr als zwei Probeversuche zugemutet werden.

Die eigentliche Datensammlung (bewerteter Versuch) ist auf einen Versuch pro Extremitätenteil begrenzt. Vor der Bewertung sollte die zu testende Extremität in der Hüfte und im Knie in Neutralstellung sein: 0° in der Hüfte und 0° im Knie. Falls der Patient die Neutralstellung nicht erreicht, sollte die maximal mögliche Extensionsstellung eingenommen werden.

Teil 1: Hüftflexion

Anweisung für den Patienten

„Stellen Sie sich so gerade wie möglich hin. Ziehen Sie Ihr Knie so hoch und so schnell Sie können zur Brust."

Bewertung

Die Hüftflexionsbewegung muß im Hüftgelenk stattfinden. Kompensationsbewegungen, z.B. Rückneigung des Rumpfes oder dorsale Beckenkippung, sind zu vermeiden.

Stark: Der Patient bewegt dreimal innerhalb von 10 Sekunden aktiv von 0° (oder aus maximaler Extension) bis über 60°.

Mäßig: Der Patient flektiert dreimal innerhalb von 10 Sekunden aktiv die Hüfte von 0° (oder aus maximaler Extension) bis zwischen 30° und 60°.

Schwach: keine Bewegung oder der Patient flektiert weniger als 30° aktiv.

Teil 2: Knieflexion

Anweisungen für den Patienten

„Stehen Sie so gerade wie möglich. Bringen Sie Ihr Knie dreimal zur Brust, so hoch und so schnell Sie können."

Bewertung

Stark: Der Patient flektiert das Knie dreimal innerhalb von 10 Sekunden mehr als 60°.

Mäßig: Der Patient flektiert das Knie dreimal innerhalb von 10 Sekunden zwischen 30° und 60°.

Schwach:

- keine Bewegung oder weniger als 30° Flexion
- Der Patient flektiert das Knie dreimal durch das vorhandene Bewegungsausmaß, benötigt jedoch mehr als 10 Sekunden.

Teil 3: Dorsalflexion des oberen Sprunggelenks

Anweisung für den Patienten

„Stellen Sie sich möglichst gerade hin. Ziehen Sie Knie und Fuß so hoch und so schnell Sie können zur Brust."

Bewertung

Stark: Der Patient führt dreimal innerhalb von 10 Sekunden eine Dorsalflexion bis 90° oder mehr aus.

Mäßig: Diese Bewertung wird nicht vergeben, da das Bewegungsausmaß an Dorsalflexion in der Schwungphase des Ganges gering ist und wenig gebraucht wird.

Schwach:

- keine Bewegung oder weiniger als 90° Dorsalflektion. Der Untersucher darf die Sprunggelenksbewegung nicht mit einer Vorfuß- oder Zehenextension verwechseln
- Der Patient bewegt dreimal durch das vorhandene Bewegungsausmaß, benötigt dafür jedoch mehr als 10 Sekunden.

8.2 Kontrolle der Extension

Anhand dieses Testteils soll geprüft werden, wie weit eine einzelne, gewichttragende Extremität in Extension kontrolliert werden kann, z.B. in der einbeinigen Standphase beim Gehen.

Es gelten im wesentlichen die Anweisungen und Vorgehensweisen des Flexionskontrolltests. Der Untersucher demonstriert jeden Teil ausführlich, damit der Patient den Test mit Sicherheit versteht. Es sind jedoch nur zwei Versuche pro Teil erlaubt, um Ermüdung vorzubeugen. Nur ein Versuch wird bewertet.

Ausgangsstellung für diesen Test ist der Stand auf beiden Beinen in Neutralstellung bzw. in dem Patienten möglicher maximaler Extension. Der Patient wird aufgefordert, das nicht zu testende Bein anzuheben. Notfalls unterstützt der Assistent dabei die Flexion.

Der Assistent fixiert oder gibt manuelle Unterstützung, wie für jeden Testteil beschrieben.

Falls der Patient eine fixierte Pes-equinus-Kontraktur hat, die größer ist als die Neutralstellung des oberen Sprunggelenkes, muß ein harter Keil unter die Ferse gelegt werden, um die Tibia in eine vertikale Position zu bringen.

Falls die Fußsohlen durch manuelle Unterstützung oder mit einer Sprunggelenksorthese nicht flach auf den Boden gestellt werden können, sollte der Untersucher Knie und Hüfte mit NT (nicht zu testen) und das Sprunggelenk mit ET (exzessiver Tonus) bewerten. Wenn der Fuß also wegen eines überhöhten Tonus nicht flach aufgesetzt werden kann, ist kein Extensionskontrolltest durchführbar.

Teil 4: Hüftextension

Ausgangsstellung

Der Untersucher steht neben dem Patienten und bietet gegebenenfalls manuelle Unterstützung, damit der Patient aus der Neutralstellung oder aus größtmöglicher Hüftextension beginnt (Abb. 8.1).

Der Assistent fixiert das Knie in Extension und stabilisiert das Sprunggelenk. Der Fuß muß flach aufgestellt sein.

Anweisung für den Patienten

1. „Stellen Sie sich auf beide Beine und halten Sie sich so gerade wie möglich."

2. „Stellen Sie sich jetzt möglichst gerade nur auf Ihr rechtes/linkes Bein." Wenn der Test nur unilateral ausgeführt wird, wird das schwächere Bein getestet.

3. „Heben Sie dieses Bein an" – Auf das gewünschte Bein zeigen oder es berühren. – „Bleiben Sie so gerade wie möglich stehen."

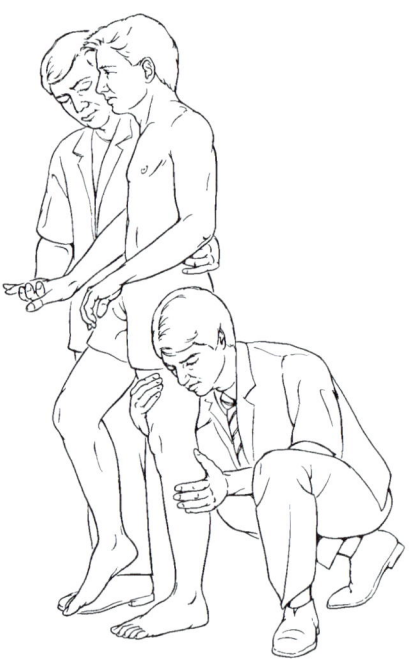

Abb. 8.1: Hüftextensionstest. der Patient steht aufgerichtet in Neutralstellung und hebt das nicht zu testende Bein an. Der Untersucher rechts vom Patienten hält den Rumpf und das Bein in Neutralstellung. Bei Instabilität von Knie oder Sprunggelenk (oder von beiden) unterstützt der Assistent manuell.

Bewertung

Wenn der Patient auf dem Testbein steht, verringert der Untersucher allmählich die Unterstützung, um das Ausmaß der Hüftkontrolle zu ermitteln.

Stark: Der Patient hält den Rumpf aufrecht und die Hüfte in Extensionsendstellung.

Mäßig: Der Patient kann den Rumpf nicht völlig aufrecht oder in der ihm möglichen endgradigen Hüftextension halten. Er kann jedoch die Vorwärtsbewegung des Rumpfes abfangen. Andernfalls schaukelt der Rumpf vor und zurück oder der Patient hyperextendiert den Rumpf auf der Hüfte.

Schwach: unkontrollierte Rumpfflexion über die Hüfte hinweg. Der Untersucher muß eine weitere ventrale Bewegung des Rumpfes durch zusätzliche Unterstützung mit der Hand verhindern.

Teil 5: Knieextension

Ausgangsstellung

Der Assistent steht hinter dem Patienten, unterstützt das Gleichgewicht und sorgt dafür, daß der Rumpf aufrecht auf dem Becken steht (Abb. 8.2).

Der Untersucher bringt beide Knie des Patienten in 30° Flexion. Wenn die Dorsalflexionsbeweglichkeit eingeschränkt ist und der Patient bei 30° flektierten Kniegelenken beide Füße nicht flach auf dem Boden halten kann, sollte ein fester Keil unter die Ferse geschoben werden.

Anweisung für den Patienten

„Stehen Sie mit gebeugten Knien auf beiden Füßen. Lassen Sie die Knie gebeugt und heben Sie das rechte/linke Bein an." Das angehobene Bein sollte das stärkere sein.)

Wenn der Patient sein Körpergewicht bei flektiertem Knie im Stand auf einem Bein halten kann, ohne dabei weiter in Flexion zu kommen, folgt der Test für „Stark" (St).

Bewertung

Im Falle einer Kniebeugekontraktur kann die Bewertung nicht besser als mäßig (M) sein.

Stark: Der Patient hält sein Körpergewicht bei flektiertem Knie und kann nach Aufforderung das Knie bis ans Ende der Extensionsbewegung strecken. Hyperextension ist erlaubt.

Mäßig: Der Patient hält sein Körpergewicht bei flektiertem Knie, ohne daß das Knie weiter flektiert oder die Ferse angehoben wird.

Schwach: Der Patient kann sein Körpergewicht nicht bei flektiertem Knie halten. Die Knieflexion verstärkt sich daher, oder die Ferse hebt vom Boden ab.

Exzessiver Tonus: Wegen extremen Extensorentonus kann das Knie nicht flektiert werden.

Nicht zu testen: Der Fuß kann nicht flach auf den Boden aufgestellt werden oder ein anderer Umstand macht die Ausführung des Tests unmöglich.

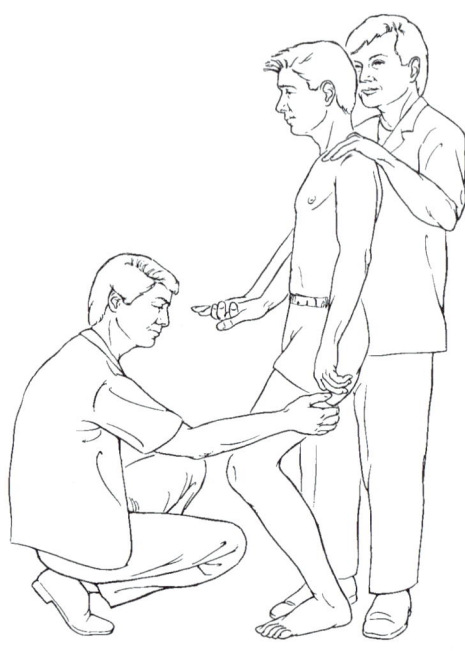

Abb. 8.2: Knieextensionstest. Der Patient steht mit beiden Füßen flach auf dem Boden. Der Untersucher kniet vor ihm und signalisiert ihm durch Berührung, beide Knie auf 30° zu flektieren. Der Assistent steht hinter dem Patienten und unterstützt mit einer Hand sein Gleichgewicht. Mit der anderen gibt er Hinweise, damit der Patient die Aufrichtung beibehält.

Teil 6: Extension des oberen Sprunggelenkes (Plantarflexion)

Anhand dieses Teils des Extensionstests soll die Kontrolle des oberen Sprunggelenks hinsichtlich der vertikalen Tibiaposition ermittelt werden.

Wenn im zu testenden Bein eine Kniebeugekontraktur vorliegt, kann der Test nicht korrekt ausgeführt werden: Bei flektiertem Knie kann die Quadrizepsmuskulatur das Standbein unabhängig von einer Aktivität im oberen Sprunggelenk halten.

Ausgangsstellung

Der Assistent steht hinter dem Patienten und sorgt dafür, daß der Rumpf über der Hüfte aufgerichtet bleibt. Der Untersucher verhindert eine Hyperextension des Knies und so eine Plantarflexion des oberen Sprunggelenks.

Die passive Beweglichkeit des Sprunggelenks muß bei extendiertem Knie gemessen werden. Notfalls wird zum Ausgleich einer eingeschränkten Dorsalflexion, z.B. bei einer Plantarflexionskontraktur, ein fester Keil unter die Ferse geschoben. Dadurch kommt das obere Sprunggelenk mehr in Plantarflexion, was größere Bewegungsfreiheit in Richtung Dorsalflexion gewährt.

Anweisung für den Patienten

„Stellen Sie sich möglichst aufrecht auf beide Beine. Heben Sie Ihr rechtes/linkes Bein an und halten Sie es angehoben." Das angehobene Bein sollte das stärkere sein.

Wenn der Patient die Tibia bei Neutralstellung des Knies kontrollieren kann, wird er aufgefordert, seine Ferse anzuheben, während das Knie in 0° Streckung bleibt. „Halten Sie Ihr Knie gerade und erheben Sie sich so hoch wie möglich auf die Zehen."

Bewertung

Stark: Der Patient hält sein Knie in Neutralstellung und hebt die Ferse auf Anweisung vom Boden ab. Sofern das Kniegelenk in Neutralstellung bleibt, ist jedes Bewegungsausmaß akzeptabel.

Mäßig: Der Patient kann das Knie in Neutralstellung (0°) und das Sprunggelenk in Neutralstellung (90°) kontrollieren, so daß die Tibia vertikal steht.

Schwach: Der Patient kann das Knie nicht in Neutralstellung halten. Es flektiert, und das Sprunggelenk dorsalflektiert, so daß die Tibia sich nach vorne verschiebt. Knie oder Sprunggelenk wackeln u.U. auch zwischen Flexion und Extension oder Hyperextension hin und her. Ein vom Untersucher nicht kontrollierbare Extensorentätigkeit weist überdies auf unzureichende Kontrolle des Sprunggelenks hin.

Exzessiver Tonus: Pes equinus oder Pes varus sind so stark ausgeprägt, daß der Patient bei flach auf dem Boden aufgesetztem Fuß keine Sprunggelenkstabilität erreicht.

Nicht zu testen: Der Patient hat eine Knieflexionskontraktur.

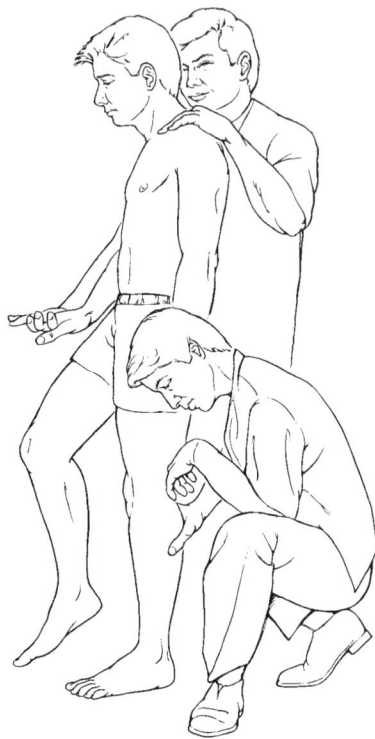

Abb. 8.3: Extensionstest des oberen Sprunggelenks. Der Patient steht aufrecht, hat den Fuß auf den Boden aufgesetztund hebt das nicht zu testende Bein an. Der Untersucher kniet neben oder etwas hinter dem Patienten und verhindert die Hyperextension des Knies. Der Assistent steht hinter dem Patienten, unterstützt gegebenenfalls das Gleichgewicht und erinnert bei Bedarf an die aufrechte Haltung.

Quellenverzeichnis

1. Lovett RW,Martin EG. Certain aspects infantile paralysis and a descrition of a method of muscle testing. JAMA 66:729-733, 1916.
2. Montgomery J. Assessment and treatment of locomotor Deficits in stroke. In Eduncan P, Radke M (eds): Stroke Rehabilitation. Chicago: Year Book, 1987.
3. Perry J, Giovan P, Harris LJ, et al. The determinants of muscle action in the hemiparetic lower extremity. Clin Orthop 131:71-89, 1978.
4. Sawer K, LaVigne JM. Brunnstrom's Movement Therapy inHemiplegia. Philadelphia: JB Lippencott, 1992.
5. Knutsson E, Richards C. Different types of disturbed motor control in gait of hemiparetic patients. Brain 102:405-430, 1979.

9 Anatomisches Register

Gliederung des Anatomisches Register

Im ersten Teil des Registers (9.1) werden die Muskeln alphabetisch aufgeführt, darauf folgt eine topographische Auflistung (9.2). Im Kontext der einzelnen Muskeltests erscheint jeder beteiligte Muskel ebenfalls mit seiner entsprechenden Nummer.

In 9.3 werden die einzelnen Skelettmuskeln – topographisch gegliedert – in folgender Reihenfolge dargestellt: Ansatz, Ursprung, Beschreibung, Funktion und Innervation.

In 9.4 wird jede Bewegung des Bewegungsapparates mit den Muskeln aufgelistet, die daran beteiligt sind.

Die cranialen und peripheren Nerven sind in 9.5 mit den Muskeln, die sie innervieren, aufgelistet. In 9.6 sind dann abschließend die Nervenwurzeln mit den Muskeln, die von jeder Wurzel versorgt werden, aufgeführt.

Benutzeranleitung für das anatomische Register

Das Anatomisches Register ist als Nachschlagewerk konzepiert, mit dessen Hilfe Sie sich rasch über Muskeln, ihre anatomische Beschreibung, ihre Beteiligung an Bewegungen und ihre Innervation informieren können. Diese Informationen hat keinen Anspruch auf Vollständigkeit. Zur Vertiefung der Materie sei der Leser auf gängige Lehrbücher der menschlichen Anatomie verwiesen.

Die Autorinnen des vorliegenden Buches beziehen sich im wesentlichen auf die amerikanische[1] und die britische[2] Ausgabe von Gray´s Anatomy. Weitere Quellen sind Sobotta[3], Clemente[4], Netter[5], Hollingshead[6], Grant[7], Moore[8] u.a. In Zweifelsfällen galt die dreiundsiebzigste Ausgabe von Gray´s Anatomy (britisch) von Williams et al.[2] als maßgebliche Quelle.

Die Beschreibungen der einzelnen Muskeln weichen in den verschiedenen Lehrbüchern derartig voneinander ab, daß die Autorinnen gelegentlich im Interesse einer klareren Darstellung Informationen zusammengefaßt haben.

Ursprünge, Ansätze, Beschreibungen und Funktionsdarstellungen der einzelnen Muskeln sind gekürzt, sollten dem Leser jedoch die korrekte Zuordnung von Muskeln und ihren vorrangigen Funktionen gestatten. Vielleicht ruft er sich dadurch sogar speziellere anatomische Details wieder ins Gedächtnis.

Wird im Text der umgangssprachlich gebräuchlichere Name für einen Muskel verwendet, ist die Nomenklatur der Nomina Anatomica in Klammern gesetzt.

Referenznummern der Muskeln

Jeder Skelettmuskel ist mit einer Nummer versehen, die durchgehend im gesamten Buch verwendet wird. Die Reihenfolge der Nummerierung resultiert aus der topographischen Zuordnung, wie sie im ersten Teil dieses Bandes erfolgt. Anhand dieser Nummerierung sollte der Leser Zusammenfassungen rasch auffinden oder Informationsvergleiche zwischen Zusammenfassungen vornehmen können.

9.1 Alphabetische Auflistung der Muskeln

A

159.	M. abductor digiti minimi (Hand)
215.	M. abductor digiti minimi (Fuß)
224.	M. abductor hallucis
171.	M. abductor hallucis brevis
166.	M. abductor pollicis brevis
180.	M. adductor brevis
225.	M. adductor hallucis
179.	M. adductor longus
181.	M. adductor magnus
173.	M. adductor pollicis
144.	M. anconeus
27.	Mm. auriculares
201.	M. articularis genus
54.	M. arytenoideus obliquus
53.	M. arytenoideus transversus

B

140.	M. biceps brachii
192.	M. biceps femoris
141.	M. brachialis
143.	M. brachioradialis
26.	M. buccinator
120.	M. bulbospongiosus

C

34.	M. chondroglossus
116.	M. coccygeus
41.	M. constrictor pharyngis inferior
43.	M. constrictor pharyngis superior
139.	M. coracobrachialis
5.	M. corrugator supercilii
117.	M. cremaster
52.	M. cricoarytenoideus lateralis
51.	M. cricoarytenoideus posterior
50.	M. cricothyroideus

D

133.	M. deltoideus
23.	M. depressor anguli oris
24.	M. depressor labii inferioris
14.	M. deprssor septi
101.	Diaphragma
78.	M. digastricus

E

1., 2.	M. epicranius
149.	M. extensor carpi radialis brevis
148.	M. extensor carpi radialis longus
150.	M. extensor carpi ulnaris
147.	M. extensor digiti minimi
154.	M. extensor digitorum
212.	M. extensor digitorum brevis
211.	M. extensor digitorum longus
221.	M. extensor hallucis longus
155.	M. extensor indicis
168.	M. extensor pollicis brevis
167.	M. extensor pollicis longus

F

151.	M. flexor carpi radialis
153.	M. flexor carpi ulnaris
160.	M. flexor digiti minimi brevis (Hand)
216.	M. flexor digiti minimi brevis (Fuß)
214.	M. flexor digitorum brevis
213.	M. flexor digitorum longus
157.	M. flexor digitorum profundus
156.	M. flexor digitorum superficialis
223.	M. flexor hallucis brevis
222.	M. flexor hallucis longus
170.	M. flexor pollicis brevis
169.	M. flexor pollicis longus

G

205.	M. gastrocnemius
190.	M. gemellus inferior
189.	M. gemellus superior
32.	M. genioglossus
77.	M. geniohyoideus
182.	M. glutaeus maximus
183.	M. glutaeus medius

184.	M. glutaeus minimus
178.	M. gracilis

H

33.	M. hyoglossus

I

176.	M. iliacus
66.	M. iliocostalis cervicis
89.	M. iliocostalis thoracis
90.	M. iliocostalis lumborum
84.–87.	infrahyoidale Muskulatur (siehe M. sternothyroideus, M. thyrohyoideus, M. sternohyoideus, M. omohyoideus)
136.	M. infraspinatus
102.	Mm. intercostales externi
103.	Mm. intercostales interni
104.	Mm. intercostales intimi
164.	Mm. interossei dorsales (Hand)
219.	Mm. interossei dorsales (Fuß)
165.	Mm. interossei palmares
220.	Mm. interossei plantares
69.	Mm. interspinales cervicis
97.	Mm. interspinales thoracis
98.	Mm. interspinales lumborum
70.	Mm. intertransversarii cervicis
99.	Mm. intertransversarii thoracis
99.	Mm. intertransversarii lumborum
121.	M. ischiocavernosus

L

130.	M. latissimus dorsi
115.	M. levator ani
17.	M. levator anguli oris
15.	M. levator labii superioris
16.	M. levator labii superioris alaeque nasi
3.	M. levator palpebrae superioris
127.	M. levator scapulae
46.	M. levator veli palatini
107.	Mm. levatores costarum
60.	M. longissimus capitis
64.	M. longissimus cervicis
91.	M. longissimus thoracis

38.	M. longitudinalis inferior (Zunge)
37.	M. longitudinalis superior (Zunge)
74.	M. longus capitis
79.	M. longus colli
163.	Mm. lumbricales (Hand)
218.	Mm. lumbricales (Fuß)

M

28.	M. masseter
21.	M. mentalis
94.	M. multifidus
75.	M. mylohyoideus

N

13.	M. nasalis

O

59.	M. obliquus capitis inferior
58.	M. obliquus capitis superior
110.	M. obliquus externus abdominis
11.	M. obliquus inferior
111.	M. obliquus internus abdominis
10.	M. obliquus superior
188.	M. obturatorius externus
187.	M. obturatorius internus
1.	M. occipitofrontalis
87.	M. omohyoideus
161.	M. opponens digiti minimi
172.	M. opponens pollicis
4.	M. orbicularis oculi
25.	M. orbicularis oris

P

36.	M. palatoglossus
49.	M. palatopharyngeus
162.	M. palmaris brevis
152.	M. palmaris longus
177.	M. pectineus
131.	M. pectoralis major
129.	M. pectoralis minor
209.	M. peronaeus brevis
208.	M. peronaeus longus
210.	M. peronaeus tertius
186.	M. piriformis

55.	M. thyroarytenoideus
203.	M. tibialis anterior
204.	M. tibialis posterior
39.	M. transversus linguae
112.	M. transversus abdominis
22.	M. transversus menti
119.	M. transversus perinei profundus
118.	M. transversus perinei superficialis
106.	M. transversus thoracis
124.	M. trapezius
142.	M. triceps brachii

U

48.	M. uvulae

V

198.	M. vastus intermedius
199.	M. vastus medialis longus
200.	M. vastus medialis obliquus
197.	M. vastus lateralis
40.	M. verticalis linguae (Zunge)

Z

18.	M. zygomaticus major
19.	M. zygomaticus minor

9.2 Topographische Auflistung der Muskeln

Kopf

Stirn

1.	M. occipitofrontalis
2.	M. temporoparietalis

Augenlider

3.	M. levator palpebrae superioris
4.	M. orbicularis oculi
5.	M. corrugator supercilii

Augenmuskeln

6.	M. rectus superior
7.	M. rectus inferior
8.	M. rectus medialis
9.	M. rectus lateralis
10.	M. obliquus superior
11.	M. obliquus inferior

Nase

12.	M. procerus
13.	M. nasalis
14.	M. depressor septi

Mund

15.	M. levator labii superioris
16.	M. levator labii superioris alaeque nasi
17.	M. levator anguli oris
18.	M. zygomaticus major
19.	M. zygomaticus minor
20.	M. risorius
21.	M. mentalis
22.	M. transversus menti
23.	M. depressos anguli oris
24.	M. depressor labii inferioris
25.	M. orbicularis oris
26.	M. buccinator

Ohr

27.	Mm. auriculares

Kiefer-, Kaumuskulatur

28.	M. masseter
29.	M. temporalis
30.	M. pterygoideus lateralis
31.	M. pterygoideus medialis

Zunge

32.	M. genioglossus
33.	M. hyoglossus
34.	M. chondroglossus
35.	M. styloglossus

36.	M. palatoglossus
37.	M. longitudinalis posterior
38.	M. longitudinalis inferior
39.	M. transversus linguae
40.	M. verticalis linguae

Rachen

41.	M. constrictor pharyngis inferior
42.	M. constrictor pharyngis medius
43.	M. constrictor pharyngis superior
44.	M. stylopharyngeus
45.	M. salpingopharyngeus
49.	M. palatopharyngeus (siehe Gaumen)

Gaumen

46.	M. levator veli palatini
47.	M. tensor veli palatini
48.	M. uvulae
36.	M. palatoglossus (siehe Zunge)
49.	M. palatopharyngeus

Kehlkopf

50.	M. cricothyroideus
51.	M. cricoarytenoideus posterior
52.	M. cricoarytenoideus lateralis
53.	M. arytenoideus transversus
54.	M. arytenoideus obliquus
55.	M. thyroarytenoideus
55a.	M. vocalis
55b.	M. thyroepiglotticus

Nacken, Hals

56.	M. rectus capitis posterior major
57.	M. rectus capitis posterior minor
58.	M. obliquus capitis superior
59.	M. obliquus capitis inferior
60.	M. longissimus capitis
61.	M. splenius capitis
62.	M. semispinalis capitis
63.	M. spinalis capitis
64.	M. longissimus cervicis
65.	M. semispinalis cervicis
66.	M. iliocostalis cervicis
67.	M. splenius cervicis
68.	M. spinalis cervicis

69.	Mm. interspinales cervicis
70.	Mm. intertransversarii cervicis
71.	Mm. rotatores cervicis
72.	M. rectus capitis anterior
73.	M. rectus capitis lateralis
74.	M. longus capitis
75.	M. mylohyoideus
76.	M. stylohyoideus
77.	M. geniohyoideus
78.	M. digastricus
79.	M. longus colli
80.	M. scalenus anterior
81.	M. scalenus medius
82.	M. scalenus posterior
83.	M. sternocleidomastoideus
84.	M. sternothyroideus
85.	M. thyrohyoideus
86.	M. sternohyoideus
87.	M. omohyoideus
88.	M. platysma

Rücken

61.	M. splenius capitis (siehe: Nacken, Hals)
67.	M. splenius cervicis (siehe: Nacken, Hals)
66.	M. iliocostalis cervicis (siehe: Nacken, Hals)
89.	M. iliocostalis thoracis
90.	M. iliocostalis lumborum
60.	M. longissimus capitis (siehe Nacken, Hals)
64.	M. longissimus cervicis (siehe Nacken, Hals)
91.	M. longissimus thoracis
63.	M. spinalis capitis
68.	M. spinalis cervicis
92.	M. spinalis thoracis
62.	M. semispinalis capitis (siehe Nacken, Hals)
65.	M. semispinalis cervicis (siehe Nacken, Hals)
93.	M. semispinalis thoracis

94.	M. multifidus
71.	Mm. rotatores cervicis
95.	Mm. rotatores thoracis
96.	Mm. rotatores lumborum
69.	Mm. interspinales cervicis
97.	Mm. interspinales thoracis
98.	Mm. interspinales lumborum
70.	Mm. intertransversarii cervicis
99.	Mm. intertransversarii thoracis
99.	Mm. intertransversarii lumborum
100.	M. quadratus lumborum

Thorax (Atmung)

101.	Diaphragma
102.	Mm. intercostales externi
103.	Mm. intercostales interni
104.	Mm. intercostales intimi
105.	Mm. subcostales
106.	M. transversus thoracis
107.	Mm. levatores costarum
108.	M. serratus posterior superior
109.	M. serratus posterior inferior

Bauch

110.	M. obliquus externus abdominis
111.	M. obliquus internus abdominis
112.	M. transversus abdominis
113.	M. rectus abdominis
114.	M. pyramidalis

Perineum

115.	M. levator ani
116.	M. coccygeus
117.	M. cremaster
118.	M. transversus perinei superficialis
119.	M. transversus perinei profundus
120.	M. bulbospongiosus
121.	M. ischiocavernosus
122.	M. sphincter urethrae
123.	M. sphincter ani externus

Obere Extremitäten

Schultergürtel

| 124. | M. trapezius |

125.	M. rhomboideus major
126.	M. rhomboideus minor
127.	M. levator scapulae
128.	M. serratus anterior
129.	M. pectoralis minor

Vertebrohumeralregion

| 130. | M. latissimus dorsi |
| 131. | M. pectoralis major |

Schulter

132.	M. subclavius
133.	M. deltoideus
134.	M. subscapularis
135.	M. supraspinatus
136.	M. infraspinatus
137.	M. teres minor
138.	M. teres major

Ellenbogen

139.	M. coracobrachialis
140.	M. biceps brachii
141.	M. brachialis
142.	M. triceps brachii
143.	M. brachioradialis
144.	M. anconeus

Unterarm

145.	M. supinator
146.	M. pronator teres
147.	M. pronator quadratus
140.	M. biceps brachii (siehe Ellbogen)

Handgelenk

148.	M. extenor carpi radialis longus
149.	M. extensor carpi radialis brevis
150.	M. extensor carpi ulnaris
151.	M. flexor carpi radialis
152.	M. palmaris longus
153.	M. flexor carpi ulnaris

Finger

154.	M. extensor digitorum
155.	M. extensor indicis
156.	M. flexor digitorum superficialis
157.	M. flexor digitorum profundus
163.	Mm. lumbricales

164. Mm. interossei dorsales
165. Mm. interossei palmares

Muskeln des Kleinfingers und des Hypothenars

158. M. extensor digiti minimi
159. M. abductor digiti minimi
160. M. flexor digiti minimi brevis
161. M. opponens digiti minimi
162. M. palmaris brevis

Muskeln des Daumens und des Thenars

166. M. abductor pollicis longus
167. M. extensor pollicis longus
168. M. extensor pollicis brevis
169. M. flexor pollicis longus
170. M. flexor pollicis brevis
171. M. abductor pollicis brevis
172. M. opponens pollicis
173. M. adductor pollicis

Untere Extremität

Hüfte, Oberschenkel

174. M. psoas major
175. M. psoas minor
176. M. iliacus
177. M. pectineus
178. M. gracilis
179. M. adductor longus
180. M. adductor brevis
181. M. adductor magnus
182. M. glutaeus maximus
183. M. glutaeus medius
184. M. glutaeus minimus
185. M. tensor fasciae latae
186. M. piriformis
187. M. obturatorius internus
188. M. obturatorius externus
189. M. gemellus superior
190. M. gemellus inferior
191. M. quadratus femoris
192. M. biceps femoris
193. M. semitendinosus

194. M. semimembranosus
195. M. sartorius

Knie

196–200. M. quadriceps femoris
196. M. rectus femoris
197. M. vastus lateralis
198. M. vastus intermedius
199. M. vastus medialis longus
200. M. vastus medialis obliquus
201. M. articularis genus
192. M. biceps femoris
193. M. semitendinosus
194. M. semimembranosus
202. M. popliteus

Oberes Sprunggelenk

203. M. tibialis anterior
204. M. tibialis posterior
205. M. gastrocnemius
206. M. soleus
207. M. plantaris
208. M. peronaeus longus
209. M. peronaeus brevis
210. M. peronaeus tertius

Zehen

211. M. extensor digitorum longus
212. M. extensor digitorum brevis
213. M. flexor digitorum longus
214. M. flexor digitorum brevis
215. M. abductor digiti minimi
216. M. flexor digiti minimi brevis
217. M. quadratus plantae
218. Mm. lumbricales
219. Mm. interossei dorsales
220. Mm. interossei plantares

Großzehe (Hallux)

221. M. extensor hallucis longus
222. M. flexor hallucis longus
223. M. flexor hallucis brevis
224. M. abductor hallucis
225. M. adductor hallucis

9.3 Beschreibung der einzelnen Skelettmuskeln

9.3.1 Kopf

Muskeln des Schädeldaches (Epicranius)

1. M. occipitofrontalis
2. M. temporoparietalis

1. M. occipitofrontalis

Ursprung des Pars occipitalis
- Os occipitale: laterale $^2/_3$ der Linea nuchea superior
- Os temporalis: Proc. mastoideus.

Ansatz des Pars occipitalis
Galea aponeurotica.

Ursprung des Venter frontalis
Keine knöchernen Verbindungen.

- Mediale Fasern verlaufen mit dem M. procerus
- Mittlere Fasern vereinigen sich mit den Mm. corrugator supercilii und orbicularis oculi
- Laterale Fasern vereinigen sich ebenfalls mit dem M. orbicularis oculi.

Ansatz des Venter frontalis
Galea aponeurotica.

Beschreibung
Der M. epicranius besteht aus dem M. occipitofrontalis mit seinen vier dünnen Abzweigungen zu jeder Kopfhälfte, der breitflächigen Aponeurose (Galea aponeurotica) und dem M. temporoparietalis mit seinen zwei schmalen Abzweigungen. Die medialen Ränder der beiden Muskelbäuche vereinigen sich oberhalb der Nase und ziehen nach oben über die Stirn.

Die Galea aponeurotica bedeckt den Schädel zwischen dem Venter frontalis und dem Venter occipitalis des M. epicranius und zwischen den beiden Bäuchen des M. occipitofrontalis über dem Occiput. Er ist mit der Kopfhaut verwachsen. Dadurch ist die Kopfhaut über dem Schädelknochen beweglich.

Funktion
Wenn beide Bäuche gleichzeitig kontrahieren, wird die Kopfhaut nach oben und nach hinten gezogen. Dadurch werden die Augenbrauen angehoben (Ausdruck von Überraschung), und es bilden sich Querfalten auf der Stirn.

Wenn sie einzeln arbeiten, hebt der Venter frontalis die Augenbraue auf der jeweiligen Seite.

Innervation
N. facialis (VII):

- zum Venter frontalis: temporale Äste
- zum Venter occipitalis: Rami N. auricularis posterior.

2.   M. temporoparietalis

Ursprung

Fascia temporalis oberhalb und vor dem äußeren Ohr, nach oben über die Fascia temporalis verlaufend.

Ansatz

- Galea aponeurotica: lateraler Saum
- in der Haut und Fascia temporalis oben am Kopf.

Beschreibung

Eine dünne, breite Muskelschicht in zwei Muskelbäuchen, an beiden Seiten des Kopfes liegend. Sehr unterschiedliche Erscheinungsformen. Siehe auch die Beschreibung des M. occipitofrontalis.

Funktion

- spannt die Kopfhaut
- zieht die Haut über die Schläfen zurück
- hebt das äußere Ohr an.

Im Zusammenwirken mit dem M. occipitofrontalis hebt er die Augenbrauen, weitet die Augen und legt die Stirn in Falten (Ausdruck der Überraschung und Angst).

Innervation

Rami temporales des N. facialis (VII).

Muskeln der Augenlider

3.   M. levator palpebrae superioris

4.   M. orbicularis oculi

5.   M. corrugator supercilii

3.   M. levator palpebrae superioris

Ursprung

Os sphenoidale.

Ansatz

In drei Schichten:

- Aponeurose der Augenscheidewand
- Tarsus superior
- Hülle des M. rectus superior (strahlt in die obere Fornix der Bindehaut ein).

Beschreibung

Dünner, flacher Muskel, der hinter und oberhalb der Augenhöhle liegt. Am Urprung ist er sehnig und breitet sich in eine weite Aponeurose aus, die aus drei Lamellen besteht.

Funktion

Hebt das obere Augenlid an.

Innervation

N. oculomotorius (III).

4.   M. orbicularis oculi

Ursprung

- Os frontalis: Pars nasale
- Maxilla: Processus frontalis, Crista lacrimalis anterior
- Ligamentum palpebrale mediale.

Ansatz

- Pars palpebralis: laterale Aufhängung des M. levator palpebrae
- Pars orbitalis: Formt eine vollständige Ellipse und vereinigt sich dann mit dem M. occipitofrontalis und dem M. corrugator. Einige Fasern

(M. depressor supercilii) inserieren außerdem in die Haut der Augenbrauen und sind am Herunterziehen der Augenbraue beteiligt

- Pars lacrimalis: Tarsus superior und inferior.

Beschreibung

Der Muskel besteht aus einer breiten, dünnen Schicht, bildet die Augenlider, umgibt den Orbitalrand und breitet sich über Schläfe und Wange aus. Der orbitale Anteil wirkt wie ein Sphinkter.

Funktion

- Pars palpebralis: schließt die Augenlider z.B. beim Blinzeln und Schlafen
- Pars orbitalis: schließt die Augen mit größerer Kraft, z.B. beim Zwinkern
- Pars lacrimalis: zieht die Augenlider und die Tränensäcke nach medial und drückt sie gegen die Augenhöhle, um Tränen aufzufangen drückt außerdem während des Blinzelns den Tränensack zusammen.

Der gesamte Muskel zieht die Haut der Stirn, Schläfe und Wange zur Mitte der Augenhöhle und schließt das Auge fest.

Die Augenringmuskulatur ist wichtig, weil sie das Blinzeln bewirkt, wodurch das Auge befeuchtet und so eine Austrocknung der Bindehaut verhindert wird.

Innervation

Pars temporalis und Pars zygomaticus des N. facialis (VII).

5.   M. corrugator supercilii

Ursprung

Os frontale: medialer Teil des Supercilliarbogens.

Ansatz

Haut (tiefe Schicht) der Augenbraue über der Mitte des Orbitalbogens.

Beschreibung

Die Fasern dieses kleinen, dreieckigen Muskels verlaufen vom Nasenwinkel der Orbita nach oben und lateral unter die laterale Fläche des M. occipitofrontalis.

Funktion

Zieht die Augenbraue nach unten und medial und bildet Längsfalten auf der Stirn (Ausdruck von Mißbilligung, Skepsis).

Innervation

Pars temporalis des N. facialis (VII).

Augenmuskeln

6.   M. rectus superior
7.   M. rectus inferior
8.   M. rectus medialis
9.   M. rectus lateralis
10.   M. obliquus superior
11.   M. obliquus inferior

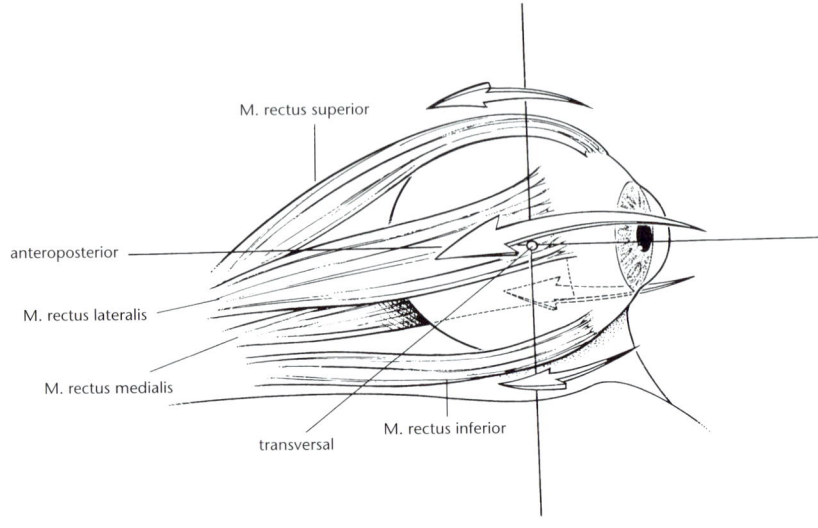

Abb. 9.1: Die 4 geraden Augenmuskeln (Mm. recti)

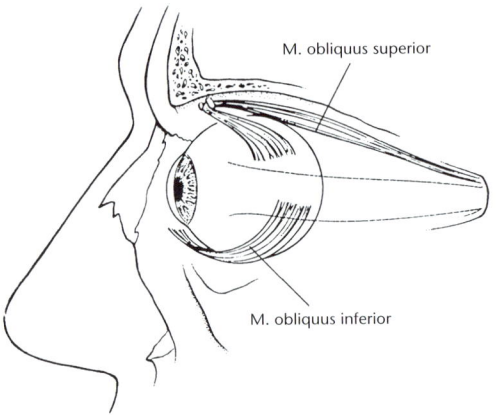

Abb. 9.2: Die 2 schrägen Augenmuskeln (Mm. obliqui)

6.–9. Vier gerade Augenmuskeln (Mm. recti): 6. M. rectus superior, 7. M. inferior, 8. M. medialis, 9. M. lateralis (Abb. 9-1)

Ursprung

Vom Tuberculum des Os sphenoidale bis zur Insertionsstelle der gemeinsamen Sehne über die gemeinsame annuläre Sehne, die die oberen, inneren und unteren Ränder des optischen Foramens (Kanal) umgibt.

Der Ring wird durch eine fibröse Verlängerung vervollständigt, die den Ursprung des M. rectus inferior, eines Teils des M. rectus medialis und des unteren Anteils des M. rectus lateralis bildet. Einer darüber liegenden fibrösen Ausdehnung entspringen der M. rectus superior, ein Teil des M. rectus medialis, und der obere Kopf des M. rectus lateralis.

Ansatz	Jeder Rectusmuskel verläuft nach vorn in die durch seinen Namen angegebene Richtung. Sie inserieren jeweils über eine sehnige Ausbreitung in die Lederhaut des Auges, kurz hinter der Hornhaut.
Beschreibung	Die vier Rectusmuskeln haben einen gemeinsamen Ursprung und inserieren an verschiedenen Stellen der Lederhaut (Abb. 9.1). Der M. rectus superior ist der kleinste und schmalste Muskel und inseriert im superoanterioren Bereich der Lederhaut unterhalb des Augenhöhlendachs. Der M. rectus inferior inseriert im inferoanterioren Bereich der Lederhaut, direkt oberhalb des Augenhöhlenbodens. Der M. rectus medialis ist der breiteste der Rektusmuskeln und inseriert an der medialen Lederhautwand vor der Mittellinie. Der M. rectus lateralis, der längste der Rektusmuskeln, verläuft lateral um den Augapfel und inseriert deutlich vor der Mittellinie.
Funktion	Die Augenmuskeln drehen den Augapfel in die ihrer geometrischen Beziehung entsprechenden Richtungen, die jedoch durch die Augenbewegungen abgeändert werden können. Die Augenbewegungen gehen mit Kopfbewegungen einher, die zu den komplexen Varianten des stereoskopischen Sehens beitragen.
	Die Augenmuskeln werden nicht direkt untersucht und routinemäßig getestet. Es ist stets zu berücksichtigen, daß eine Spannungsveränderung in einem der Muskeln das Spannungs-Längen-Verhältnis aller sechs Augenmuskeln verändert. Wahrscheinlich arbeiten alle sechs Muskeln ständig zusammen, und deshalb ist die isolierte Betrachtung einzelner Muskel nicht funktionell. Interessant ist jedoch die Betrachtung des funktionellen Zusammenhangs zwischen den vier Rektusmuskeln und den beiden Obliquusmuskeln als zwei verschiedene Synergiesysteme.
	Die Mm. recti superior, inferior und medialis arbeiten als Adduktoren oder Konvergenten zusammen. Der M. rectus lateralis bewirkt gemeinsam mit den beiden Obliqui Abduktion oder Divergenz. Unter Konvergenz wird im allgemeinen das Annähern der visuellen Achsen, unter Divergenz das Entfernen voneinander verstanden.
	Die obenstehenden Beschreibungen sind notwendigerweise knapp gehalten. Durch solche Kürze kann es zu einer fälschlicherweise vereinfachenden Funktionszuordnung kommen. Detailliertere Informationen findet der Leser in der britischen Ausgabe von Gray´s Anatomy[2], insbesondere in Kapitel 7 (Extraoculare Muskeln).
Innervation	• N. oculomotorius (III): Mm. recti superior, inferior und medialis und M. obliquus inferior
	• N. abducenc (VI): M. rectus lateralis
	• N. trochlearis (IV): M. obliquus superior.

10. M. obliquus superior oculi

Ursprung	Os sphenoidale: über und medial des M. rectus superior.
Ansatz	• über eine runde Sehne und eine Zugvorrichtung am Os frontale (Abb. 9.2) – ein Trochlea genannter Ringknorpel – in die Fovea trochlearis
	• Lederhaut: hinter dem Äquator auf der oberen, seitlichen Fläche.

Beschreibung	Der M. obliquus superior liegt superomedial in der Augenhöhle (Abb. 9.2). Er verläuft nach vorn und endet als runde Sehne, die durch die trochleare Zugvorrichtung läuft,. Er zeigt dann unvermittelt eine Wendung nach posterolateral, verläuft zur Lederhaut und endet zwischen dem M. rectus superior und dem M. rectus lateralis.
Funktion	Der M. obliquus superior wirkt von oben auf das Auge, der M. obliquus inferior dagegen von unten. Der M. obliquus superior hebt den hinteren Anteil des Augapfels an, und der M. obliquus inferior zieht ihn nach unten. Der M. obliquus superior dreht daher die visuelle Achse nach unten, während der M. obliquus inferior sie nach oben dreht. Beide Bewegungen verlaufen um die horizontale Achse.
Innervation	N. trochlearis (IV).

11. M. obliquus inferior oculi

Ursprung	Maxilla: Augenhöhle, lateral vom Tränengang.
Ansatz	Lateraler Bereich der Lederhaut zwischen den Ansätzen des M. rectus superior und des M. rectus lateralis und nahe, jedoch hinter der Insertion des M. obliquus superior.
Beschreibung	Der Muskel befindet sich nahe dem vorderen Rand des Augenhöhlenbodens und verläuft lateral unter dem Augapfel, zwischen dem M. rectus inferior und der knöchernen Augenhöhle. Danach wendet er nach oben, lateral an den Augapfel und zieht unterhalb des M. rectus lateralis zu seiner Insertionsstelle an der Lederhaut unter dem Mrectus lateralis (Abb. 9.2).
Funktion	Siehe M. obliquus superior.
Innervation	N. oculomotorius (III).

Nasenmuskeln

12. M. procerus
13. M. nasalis
14. M. depressor septi

12. M. procerus

Ursprung	• Os nasale: dorsal am unteren Anteil • Nasenknorpel: lateral am oberen Anteil.
Ansatz	Zwischen den Augenbrauen im unteren Hautbereich der Stirn, vereinigt sich mit dem M. occipitofrontalis.
Beschreibung	Der Muskel verläuftt von seinem Ursprung über der Nasenbrücke aus gerade aufwärts und vereinigt sich mit dem M. frontalis.
Funktion	Verursacht die horizontalen Falten über der Nasenbrücke und zieht die Augenbrauen nach unten.
Innervation	N. facialis (VII): Ramus buccalis.

13.   M. nasalis

Ursprung des Pars transversalis (Compressor nares)	Os maxillare: oberhalb und lateral der Fossa incisura.
Ansatz des Pars transversalis (Compressor nares)	Aponeurose über der Nasenbrücke, wo er sich mit dem Muskel auf der gegenüberliegenden Seite vereinigt.
Ursprung des Pars alaris (Dilator nares)	• Os maxillare: oberhalb des Schneidezahns • Alarknorpel.
Ansatz des Pars alaris (Dilator nares)	• Ala nasi • Haut an der Nasenspitze.
Beschreibung	Der Muskel hat zwei Anteile, die die distale bzw. mediale Nasenfläche bedecken. Von jeder Seite steigen Fasern nach oben und medial auf und vereinigen sich in einer schmalen Aponeurose in der Nähe der Nasenbrücke.
Funktion	Pars transversalis: zieht den knorpeligen Anteil der Nase nach unten und die Nasenflügel an die Nasenscheidewand. Pars alaris: erweitert die Nasenlöcher. Beim Atmen werden die Nasenflügel gegen den atmosphärischen Druck offen gehalten. Auffällig bei Wut oder angestrengter Atmung.
Innervation	N. facialis (VII): Rami buccales.

14.   M. depressor septi

Ursprung	Os maxillare: oberhalb und lateral von der Fossa incisura (Höhe mittlere Schneidezähne).
Ansatz	Nasenscheidewand (beweglicher Teil) und Nasenflügelknorpel.
Beschreibung	Die Fasern steigen vertikal vom Ursprung in der Mitte des Os maxillare auf. Der Muskel liegt in der Tiefe unterhalb der Membrana labii superioris. Er wird häufig als Teil des M. dilator nares (Teil des M. nasalis) betrachtet.
Funktion	Zieht die Nasenflügel nach unten, schließt die Nasenlöcher.
Innervation	N. facialis (VII): Rami buccales.

Mundmuskeln

15.   M. levator labii superioris

16.   M. levator labii superioris alaeque nasi

17.   M. levator anguli oris

18.   M. zygomaticus major

19.   M. zygomaticus minor

20.   M. risorius

21.   M. mentalis

22.   M. tranversus menti

23.   M. depressor anguli oris

24.   M. depressor labii inferioris

25.   M. orbicularis oris

26.   M. buccinator

Die Gesichtsmuskeln unterscheiden sich von allen anderen Skelettmuskeln des Körpers, da sie Hautmuskeln sind, die in tiefen Hautschichten liegen und in der Regel keine knöcherne Verbindungen haben. Alle diese Muskeln (Kopf-, Augenlider-, Nasen-, Lippen-, Wangen- und Mundmuskeln) sind „expressiv", vermitteln „Gedanken". Sie bilden das sichtbarste System der Körpersprache.

Die Mundmuskeln sind wichtig für Sprache, Trinken und die Aufnahme von fester Nahrung. Der M. buccinator wird zwar in diesem Abschnitt beschrieben, gehört jedoch nicht zu den mimischen Muskeln. Er spielt dagegen beim Ordnen und Bewegen des Essens im Mund eine wichtige Rolle. Die Mundmuskeln sind ständig angespannt, um die Gesichtshaut zu straffen. Bei Denervation oder Atrophie im Zuge des Alterungsprozesses wird die Haut schlaff, was zum Beispiel zur Faltenbildung beiträgt. Diese Muskeln sind individuell wie auch rassenspezifisch sehr unterschiedlich. In der craniofacialen und plastischen Chirurgie werden die Gesichtsmuskeln oft anders als hier systematisiert, z.B. als einköpfig statt mehrköpfig.

Aufgrund der ständigen Hautspannung kommt es auch zu den klaffenden Wunden bei Gesichtsverletzungen. Chirurgen beachten sorgsam die Anordnung der Muskeln in den verschiedenen Ebenen, um eine postoperative Narbenbildung zu verhindern.

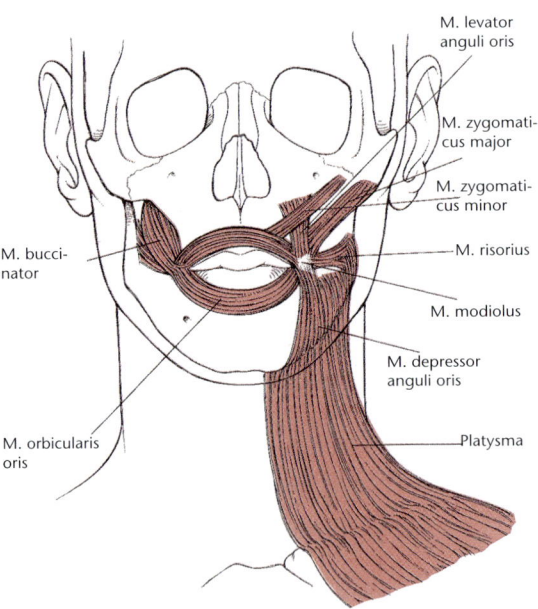

Abb. 9.3: Der Modiolus

Die Gesichtsmuskeln entspringen alle dem Mesoderm des zweiten Astes (Hyoid). Die Muskeln breiten sich über den ganzen Gesichtsbereich und Kopf aus und werden gemeinsam durch den VII. Hirnnerv (N. facialis) innerviert.

Die Schneckenspindel (Modiolus)

Die Anlage der Gesichtsmuskulatur verursacht oft Verwirrung und Mißverständnisse. Das ist nicht verwunderlich in Anbetracht von 14 kleinen Muskelbündeln mit sehr langen Namen, verschiedenen Verlaufsrichtungen und unbelegten Funktionen. Von allen Gesichtsmuskeln sind die Mundmuskeln wohl am wichtigsten, weil sie für die Aufnahme von Nahrung und für die Sprache zuständig sind.

Eine Hauptquelle der Mißverständnisse ist die Beziehung der Mundmuskeln zueinander. Bis vor kurzem ging man von einer ununterbrochenen, zirkulär um den Mund verlaufenden Muskulatur aus. Tatsächlich jedoch hat der M. orbicularis oris keinen vollständig elliptischen Verlauf. Er enthält sowohl Fasern von den wichtigsten extrinsischen Muskeln, die an der Wange zusammentreffen, als auch von intrinsischen Muskeln.[1,6,7] Die Autorinnen und andere Fachleute beschreiben, im Gegensatz zu den meisten Abbildungen, keine solche Ellipsen.[6]

Derjenige Bereich des Gesichts, in dem sich zahlreiche konvergierende und divergierende Fasern aus verschiedenen Richtungen konzentrieren, befindet sich unmittelbar lateral und etwas oberhalb des Mundwinkels. Wenn man Daumen und Zeigefinger am Mundwinkel von innen und außen anlegt und das Gewebe komprimiert, spürt man eine knotige Struktur, die als Modiolus bezeichnet wird.[8-10]

Der Modiolus (lat.: Radnabe) wird als muskulärer oder sehniger Knoten, als eine hohe Dichte von Muskelverbindungen, beschrieben.[8-9] Er ist vereinfacht ausgedrückt kegelförmig, etwa 1 cm dick und liegt bei den meisten Menschen ungefähr 1 cm lateral vom Mundwinkel entfernt. Je nach Geschlecht, Rasse und Alter variieren Form und Größe erheblich. Die Muskelfasern inserieren und verlaufen auf verschiedenen Ebenen, oberflächlich und tief, einige sind spiralförmig angelegt. Sie bilden jedoch primär eine dreidimensionale Struktur.

Es gibt unterschiedliche Klassifikationen der Modiolus-Muskeln, jedoch werden hauptsächlich neun oder zehn Gesichtsmuskeln mit der Struktur in Verbindung gebracht.[9]

Ausstrahlend von:

- M. levator anguli oris
- M. orbicularis oris
- M. depressor anguli oris
- M. zygomaticus major
- M. buccinator.

Retraktionsmuskeln der Oberlippe:

- M. levator labii superioris
- M. labii superioris alaeque nasi
- M. zygomaticus minor.

Retraktionsmuskeln und Heber der Oberlippe:

- M. mentalis
- M. depressor labii inferioris.

Als ebenfalls beteiligt werden häufig die spezifischen Fasern des M. orbicularis oris (durchdringende superiore und inferiore Anteile), M. platysma und M. risorius gesehen. Letzterer ist in der Gesichtsmuskulatur nicht immer vorhanden.

Der M. orbicularis oris und der M. buccinator bilden eine fast durchgehende Muskelfläche, die durch die Mm. zygomaticus major, levator anguli oris und depressor anguli oris in vielen Positionen fixiert werden kann. Die drei letztgenannten Muskeln sind die „Halter", die den Modiolus in jeder Position festhalten können.

Bei stark fixiertem Modiolus kann der M. buccinator kontrahieren, so daß die Wangen an die Zähne angesaugt werden. Der M. orbicularis oris kann gegen die vordere Zahnreihe kontrahieren und somit die Lippen aufeinander pressen und den Mund fest schließen.[9] Gleichermaßen werden die präzisen und fein abgestimmten Lippenbewegungen sowie die Druckverhältnisse beim Sprechen durch Kontrolle der aktiven und statischen Modiolar-Muskeln gewährleistet.

15.   M. levator labii superioris

Ursprung
- Augenhöhle: untere Begrenzung
- Os maxillare
- Os zygomaticum.

Ansatz   Oberlippe.

Beschreibung   Sein Ursprung ist großflächig im unteren Bereich der Augenhöhle. Seine Fasern vereinigen sich und ziehen zur Oberlippe zwischen den anderen Levatormuskeln und dem M. zygomaticus minor.

Funktion   Hebt die Oberlippe und protrahiert sie.

Innervation   N. facialis (VII), Ramus buccalis

16.   M. levator labii superioris alaeque nasi

Ursprung   Os maxillare: Processus frontalis.

Ansatz   Nasenflügel und Oberlippe.

Beschreibung   Die Muskelfasern verlaufen schräg nach unten und teilen sich in zwei Schichten: Eine verläuft zum großen Nasenknorpel, die andere verschmilzt mit dem M. levator labii superioris und dem M. orbicularis oris und zieht von da zum Modiolus.

Funktion	• erweitert die Nasenlöcher • hebt die Oberlippe an
Innervation	N. facialis (VII): Ramus buccalis.

17.　M. levator anguli oris

Ursprung	Os maxillare: Fossa canina.
Ursprung	**Ansatz** • Modiolus • Mundwinkel.
Beschreibung	Der Muskel verläuft vom Os maxillare nach inferolateral bis zur Augenhöhle und herunter zum Modiolus. Er liegt teilweise unterhalb des M. zygomaticus minor.
Funktion	• hebt den Mundwinkel an und läßt die Zähne beim Lächeln zum Vorschein kommen • bildet die Furche zwischen der Nase und dem Mundwinkel. Die Furche vertieft sich bei Trauer und zunehmendem Alter.
Innervation	N. facialis (VII): Ramus buccalis.

18.　M. zygomaticus major

Ursprung	Os zygomaticum: vor der Sutura zygomaticotemporalis.
Ansatz	Modiolus.
Beschreibung	Der Muskel verläuft schräg nach unten und vereinigt sich mit den anderen Muskeln des Modiolus. Eine kleine Gruppe von oberflächlichen Muskelfasciculi, Malaris genannt, wird als Teil dieses Muskels betrachtet.
Funktion	Zieht den Mundwinkel nach oben und nach außen (wie beim Lachen).
Innervation	N. facialis (VII): Ramus buccalis.

19.　M. zygomaticus minor

Ursprung	Os zygomaticum: medial vom Ursprung des M. zygomaticus major.
Ansatz	Vereinigt sich mit dem M. levator labii superioris an der Oberlippe.
Beschreibung	Verläuft zunächst gemeinsam mit dem M. zygomaticus major, vereinigt sich dann medial mit dem M. levator labii superioris.
Funktion	• hebt die Oberlippe an und rollt sie nach oben, bringt so die maxillaren Zähne zum Vorschein (wie im Ausdruck der Verachtung) • vertieft die Furche zwischen Nase und Mundwinkel.
Innervation	N. facialis (VII): Ramus buccalis.

20.　M. risorius

Ursprung	Fascia masseterica.
Ansatz	Modiolus.
Beschreibung	Dieser Muskel ist so unterschiedlich, daß er kaum die Bezeichnung Muskel verdient. Wenn er vorhanden ist, verläuft er fast horizontal nach vorn. Seine Breite varriiert von ein paar Fasern bis zu einer breiten, dünnen,

oberflächlich liegenden, fächerförmigen Schicht. Er wird meistens der Lachmuskel genannt. Dies trifft jedoch auf den M. risorius nicht mehr als auf andere Muskeln des Modious zu.

Funktion   Wenn er vorhanden ist, zieht er den Mundwinkel nach hinten.

Innervation   N. facialis (VII): Ramus buccalis.

21.   M. mentalis

Ursprung   Os mandibulare: Fossa incisura.

Ansatz   Haut auf dem Kinn.

Beschreibung   Der Muskel verläuft von seinem Ursprung nach medial bis zur Kinngrube.

Funktion
- verursacht Kinnfalten
- protrahiert die Unterlippe (wie beim Schmollen).

Innervation   N. facialis (VII): Ramus mandibularis.

22.   M. transversus menti

Ursprung   Lateral in der Haut des Kinns.

Ansatz
- Haut des Kinns
- vereinigt sich mit dem contralateralen Muskel.

Beschreibung   Der sehr kleine Muskel ist nicht durchgängig vorhanden. Er überquert das Kinn auf der Unterseite und wird deswegen „mentale Schlinge" genannt. Er verläuft oft gemeinsam mit dem M. depressor anguli oris.

Funktion   Zieht die Mundwinkel nach unten und stützt die Kinnhaut.

Innervation   N. facialis (VII): Ramus mandibularis.

23.   M. depressor anguli oris

Ursprung   Os mandibulare: Linea obliqua.

Ansatz   Modiolus.

Beschreibung   Der Muskel verläuft von seinem breiten Ursprung unterhalb des Tuberculum mandibulae bogenförmig als schmaler Fasciculus in den Modiolus. Er vereinigt sich oft unten mit dem M. platysma.

Funktion
- zieht die Unterlippe nach unten
- zieht den Mundwinkel nach unten (wie bei Traurigkeit).

Innervation   N. facialis (VII): Ramus mandibularis.

24.   M. depressor labii inferioris

Ursprung   Os mandibulare: zwischen der Symphyse und dem Foramen mentalis.

Ansatz
- Unterlippe, Mundwinkel
- Modiolus.

Beschreibung   Der Muskel verläuft von einem breiten Ursprung nach oben und nach medial, wo er sich verengt und mit dem M. orbicularis oris und dem M. depressor labii inferioris auf der Gegenseite vereinigt.

Funktion	Zieht die Unterlippe nach unten und nach lateral. Er ist am Ausdruck von Ironie, Trauer und Melancholie beteiligt.
Innervation	N. facialis (VII): Ramus mandibularis.

25. M. orbicularis oris

Ursprung	Keine Fascienverbindungen außer mit dem Modiolus. Er ist ein kompakter Muskel, der Anteile anderer Mundmuskeln enthält. Gemeinsam bilden sie eine sphinkterähnliche Struktur, sind jedoch kein echter Sphinkter. Der Muskel ist über einstrahlende Anteile mit dem Os maxillare (Incisivus labii superioris) und dem Os mandibulare (Incisivus labii inferioris) verbunden.
Ansatz	Modiolus.
Beschreibung	Dieser Muskel bildet keine vollständige Ellipse, die sich um den Mund ausbreitet. Die Fasern formen vielmehr auf jeder Seite vier funktionell separate Quadranten (oberer, unterer, linker und rechter), wodurch eine Vielfalt an Mundbewegungen möglich wird. Es gibt Funktionsüberlappungen zwischen den Quadranten. Der Muskel ist durch laterale und mediale Hilfsmuskeln mit dem Os maxillare und der Nasenscheidewand verbunden.

Der M. incisivus labii superioris ist als Teil des M. orbicularis oris der laterale Hilfsmuskel der Oberlippe. Der M. incisivus labii inferioris ist ein ähnlicher Hilfsmuskel für die Unterlippe. Diese Muskeln sind knöchern mit dem Boden der Fossa incisura maxillaris (superior) und der Fossa incisura mandibularis (inferior) verbunden. Sie beschreiben einen Bogen zwischen den Fasern des M. orbicularis der jeweiligen Lippe und inserieren in den Modiolus, nachdem sie den Mundwinkel passiert haben. Der Modiolus wirkt als „Kraftübertragungssystem" für die Muskeln, die hier zusammentreffen.

Der M. nasolabialis ist ein weiterer Hilfsmuskel des M. orbicularis oris. Er liegt medial und ist mit der Oberlippe über das Nasenseptum verbunden. Der Lücke zwischen den beiden Teilen des M. nasolabialis entspricht das Philtrum, die Einkerbung auf der Oberlippe unterhalb des Septums.

Funktion	• schließt die Lippen • protrahiert die Lippen • hält die Lippen an den Zähnen fest • formt die Lippen zum Pfeifen, Küssen, Saugen, Trinken, usw. • moduliert die Lippen für die Artikulation.
Innervation	N. facialis (VII): bilatera durch Rami buccales.

Die nervale Versorgung ist hier von Interesse, da bei unilateraler Verletzung des N. facialis distal des Foramen stylomastoidei nur die Hälfte des M. orbicularis oris gelähmt ist. In diesem Fall, z.B. bei der Bell-Lähmung, hängt der Mund herunter und wird eventuell zur verletzten Seite gezogen.

26.   M. buccinator

Ursprung	Ossa maxillare und mandibulare: äußere Flächen der Processi alveolares.
Ansatz	Modiolus.
Beschreibung	Der Hauptmuskel der Wange wird trotz seiner Funktion als Kaumuskel wegen seiner Innervation als Gesichtsmuskel bezeichnet. Der M. buccinator bildet die laterale Wand des Mundraumes und liegt in der Tiefe, unterhalb der übrigen Gesichtsmuskeln. Er füllt den Raum zwischen Maxilla und Mandibula.
Funktion	• drückt die Wange gegen die Zähne • stößt bei aufgeblähte Wangen (beim Blasen) Luft aus • kontrolliert den Nahrungstransport beim Kauvorgang.
Innervation	N. facialis (VII): Ramus buccalis.

Äußere Ohrmuskeln

27. M. auricularis anterior, superior und posterior

Ursprung	M. auricularis anterior: vordere Fascia im temporalen Bereich (laterale Begrenzung der epicranialen Aponeurose). M. auricularis superior: Fascia temporalis. M. auricularis posterior: Processus mastoideus des Os temporale über eine kurze Aponeurose.
Ansatz	M. auricularis anterior: Spina helicis. M. auricularis superior: Ohrmuschel (craniale Fläche). M. auricularis posterior: Ohrmuschel (craniale Fläche, Eminentia conchae).
Funktion	Limitierte Funktion bei allen Menschen außer bei geselligen Anlässen. Der vordere Muskel hebt die Ohrmuschel und bewegt sie nach vorne. Der obere Muskel hebt die Ohrmuschel geringfügig an und der hintere zieht sie nach hinten. Akustische Stimuli können minimale Aktivität dieser Muskeln auslösen.
Innervation	N. facialis (VII): Ramus auricularis posterior.

Kiefer- und Kaumuskeln

28.   M. masseter

29.   M. temporalis

30.   M. pterygoideus lateralis

31.   M. pterygoideus medialis

28.   M. masseter

Ursprung	Pars superficialis: • Maxilla: Processus zygomaticus über eine Aponeurose • Os zygomaticum: Processus maxillaris und unterer Rand des Bogens. Pars intermedia: Innenfläche des Processus zygomaticus ossis temporalis.

Pars profunda: Innenfläche des Processus zygomaticus: hinteres Drittel, zusammen mit dem mittleren Anteil.

Ansatz Pars superficialis: Ramus mandibulae arcus und unteres Drittel der Mandibula.

Pars intermedia: Ramus mandibulae: mittlerer Bereich.

Pars profunda:

- Ramus mandibulae: obere Hälfte
- Processus coronoideus Mandibulae.

Beschreibung Der M. masseter ist ein dickbäuchiger Muskel, der Ober- und Unterkiefer miteinander verbindet. Er besteht aus drei Schichten, die im vorderen Bereich verschmelzen. Die oberflächliche Schicht verläuft nach hinten zum Angulus mandibulae und zum unteren Ramus mandibulae. Die mittlere und die tiefe Schicht bilden den tiefen Teil, der in der Nomina Anatomica beschrieben wird. Der Muskel kann leicht palpiert werden. Er wird in seinem hinteren Teil von der Glandula parotis überlagert. Der vordere Muskelrand überlagert den M. buccinator.

Funktion
- hebt die Mandibula an: Okklusion der Zähne beim Kauvorgang
- Auf- und Abwärtsbewegung beim Beißen.

Innervation N. trigeminus (V): N. massetericus, N. mandibularis.

29.   M. temporalis
Ursprung
- Linea temporalis inferior des Planum temporale
- Fascia temporalis.

Ansatz Innenseite des Processus coronoideus bis fast zum dritten Molaren.

Beschreibung Der M. temporalis ist ein breiter Muskel, der sich von der Fossa temporalis fächerförmig an der Seite des Kopfes ausbreitet und am Processus coronoideus mandibulae inseriert. Die absteigenden Fasern konvergieren zu einer gemeinsamen Sehne und verlaufen zwischen dem Processus zygomaticus und dem Jochbein. Die Muskelfasern verlaufen im vorderen Abschnitt vertikal, im mittleren Abschnitt schräg von hinten-oben nach unten-vorn und im hinteren Abschnitt nahezu sagittal.

Funktion
- hebt die Mandibula, schließt dabei den Mund und drückt die Zähne zusammen (Kaubewegung)
- retrahiert die Mandibula (hintere Fasern)
- beteiligt sich an der Mahlbewegung.

Innervation N. trigeminus (V): Nn. temporales profundi des N. mandibularis.

30.   M. pterygoideus lateralis
Ursprung Pars superior: Facies infratemporalis, Crista infratemporalis, Ala major ossis sphenoidalis.

Pars inferior: Lamina lateralis des Processus pterygoideus.

Ansatz
- Fovea pterygoidea des Processus condylaris
- Articulatio temporomandibularis: vordere Gelenkkapsel und Diskus.

Beschreibung	Der Muskel ist kurz und dickbäuchig und besitzt zwei Köpfe, die posterolateral zum Processus condylaris mandibulae und zum Diskus des temporomandibularen Gelenkes ziehen. Die Fasern des oberen Kopfes verlaufen nach unten und lateral die des unteren Kopfes verlaufen horizontal. Der Muskel liegt unterhalb des Ramus mandibulae.
Funktion	Protrahiert den Processus condylaris mandibulare und den Diskus des Kiefergelenks, während das Caput mandibulae auf dem Diskus rotiert: unterstützt die Mundöffnung.

Der M. pterygoideus lateralis protrahiert den Unterkiefer zusammen mit den suprahyalen Muskeln. Dies führt zur Malokklusion der Zähne, d.h. die untere Zähnen ragen vor die oberen.

Wenn die Mm. pterogoidei medialis und lateralis auf der gleichen Seite zusammenarbeiten, rotieren die Mandibula und das Kinn zur Gegenseite: Kaubewegung.

Innervation N. trigeminus (V): N. mandibularis.

31. M. pterygoideus medialis

Ursprung
- Os sphenoidale: Lamina lateralis
- Processus pyramidalis ossis palatini
- Tuber maxillae.

Ansatz Mit einer starken Sehne bis zur Innenfläche des Angulus mandibulae und zum Foramen mandibulae.

Beschreibung Dieser kurze, dicke Muskel bedeckt die innere Fläche des Ramus mandibulae, während der M. masseter die äußere Fläche besetzt. Der Ramus mandibulae trennt den M. pterygoideus medialis vom M. pterygoideus lateralis. Die tiefen Fasern entspringen vom Os palatinum. Die oberflächlicheren entspringen vom Os maxillare und überdecken den M. pterygoideus lateralis. Die Fasern verlaufen posterolateral zum Ramus mandibulae.

Funktion
- hebt die Mandibula und schließt den Mund: Zusammenbeißen
- protrahiert die Mandibula (M. pterygoideus lateralis)

Die Mm. pterygoideus medialis und lateralis auf der gleichen Seite drehen die Mandibula nach vorne und zur Gegenseite. Diese alternierende Bewegung entspricht dem Kauvorgang.

Der M. pterygoideus medialis und der M. masseter bilden eine Schlinge als Aufhängung der Mandibula. Diese Schlinge stellt ein funktionelles Gelenk dar, für das das Kiefergelenk die Führung übernimmt. Während der Mund öffnet und schließt, rotiert die Mandibula auf einer Achse, die durch die Schlinge und das Lig. sphenomandibulare gebildet wird.

Innervation N. trigeminus (V): N. mandibularis, N. pterygoideus medialis.

Äußere Zungenmuskeln

32. M. genioglossus
33. M. hyoglossus

34. M. chondroglossus

35. M. styloglossus

36. M. palatoglossus

32. M. genioglossus

Ursprung	Mandibula: Symphysis menti, innere Fläche der Spina mentalis superior.
Ansatz	• untere Fasern über eine dünne Aponeurose am Os hyoideum • mittlere Fasern am M. constrictor pharyngis medius • auf der gesamten Fläche des Zungenuntergrundes • Obere Fasern verschmelzen mit den oberflächlichen Fasern der inneren Zungenmuskulatur.
Beschreibung	Die Zunge wird über ihre gesamte Länge durch das Septum linguinale in zwei Hälften geteilt und inseriert unten am Os hyoideum. Die äußeren Muskeln liegen außerhalb der Zungenbegrenzung. Der M. genioglossus ist ein dünner, flacher Muskel, der sich von seinem Ursprung an der Mandibula nach hinten fächerförmig ausbreitet. Dabei verlaufen die Fasern parallel, nahe der Mittellinie. Die unteren Fasern verlaufen nach unten zum Os hyoideum. Die mittleren Fasern verlaufen nach hinten und vereinigen sich mit dem M. pharyngis medius. Die oberen Fasern verlaufen nach oben und inserieren auf der gesamten Länge der Zungenunterseite. Die Muskeln von beiden Seiten vereinigen sich im vorderen Bereich und werden im hinteren Bereich durch das mediale Septum linguinale getrennt.
Funktion	• protrahiert Zunge: Zungenspitze bewegt sich vor den Mund • senkt bei beidseitiger Aktivität Mitte der Zunge.
Innervation	N. hypoglossus (XII).

33. M. hyoglossus

Ursprung	Os hyoideum: am großen Zungenbeinhorn.
Ansatz	Am seitlichen Zungenrand.
Beschreibung	Die Fasern verlaufen als dünne vielseitige Platte fast vertikal.
Funktion	Senkt die Zunge.
Innervation	N. hypoglossus (XII).

34. M. chondroglossus

Ursprung	Os hyoideum: am kleinen Zungenbeinhorn, medial und an der Basis.
Ansatz	Vereinigt sich mit den inneren Muskeln zwischen dem M. hyoglossus und dem M. genioglossus.
Beschreibung	Ein sehr kleiner Muskel, ungefähr 2 cm lang, der manchmal als Anteil des M. hyloglossus betrachtet wird.
Funktion	Beteiligt sich an der Senkung der Zunge.
Innervation	N. hypoglossus (XII).

35. M. styloglossus

Ursprung
- Os temporale: Apex des Processus styloideus
- Ligamentum stylomandibulare.

Ansatz
- Pars obliquus: seitlich auf der dorsalen Zungenfläche, wo sich mit den inneren Muskeln vereinigt
- Pars obliqua: überdeckt den M. hypoglossus und vereinigt sich mit ihm.

Beschreibung
Der M. hypoglossus ist der kürzeste und kleinste äußere Zungenmuskel. Er verläuft kurvenförmig nach vorn-unten und teilt sich in longitudinal und schräg verlaufende Anteile. Er liegt zwischen der Arterie carotis interna und externa.

Funktion
Zieht die Zunge nach oben und hinten.

Innervation
N. hypoglossus (XII).

36. M. palatoglossus

Ursprung
Weicher Gaumen: vordere Fläche.

Ansatz
Zungenrand. Verschmilzt mit den inneren Zungenmuskeln.

Beschreibung
Genau genommen handelt es sich um einen äußeren Zungenmuskel. Funktionell gehört er jedoch zu den Gaumenmuskeln. Er ist ein kleines Muskelbündel, in der Mitte schmaler als an den Enden. Der M. palatoglossus verläuft anteroinferior und lateral vor den Mandeln und inseriert am Zungenrand. Gemeinsam mit der ihn bedeckenden Schleimhaut bildet er den vorderen Gaumenbogen.

Funktion
- hebt die Zungenwurzel an
- preßt den Gaumenbogen zusammen und trennt dadurch den Mundraum vom Oropharynx ab.

Innervation
N. hypoglossus (XII).

Innere Zungenmuskeln

37. M. longitudinalis superior
38. M. longitudinalis inferior
39. M. linguinalis transversus
40. M. linguinalis verticalis

Funktion
Diese Muskeln verändern die Zungenform und die Kontur der Zunge. Die longitudinalen Muskeln verkürzen die Zunge. Der M. longitudinalis superior biegt außerdem die Zungenspitze und die seitlichen Ränder nach oben, wodurch die Zungenoberfläche konkav wird. Der M. longitudinalis inferior zieht die Zungenspitze und die seitlichen Zungenränder nach unten und macht die Zungenoberfläche konvex. Der M. linguinalis transversus verschmälert und verlängert die Zunge. Der M. linguinalis verticalis macht sie flach und breit.

Diese nahezu grenzenlose Variationsbreite verleiht der Zunge ihre erstaunliche, für das Sprechen und Schlucken erforderliche Vielseitigkeit und Präzision.

Innervation	N. hypoglossus (XII).

37. M. longitudinales superior

Ansatz und Beschreibung
Schräg und längs gerichtete Fasern verlaufen auf dem Zungenrücken unmittelbar unterhalb der Schleimhaut. Der Muskel entspringt in der Nähe des Kehlkopfes von einer faserigen unteren Schleimhautschicht und vom Septum linguinale medius. Seine Fasern verlaufen nach vorne zu den Zungenrändern.

38. M. longitudinalis inferior

Ansatz und Beschreibung
Der Muskel liegt als schmales Faserbündel nahe der unteren Zungenfläche und erstreckt sich von der Zungenwurzel bis zur Zungenspitze. Einige Fasern sind am Os hyoideum befestigt. Er vereinigt sich im vorderen Bereich mit dem M. styloglossus.

39. M. linguinalis transversus

Ansatz und Beschreibung
Der Muskel verläuft vom Septum linguinale medius nach lateral über die Zunge zu den Zungenrändern. Er verschmilzt mit dem M. palatopharyngeus.

40. M. linguinalis verticalis

Ansatz und Beschreibung
Der Muskel befindet sich ausschließlich in den vorderen und lateralen Zungenbereichen und erstreckt sich von der dorsalen bis zur ventralen Zungenfläche.

Muskeln des Pharynx

41.	M. constrictor pharyngis inferior
42.	M. constrictor pharyngis medius
43.	M. constrictor pharyngis superior
44.	M. stylopharyngeus
45.	M. salpingopharyngeus
49.	M. palatopharyngeus (siehe Muskulatur des Gaumens)

41.   M. constrictor pharyngis inferior

Urprung
- Seitenflächen des Ringknorpels
- Schildknorpel: Linea obliqua der Seitenflächen und Cornu inferior.

Ansatz
Pharynx: hinterer Anteil der mittleren, fibrösen Raphe, gemeinsam mit M. constrictor pharyngis superior.

Beschreibung
Der Muskel, der dickste und größte der Pharynxkonstriktoren, besitzt zwei Anteile, den M. cricopharyngeus und den M. thyropharyngeus. Beide Anteile verlaufen nach hinten innen und verbinden sich mit dem Muskel der Gegenseite an der mittleren, fibrösen Raphe. Die untersten Fasern verlaufen horizontal und kreisförmig um den schmalsten Bereich des Rachens. Die anderen Fasern verlaufen schräg nach oben und überlappen den M. constrictor pharyngis medius.

Während des Schluckens fungiert der M. cricopharyngis als Sphinkter. Der M. thyropharyngeus befördert mit peristaltischer Bewegungen Nahrung abwärts.

Funktion	Während des Schluckens arbeiten alle Konstriktormuskeln als Sphinkter und sind an den peristaltischen Bewegungen beteiligt.
Innervation	Plexus pharyngeus, gebildet durch Anteile des N. vagus (X), N. accessorius (XI), N. glossopharyngeus (IX) und der äußeren Kehlkopfnerven.

42. M. constrictor pharyngis medius

Ursprung	• Os hyoideum: über die gesamte Länge des oberen Randes des Cornu major • Ligamentum stylohyoideum.
Ansatz	Raphe pharyngis: hinterer Anteil.
Beschreibung	Die Fasern verlaufen von ihrem Ursprung aus fächerförmig in drei Richtungen: • Die untersten Fasern ziehen nach unten und breiten sich unterhalb des M. constrictor pharyngis inferior aus • Die mittleren Fasern verlaufen transversal • Die oberen Fasern verlaufen aufwärts, wo sie den M. constrictor pharyngis superior überlappen. Am Ansatz vereinigt er sich mit dem Muskel auf der Gegenseite.
Funktion	Fungiert als Sphinkter und beteiligt sich an den peristaltischen Bewegungen beim Schlucken.
Innervation	Plexus pharyngeus (siehe M. constrictor pharyngis inferior).

43. M. constrictor pharyngis superior

Ursprung	• Os sphenoidale: Hamulus und mittlere pterygoidale Falte • Processus pterygoideus • Raphe pterygomandibularis • seitlicher Zungenrand.
Ansatz	• mittlere Raphe pharyngis • Os occipitale: Tuberculum pharyngeum am Pars basilaris.
Beschreibung	Dieser Muskel ist der kleinste der Konstriktoren. Seine Fasern verlaufen kurvenförmig nach hinten und erreichen das Occiput über eine Aponeurose. Nach ihrer Ansatzstelle werden die Anteile des Muskels als pterypharyngeal, buccopharyngeal, mylopharyngeal und glossopharyngeal unterschieden. Die Lücke zwischen dem oberen Rand dieses Muskels und dem Occiput wird durch die Fascia pharyngobasilaris, auch Sinus Morgagni genannt, geschlossen. Ein schmales Muskelband, der paltopharyngeale Sphinkter, kommt von der oberen Fläche der Zungenaponeurose und verschmilzt mit dem M. constrictor pharyngis superior. Dieses Band ist sichtbar, wenn der weiche Gaumen angehoben wird. Bei Menschen mit einer Gaumenspalte ist es oft hypertrophiert.
Funktion	Fungiert als Sphinkter und hat beim Schlucken peristaltische Funktion.

| Innervation | Plexus pharyngeus. |

44. M. stylopharyngeus

Ursprung	Os temporale: Processus styloideus, mediale Seite der Basis.
Ansatz	• Schildknorpel: hinterer Rand
	• verschmilzt mit den Konstriktoren des Rachen und dem M. palato-pharyngeus.
Beschreibung	Der M. stylopharyngeus ist ein langer dünner Muskel. Er zieht an der seitlichen Rachenwand zwischen dem M. constrictor pharyngis superior und dem M. constrictor pharyngis medius abwärts und breitet sich unter der Schleimhaut aus.
Funktion	Hebt die obere, äußere Rachenwand beim Schlucken an.
Innervation	N. glossopharyngealis (IX).

45. M. salpingopharyngeus

Ursprung	Ohrtrompete: unterer Knorpelanteil, nahe der Öffnung.
Ansatz	Verschmilzt mit dem M. palatopharyngeus.
Beschreibung	Der M. salpingopharyngeus ist ein kleiner Muskel. Seine Fasern verlaufen nach unten und seitlich zum Zäpfchen, wo sie mit Fasern des M. palato-pharyngeus verschmelzen.
Funktion	Hebt den Rachen an, um den Bolus zu transportieren.
Innervation	Plexus pharyngeus.

Muskulatur des Gaumens

46.	M. levator veli palatini
47.	M. tensor veli palatini
48.	M. uvulae
49.	M. palatopharyngeus
36.	M, palatoglossus (siehe äußere Zungenmuskeln)

46. M. levator veli palatini (= M. levator palati)

Ursprung	• Os temporale: untere Fläche des Felsenbeins
	• Fascia tympanica
	• Cartilago tubae auditivae.
Ansatz	Gaumenaponeurose: obere Fläche, wo er in der Mitte mit dem Muskel der Gegenseite verschmilzt.
Beschreibung	Die Fasern dieses kleinen Muskels kommen vom Felsenbein des Os temporale und verlaufen nach unten und nach innen. Sie ziehen am oberen Rand des M. constrictor pharyngis superior vorbei und verlaufen vor dem M. salpingopharyngeus.
Funktion	Hebt den weichen Gaumen an.
Innervation	Plexus pharyngeus: cranialer Anteil des N. accessorius (XI), N. vagus (X).

47.   M. tensor veli palatini (= M. tensor palati)

Ursprung
- Os sphenoidale: Processus pterygoideus, Fossa scaphoideum
- Cartilago tubae auditivae: Lamina lateralis
- Spina ossis sphenoidali: medialer Bereich.

Ansatz
- Gaumenaponeurose
- Gaumenbogen: horizontale Platte.

Beschreibung
Dieser kleine, schmale Muskel liegt lateral vom M. levator veli palatini und von der Ohrtrompete. Seine Fasern steigen zwischen der Lamina medialis des Processus pterygoideus und dem M. pterygoideus medialis vertikal ab. Er verläuft weiter nach medial in eine zarte Sehne zum Hamulus pterygoideus.

Funktion
- zieht den weichen Gaumen zu einer Seite (unilateral)
- spannt zusammen mit seinem contralateralen Partner den weichen Gaumen und zieht ihn nach unten, wobei der Gaumenbogen abgeflacht wird.

Innervation
N. trigeminus: Pars mandibularis.

48.   M. uvulae (= M. azygos uvulae)

Ursprung
- Gaumenbogen: hinter der Spina nasalis
- Gaumenaponeurose.

Ansatz
Gaumenzäpfchen.

Beschreibung
Der M. uvulae ist ein bilateraler Muskel. Seine Fasern ziehen abwärts in die Zäpfchenschleimhaut.

Funktion
Hebt das Gaumenzäpfchen an und zieht es nach hinten.

Innervation
Plexus pharyngeus.

49.   M. palatopharyngeus (= M. pharyngopalatinus)

Ursprung
Vorderen Faszikel:

- weicher Gaumen: Gaumenaponeurose
- harter Gaumen: hinterer Rand.

Hinterer Faszikel: Rachenbereich der Gaumenaponeurose.

Ansatz
- Schildknorpel: hinterer Rand
- seitliche Rachenwand an einer Aponeurose.

Beschreibung
Zusammen mit der darüberliegenden Schleimhaut bildet dieser Muskel den Gaumenbogen. Er besteht aus zwei Muskelbündeln, die vom M. levator veli palatini getrennt werden. Die Muskeln treffen sich in der Mitte mit ihrem contralateralen Partner. Die beiden Muskeln verschmelzen und verlaufen zusammen mit dem M. salpingopharyngeus hinter den Mandeln. Der Muskel bildet eine unvollständige, längs verlaufende Wand auf der Innenfläche des Rachens.

Funktion
Hebt den Rachen an und zieht ihn nach vorn, wobei er ihn beim Schluckvorgang kürzt. Die Muskeln nähern auch die Gaumenbögen einander an.

Innervation	Plexus pharyngeus: N. accessorius (XI) und N. vagus (X).

Innere Kehlkopfmuskulatur

50. M. cricothyroideus
51. M. cricoarytenoideus posterior
52. M. cricoarytenoideus lateralis
53. M. arytenoideus transversus
54. Mm. arytenoidei obliqui
55. M. thyroarytenoideus M. vocalis, M. thyroepiglotticus)

50. M. cricothyroideus

Ursprung
Äußere und seitliche Fläche des Arcus cartilaginis cricoideae.

Ansatz
- caudaler Rand und Cornu inferius des Larynx: vorderer Rand
- Schildknorpel: unterer Rand der Lamina.

Beschreibung
Die Fasern dieses paarigen Muskels sind in zwei Gruppen gegliedert: Die Pars obliqua verläuft nach posterolateral zum Cornu minus, die Pars recta (oder vertikale Fasern) steigt nach hinten zur Lamina auf.

Funktion
- reguliert die Spannung der Stimmfalten
- spannt die Stimmbänder durch Anheben des Arcus cricoideae.

Innervation
N. vagus (X): Ramus externus des N. laryngeus superior.

51. M. cricoarytenoideus posterior

Ursprung
Dorsalfläche der Lamina cartilaginis cricoideae.

Ansatz
Proc. muscularis auf der Facies posterior des Stellknorpels.

Beschreibung
Die Fasern verlaufen nach craniolateral und treffen sich hinter dem Stellknorpel auf der gleichen Seite. Die untersten Fasern verlaufen zunächst annähernd vertikal, dann schräg und am obersten Rand fast horizontal.

Funktion
- reguliert die Spannung der Stimmfalten
- öffnet die Glottis durch Rotation des Stellknorpels nach lateral und durch Trenung (Abduktion) der Stimmfalten
- zieht den Stellknorpel nach hinten und spannt abei die Stimmfalten.

Innervation
N. vagus (X): N. laryngeus recurrens.

52. M. cricoarytenoideus lateralis

Ursprung
Cranialer Rand des seitlichen Teils des Arcus cartilaginis cricoideae.

Ansatz
Proc. muscularis auf der Facies anterior des Stellknorpels.

Beschreibung
Die Fasern verlaufen schräg nach craniodorsal.

Funktion
Verschluß der Glottis durch Rotation des Stellknorpels nach medial und Adduktion der Stimmfalten.

Innervation
N. vagus (X): N. laryngeus recurrens.

53. M. arytenoideus transversus

Ansatz und Beschreibung

Dieser Einzelmuskel verläuft horizontal zwischen zwei Aryknorpeln. Er wird oft als Abzweigung eines der Mm. arytenoidei angesehen. Er inseriert an der Rückseite des Processus muscularis und der angrenzenden Kante der Facies posterior beider Aryknorpel.

Funktion

Adduziert die Aryknorpel und schließt die Glottis.

Innervation

N. vagus (X): N. laryngeus recurrens.

54. Mm. arytenoidei obliqui

Ursprung

Proc. muscularis auf der Facies posterior des Aryknorpels.

Ansatz

Aryknorpel: Apex der Gegenseite.

Beschreibung

Dieses Muskelpaar liegt oberhalb des M. arytenoideus transversus. Zwei Fasciculi überkreuzen sich hinter der Mittellinie. Oft werden sie als Teil eines M. arytenoideus angesehen. Fasern, die lateral um die Spitze des M. arytenoideus verlaufen, werden gelegentlich als M. aryepiglotticus bezeichnet.

Funktion

Wirkt als Sphinkter für den Kehlkopfeingang durch Adduktion der aryepiglottischen Falten und der Aryknorpel.

Innervation

N. vagus (X): N. laryngeus recurrens.

55. M. thyroarytenoideus

Ursprung

- Innenfläche der medianen Schildknorpelleiste
- Lig. cricothyroideum medianum.

Ansatz

Aryknorpel: Basis und ventrale Fläche.

Beschreibung

Dieser Muskel liegt lateral der Stimmfalte und steigt nach posterolateral auf. Viele Fasern verlaufen zur aryepiglottischen Falte.

Die unteren und tiefer liegenden medialen Fasern scheinen als Band ausgebildet zu sein und inserieren am Processus vocalis des Aryknorpels. Dieses Band wird häufig als M. vocalis bezeichnet. Er liegt lateral und parallel zum Stimmband.

Andere Fasern dieses Muskels inserieren als M. thyroepiglotticus am Rand des Kehldeckels. Weitere Fasern verlaufen seitlich an der Sinuswand des Kehldeckels als M. thyroarytenoideus superior.

Funktion

- reguliert die Spannung der Stimmfalten
- zieht die Aryknorpel und Schildknorpel zusammen, was zu einer Verkürzung und Entspannung der Stimmbänder führt
- dreht die Stellknorpel nach medial, wodurch die Stimmfalten sich annähern
- Der M. vocalis entspannt die hinteren Stimmfalten, während die vorderen gespannt bleiben, was den Tonl der Stimme erhöht
- Der M. thyroepiglotticus erweitert den Kehlkopfeingang durch Einwirkung auf die aryepiglottischen Falten.

Innervation

N. vagus (X): N. laryngeus recurrens.

9.3.2 Nacken, Hals

Kopfextensoren

Diese Gruppe von acht Muskeln umfaßt die suboccipitalen Muskeln, die zwischen Atlas, Axis und Hinterhaupt liegen, sowie große, überlappende Muskeln, die am 3.–6. Halswirbel entspringen und zum Schädel ziehen.

Die Kopfextensoren kontrollieren den Kopf als Einheit, unabhängig von der Halswirbelsäule.[12]

56.	M. rectus capitis posterior major
57.	M. rectus capitis posterior minor
58.	M. obliquus capitis superior
59.	M. obliquus capitis inferior
60.	M. longissimus capitis
61.	M. splenius capitis
62.	M. semispinalis capitis
63.	M. spinalis capitis

56. M. rectus capitis posterior major

Ursprung
Axis: Processus spinosus.

Ansatz
Os occipitale: lateral von der Linea nuchae inferior und auf der Fläche unterhalb der Linea nuchae inferior.

Beschreibung
Der Muskel entspringt als kleine Sehne und verbreitert sich in seinem Verlauf nach craniolateral (siehe suboccipitales Dreieck in Lehrbüchern der Anatomie).

Funktion
- Extension des Kopfes
- Rotation des Kopfes zur gleichen Seite
- Lateralflexion zur gleichen Seite.

Innervation
N. suboccipitalis: R. dorsalis (Anteil C1).

57. M. rectus capitis posterior minor

Ursprung
Atlas: Tuberculum posterior.

Ansatz
Os occipitale: medialer Teil der Linea nuchae inferior; Fläche zwischen der Linea nuchae inferior und dem Foramen magnum.

Beschreibung
Der Muskel entspringt als schmale Sehne, die sich aufsteigend zu einem Muskelband erweitert.

Funktion
- Extension des Kopfes
- Lateralflexion zur gleichen Seite.

Innervation
R. dorsalis des N. suboccipitalis (Anteil C1).

58. M. obliquus capitis superior

Ursprung
Atlas: obere Fläche des Processus transversus, wo der M. obliquus capitis inferior ansetzt.

Ansatz	Os occipitale: zwischen der Linea nuchae superior und inferior, lateral vom M. semispinalis capitis.
Beschreibung	Der Muskel entspringt als schmaler Muskel und wird in seinem Verlauf nach craniomedial breiter.
Funktion	• Muskel auf beiden Seiten: Extension des Kopfes auf dem Atlas • Muskel derselben Seite: Lateralflexion zur gleichen Seite.
Innervation	R. dorsalis des N. suboccipitalis (Anteil C1).

59.   M. obliquus capitis inferior

Ursprung	Axis: Apex des Processus spinosus.
Ansatz	Atlas: Processus transversus, Pars inferior und dorsalis.
Beschreibung	Der Muskel verläuft nach lateral und leicht cranial. Er ist der größere der beiden Mm. obliqui.
Funktion	• beide Muskeln: Extension des Kopfes • Muskel derselben Seite: Lateralflexion, Rotation des Kopfes zur gleichen Seite.
Innervation	R. dorsalis des N. suboccipitalis (Anteil C1).

60.   M. longissimus capitis

Ursprung	• Processus transversus Th1–Th5 • Processus articularis C4–C7.
Ansatz	Os temporale: hinterer Rand der Processus mastoidei.
Beschreibung	Der M. logissimus capitis ist ein Muskel mit vielen Sehnen und liegt unterhalb des M. splenius cervicis. Er verläuft nach cranial und lateral und gilt als Fortsetzung des M. sacrospinalis.
Funktion	• Extension des Kopfes • Lateralflexion und Rotation des Kopfes zur gleichen Seite.
Innervation	Rr. dorsales der Spinalnerven C3–C8 (variabel).

61.   M. splenius capitis

Ursprung	• Lig. nuchae in Höhe C3–C7 • Processus spinosi der Wirbelkörper C7–Th4 (mit Variationen).
Ansatz	• Os temporale: Processus mastoideus • Os occipitale: unterhalb der Linea nuchae superior im lateralen Drittel.
Beschreibung	Die Fasern ziehen nach craniolateral und verlaufen breitflächig unterhalb des M. sternocleidomastoideus
Funktion	• Extension des Kopfes • Rotation des Kopfes zur gleichen Seite (strittig) • Lateralflexion des Kopfes zur gleichen Seite.
Innervation	Rr. dorsales der Spinalnerven C3–C6.

62.　M. semispinalis capitis

Ursprung
- Processus transversi C7–Th6 als Reihe von Sehnen, die von den Spitzen der Querfortsätze kommen
- Processus articularis C4–C6.

Ansatz
Os occipitale: zwischen der Linea nuchae superior und inferior.

Beschreibung
Die Sehnen dieses Muskels vereinigen sich und bilden im oberen, hinteren Nackenbereich eine kräftige Muskelplatte, die vertikal nach oben verläuft.

Funktion
- beidseitig: Extension des Kopfes
- Rotation des Kopfes zur Gegenseite (strittig)
- Lateralflexion des Kopfes zur gleichen Seite.

Innervation
Rr. dorsales der Spinalnerven C2–Th1 (variabel).

63.　M. spinalis capitis

Ursprung
Processus spinae C5–Th3 (variabel).

Ansatz
Os occipitale: zwischen der Linea nuchae superior und inferior.

Beschreibung
Dies sind die kleinsten und dünnsten Muskeln des Erector spinae und liegen direkt an der Wirbelsäule. Die Mm. spinales sind uneinheitlich und schwierig zu unterscheiden.

Funktion
Extension des Kopfes.

Innervation
Rr. dorsales der Spinalnerven C3–Th1.

Nackenextensoren

Die acht überlappenden Nackenmuskeln entspringen an den Brustwirbeln oder den Rippen und inserieren an den Halswirbeln.

Diese Muskelgruppe bewirkt die Extension der Halswirbelsäule im Gegensatz zur Extension des Kopfes.

64.　M. longissimus cervicis
65.　M. semispinalis cervicis
66.　M. iliocostalis cervicis
67.　M. splenius cervicis
68.　M. spinalis cervicis
69.　Mm. interspinales cervicis
70.　Mm. intertransversarii cervicis
71.　Mm. rotatores cervicis
124.　M. trapezius (siehe Schultergürtel)

64.　M. longissimus cervicis

Ursprung
Processus transversi Th1–Th5 (variabel): Spitze der Querfortsätze.

Ansatz
Processus transversi C2–C6: Tubercula posteriores der Querfortsätze.

Beschreibung	Dieser Muskel stellt eine Fortsetzung des M. sacrospinalis dar. Er verläuft nach cranial und etwas nach medial, seine Sehnen sind lang und dünn.
Funktion	• Nackenextension • Lateralflexion der Halswirbelsäule zur gleichen Seite • Hilfsmuskel für die Senkung der Rippen
Innervation	Rr. dorsales der Spinalnerven C3–C6 (variabel).

65.   M. semispinalis cervicis

Ursprung	Processus transversi Th1–Th5 (variabel).
Ansatz	Processus spinosi C2(Axis)–C5.
Beschreibung	Dieser Muskel ist schmal und dick. Er hat mehrere Ursprungssehnen, und seine Fasern steigen vertikal auf.
Funktion	• Nackenextension • Rotation der Halswirbelsäule zur Gegenseite • Lateralflexion zur gleichen Seite.
Innervation	Rr. dorsales der Spinalnerven C2–Th5.

66.   M. iliocostalis cervicis

Ursprung	Anguli costarum der 3.–6. Rippe, manchmal auch 1. und 2. Rippe.
Ansatz	Processus transversi C4–C6: Tubercula posteriores der Querfortsätze.
Beschreibung	Die flachen Sehnen entspringen an den Rippen im dorsalen Rumpfbereich und werden muskulär in ihrem Verlauf nach cranial und medial, wo sie an den Halswirbeln ansetzen. Der Muskel liegt lateral vom M. longissimus cervicis. Die Mm. iliocostales bilden die laterale Begrenzung der Sacrospinalis-Gruppe.
Funktion	• Nackenextension • Lateralflexion zur gleichen Seite • Senkung der Rippen (Hilfsmuskel).
Innervation	Rr. dorsales der Spinalnerven C4–Th6 (variabel).

67.   M. splenius cervicis

Ursprung	Processus spinosi Th3–Th6.
Ansatz	Processus transversi C1–C3 (variable): Tubercula posteriores der Querfortsätze.
Beschreibung	Der Muskel entspringt als schmales, sehniges Band vom Knochen und den Ligg. intraspinosa und bildet zusammen mit dem M. splenius capitis eine breite Muskelplatte. Dieser Muskel verläuft nach craniolateral unterhalb des M. trapezius und der Mm. rhomboidei und nach medial zum M. levator scapulae.
Funktion	• Nackenextension • Rotation der Halswirbelsäule zur gleichen Seite

- Lateralflexion zur gleichen Seite
- Synergist des M. sternocleidomastoideus der Gegenseite.

Innervation Rr. dorsales der Spinalnerven C4–C8.

68. M. spinalis cervicis

Ursprung Processus spinosi C6–Th2.

Ansatz Processus spinosi C1–C3.

Beschreibung Dies sind die kleinsten und dünnsten Muskeln des M. erector spinae, und sie liegen direkt an der Wirbelsäule. Sie sind uneinheitlich und schwierig zu unterscheiden.

Funktion Nackenextension.

Innervation
Rr. dorsales der Spinaläste C3–C8.

69. Mm. interspinales cervicis

Ursprung und Ansatz Processus spinosi zweier benachbarter Halswirbel. Zwischen Axis und erstem Brustwirbel gibt es sechs Paare.

Funktion Nackenextension.

Innervation Rr. dorsales der Spinalnerven C3–C8.

70. Mm. intertransversarii cervicis

Ursprung und Ansatz Jedes Segment besteht aus einem vorderen und einem rückwärtigen Muskelpaar. Die vorderen Muskeln verbinden die Tubercula anteriora der benachbarten Processus transversi und werden von den Rr. ventrales der Spinalnerven der entsprechenden Segmente innerviert.

Die rückwärtigen Muskeln verbinden die Tubercula posteriora der benachbarten Processus transversi und werden von den Rr. dorsales der Spinalnerven der entsprechenden Segmente innerviert.

Beschreibung Kleine Fasciculi liegen zwischen den Processus transversi zweier benachbarter Wirbel. Der Cervicale Teil dieser Muskelgruppe ist am stärksten ausgeprägt.

Funktion
- beidseitig: Extension der Wirbelsäule
- ipsilateral: Lateralflexion zur gleichen Seite.

Innervation
- Anteriores cervicis: Rr. ventrales der Spinalnerven C3–C8
- Posteriores cervicis: Rr. dorsales der Spinalnerven C3–C8.

Rotatoren

Die Rotatoren bilden die tiefste Muskelschicht des transversospinalen Systems. Diese kurzen Muskeln liegen in 11 Paaren unterhalb der Mm. multifidii. Der Faserverlauf ist schräg nach oben und innen oder fast horizontal. Gelegentlich überspringen sie einen Wirbel in ihrem Verlauf nach cranial. In der Regel setzen sie jedoch am nächst höheren Wirbel an. Sie verlaufen entlang der gesamten Wirbelsäule, sind als vollständig ausgebildete Muskeln jedoch lediglich in der Brustwirbelsäule zu erkennen.

71.   Mm. rotatores cervicis

Ursprung   Processus transversus eines Halswirbels.

Ansatz   Basis spinae des nächst höheren Wirbels.

Beschreibung   Diese Muskeln liegen tief, sind mit den Multifidii verschränkt und schwer zu differenzieren. Sie sind uneinheitlich und variabel.

Funktion
- Nackenextension (Hilfsmuskel)
- Rotation der Wirbelsäule zur Gegenseite.

Innervation   Rr. dorsales der Spinalnerven C3–C8.

Kopfflexoren

Die kurzen M. recti sind die primären Flexoren der Kopfgelenke. Sie liegen zwischen Atlas, Schädel und M. longus capitis. Diese Muskeln werden von den suprahyoidalen Muskeln im Bereich der Mandibula unterstützt.

	72.	M. rectus capitis anterior
	73.	M. rectus capitis lateralis
	74.	M. longus capitis
Suprahyoidale Muskeln	75.	M. mylohyoideus
	76.	M. stylohyoideus
	77.	M. geniohyoideus
	78.	M. digastricus

72.   M. rectus capitis anterior

Ursprung   Ventralseite der Massa lateralis atlantis.

Ansatz   Fascia anteriora am Pars basilaris des Os occipitale.

Beschreibung   Dieser Muskel ist kurz und flach und liegt unmittelbar hinter dem M. longus capitis. Er verläuft nach craniomedial.

Funktion
- Flexion der Kopfgelenke
- stabilisiert das Atlantooccipitalgelenks.

Innervation   Rr. ventrales der Spinalnerven C1–C2.

73.   M. rectus capitis lateralis

Ursprung   Processus tranversus atlantis (Anteil C1): Facies superiora.

Ansatz   Processus jugularis des Os occipitale.

Beschreibung   Der M. rectus capitis lateralis ist ein kurzer, flacher Muskel, der nach craniolateral verläuft.

Funktion
- Lateralflexion des Kopfes
- unterstützt die Rotation des Kopfes (durch seinen schrägen Verlauf)
- stabilisiert das Atlantooccipitalgelenks (Hilfsmuskel).

Innervation   Rr. ventrales der Spinalnerven C1–C2.

74.   M. longus capitis

Ursprung	Tubercula anteriora der Querfortsätze des 3.–6. Halswirbels.
Ansatz	Pars basilaris inferior des Os occipitale.
Beschreibung	Der Muskel entspringt mit vier Zacken, wird im aufsteigenden Verlauf breiter und dicker und vereinigt sich mit seinem Partner der Gegenseite.
Funktion	• Flexion des Kopfes • Rotation des Kopfes zur gleichen Seite.
Innervation	Rr. ventrales der Spinalnerven C1–C3.

75.   M. mylohyoideus

Ursprung	Mandibula: über die gesamte Länge der Linea mylohyoidea von der Symphyse vorn bis zum letzten Molaren.
Ansatz	Corpus des Os hyoideum.
Beschreibung	Ein flacher, dreieckiger Muskel. Die beiden Mm. mylohyoidei bilden den Boden der Mundhöhle.
Funktion	• hebt das Os hyoideum und die Zunge beim Schlucken an • Bei Fixation des Os hyoideum zieht er die Mandibula nach unten • Flexion des Kopfes (schwacher Hilfsmuskel).
Innervation	N. trigeminus (V): Ramus inferior alveolaris der Pars mandibularis.

76.   M. stylohyoideus

Ursprung	Os temporale: hintere Fläche des Processus styloideus.
Ansatz	Os hyoideum: Corpus an der Verbindungsstelle zum Cornu major.
Beschreibung	Zieht als schmaler Muskel nach caudoventral. Er wird im Bereich seiner distalen Ansatzstelle vom M. digastricus durchdrungen. Gelegentlich nicht ausgebildet.
Funktion	• zieht das Os hyoideum beim Schlucken nach oben und hinten • Flexion des Kopfes (schwacher Hilfsmuskel) • unterstützt die Mundöffnung • beteiligt beim Kauvorgang und Sprechen (Aufgaben nicht geklärt).
Innervation	N. facialis (VII).

77.   M. geniohyoideus

Ursprung	Mandibula: Symphysis menti, facies inferiora interna.
Ansatz	Os hyoideum: ventrale Fläche.
Beschreibung	Ein schmaler Muskel, der oberhalb des M. mylohyoideus liegt. Er verläuft nach hinten unten und trifft in der Mittellinie auf seinen contralateralen Muskel, mit dem er auch verschmelzen kann.
Funktion	• Elevation und Protraktion des Os hyoideum • Zungenprotraktion

- Flexion des Kopfes (schwacher Hilfmuskel)
- unterstützt das Senken der Mandibula.

Innervation Rr. ventrales der ersten und zweiten Cervicalnerven, die sich dem N. hypoglossus anlagern.

78. M. digastricus

Ursprung
- hinterer Bauch: Incisura mastoidea des Os temporale
- vorderer Bauch: Fossa digastrica des Os mandibulare.

Ansatz Beide Bäuche sind über eine Zwischensehne verbunden, die über eine Bindegewebsschlaufe am Os hyoideum befestigt ist.

Beschreibung Der M. digastricus besteht aus zwei Muskelbäuchen, die über eine runde Zwischensehne verbunden sind. Er liegt unterhalb der Mandibula und breitet sich schlingenförmig vom Mastoid zur Symphysis menti aus. Dabei durchdringt er den M. stylohyoideus, wo seine beiden Muskelbäuche durch ihre Zwischensehne verbunden werden.

Funktion
- senkt Mandibula
- Elevation des Os hyoideum beim Schlucken
- vorderer Bauch: zieht das Os hyoideum nach ventral
- hinterer Bauch: zieht das Os hyoideum nach dorsal
- Flexion des Kopfes (schwacher Synergist).

Elektromyographischen Untersuchungen zufolge arbeiten beide Muskeln immer gemeinsam.

Innervation
- vorderer Bauch: N. inferior alveolaris und N. mandibularis des N. trigeminus (V)
- hinterer Bauch: N. facialis (VII).

Nackenflexoren

Der M. longus colli (ein prävertebraler Muskel), die drei Skalenusmuskeln und der M. sternocleidomastoideus sind die Hauptmuskeln der Halswirbelsäulenflexion. Oberflächliche Hilfsmuskeln sind die infrahyoidalen Muskeln und der M. platysma.

Die Skalenusmuskeln sind in Bezug auf ihre genaue anatomische Lage sehr uneinheitlich, woraus sich die Strittigkeit ihrer Nebenfunktionen ergeben dürfte.

79.	M. longus colli
80.	M. scalenus anterior
81.	M. scalenus medius
82.	M. scalenus posterior
83.	M. sternocleidomastoideus

Infrahyoidale Muskeln

84.	M. sternothyroideus
85.	M. thyrohyoideus
86.	M. sternohyoideus

87.   M. omohyoideus

88.   M. platysma

79.   M. longus colli

Ursprung	• Pars obliqua superior: Tubercula anteriora der Querfortsätze C3–C5 • Pars obliqua inferior: Körper von Th1–Th3 (variabel) • Pars recta: Körper von C5–Th3.
Ansatz	• Pars obliqua superior: Tuberculum des Arcus anterius des Atlas • Pars obliqua inferior: Tubercula anteriora der Querfortsätze von C5 und C 6 • Pars recta: Vorderfläche der Körper von C2–C4.
Beschreibung	Der M. longus colli erstreckt sich auf der Vorderfläche der Wirbelkörper vom Atlas bis Th3. Er hat zylindrische Form, die sich an beiden Enden verjüngt.
Funktion	• Flexion der Halswirbelsäule (schwach) • Partes obliquae inferiores: Rotation der Halswirbelsäule zur Gegenseite • Partes obliquae superiores und inferiores: Lateralflexion.
Innervation	Rr. ventrales der Spinalnerven C2–C6.

80.   M. scalenus anterior

Ursprung	Tubercula anteriora der Querfortsätze von C3–C6.
Ansatz	Außenfläche der 1. Rippe am Tuberculum M. scaleni.
Beschreibung	Der Muskel liegt tief im lateralen Nackenbereich unterhalb des M. sternocleidomastoideus und verläuft vertikal nach unten. Seine Ansatzstellen sind variabel.
Funktion	• Flexion der Halswirbelsäule • Elevation der 1. Rippe bei der Einatmung • Rotation der Halswirbelsäule zur Gegenseite • Lateralflexion der Halswirbelsäule zur gleichen Seite.
Innervation	Rr. ventrales der Cervicalnerven C4–C6.

81.   M. scalenus medius

Ursprung	• Tubercula posteriora der Querfortsätze von C2–C7 • gelegentlich Axis.
Ansatz	1. Rippe: großflächig an der oberen Fläche.
Beschreibung	Der M. scalenus medius ist der längste und größte der Skalenusmuskeln. Er verläuft seitlich an der Wirbelsäule vertikal nach unten.
Funktion	• Flexion der Halswirbelsäule (schwach) • Elevation der 1. Rippe bei der Einatmung • Rotation der Halswirbelsäule zur Gegenseite • Lateralflexion der Halswirbelsäule zur gleichen Seite.
Innervation	Rr. ventrales der Cervicalnerven C3–C8.

82. M. scalenus posterior

Ursprung Tubercula posteriora der Querfortsätze C4–C6 (variabel).

Ansatz Außenfläche der 2. Rippe.

Beschreibung Der M. scalenus posterior ist der kleinste und am tiefsten gelegene Skalenusmuskel. Seine Ansatzstellen sind sehr uneinheitlich. Er istoft nicht vom M. scalenus medius zu unterscheiden.

Funktion
- Flexion der Halswirbelsäule (schwach)
- Elevation der 2. Rippe bei der Einatmung
- Lateralflexion der Halswirbelsäule (Hilfsmuskel)
- Rotation der Halswirbelsäule zur Gegenseite.

Innervation Rr. ventrales der Cervicalnerven C6–C8.

83. M. sternocleidomastoideus

Ursprung Caput sternale: ventrale Fläche des Manubrium sterni.

Caput claviculare:obere und vordere Fläche des mittleren Drittels der Clavicula.

Ansatz
- Os temporale: Facies lateralis des Processus mastoideus
- Os occipitale: Linea nuchae superior, laterale Hälfte.

Beschreibung Die ursprünglich zwei Anteile vereinigen sich allmählich in ihrem dorsolateralen Verlauf nach oben.

Funktion
- beidseitig: Flexion der Halswirbelsäule
- Lateralflexion der Halswirbelsäule zur gleichen Seite
- Rotation des Kopfes zur Gegenseite
- hintere Fasern: Extension des Kopfes
- hebt Sternum bei forcierter Einatmung

Innervation
- Pars spinalis: N. accessorius (XI)
- Pars ventralis: Rr. ventrales der Cervicalnerven C2–C3.

84. M. sternothyroideus

Ursprung
- Manubrium sterni: hintere Fläche
- Knorpel der 1. Rippe.

Ansatz Schildknorpel: Linea obliqua.

Beschreibung Der Muskel ist ein tief liegender, ziemlich breiter Muskel, der nach vertikal und lateral bis zum seitlichen Rand der Schilddrüse verläuft.

Funktion
- Flexion der Halswirbeläule (schwach)
- senkt Os hyoideum, Mandibula und Zunge nach deren Elevation
- zieht den Kehlkopf nach dem Schlucken nach unten.

Innervation Ansa cervicalis C1–C3.

85. M. thyrohyoideus

Ursprung Schildknorpel Linea obliqua.

Ansatz	Os hyoideum: untere Fläche des Zungenbeinhorns.
Beschreibung	Erscheint als ein oberer Ausläufer des M. sternothyroideus. Ein kleiner, rechteckiger Muskel, lateral vom Schildknorpel gelegen.
Funktion	• Flexion der Halswirbelsäule (schwach) • zieht das Os hyoideum nach unten • hebt den Kehlkopf und den Schidknorpel an.
Innervation	Cervicalnerv C1, der sich mit dem N. hypoglossus vereinigt.

86. M. sternohyoideus

Ursprung	• sternales Ende der Clavicula • Hinterfläche des Manubrium sterni • Lig. sternoclavculare.
Ansatz	Unterer Rand des Zungenbeinkörpers.
Beschreibung	Zieht als dünner Muskelsztrang nach cranial und etwas nach medial von der Clavicula bis zum Os hyoideum.
Funktion	• Flexion der Halswirbelsäule (schwach) • fieht das Os hyoideum nach dem Schlucken nach unten.
Innervation	Cervicalnerven C1–C3 (Äste der Ansa cervicalis).

87. M. omohyoideus

Ursprung	Oberer Bauch: Zwischensehne des M. omohyoideus. Unterer Bauch: • Scapula (Margo superiora; uneinheitliche Ausbreitung) • Lig. transversum scapulae superior.
Ansatz	Oberer Bauch: Unterrand des Corpus ossis hyoidei. Unterer Bauch: • Zwischensehne des M. omohyoideus unter dem M. sternocleido-mastoideus. • fibrös an der Clavivula.
Beschreibung	Der Muskel besteht aus zwei schlanken, flachen Muskelbäuchen, die über eine Zwischensehne verbunden sind. Der untere Bauch ist schmal und verläuft ventral-cranial im unteren Halsbereich. Der obere Bauch verläuft vertikal und lateral vom M. sternocleidomastoideus.
Funktion	• senkt Os hyoideum nach Anhebung • senkt Mandibula (Hilfsmuskel).
Innervation	Cervicalnerven C1–C3: Äste der Ansa cervicalis.

88. M. platysma

Ursprung	Fascia des M. pectoralis major und des M. deltoideus.

Ansatz	• Mandibula: unterhalb der Linea obliqua
	• Modiolus
	• Haut- und Unterhautgewebe der Unterlippe.

Beschreibung

Eine breitflächige Muskelplatte, die sich von der Schulter über die Clavicula ausbreitet und schräg nach oben und innen verläuft.

Funktion

• zieht die Unterlippe nach unten und hinten (wie beim Ausdruck der Überraschung oder des Schreckens) und unterstützt die Mundöffnung

• Nackenflexion (schwach). Im Elektromyogram zeigt sich große Aktivität des Muskels bei extremen Anstrengungen und plötzlicher, tiefer Einatmung

• kann die Haut von der Clavicula anheben und somit den Nackenumfang vergrößern. Die Haut im Bereich des Lig. nuchae wird schräg zusammengezogen, so daß sich die Nackenlordose abflacht.

Innervation

N. facialis (VII): R. colli.

9.3.3 Rumpf

Tiefe Rückenmuskeln

Diese Muskeln sind in Gruppen angeordnet und reichen vom Os occipitale bis zum Sakrum. Es werden vier Untergruppen zuzüglich des M. quadratus lumborum unterschieden.

In diesem Abschnitt werden die Cervicalen Anteile der genannten Muskelgruppen nicht behandelt. Sie sind als Teil der Nackenmuskeln beschrieben, weil sie an Kopf- und Nackenbewegungen mitwirken. Sie sind jedoch der Vollständigkeit halber bei jeder Gruppe mit aufgelistet. Die vier Gruppen sind:

• M. splenius (nur im Nackenbereich)

• M. erector spinae

• Transversospinalis-Gruppe

• Interspinalis-intertransversalis-Gruppe

• zusätzlich der M. quadratus lumborum.

M. erector spinae

Die Muskeln dieser Gruppe sind seitlich entlang der Wirbelsäule als große Muskel- und Sehnenmasse angelagert. Sie werden im unteren Bereich von der Fascia thoracolumbalis und dem M. serratus posterior inferior und im oberen Bereich von den Mm. rhomboidei und splenii überdeckt. Die Größe der Muskeln und ihre Zusammensetzung ist in den verschiedenen Wirbelsäulenabschnitte unterschiedlich.

• Sacralbereich: schmal, sehnig und kräftig

• Lumbalbereich: Hier erweitern sich die Muskeln zu einer dicken, palpablen Muskelmasse. Sie sind seitlich durch eine deutlich sichtbare Furche abgegrenzt

• Thoracalbereich: Die oberflächliche Furche verläuft entlang der Rippen unter die Scapula.

Von ihren sehnigen Ansatzstellen bilden diese Muskeln aufsteigend eine Masse, die sich im oberen Lumbalbereich in drei längsverlaufende Stränge teilt: lateraler, intermediärer und medialer Trakt.

Lateraler Trakt	66.	M. iliocostaalis cervicis (siehe Nackenmuskeln)
	89.	M. iliocosalis thoracis
	90.	M. iliocostalis lumborum
Intermediärer Trakt	60.	M. longissimus capitis (siehe Nackenmuskeln)
	64.	M. longissimus cervicis (siehe Nackenmuskeln)
	91.	M. longissimus thoracis
Medialer Trakt	63.	M. spinalis capitis (siehe Nackenmusklen)
	68.	M. spinalis cervicis (siehe Nackenmuskeln)
	92.	M. spinalis thoracis

Gemeinsamer Ursprung des M. erector spinae
- Sakrum: medialer und lateraler Rand, vordere Fläche
- L1–L5, Th 12: Processus spinosi
- Ligg. supraspinale, sacrotuberale und sacroiliaca
- Crista iliaca: innerer Bereich des dorsalen Anteils.

[89., 90] Lateraler Trakt

66. M. iliocostaalis cervicis siehe auch Nackenmuskeln.

Ursprung

89. M. iliocostalis thoracis: obere Ränder der 7.–12. Rippe an deren Anguli.

90. M. iliocostalis lumborum:
- Labium externum der Crista iliaca
- hintere Fläche des Sakrums.

Ansatz

89. M. iliocostalis thoracis:
- 1.–6. Rippe: Anguli costarum
- C7: Processus transversus, dorsal.

90. M. iliocostalis lumborum: 5./6.–12. Rippe (unterer Rand der Anguli costarum)

Beschreibung

Diese Muskeln bilden den am weitesten lateral gelegenen Strang des M. erector spinae. Sie liegen beidseitig in einer Mulde lateral der Wirbelsäule. Der lumbale Anteil des Muskels ist der größte. Er teilt sich in seinem Verlauf nach cranial.

Funktion
- Extension der Wirbelsäule
- Lateralflexion der Wirbelsäule
- Pars lumborum: senkt Rippen.

Innervation

Rami dorsales der Spinalnerven Th7–L2 (variabel).

[91.] Intermediärer Trakt

60. M. longissimus capitis und 64. M. longissimus cervicis siehe Nackenmuskeln.

Ursprung

91. M. longissimus thoracis:

- Sakrum
- L1–L5: Processus transversi.

Ansatz

91.M. longissimus thoracis:

- L1–L3: Processus accessorii
- Th1–Th12: Processus transversi
- 2.–12. Rippe: zwischen den Tuberculi und Anguli.

Beschreibung

Die Mm. longissimi bilden den mittleren M. erector spinae. Sie liegen zwischen dem M. iliocostalis (lateral) und dem M. spinalis (medial). Die Mm. longissimi sind die größten und längsten Muskeln der drei Stränge, die den M. erector spinae bilden. Der M. longissimus thoracis spaltet sich im oberen lumbalen Bereich vom M. iliocostalis lumborum und dem M. spinalis thoracis ab.

Funktion

M. longissimus thoracis:

- Extension der Wirbelsäule
- Lateralflexion der Wirbelsäule zur gleichen Seite
- senkt Rippen.

Innervation

Rr. dorsales der Spinalnerven der unteren Cervical-, Thoracal- und Lumbal-wirbeln.

[92.] Medialer Trakt

63. M. spinalis capitis und 68. M. spinalis cervicis siehe Nackenmuskeln.

Ursprung

92. M. spinalis thoracis: Processus spinosi von Th11–L2.

Ansatz

92. M. spinalis thoracis: Processus spinosi von Th1–Th4 (–Th8).

Beschreibung

Die kleinsten und dünnsten Muskeln des Erector spinae liegen der Wir-belsäule am nächsten. Die Mm. spinalis sind uneinheitlich und schwierig zu unterscheiden.

Funktion

Extension der Wirbelsäule

Innervation

Rr. dorsales der Spinalnerven.

Transversospinale Gruppe

Die Muskeln dieser Gruppe liegen unterhalb des Erector spinae und fül-len den konkaven Bereich zwischen Processus spinosi und Processus transversi. Sie steigen vom Querfortsatz eines Wirbels schräg nach craniomedial zum Nachbarwirbel oder auch höher. Eine Spanne von 4–6 Wirbel ist nicht ungewöhnlich.

62.   M. semispinalis capitis (siehe Nackenmuskeln)

65.   M. semispinalis cervicis (siehe Nackenmuskeln)

93.   M. semispinalis thoracis

94.   Mm. multifidi

71.   M. rotatores cervicis (siehe Nackenmuskeln)

95.   M. rotatores thoracis

96.   M. rotatores lumborum

93.   M. semispinalis thoracis

Ursprung	Th6–Th10: Processus transversi.
Ansatz	C6–Th4: Processus spinosi.
Beschreibung	Diese Muskelgruppe befindet sich nur im Cervicalen und thoracalen Bereich bis zum Kopf hin. Sie liegt unterhalb der Mm. spinalis und longissimus des M. erector spinae.
Funktion	<ul><li>Extension der Brustwirbelsäule</li><li>Rotation der Wirbelsäule zur Gegenseite.</li></ul>
Innervation	Rr. dorsales der thoracalen Spinalnerven.

94.   Mm. multifidi

Ursprung	<ul><li>Sakrum: bis zum Foramen S4</li><li>Aponeurose des M. erector spinae</li><li>Ilium: Spina iliaca superior posterior und neben der Crista</li><li>Ligg. sacroiliaca posteriores</li><li>Th1–Th12: Processus mamillares und transversi</li><li>C4–C7: Processus articulares.</li></ul>
Ansatz	Processus spinosus eines höhergelegenen Wirbels. Der Ansatz kann 2–4 Wirbel höher liegen.
Beschreibung	Diese Muskeln füllen die Mulden auf beiden Seiten der Wirbelsäule neben den Processus spinosi vom Sakrum bis zum Axis. Sie liegen im lumbalen Bereich unterhalb des M. erector spinae und unterhalb der anschließenden Mm. semispinales. Jeder steigt schräg auf, überquert 2–4 Wirbel und inseriert am Processus spinosus eines höhergelegenen Wirbels.
Funktion	<ul><li>Muskeln auf beiden Seiten: Extension der Wirbelsäule</li><li>Lateralflexion der Wirbelsäule</li><li>Rotation zur Gegenseite.</li></ul>
Innervation	Segmental: Rr. dorsales der Spinalnerven.

95.   M. rotatores thoracis

Die Mm. rotatores sind die tiefstgelegenen Muskeln der transversospinalen Gruppe. Sie sind kurz und liegen als 11 Paare unterhalb der Mm. multifidii. Die Fasern verlaufen schräg nach craniomedial oder fast horizontal. Sie können in ihrem Verlauf nach cranial mehrere Wirbel überqueren, aber gewöhnlich verlaufen Sie zum nächst höheren Wirbel. Sie sind entlang der ganzen Wirbelsäule vorhanden, aber nur im thoracalen Bereich als ausgeprägter Muskel erkennbar.

Ursprung	Processus transversi eines thoracalen Wirbels.
Ansatz	Bogenbasis des nächst höheren Wirbels.
Funktion	Extension der Brustwirbelsäule.

Innervation	Spinalnerven.

96.   Mm. rotatores lumborum

Die Mm. rotatores sind in diesen Bereichen sehr unterschiedlich ausgebildet und kommen nicht einheitlich vor.

Beschreibung	Diese Muskeln liegen unterhalb der Multifidi sind von dessen tiefsten Fasern nur schwer zu unterscheiden.

Funktion

- Extension der Wirbelsäule
- Rotation der Wirbelsäule zur Gegenseite.

Innervation	Rr. dorsales der Spinalnerven.

Interspinale-intertransversale Gruppe

69.	M. interspinalis cervicis (siehe Nackenmuskeln)
97.	M. interspinalis thoracis
98.	M. interspinalis lumborum
70.	Mm. intertransversarii cervicis, anterior und posterior (siehe Nackenmuskeln)
99.	Mm. intertransversarii thoracis und lumborum (medial und lateral)

97.   M. interspinales thoracis

Die Mm. interspinales (69., 97., 98.) verlaufen segmentweise von einem
Wirbel zum nächsten. Es sind kurze, paarige Faszikel, die zwischen den
Processus spinosi benachbarter Wirbel liegen. Am stärksten ausgeprägt
sind sie in der Halswirbelsäule.

Ursprung und Ansatz

- zwischen den Processus spinosi benachbarter Wirbel
- drei Paare:
  - 1. zwischen Th1 und Th2
  - 2. zwischen Th2 und Th3 (variabel)
  - 3. zwischen Th11 und Th12.

Funktion	Extension der Wirbelsäule.
Innervation	Rr. dorsales der Spinalnerven.

98.   Mm. interspinales lumborum

Ursprung und Ansatz	Es gibt vier Paare, die zwischen den fünf Lendenwirbeln liegen.
Funktion	Extension der Wirbelsäule.
Innervation	Rr. dorsales der Spinalnerven.

99.   Mm. intertransversarii thoracis und lumborum

Die Mm. intertransversarii (70., 99.) liegen als kleine Faszikel zwischen
den Processus transversi benachbarter Wirbel. Sie sind im Bereich der
Halswirbelsäule am stärksten ausgebildet.

Im Bereich der Brustwirbelsäule bilden diese kurzen Muskeln eine einfa-
che Schicht, die zwischen den Processus transversi der letzten drei Brustwirbel und des ersten Lumbalwirbels liegt.

Im Bereich der Lendenwirbelsäule sind diese Muskeln paarig als mediale und laterale Muskeln auf jeder Seite der Wirbelsäule angelegt. Die medialen Muskeln verbinden den Processus accessorius eines Wirbels mit dem Processus mamillaris des nächst unter ihm liegenden Wirbels. Die lateralen Mm. intertransversarii füllen den Raum zwischen den Processus transversi benachbarter Wirbel.

Funktion
- beidseitig: Extension der Wirbelsäule
- ipsilaterale Muskeln: Lateralflexion zur gleichen Seite.

Innervation
Spinalnerven:
- mediale Muskeln: Rr. dorsales
- laterale Muskeln: Rr. ventrales

100.   M. quadratus lumborum

Ursprung
- Innenfläche der Crista iliaca
- Lig. liolumbale.

Ansatz
- 12. Rippe: unterer Rand
- L1–L4: Spitzen der Processus transversi
- gelegentlich Th12: Wirbelkörper.

Beschreibung
Der M. quadratus lumborum bildet ein unregelmäßiges Viereck und liegt im hinteren Bereich der Bauchwand, von der Fascia thoracolumbalis eingebettet. Er breitet sich zwischen der 12. Rippe und der Crista iliaca aus. Seine Fasern verlaufen schräg nach craniomedial, von der Crista iliaca zum untersten Rand der 12. Rippe und zu den Processus transversi der Lendenwirbel. Größe und Vorkommen des Muskels sind uneinheitlich.

Funktion
- beiden Seiten: Extension der Lendenwirbelsäule
- Lateralflexion der Lendenwirbelsäule zur gleichen Seite bei fixiertem Becken
- Fixierung und Senkung der 12. Rippe.

Innervation
Spinalnerven Th12–L3: Rr. ventralis.

Atemmuskulatur des Thorax

101.   Diaphragma
102.   Mm. intercostales externi
103.   Mm. intercostales interni
104.   Mm. intercostales intimi
105.   Mm. subcostales
106.   M. transversus thoracis
107.   Mm. levatores costarum
108.   M. serratus posterior superior
109.   M. serratus posterior inferior

101. Diaphragma

Ursprung

Die Muskelfasern entspringen im Umfeld der Brusthöhle in drei Teilen:

- Pars sternalis: Innenfläche des Processus xiphoideus
- Pars costalis: bilateral von der Innenseite der Knorpel der 7.–12. Rippe und tiefliegende Innenfläche
- Pars lumbalis: Ligg. arcuatum mediale und laterale und als zwei Schenkel von den Wirbelkörpern L1–L3.

Ansatz

- Centrum tendineum
- direkt unterhalb des Perikards und mit ihm verschmelzend.

Das Centrum tendineum besitzt keine knöchernen Verbindungen. Es besteht aus drei Teilen, die wegen ihrer Kleeblattform als Blätter bezeichnet werden. Ansonsten besteht das Diaphragma aus einer durchgehenden Muskelplatte, die den Muskel zu großer Kraftentwicklung befähigt.

Beschreibung

Dieser halbkuppelförmige Muskel, bestehend aus kontraktilen und fibrösen Strukturen, bildet den Boden des Thorax (konvexe Oberfläche) und das Dach der Bauchhöhle (konkave Unterfläche) (Abb. 9.4).

Das Diaphragma ist an der Peripherie muskulär und in der Mitte sehnig. Es schließt die Öffnung des Brustraumes und bildet hierfür einen konvexen Boden. Der Muskel ist im mittleren Bereich flacher als an den Seiten und auf der rechten Seite etwas höher (bis zur 5. Rippe) als auf der linken (bis zur 6. Rippe). Von den seitlichen Kuppeln verläuft er steil abwärts zu seinen Rippen- und Wirbelverbindungen. Der Verlauf ist im hinteren Bereich sehr viel steiler und länger.

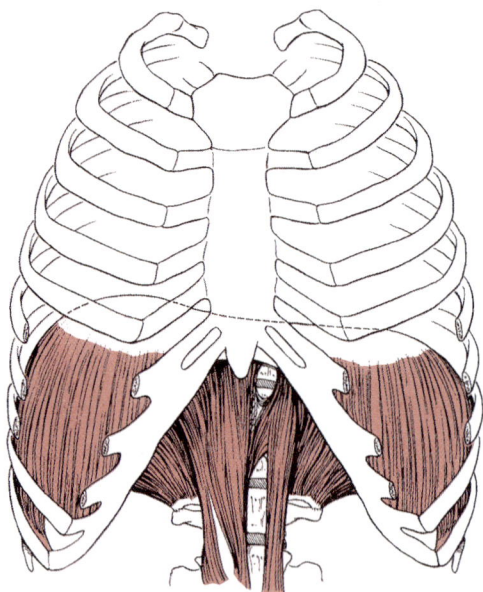

Abb. 9.4: Diaphragma

Einatmung	Während der Einatmung wird durch Kontraktion des Diaphragmas das Centrum tendineum nach unten und vorn gezogen, wodurch sich der Thorax vertikal vergrößert und die Bauchorgane nach unten gepreßt werden. Gleichzeitig verringert sich der intrathoracale Druck. Aufgrund des höheren atmosphärischen Drucks strömt Luft durch die geöffnete Glottis in die Lungen.
	Damit einher geht interkostale Muskelaktivität, die Rippen, Sternum und Wirbel anhebt und somit zu einer Vergrößerung des sagittotransversalen und frontotransversalen Thoraxdurchmessers führt.
Ausatmung	Durch passive Entspannung wird die Halbkuppel angehoben. Dies führt zu einer Abnahme des Brustkorbvolumens und zu einem intrathoracalem Druckanstieg.
Innervation	N. phrenicus, Spinalnerv C4 (mit Beteiligungen von C3 und C5).

102. Mm. intercostales externi

Die Mm. intercostales füllen den Raum zwischen den Rippen. Sie bestehen aus dünnen Muskelschichten und Sehnen. Die Mm. externi liegen am oberflächlichsten, darunter die Interni. Die tiefste Schicht bilden die Mm. intimi.

Ursprung	1.–11. Rippe: untere Ränder und Tubercula costarum.
Ansatz	• 2.–12. Rippe: obere Ränder • Membrana intercostalis externa bis zum Sternum.
Beschreibung	Je 11 Interkostalmuskeln liegen auf beiden Seiten des Bruskorbs. Jeder entspringt von der unteren Kante einer Rippe und inseriert am oberen Rand der unmittelbar darunterliegenden Rippe. Sie sind in den Interkostalräumen ausgespannt, zwischen den dorsalen Tuberculi costarii bis zu den ventralen Rippenknorpel.
	Im hinteren Thoraxbereich verlaufen die Muskelfasern schräg nach unten-außen und im vorderen Thoraxbereich nach unten-innen und etwas nach vorn.
	Die Mm. externi sind die dicksten der drei Interkostalmuskelgruppen. Man könnte sie für eine Fortsetzung der Mm. obliqui externi abdominis halten.
Funktion	• Anhebung der Rippen bei der Einatmung: Diese Funktion ist für die obersten vier oder fünf Muskeln belegt. Die hinteren und seitlichen Fasern der gleichen Muskeln sind jedoch auch während der anfänglichen Ausatmung tätig. Möglicherweise variiert die Aktivität der Interkostalmuskulatur während der Atmung je nach Atemtiefe[13,14] • Senkung der Rippen während der Ausatmung (kaum belegt) • unilateral: Rotation der Brustwirbelsäule zur Gegenseite • Stabilisation des Brustkorbs.
Innervation	Nn. intercostales I–XI. Diese Nerven werden analog zum interkostalen Raum numeriert, z.B. innerviert der N. intercostales V den M. intercostalis, der sich zwischen der 5. und 6. Rippe befindet.

103. Mm. intercostales interni

Ursprung
- 1.–11. Rippe: an der Leiste der Rippeninnenflächen, nach unten und in Richtung Wirbelsäule verlaufend
- Rippenknorpel der gleichen Rippe.

Ansatz
2.–12. Rippe: oberer Rand der darunterliegenden Rippe.

Beschreibung
Es gibt 11 Muskelpaare. Sie verlaufen vom sternalen Ende der Rippen im vorderen Bereich zum Angulus costarum im hinteren Bereich. Die Fasern verlaufen schräg nach oben, im 90°-Winkel zu den Mm. intercostales externi.

Funktion
- Anhebung der Rippen während der Einatmung. Dies dürfte zumindest für die ersten fünf Muskeln zutreffen. Die weiter lateral gelegenen Muskeln, deren Fasern schräger nach unten-hinten verlaufen, sind an der Ausatmung beteiligt[15]
- Stabilisierung des Brustkorbs.

Innervation
Nn. intercostales I–XI.

104. Mm. intercostales intimi

Ursprung
Im Bereich der untersten Interkostalräume von der Mulde der obenliegenden Rippe. Die Muskeln sind in den oberen 5–6 Interkostalräumen nicht immer vorhanden.

Ansatz
In den unteren Interkostalräumen am oberen Rand der darunterliegenden Rippe.

Beschreibung
Es ist umstritten, ob es sich hier um einen eigenständigen Muskel oder um einen Teil der Mm. intercostales interni handelt. Sie stellen eine dünne Muskelschicht unterhalb der Mm. intercostales interni dar. Die Argumente für einen separaten Muskel sind jedoch nicht überzeugend. Als separate Muskeln betrachtet, findet man 5–6 Paare, jedoch nicht durchgängig in den oberen Interkostalräumen.

Funktion
Vermutlich identisch mit den Mm. intercostales interni.

Innervation
Nn. intercostales.

105. Mm. subcostales

Ursprung
Untere Rippen (variabel): auf der Innenfläche in der Nähe des Angulus costae.

Ansatz
Innenfläche der Rippe 2–3 Rippen unter dem Ursprung.

Beschreibung
Diese Muskeln liegen auf der hinteren Brustwand und sind nur im unteren Thoraxbereich einzeln ausgebildet. Die Fasern verlaufen in die gleiche Richtung wie die Mm. intercostales interni.

Funktion
Zieht die benachbarten Rippen aneinander oder zieht die Rippen nach unten (nicht belegt).

Innervation
Nn. intercostales.

106. M. transversus thoracis

Ursprung
- Sternum: caudales Drittel und Processus xiphoideus
- 3.–6. Rippe: Innenflächen der Rippenknorpel.

Ansatz	2.–5. Rippe: Rippenknorpel, caudaler Rand.
Beschreibung	Der Muskel bildet eine dünne Platte auf der Innenfläche der vorderen Thoraxwand. Die Fasern verlaufen schräg nach oben und außen und verzweigen sich zunehmend im Bereich ihrer Ansätze. Die untersten Fasern verlaufen horizontal und vereinigen sich mit dem M. transversus abdominis. Die obersten Fasern verlaufen fast vertikal. Die Ansatzstellen sind bei ein und demselben Menschen und auch von Mensch zu Mensch unterschiedlich.
Funktion	Zieht die Rippen nach unten aktiv bei der forcierten Ausatmung.
Innervation	Nn. intercostales.

107. Mm. levatores costarum

Ursprung	C7–Th11: Processus transversi.
Ansatz	An der Rippe unmittelbar unterhalb des Processus transversus des Wirbels, von dem der Muskel entspringt, auf der äußeren Fläche zwischen Tuberculum und Angulus.
Beschreibung	Dieser Muskel besteht aus 12 Muskelpaaren auf jeder Seite der hinteren Thoraxwand. Seine Fasern verlaufen schräg nach unten-außen wie die der Mm. intercostales externi. Die untersten Fasern teilen sich in zwei Faszikeln. Der eine inseriert wie beschrieben, währendem der zweite zwei Rippen unterhalb seines Ursprunges ansetzt.
Funktion	• Elevation der Rippen bei der Einatmung • Lateralflexion der Wirbelsäule.
Innervation	Nn. intercostales I–XII.

108. M. serratus posterior superior

Ursprung	• C–Th3: Processus spinosi • Lig. nuchae • Lig. supraspinale.
Ansatz	2.–5. Rippe: obere Ränder, lateral von den Anguli costarum.
Beschreibung	Dieser Muskel liegt im oberen Bereich des hinteren Thorax, oberhalb des M. erector spinae und unterhalb denr Mm. rhomboidei. Seine Fasern verlaufen nach unten-außen.
Funktion	• hebt die oberen Rippen an • vergrößert vermutlich das Thoraxvolumen (Funktion unsicher).
Innervation	Nn. intercostales Th1–Th4: Rr. ventrales.

109. M. serratus posterior inferior

Ursprung	Th–L2: Processus spinosi über die Fascia thoracolumbalis.
Ansatz	9.–12. Rippe: untere Ränder, lateral von den Anguli costarum.
Beschreibung	Ein dünner Muskel, der aus vier Zacken besteht und zwischen dem thoracalen und dem lumbalen Bereich liegt. Er ist viel breiter als der M. serratus posterior superior und liegt vier Rippen darunter. Der Muskel liegt oberhalb des M. erector spinae und unterhalb der Mm. obliqui externi.

Er kann auch weniger als vier Zacken aufweisen oder überhaupt nicht vorhanden sein.

Funktion

Senkt die untersten Rippen und zieht sie nach dorsal. Seine Funktion bei der Atmung ist ungewiß.

Innervation

Nn. intercostales Th9–Th12.

Muskulatur der ventrolateralen Wände des Abdomens

110. M. obliquus externus abdominis

111. M. obliquus internus abdominis

112. M. transversus abdominis

113. M. rectus abdominis

114. M. pyramidalis

110. M. obliquus externus abdominis

Ursprung

4.–12. Rippe: Seine Zacken inserieren an den äußeren, unteren Flächen und alternieren mit den Zacken des M. serratus anterior.

Ansatz

- Crista iliaca: vordere Hälfte des äußeren Labium
- Aponeurose des Rippenknorpelvorsprungs der 9. Rippe bis zur Spina iliaca anterior superior. Beide Hälften treffen sich an der Linea alba.

Beschreibung

Dies ist der größte und oberflächigste der Bauchmuskeln. Er wölbt sich als dünner, flacher Muskel um die vordere und seitliche Bauchwand. Seine Muskelfasern liegen auf der lateralen Wand, während seine Aponeurose die vordere Wand überquert. Hier trifft er mit seiner zweiten Hälfte zusammen und bildet die Linea alba. Seine Zacken bilden eine schräge Linie, die nach unten-hinten verläuft. Die Linea alba erstreckt sich zwischen dem Processus xiphoideus und der Symphyse.

Die oberen fünf Zacken werden in ihrem Verlauf nach unten größer, wobei sie mit den entsprechenden Zacken des M. serratus anterior alternieren. Die untersten drei Zacken werden in ihrem Verlauf nach unten kleiner und alternieren mit den Zacken des M. latissimus dorsi. Die oberflächlichen Fasern verlaufen nach unten und innen, die hinteren Fasern verlaufen mehr vertikal.

Funktion

- bilateral: Flexion des Rumpfes
- bilateral: kippt Becken nach dorsal
- Rotation des Rumpfes
- Lateralflexion des Rumpfes
- Halt und Kompression der Bauchorgane, der Schwerkraft entgegenwirkend
- unterstützt Darmentleerung, Miktion, Erbrechen und das Gebären: Ausscheidung der Inhalte der Bauchorgane sowie der Luft aus den Lungen
- wichtiger Hilfsmuskel bei der forcierten Ausatmung: Während der Ausatmung werden die Eingeweide nach oben gedrückt und das Zwerchfell angehoben.

Innervation	Rr. ventrales der Spinalnerven Th7–Th12.

111. M. obliquus internus abdominis

Ursprung
- Fascia thoracolumbalis
- Lig. inguinalis: laterale $^2/_3$
- Crista iliaca vordere $^2/_3$ der Linea intermedia.

Ansatz
- 9.–12. Rippe: unterer Rand, an Zacken, die als Ausläufer der Mm. intercostales interni erscheinen
- Aponeurose, die sich mit der des M. obliquus externus und der Linea alba vereinigt
- Rippenknorpel der 7.–9. Rippe über eine Aponeurose
- Os pubis: Linea pectinea mit einer Sehnenplatte vom M. transversus abdominis.

Beschreibung

Dieser Muskel ist kleiner und dünner als der M. obliquus externus, unter dem er im Bereich der lateralen und ventralen Bauchwand liegt. Seine Fasern verlaufen von der Crista iliaca nach craniomedial zur 9.–12. Rippe und zur Aponeurose. Je weiter lateral die Fasern liegen, desto vertikaler verlaufen sie. Die untersten Fasern verlaufen am Unterbauch fast horizontal.

Funktion
- Rotation der Wirbelsäule
- bilateral: Flexion der Wirbelsäule
- Lateralflexion der Wirbelsäule
- hilft bei der Darmentleerung durch Steigerung des intraabdominalen Druckes
- preßt die Eingeweide nach oben während der Ausatmung und hebt das Zwerchfell an.

Innervation
- Spinalnerven Th8–Th12
- Rr. iliohypogastricus und ilioinguinalis (L1).

112. M. transversus abdominis

Ursprung
- Lg. Inguinale: laterales Drittel
- Crista iliaca: vorderes $^2/_3$ der Lamina interna
- Fascia thoracolumbalis: zwischen Crista iliaca und 12. Rippe
- 7.–12. Rippe: Rippenknorpel.

Ansatz
- oberen und mittleren Fasern: verlaufen medial und strahlen mit einer breitflächige Aponeurose in die Linea alba ein
- untere Fasern: inserieren mit einer Aponeurose, die sich inferomedial als Falx inguinalis wölbt, am Os pubis, verschmelzen mit dem M. obliquus internus.

Beschreibung

Als tiefliegendster der flachen Abdominalmuskeln liegt der M. transversus abdominalis unterhalb des M. obliquus internus. Sein Name leitet sich aus der Verlaufsrichtung seiner Fasern ab, die horizontal über das laterale Abdomen zu einer Aponeurose und der Linea alba ziehen. Abhängig von der Ansatzstelle variiert die Fasernlänge erheblich, wobei die am weitesten unter dem Os pubis gelegenen die längsten sind. An seinem Ursprung an der 7.–12. Rippe verschränkt sich der Muskel mit ähnlichen Zacken des Diaphragmas, die von einer schmalen Raphe getrennt werden.

Funktion
- zieht das Abdomen zusammen (flacht es ab), komprimiert die Baucheingeweide und hilft bei der Austreibung ihrer Inhalte
- forcierte Ausatmung.

Innervation
- Nn spinales Th7–Th12
- Rr. Iliohypogastricus und ilioinguinalis (L1).

113. M. rectus abdominis

Ursprung
- 5.–7. Rippe: Rippenknorpel über drei Fasciculi unterschiedlicher Größe
- Sternum: Ligg. costoxiphoidea

Ansatz
Über zwei untere Sehnen:

- Os pubis: Tuberculum pubicum
- Bänder über der Vorderseite der Symphyse.

Beschreibung
Der M. rectus abdominis verläuft als langes Muskelband vom vorderen unteren Sternum bis zur Symphyse. Seine vertikal verlaufenden Fasern liegen in der Mitte entlang des Abdomens, die beiden Seiten werden durch die Linea alba getrennt. Dieser Muskel wird in seinem Verlauf (jedoch nicht durchgehend) von drei (oder mehreren) Schaltsehnen, Intersectiones tendineae, unterbrochen. Sie überkreuzen den Muskel im Zickzack. Die oberste Unterbrechung liegt gewöhnlich in Höhe des Processus xiphoideus, die unterste in Höhe des Bauchnabels und die zweite in der Mitte zwischen den beiden anderen. Diese Unterbrechungen sind bei Bodybuildern oder anderen gut trainierten Menschen deutlich sichtbar.

Funktion
- Flexion der Wirbelsäule: zieht Symphyse und Sternum zueinander
- dorsale Kippung des Beckens
- komprimiert, zusammen mit anderen Bauchmuskeln, den Bauchinhalt.

Innervation
Spinalnerven Th7–Th12: innerviert die Fasern oberhalb der obersten Intersectiones tendineae, Th8 innerviert die Fasern zwischen den oberen und mittleren Intersectiones, Th9 innerviert die Fasern zwischen den mittleren und distalen Intersectiones.

114. M. pyramidalis

Ursprung
Os pubis: Vorderseite.

Ansatz
Linea alba: zwischen Bauchnabel und Os pubis.

Beschreibung
Der M. pyramidalis ist ein kleiner, dreieckiger Muskel, der sehr weit distal in der Bauchwand und vor dem M. rectus abdominis liegt. Er hat einen breitflächigen Ursprung und läuft im Bereich seines Ansatzes spitz zu. Der Muskel ist auf den beiden Körperseiten erheblich unterschiedlich ausgebildet und kann ganz fehlen.

Funktion
Spannt die Linea alba.

Innervation
Spinalnerv Th12: R. vetralis.

Muskeln des Perineums

115. M. levator ani

116. M. coccygeus

117. M. cremaster

118. M. transversus perinei superficialis

119. M. transversus perinei profundus

120. M. bulbospongiosus

121. M. ischiocavernosus

122. M. sphincter urethrae

123. M. sphincter ani externus

M. corrugator cutis ani: unwillkürlicher Muskel, nicht beschrieben.

M. sphincter ani internus: unwillkürlicher Muskel, nicht beschrieben.

115. M. levator ani

Ursprung
- Part pubococcygeus: Innenfläche des Ramus superior des Os pubis
- Part iliococcygeus: Innenfläche der Spina ischiadica des Os ischiadicum
- Faszie des M. obturatorius internus.

Ansatz
- Os coccyx: letzte zwei Segmente
- Lig. anococcygeum
- M. sphincter ani externus.

Beschreibung
Diese breite, dünne Muskelplatte bildet zusammen mit seinem contra-lateralen Partner den Beckenboden. Er ist im vorderen Bereich mit dem Os pubis, lateral der Symphyse, im hinteren mit der Spina ischiadica ver-bunden und zwischen diesen beiden Anteilen mit der Faszie des M. obturatorius internus. Die Fasern verlaufen in unterschiedlichen Win-keln nach medial.

Funktion
- Konstriktion des Rectums und der Vagina
- Der M. levator ani bildet zusammen mit dem M. coccygeus eine Schei-dewand, die die Beckenorgane stützt und plötzlichen Steigerungen des abdominalen Druckes entgegenwirkt, wie bei einer forcierten Ausat-mung oder dem Valsalva-Preßdruckversuch.

Innervation
N. pudendus (S4, manchmal S3 und S5).

116. M. coccygeus

Ursprung
- Spina ischiadica
- Lig. sacrospinale.

Ansatz
- Os coccyx: laterale Begrenzungen
- Os sacrum: Seite des letzten Segments.

Beschreibung
Dieser paarige Muskel liegt posterior und superior zum M. levator ani und verläuft in derselben Ebene. Gelegentlich fehlt dieser Muskel. Er wird als Beckenteil des Lig. sacrospinale gesehen.

Funktion	Die Mm. coccygei ziehen das Os coccyx nach vorne und unterstützen es, nachdem es bei einer Darmentleerung oder Entbindung nach hinten gepreßt worden ist.
	Er komprimiert zusammen mit den Mm. levatores ani und piriformis die hintere Beckenhöhle und den Beckenausgang („Geburtskanal").
Innervation	Plexus pudendus (S4–S5).

117. M. cremaster

Ursprung	Lig. inguinale (zusammen mit dem M. obliquus internus). Technisch gesehen, handelt es sich um einen Bauchmuskel.
Ansatz	• Os pubis: Tuberculum und Crista • Rectusscheide des M. rectus abdominis und des M. transversus abdominis.
Beschreibung	Der M. cremaster besteht aus losen Faszikeln, die entlang des Samenstranges gelagert sind und von einer bindegewebigen Faszie zusammengehalten werden, die als Fascia cremasterica den Samenstrang und die Hoden umhüllt. Er wird oft als Fortsetzung des M. obliquus abdominis internus oder M. transversus abdominis betrachtet. Nach Durchtritt unter das oberflächliche Leistenband breitet sich der Muskel in Schlaufen unterschiedlicher Länge entlang des Samenstranges aus.
	Obwohl quergestreift, ist dieser Muskel für gewöhnlich nicht willkürlich. Stimulation der Haut auf der Oberschenkelinnenseite löst einen Reflex aus, der als Cremasterreflex bekannt ist.
	Bei Frauen nur rudimentär vorhanden.
Funktion	• Anhebung der Hoden in Richtung Lig. inguinale • Thermoregulation der Hoden durch Veränderung der Position.
Innervation	Spinalnerven L1–L2 (N. genitofemoralis).

118. M. transversus perinei superficialis

Ursprung	Tuber ischiadicum: innere und vordere Fläche.
Ansatz	Damm: eine zentralliegende, knotenförmige Struktur, in der die Muskeln des Dammes und die Faszien zusammentreffen.
Beschreibung	Der Muskel bildet eine dünne Platte, die im Dammbereich von Männern und Frauen gleichermaßen vorkommt. Er verläuft fast horizontal im Dammbereich vor dem Anus und vereinigt sich mit dem Muskel der Gegenseite am Damm. Dieser Muskel ist gelegentlich nicht oder auch doppelt vorhanden.
Funktion	Beidseitige Aktivität fixiert den zentral liegenden Damm.
Innervation	Spinalnerven S2–S4 (N. pudendus).

119. M. transversus perinei profundus

Ursprung	Os ischiadicum: Ramus inferior.
Ansatz	• beim Mann: Damm • bei der Frau: seitliche Vagina, Damm.

Beschreibung	Der Muskel ist ein tiefliegender kleiner Muskel mit ähnlicher Struktur und Funktion bei Männern und Frauen. Die bilateral angelegten Muskeln treffen sich in der Mitte auf dem Damm. Sie befinden sich in der gleichen Ebene wie der M. sphincter urethrae und bilden zusammen die Hauptmasse des urogenitalen Diaphragmas. Früher wurden sie zusammengefaßt als M. constrictor urethrae bezeichnet.
Funktion	Fixation des Dammes (unsicher).
Innervation	Spinalnerven S2–S4 (N. pudendus).

120. M. bulbospongiosus: bei der Frau

Hatte früher andere Bezeichnungen:

- beim Mann: M. bulbocavernosus; M. accelerator urinae
- bei der Frau: M. sphincter vaginae.

Ursprung	Damm, verschmilzt mit dem M. sphincter ani externus.
Ansatz	Corpora cavernosus clitoridis.
Beschreibung	Umgibt die Vaginalöffnung und bedeckt laterale Anteile des Scheidenvorhofes. Die Fasern verlaufen nach ventral auf jeder Seite der Scheide und bilden eine Hülle für die Klitoris.
Funktion	- Konstriktion des Scheideneinganges - Die vorderen Fasern bewirken eine Konstriktion der tiefen dorsalen Vene der Clitoris, was zu ihrer Erektion führt.
Innervation	Spinalnerven S2–S4 (N. pudendus).

120. M. bulbospongiosus: beim Mann

Ursprung	Damm und seine ventrale Ausbreitung bis zur Membrana perinei.
Ansatz	- Diaphragma urogenitale: untere Faszie - Aponeurose, die den Körper des Penis bedeckt - Penisschaft: ventral vom M. ischiocavernosus - Sehnenausläufer über die dorsalen Penisgefäße.
Beschreibung	Dieser Muskel ist in der Mitte des Dammes vor dem Anus lokalisiert und besteht aus zwei symmetrischen Teilen, die durch eine sehnige Raphe verbunden sind. Seine Fasern spalten sich federförmig. Die hintersten Fasern strahlen in die untere Faszie des urogenitalen Diaphragmas ein. Die mittleren Fasern umhüllen die Eichel und das Corpus spongiosum und bilden mit den Fasern der Gegenseite eine starke Aponeurose. Die vorderen Fasern breiten sich über die Corpora cavernosa aus.
Funktion	- entleert die Harnröhre am Ende der Miktion, kann den Vorgang unterbinden - Die mittleren Fasern unterstützen die Peniserektion durch Kompression des umliegenden Gewebes. Die vorderen Fasern unterstützen den Vorgang durch Konstriktion der tiefen hinteren Vene - wiederholte Kontraktion während der Ejakulation.
Innervation	Spinalnerven S2–S4 (N. pudendus).

121. M. ischiocavernosus: bei der Frau

Hatte früher andere Bezeichnungen:

- bei der Frau: M. erector clitoridis
- beim Mann: M. erector penis.

Ursprung
- Tuber ischiadicum: Innenfläche und Ramus
- Crus clitoridis: obere Fläche.

Ansatz
Tunica albuginea der Schwellkörper.

Beschreibung
Bedeckt die unbefestigte Oberfläche des Crus clitoridis. Dieser Muskel ist bei der Frau kleiner als beim Mann.

Funktion
Komprimiert das Crus clitoridis und verzögert den Rückstrom venösen Blutes, was die Erektion unterstützt.

Innervation
S2–S4 (N. pudendus).

121. M. ischiocavernosus: beim Mann

Ursprung
- Tuber ischiadicum: dorsal vom Crus penis und vom Ramus
- Ramus ossis pubis.

Ansatz
Tunica albuginea der Schwellkörper.

Beschreibung
Dieser Muskel ist paarweise angelegt und bedeckt das Crus penis.

Funktion
Kompression des Crus penis, verzögert den Rückstrom des venösen Blutes, was die Erektion unterstützt.

Innervation
Spinalnerven S2–S4 (N. pudendus).

122. M. sphincter urethrae: bei der Frau

Ursprung
- Os pubis: Ramus inferior, beiderseits
- Lig. transversum perinei.

Ansatz
Verschmilzt mit den Fasern des contralateralen Muskels hinter der Harnröhre.

Beschreibung
Der Muskel besitzt äußere und innere Fasern. Die äußeren Fasern entspringen vom Os pubis und überqueren und umgeben den Schambeinbogen vor der Harnröhre. Die inneren Fasern umgeben das untere Ende der Harnröhre.

Funktion
Konstriktion der Harnröhre.

Innervation
Spinalnerven S2–S4 (N. pudendus).

122. M. sphincter urethrae: beim Mann

Ursprung
- obere Fasern: Ramus ischiopubicus
- untere Fasern: Lig. transversum perinei.

Ansatz
Die Muskeln beider Seiten vereinigen sich am Damm.

Beschreibung
Der Muskel umgibt die gesamte Länge des sehnigen Anteils der Harnröhre und ist in die Faszie des urogenitalen Diaphragmas eingebettet.

Funktion	• Kompression der Harnröhre (bilaterale Aktivität)
	• aktiv bei der Ejakulation
	• entspannt während der Miktion.
Innervation	Spinalnerven S2–S4 (N. pudendus).

123. M. sphincter ani externus

Ursprung	• Haut, die den Anus umgibt
	• Os coccyx: über das Lig. anococcygeum.
Ansatz	Damm. verschmilzt mit vielen Muskeln im Umfeld.
Beschreibung	Dieser Muskel umschließt den gesamten Analkanal. Er besteht aus drei Anteilen, alle drei sind Skelettmuskeln:

• subkutaner Teil: umschließt den unteren Analkanal. Seine Fasern verlaufen horizontal unterhalb der Haut an der Analöffnung

• oberflächlicher Teil: Der einzige Teil mit knöcherner Befestigung (letztes Coccyxsegment)

• tiefliegender Teil: umgibt in einem dicken Muskelband den oberen, inneren Sphinkter. Einige Fasern verschmelzen mit dem Pars puborectalis des M. levator ani und mit der Faszie.

Funktion	Der Muskel hält den Anus geschlossen. Er ist ständig kontrahiert und hat keinen Antagonisten. Der Muskel entspannt sich zur Defäkation und erlaubt damit die Öffnung des Darmausgangs. Dieser Muskel kann willkürlich kontrahiert werden, um den Darmausgang fester zu schließen, z.B. bei einer forcierten Ausatmung oder einem Valsalva-Preßdruckversuch.
Innervation	Spinalnerven S2–S3 (N. pudendus).

9.3.4   Obere Extremität

Muskeln, die auf die Scapula einwirken

124.	M. trapezius
125.	M. rhomboideus major
126.	M. rhomboideus minor
127.	M. levator scapulae
128.	M. serratus anterior
129.	M. pectoralis minor

124. M. trapezius

Ursprung	Pars descendens:

• Protuberantia occipitalis externa

• oberes Drittel des Lg. nuchae

• C7: Processus spinosus.

Pars transversa: Processus spinosi und Ligg. supraspinalia Th1–Th6.

Pars ascendens: Processus spinosi Th7–Th12.

Ansatz	Pars descendens:

- laterales Drittel der hinteren Clavicula.
- Processus acromialis scapulae.

Pars transvera: medialer Rand des Akromions und des oberen Anteils der hinteren Fläche der Spina der Scapula.

Pars ascendens: Aponeurose an der Basis der Spina, zum Tuberkel an der Spitze der glatten Trigonum-Oberfläche der Scapula

Beschreibung
Ein flacher, dreieckiger Muskel, der Nacken, Schulter und oberen Thorax bedeckt.

Die oberen Fasern des M. trapezius verlaufen vom Os occipitale abwärts und nach lateral. Die mittleren Fasern verlaufen horizontal und die unteren Fasern nach oben-außen von den Wirbeln zur Spina scapulae. Der Name des Muskels ist von seiner Form abgeleitet. Zusammen mit seinem contralateralen Partner bildet er eine Raute oder ein Trapezoid.

Funktion
Pars descendens und Pars ascendens: Rotation der Scapula, so daß die Gelenkpfanne der Scapula nach oben gerichtet ist (der Angulus inferior bewegt sich zur Seite und nach vorn).

Pars descendens:

- Anhebung von Scapula und Schulter („Schulterzucken")
- Rotation des Kopfes zur anderen Seite (unilateral)
- Extension des Kopfes (bilateral)
- Extension des Nackens (bilateral).

Pars transversa: Adduktion der Scapula (Retraktion).

Pars ascendens: Adduktion der Scapula, Senkung und Rotation nach cranial.

Innervation
N. accessorius (XI).

125. M. rhomboideus major

Ursprung
- Th2–Th5: Processus spinosi
- Ligg. supraspinalia.

Ansatz
Margo medialis scapulae: zwischen Basis der Spina oben und Angulus inferior.

Beschreibung
Die Muskelfasern verlaufen leicht inferolateral zwischen der Brustwirbelsäule und der Margo medialis scapulae.

Funktion
- Adduktion der Scapula
- Rotation der Scapula nach caudal (Cavitas glenoidalis nach unten)
- Anhebung der Scapula.

Innervation
N. dorsalis scapulae (Anteil C5).

126. M. rhomboideus minor

Ursprung	• C7–Th1: Processus spinosi • Ligamentum nuchae.
Ansatz	Margo medialis scapulae: an der Basis der Spina scapulae.
Beschreibung	Der Muskel liegt direkt über dem M. rhomboideus major, und seine Fasern verlaufen parallel zu denen des größeren Muskels.
Funktion	• Adduktion der Scapula • Rotation der Scapula nach unten (Cavitas glenoidalis abwärts gerichtet) • Anhebung der Scapula.
Innervation	N. dorsalis scapulae (Anteil C5).

127. M. levator scapulae

Ursprung	• C1 (Atlas), C2 (Axis): Processus transversi • C3–C4: Processus transversi und Tubercula posteriores.
Ansatz	Angulus superior scapulae.
Beschreibung	Der Muskel liegt im dorsolateralen Nackenbereich und steigt zum M. sternocleidomastoideus an der Basis des hinteren Nackendreiecks ab.
Funktion	• Anhebung und Adduktion der Scapula • Rotation der Scapula (Cavitas glenoidalis nach unten gerichtet) • Lateralflexion der Halswirbelsäule zur gleichen Seite (unilateral) • Rotation der Halswirbelsäule zur gleichen Seite (unilateral) • Extension der Halswirbelsäule (bilateral).
Innervation	N. dorsoscapularis (Anteil C4–C6).

128. M. serratus anterior

Ursprung	• Mit acht Zacken von der 1.–8. Rippe (superiore und laterale Flächen). Jeder Zacken (abgesehen vom ersten) entspringt an der dazugehörigen Rippe • Aponeurose der Interkostalmuskeln.
Ansatz	• Scapula: ventrale Fläche des gesamten medialen Randes • 1. Zacke: ventral am Angulus superior scapulae • 2. und 3. Zacke: gesamter ventralen Randes • 4. bis 8. Zacke: Angulus inferior scapulae.
Beschreibung	Der Muskel umspannt großflächig den Brustkorb und entspringt mit vielen Zacken von den oberen acht oder neun Rippen. Am hinteren Brustkorb liegt er zwischen Rippen und Scapula und inseriert an deren Margo medialis. Die unteren Zacken sind mit den oberen des M. obliquus externus abdominis verzahnt.
Funktion	• Abduktion der Scapula • Außenrotation der Scapula (Cavitas glenoidalis weist nach oben) • Margo medialis scapulae wird nach vorne an die Thoraxwand gebracht (verhindert „Scapula alata").

Funktionelle Zusammenhänge: Die Scapula wird durch die synergistische Aktivität des M. serratus anterior und des M. trapezius nach außen gedreht (Cavitas glenoidalis zeigt nach oben), wodurch der Arm vollständig (150–180°) angehoben werden kann. Drei verschiedene Kräfte wirken auf die Rotationsachse der Scapula, die in deren Mitte liegt:

- Pars descendens des M. trapezius bewirkt cranialen Zug am akromialen Ende der Spina scapulae
- Pars ascendens des M. trapezius bewirkt caudalen Zug an der Basis der Spina scapulae
- Die unteren Fasern des M. serratus anterior üben lateralen und ventralen Zug auf den Angulus inferior aus.[16,17]

Zur Vertiefung wird auf weiterführende Literatur zur Kinesiologie hingewiesen.

Innervation N. thoracis longus (Anteil C5–C7).

129. M. pectoralis minor

Ursprung
- 3.–5. Rippe: obere und äußere Fläche im Bereich der Rippenknorpel
- Aponeurose der Mm. intercostales.

Ansatz Scapula: Processus coracoideus, Margo medialis und obere Fläche.

Beschreibung Dieser Muskel ist an seinem Ursprung breiter und liegt im oberen Thoraxbereich unterhalb des M. pectoralis major. Er bildet zusammen mit dem M. pectoralis major die vordere Achselfalte. Seine Fasern laufen nach craniolateral und in einer flachen Sehne zusammen.

Funktion
- Protraktion der Scapula (Abduktion). Die Scapula bewegt sich nach ventral um den Brustkorb, und ist dabei caudal gekippt
- Anhebung der Rippen bei der forcierter Einatmung, wenn das Schulterblatt durch den M. levator scapulae fixiert ist.

Innervation Nn. pectorales mediales und laterales (Anteil C8–Th1).

Vertebrohumerale Muskeln

130.   M. latissimus dorsi

131.   M. pectoralis major

130. M. latissimus dorsi

Ursprung
- Th6–Th12: Processus spinosi
- L1–L5 und Sacralwirbel: Processus spinosi
- 9.–12. Rippe
- Angulus inferior scapulae
- Lig. supraspinale
- Ilium: hinteres Drittel der Crista iliaca.

Ansatz
- Humerus: Sulcus intertubercularis, dista)
- tiefe Faszie des Oberarmes.

Beschreibung	Diese breite Muskelplatte bedeckt die Lumbalregion und den unteren Bereich der rückwärtigen Thoraxwand. Von dieser breiten Ursprungsfläche ausgehend vereinigen sich die Fasern am proximalen Humerus. Die obersten Fasern verlaufen fast horizontal über den Angulus inferior scapulae. Die untersten Fasern verlaufen fast vertikal.

Der Muskel verläuft spiralförmig um den unteren Rand des M. teres major und verdreht sich, so daß die oberen Fasern zuerst nach dorsal und dann nach caudal verlaufen. Die untersten, vertikal ausgerichteten Fasern verlaufen in ähnlicher Weise zuerst nach ventral und werden schließlich zu oberen Fasern.

Funktion

- Extension, Adduktion und Innenrotation der Schulter
- Hyperextension der Wirbelsäule wie beim Heben (beidseitig).

Der Muskel ist am kräftigsten bei Überkopfaktivitäten wie Schwimmen (Armzug nach unten), Klettern, Vorwärtsbewegung an Gehhilfen (Anhebung des Rumpfes an den Armen, z.B. Schultersenkung) oder beim Schaukeln.[18,19] Er ist sehr aktiv bei starker Ausatmung, z.B. beim Husten und Niesen und bei tiefer Einatmung.

Innervation

Rr. ventrales des N. thoracodorsalis (Anteil C6–C8).

131. M. pectoralis major

Ursprung

Pars clavicularis: vordere Fläche der sternalen Hälfte der Clavicula

Pars sternocostalis:

- die halbe Breite der ventralen Fläche des Sternum bis zur Ansatzstelle an der 6. Rippe
- Rippen: Knorpel aller echten Rippen außer der 1. Rippe und gelegentlich der 7. Rippe
- Aponeurose des M. obliquus externus abdominis.

Ansatz

Humerus: Sulcus intertubercularis, lateraler Rand.

Beschreibung

Dieser große, dicke, fächerförmige Muskel bedeckt den vorderen und oberen Brustkorb. Der M. pectoralis major bildet einen Teil der vorderen Achselfalte, die bei Abduktion deutlich ausgeprägt ist. Der Muskel hat zwei Anteile, die in der Achsel zusammenlaufen.

Die Fasern des Pars clavicularis verlaufen nach caudolateral zum Ansatz am Humerus. Die Fasern des Pars sternocostales verlaufen horizontal von der Mitte des Sternums und craniolateral von den Ansatzstellen an den Rippen aus. Die untersten Fasern verlaufen fast vertikal zur Achselhöhle. Beide Anteile inserieren in einer gemeinsamen Sehne am Humerus.

Funktion

- Adduktion der Schulter im Glenohumeralgelenk (gesamte Muskel bei fixierter proximaler Ansatzstelle)
- Innenrotation der Schulter
- Anhebung des Thorax bei forcierter Ausatmung bei fixierten Armen.

Fasern des Pars clavicularis:

- Innenrotation der Schulter

- Flexion der Schulter
- horizontale Adduktion der Schulter.

Fasern des Pars sternocostales:

- horizontale Adduktion der Schulter
- Extension der Schulter (mit der Schwerkraft und gemeinsam mit dem M. latissimus dorsi und dem M. teres major)
- zieht den Rumpf beim Klettern nach vorn und nach oben.

Innervation   Pars clavicularis: Nn. pectorales laterales (Anteil C5–C7).

Pars sternocostalis: Nn. pectorales mediales und laterales (Anteil C8–Th1).

Scapulohumeralmuskeln

Es gibt sechs Schultermuskeln, die von der Scapula bis zum Humerus ziehen. Die Mm. subclavius und coracobrachialis werden an dieser Stelle ebenfalls aufgeführt.

Diese Muskeln wirken alle auf die Schulter ein (Glenohumeralgelenk). Der größte dieser Gruppe, der M. deltoideus, hat außerdem Verbindung zur Clavicula und überdeckt die übrigen Muskeln.

132.   M. subclavius
133.   M. deltoideus
135.   M. supraspinatus
136.   M. infraspinatus
134.   M. subscapularis
138.   M. teres major
137.   M. teres minor
139.   M. coracobrachialis

132.   M. subclavius

Ursprung   Am Übergang 1. Rippe und Rippenknorpel.

Ansatz   Clavicula: untere Begrenzung, Mulde im mittleren Drittel.

Beschreibung   Dieser Muskel ist klein und länglich und liegt unterhalb der Clavikula zwischen ihr und der ersten Rippe. Seine Fasern verlaufen, den Formen der Clavicula folgend, nach craniolateral.

Funktion
- Senkung der Schulter (Hilfsmuskel)
- Senkung und Protraktion der Clavicula, wodurch sie bei Schulterbewegungen stabilisiert wird.

Innervation   N. subclavius (Anteil C5–C6).

133.   M. deltoideus

Ursprung   Pars clavicularis: vorn am lateralen Drittel der Clavicula

Pars acromialis: Acromion, Margo lateralis und obere Fläche der Scapula.

Pars spinalis: Spina am unteren, hinteren Rand der Scapula.

Ansatz	Humerus: Tuberositas deltoidea, seitlich am mittleren Schaft.
Beschreibung	Dieser große, gefiederte, dreieckige Muskel bedeckt die Schulter vorn, hinten und seitlich. Von seinem großflächigen Ursprung an der Scapula und Clavikula vereinigen sich seine Fasern am Ansatz am Humerus, wobei ein Teil der Fasern in die tiefe Faszie des Armes einstrahlt. Die vorderen Fasern verlaufen schräg nach dorsolateral, die mittleren vertikal nach unten und die hinteren schräg nach ventrolateral.

Funktion

- Schulterabduktion (Glenohumeralgelenk): hauptsächlich die mittleren, akromialen Fasern. Die vorderen und hinteren Fasern stabilisieren den Arm bei dieser Bewegung in der Mittelstellung
- Flexion und Innenrotation des Armes
- Extension und Außenrotation (hintere Fasern)
- Der M. deltoideus zieht den Humeruskopf nach cranial.

Innervation N. axillaris (Anteil C5–C6).

134. M. subscapularis

Ursprung

- Scapula: Fossa subscapularis und Mulde am Rand der Achsel
- Aponeurose, die den M. subscapularis vom M. teres major und M. triceps brachii (caput longum) trennt.

Ansatz Humerus: Tuberculum minus und ventrale Kapsel des Glenohumeralgelenks.

Beschreibung Dieser Muskel gehört zu den Muskeln der Rotatorenmanschette. Er ist ein großer, dreieckiger Muskel, der die Fossa subscapularis der Scapula ausfüllt. Die Ansatzsehne ist vom Scapulahals durch eine Bursa getrennt, die eigentlich eine Ausstülpung der Synovialfalte des Gelenkes darstellt. Varianten sind selten.

Funktion

- Innenrotation des Schultergelenks
- Stabilisierung des Glenohumeralgelenks bei Senkung des Humerus (hält den Humeruskopf in der Fossa glenoidale).

Innervation Nn. subscapularis (Anteil C5–C6).

135. M. supraspinatus

Ursprung

- Scapula: Fossa supraspinata, mediale zwei Drittel
- Fascia supraspinata.

Ansatz

- Humerus: Tuberculum majus, obere Facette
- Gelenkkapsel des Glenohumeralgelenks.

Beschreibung Dieser Muskel gehört zu den vier Muskeln der Rotatorenmanschette. Er füllt die Fossa supraspinata vollständig aus, und seine Fasern vereinigen sich in einer flachen Sehne, die das Glenohumeralgelenk auf dem Weg zur Ansatzstelle am Humerus überquert. Diese Sehne ist bei Rupturen der Rotatorenmanschette am häufigsten betroffen.

Funktion

- hält den Humeruskopf zusammen mit anderen Muskeln der Rotatorenmanschette in der Fossa glenoidale
- Schulterabduktion.

Innervation	Nn. subscapularis (Anteil C5–C6).

136. M. infraspinatus

Ursprung	• Scapula: Fossa infraspinata, mediale zwei Drittel • Fascia infraspinata.
Ansatz	Humerus: Tuberculum majus, mittlere Facette.
Beschreibung	Dieser Muskel nimmt den größten Teil der Fossa infraspinata ein. Die Muskelfasern vereinigen sich zur Ansatzsehne, die über die Margo lateralis scapulae und hinter der dorsalen Kapsel bis zum Humerus verläuft. Der M. infraspinatus ist der dritte Muskel der Rotatorenmanschette.
Funktion	• stabilisiert das Schultergelenk durch Andrücken des Humeruskopfes in die Fossa glenoidale • Außenrotation der Schulter.
Innervation	Nn. subscapularis (Anteil C5–C6).

137. M. teres minor

Ursprung	• Scapula: proximale $^2/_3$ der Margo lateralis scapulae • zwei Aponeurosen: eine trennt ihn vom M. teres major, die andere vom M. infraspinatus.
Ansatz	Humerus: Die oberen Fasern inserieren an der untersten Facette des Tuberculum majus und die unteren am Humerus unterhalb der Facette.
Beschreibung	Dieser Muskel hat eine längliche, zylindrische Form und verläuft von seinem Ursprung ausgehend nach lateral-cranial und inseriert als Sehne am Tuberculum majus. Der M. teres minor liegt caudal vom M. infraspinatus, die Fasern dieser beiden Muskeln verlaufen parallel. Er gehört zu den Muskeln der Rotatorenmanschette.
Funktion	• fixiert den Humeruskopf in der Fossa glenoidales und stabilisiert somit das Schultergelenk • Außenrotation der Schulter • Adduktion der Schulter (schwach).
Innervation	N. axillaris (Anteil C5–C6).

138. M. teres major

Ursprung	• Scapula: dorsale Fläche im Bereich des Angulus inferior scapulae an der Margo lateralis) • fibröse Septa zwischen diesem Muskel, dem M. teres minor und dem M. infraspinatus.
Ansatz	Humerus: Crista tuberculi minoris.
Beschreibung	Der M. teres major ist ein flacher, aber dicker Muskel, der nach lateral-cranial zum Humerus verläuft. Seine Sehne wird größtenteils von der des M. latissimus dorsi überlagert, und in der Regel vereinigen sie sich über eine kurze Strecke.

Funktion	• Adduktion und Extension der Schulter
	• Extension der Schulter aus einer flektierten Stellung
	• Innenrotation der Schulter.
Innervation	Unterer N. subscapularis.

139. M. coracobrachialis

Ursprung	• Scapula: Apex des Processus coracoideus
	• Septum intermuskulare.
Ansatz	Humerus: mittig entlang der medialen Kante des Schaftes.
Beschreibung	Der Muskel gehört zu den kleinsten Muskeln des Armes und erstreckt sich als kleine, rundliche Erhebung an seinem Mittelteil. Die Muskelfasern verlaufen entlang der Längsachse des Humerus.
Funktion	• Flexion des Armes
	• Adduktion des Armes.
Innervation	N. musculocutaneous (Anteil C6–C7).

Muskeln, die auf den Ellbogen wirken

140.	M. biceps brachii
141.	M. brachialis
142.	M. triceps brachii
143.	M. brachioradialis
144.	M. anconeus

140. M. biceps brachii

Ursprung	Caput breve: Processus coracoideus der Scapula.
	Caput longum: Tuberculum supraglenoidale der Scapula.
Ansatz	• Radius: Tuberositas radii
	• Aponeurosis M. bicipitis brachii, die sich mit der tiefen Faszie der Unterarmflexoren verbindet.
Beschreibung	Ein langer, zweiköpfiger Muskel an der vorderen Fläche des Armes. Die Ursprungssehne des Caput breve ist breit und flach. Die Sehne des Caput longum ist lang und schmal und verläuft bogenförmig über und um den Humeruskopf, bevor sie zum Muskelbauch wird. Die Muskelfasern von beiden Köpfen verlaufen annähernd parallel zur Längsachse des Humerus. Die beiden Muskelköpfe sind leicht voneinander zu unterscheiden, außer im distalen Anteil nahe dem Ellenbogengelenk, wo sie sich vereinigen, bevor sie in einer flachen Sehne enden.
	Die distale Sehne verläuft spiralförmig, so daß ihre vordere Fläche am Ansatz lateral liegt.
Funktion	Beide Köpfe:
	• Ellbogenflexion
	• Supination des Unterarmes (kräftig)
	• Flexion der Schulter (schwach).

Caput longum: fixiert und drückt den Humeruskopf bei Aktivität des M. deltoideus nach caudal in die Fossa glenoidale.

Innervation

N. musculocutaneous (Anteil C5–C6).

141. M. brachialis

Ursprung

- Humerus: distale zwei Drittel der vorderen Schaftfläche
- Septum intermusculare.

Ansatz

- Ulna: Tuberositas ulnae und Rauhigkeit am Processus coronoideus
- vorderes Band am Ellenbogengelenk.

Beschreibung

Er liegt auf der distalen Hälfte des Humerus vor dem Ellbogengelenk.

Funktion

Ellbogenflexion.

Innervation

N. musculocutaneous (Anteil C5–C6).

142. M. triceps brachii

Ursprung

Caput longum: Tuberositas infraglenoidale der Scapula.

Caput laterale:

- Humerus: schmaler, gerader, hinterer Grat am Schaft
- lateral am Septum intermusculare.

Caput mediale:

- Humerus: hintere Fläche, distal vom Sulcus n. radialis fast bis zur Trochlea humeri
- Septum intermusculare.

Ansatz

- Ulna: Olecranon, proximale, hintere Fläche
- Fascia antebrachialis.

Beschreibung

Der Muskel befindet sich im gesamten dorsalen Bereich des Armes in der Extensorenkammer. Er ist ein großer Muskel mit drei Köpfen: Caput longum, laterale und mediale. Alle Köpfe vereinigen sich in einer gemeinsamen Sehne, die in der Mitte des Muskels beginnt. Ein vierter Kopf ist nicht ungewöhnlich.

Funktion

- Ellenbogenextension
- Caput longum und laterale: insbesondere bei Extension gegen Widerstand aktiv
- Caput longum: Schulterextension und -adduktion (Hilfsmuskel).

Innervation

N. radialis (Anteil C7–C8).

143. M. brachioradialis

Ursprung

- Humerus: vorderer Bereich der proximalen zwei Drittel der lateralen Crista supracondylaris
- Septum intermusculare laterale.

Ansatz

Radius: laterale Fläche der Basis, proximal vom Processus styloideus.

Beschreibung

Dieser Muskel liegt auf der radialen Seite des Unterarmes am oberflächlichsten und bildet die laterale Begrenzung der Fossa olecrani. Er hat einen dünnen Muskelbauch, der bis zur Mitte des Unterarmes absteigt, wo seine lange flache Sehne entspringt und zum distalen Radius verläuft.

Funktion	Ellbogenflexion. Dieser Muskel hat sich aus den Extensormuskeln entwickelt und wird vom N. radialis versorgt. Er wirkt jedoch als Unterarmflexor. Er ist weniger aktiv, wenn der Unterarm völlig supiniert ist, weil er das Gelenk lateral und nicht ventral überquert.
Innervation	N. radialis (Anteil C5–C6, gelegentlich wird Innervation von C7 angeführt).

144. M. anconeus

Ursprung	• Humerus: Epicondylus lateralis von einer separaten Sehne • dorsaler Anteil: Kapsel des Ellbogengelenks.
Ansatz	Ulna: Olecranon, lateraler Bereich und dorsale Fläche des oberen Viertels.
Beschreibung	Der Muskel ist ein kleiner, dreieckiger Muskel auf der hinteren Fläche des Ellbogens. Seine Fasern verlaufen nach medial und über eine kurze Strecke abwärts bis zum Ansatz an der Ulna. Er wird als Fortsetzung des M. triceps brachii betrachtet.
Funktion	Ellbogenextension (Hilfsmuskel).
Innervation	N. radialis (Anteil C7–C8).

Muskeln, die auf den Unterarm wirken

145.	M. supinator
140.	M. biceps brachii (siehe Muskeln, die auf den Ellbogen wirken)
146.	M. pronator teres
147.	M. pronator quadratus

145. M. supinator

Ursprung	• Humerus: Epicondylus lateralis • Lig. collaterale radiale des Ellbogengelenks • Lig. annulare des Radioulnargelenks • Ulna: dorsale Fläche, Crista supinatoria.
Ansatz	Radius: • oberflächlicher Anteil: laterale Kante, Tuberositas radii • tiefer Anteil: mediale und hintere Kanten der Tuberositas radii und dorsale und mediale Flächen des oberen Drittels des Radius.
Beschreibung	Der Muskel ist ein breiter Muskel, dessen Fasern sich in zwei Anteilen um den oberen Anteil des Radius schlingen. Die zwei Anteile entspringen gemeinsam vom Epicondylus. Der oberflächliche Anteil entspringt von der Sehne und der tiefe Anteil von den Muskelfasern. Dieser Muskel kann unterschiedlich ausgeprägt sein.
Funktion	Supination des Unterarmes.
Innervation	N. radialis (Anteil C5–C6).

146. M. pronator teres

Ursprung

Caput humeri (oberflächlicher Anteil):

- distal von der Crista supracondylaris
- Epicondylus medialis
- gemeinsame Sehne der Flexoren.

Caput ulnae (tiefer Anteil): Processus coronoideus medial an der Ulna.

Ansatz

Radius: laterale Fläche in der Mitte des Schafts.

Beschreibung

Das Caput humeri ist viel größer. Das schmale Caput ulnae vereinigt sich mit dem Caput humeri in einem spitzem Winkel. Sie verlaufen gemeinsam schräg über den Unterarm und inserieren als flache Sehne nahe dem Radius. Den lateralen Rand dieses Muskels bildet der mediale Anteil der Fossa cubitali, direkt vor dem Ellbogengelenk gelegen.

Funktion

- Pronation des Unterarmes
- Ellbogenflexion (Hilfsmuskel).

Innervation

N. medianus (Anteil C6–C7).

147. M. pronator quadratus

Ursprung

- Ulna: vordere und mediale Flächen des distalen Viertels, und schräger ulnarer Grat
- Aponeurose im mittleren Drittel des Muskels.

Ansatz

Radius: vordere Fläche des distalen Viertels, tefere Fasern verlaufen zu einem schmalen dreieckigen Bereich oberhalb der Mulde an der Ulna.

Beschreibung

Dieser kleine, flache, vierseitige Muskel verläuft vor der ventralen Fläche der distalen Ulna bis zum distalen Radius. Seine Fasern sind horizontal ausgerichtet.

Funktion

Pronation des Unterarmes.

Innervation

N. medianus (Anteil C8–Th1).

Muskeln, die auf das Handgelenk wirken

148. M. extensor carpi radialis longus
149. M. extensor carpi radialis brevis
150. M. extensor carpi ulnaris
151. M. flexor carpi radialis
152. M. palmaris longus
153. M. flexor carpi ulnaris

148. M. extensor carpi radialis longus

Ursprung

- Humerus: distales Drittel der lateralen Crista supracondylaris
- Septum intermuskculare laterale
- gemeinsame Extensorensehne.

Ansatz

Os metacarpale II: dorsale Fläche der Basis auf der radialen Seite. Gelegentlich verläuft er zum Os metacarpale I und III.

Beschreibung	Der Muskel verläuft lateral vom M. brachioradialis. Die Muskelfasern gehen in der Mitte des Unterarmes in eine flache Sehne über.
Funktion	• Extension und Radialabduktion des Handgelenks • Synergist für die Fingerflexion durch Stabilisation das Handgelenks • Hilfsmuskel für die Ellenbogflexion.
Innervation	N. radialis (Anteil C6, Anteil C5 und C7 werden ebenfalls gelegentlich angeführt).

149. M. extensor carpi radialis brevis

Ursprung	• Humerus: Epiccondylus lateralis über die gemeinsame Extensorensehne • Lig. collaterale radiale des Ellbogengelenks • Aponeurose und Septum intermusculare.
Ansatz	Os metacarpale III: dorsale Fläche der Basis auf der radialen Seite auf oder gerade neben dem Processus styloideus. Einige Fasern verlaufen häufig zum Os metacarpale II.
Beschreibung	Dieser kurze, dicke Muskel liegt zum Teil unterhalb des M. extensor carpi radialis longus im oberen Bereich des Unterarms. Seine Muskelfasern enden in einer flachen Sehne oberhalb des Handgelenks. Diese Sehne verläuft neben der des M. extensor carpi radialis longus zum Handgelenk.
Funktion	• Handgelenksextension • Radialabduktion des Handgelenks (schwach) • Synergist für die Fingerflexion durch Stabilisierung des Handgelenks.
Innervation	N. radialis (Anteil C6–C7).

150. M. extensor carpi ulnaris

Ursprung	• Humerus: Epicondylus lateralis über die gemeinsame Extensorensehne • Ulna: dorsaler Rand über eine gemeinsame Aponeurose des M. flexor carpi ulnaris und M. digitorum profundus.
Ansatz	Os metacarpale V: Tuberculum auf der ulnaren Seite der Basis.
Beschreibung	Die Muskelfasern verlaufen dorsal auf der ulnaren Seite des Unterarmes und vereinigen sich mit einer Sehne, die sich im distalen Drittel des Unterarmes befindet. Diese Sehne liegt am weitesten medial auf dem Handrücken. Man kann sie lateral von der Mullde am hinteren Rand der Ulna palpieren.
Funktion	• Handgelenksextension • Ulnarabduktion des Handgelenks.
Innervation	N. radialis (tiefer Ast, Anteil C6–C8).

151. M. flexor carpi radialis

Ursprung	• Humerus: Epicondylus über eine gemeinsame Flexorensehne • Septum intermusculare • Fascia antebrachiale.
Ansatz	Ossa metacarpales II und III: Basen.

Beschreibung	Im Ursprungsbereich ist der Muskel schmal und sehnig und verläuft entlang des Unterarms zwischen dem M. pronator teres und dem M. palmaris longus. Er vergrößert sich und geht etwa auf Hälfte des Unterarms in eine Sehne über.

Funktion

- Handgelenksflexion
- Radialabduktion des Handgelenks
- Fingerextension (Sehnen-Aktivität)
- Ellbogenflexion (schwacher Hilfsmuskel)
- Pronation des Unterarms (schwacher Hilfsmuskel).

Innervation   N. medianus (Anteil C6–C7).

152. M. palmaris longus

Ursprung

- Humerus: Epicondylus medialis über eine gemeinsame Flexorensehne
- Septum intermusculare.

Ansatz

- Retinaculum flexorum (distal)
- Palmaraponeurose
- Gelegentlich verläuft ein Teil zu den kurzen Daumenmuskeln.

Beschreibung   Der Muskel ist ein schmaler, spindelförmiger Muskel, der in einer langen Sehne in der Mitte des Unterarms endet. Er ist sehr unterschiedlich ausgebildet und fehlt häufig.

Funktion

- Spannung der Fascia palmaris
- Handgelenksflexion (schwach)
- Ellbogenflexion (schwach).

Innervation   N. medianus (Anteil C6–C7).

153. M. flexor carpi ulnaris

Ursprung   Caput humeri: Epicondylus medialis humeri über eine gemeinsame Flexorensehne.

Caput ulnae:

- Ulna: Olecranon, Processus medialis und obere zwei Drittel des Schaftes über einer Aponeurose
- Septa intermusculares.

Ansatz

- Os pisiforme
- Hamulus ossis hamatum
- Os metacarpale V.

Beschreibung   Dieser Muskel liegt am weitesten ulnar von allen Flexoren des Unterarms. Das Caput humeri ist klein im Vergleich zu dem stark ausgeprägten Ursprung des Caput ulnae. Die beiden Köpfe sind über einen Sehnenbogen miteinander verbunden, unter dem der N. ulnaris verläuft. Die Muskelfasern enden in einer Sehne, die den ventrolateralen Rand der distalen Hälfte des Muskels fortsetzt.

Funktion	• Handgelenksflexion
	• Ulnarabduktion des Handgelenks
	• Ellbogenflexion (Hilfsmuskel).
Innervation	N. ulnaris (Anteil C8–Th1).

Muskeln, die auf die Finger wirken

154.   M. extensor digitorum

155.   M. extensor indicis

156.   M. flexor digitorum superficialis

157.   M. flexor digitorum profundus

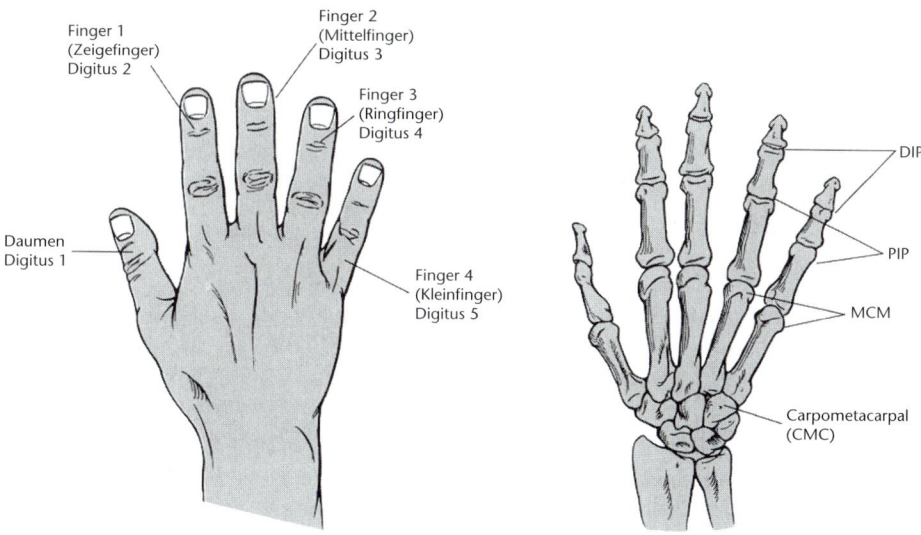

Abb. 9.5: Finger der Hand

154. M. extensor digitorum

Dieser Muskel ist der gemeinsame Extensor der Finger.

Ursprung	• Humerus: Epicondylus lateralis über eine gemeinsame Extensorensehne
	• Septa intermusculares
	• Fascia antebrachialis.
Ansatz	Der Muskel teilt sich distal in vier Sehnen, die in unterschiedlichen Variationen über sehnige Verbindungen am 2.–5. Finger ansetzen.

• mittlere Fasern: dorsal an der Basis aller Mittelphalangen

• laterale Fasern (zwei Bündel): dorsal an der Basis aller Endphalangesn über die Dorsalaponeurose.

Beschreibung

Dieser Muskel teilt sich oberhalb des Handgelenks in vier markante Sehnen die gemeinsam mit dem M. extensor indicis in einem Sehnenfach unterhalb des Retinaculum extensorum verlaufen. Auf dem Handrücken teilen sie sich, so daß zu jedem Finger eine Sehne verläuft. Die Sehne, die am Zeigefinger ansetzt, verläuft gemeinsam mit der Sehne des M. extensor indicis.

Die Sehnen setzen über eine Dorsalaponeurose an den proximalen Phalangen an. Sowohl die Fingerextensoren als auch die Mm. lumbricales und interossei sind in diese Dorsalaponeurose integriert.

Funktion

- Extension der MCP- und IP-Gelenke des 2.–5. Finger
  - direkt an den MCP-Gelenken
  - indirekt bei flektierten MCP-Gelenken an den IP-Gelenken
- Handgelenksextension (Hilfsmuskel)
- Abduktion und Extension des Ring-, Zeige- und Kleinfingers, keine Einwirkung auf den Mittelfinger.

Innervation

N. radialis (Anteil C6–C8).

155. M. extensor indicis

Ursprung

- Ulna: hintere Fläche des Schaftes, unterhalb des Ursprungs des M. extensor pollicis longus
- Membrana interossea.

Ansatz

2. Finger: Dorsalaponeurose.

Beschreibung

Der Muskel entspringt unterhalb des M. extensor pollicis longus und verläuft neben ihm bis zum Handgelenk. Nachdem er unterhalb des Retinaculum extensorum im Bereich des 2. Metacarpalköpfchens durchgelaufen ist, vereinigt er sich auf der ulnaren Seite mit der Sehne des M. extensor digitorum, und strahlt in die Extensorenhülle des 2. Fingers ein.

Funktion

- Extension des MCP-Gelenks des Zeigefingers
- mit den inneren Muskeln Extension der IP-Gelenke
- Adduktion des Zeigefingers (Hilfsmuskel)
- Handgelenksextension (Hilfsmuskel).

Innervation

N. radialis (Anteil C6–C7).

156. M. flexor digitorum superficialis

Ursprung

Caput humerale-ulnare:

- Humerus: Epicondylus mediale über eine gemeinsame Flexorensehne
- Ulna: Lig. collaterale ulnare des Ellenbogengelenkes
- Septa intermuskulares.

Caput radiale: Linea obliqua auf der ventralen Schaftfläche des Radius.

Ansatz

Mittelphalangen des 2.–5. Finger: seitlich über vier Sehnen.

Beschreibung

Dieser Muskel liegt tiefer als die anderen Unterarmflexoren, ist jedoch der größte oberflächlich gelegene Flexor. Er ist in zwei Faserbündel unterteilt, oberflächlich und tief. Die oberflächliche Schicht (mit dem Caput radiale verbunden) teilt sich in zwei Sehnen für den Mittel- und Ringfinger. Die tiefen Fasern teilen sich und verbinden sich mit den Sehnen des Zeige- und Ringfingers.

Die vier Sehnen verlaufen unterhalb des Retinaculum flexorum und sind paarweise angeordnet für den Mittel- und Ringfinger und für den Zeige- und Kleinfinger.

Die Sehnen teilen sich nochmals in der Handinnenfläche und setzen zwei- geteilt an den Basen der proximalen Phalangen an, so daß der M. flexor digitorum profundus an ihnen vorbei zu jedem Finger ziehen kann. Die Sehnen verbinden sich wieder und teilen sich nochmals, um auf beiden Seiten jeder Mittelphalange zu inserieren.

Der radiale Muskelkopf kann fehlen.

Funktion	• Flexion der PIP-Gelenke des 2.–5. Fingers
	• Flexion der MCP-Gelenke des 2.–5. Fingers (Hilfsmuskel)
	• Handgelenksflexion (Hilfsmuskel, insbesondere beim festen Zupacken).
Innervation	N. medianus (Anteil C7–C8).

157. M. flexor digitorum profundus

Ursprung
- Ulna: obere drei Viertel der vorderen und medialen Flächen des Schaftes und am Processus coronoideus
- Membrana interossea.

Ansatz

In vier Sehnen für den 2.–5. Finger: distale Phalangen und Basis.

Jede Sehne verläuft durch Öffnungen der sehnigen Verbindungen des M. flexor digitorum superficialis und inseriert an der Basis der distalen Phalangen jedes Fingers.

Beschreibung

Der Muskel liegt unterhalb der oberflächlichen Flexoren und an der ulnaren Seite des Unterarms. Die Muskelfasern enden in vier Sehnen unterhalb des mittleren Unterarms. Die Sehnen verlaufen zur Hand unterhalb des Lig. transversum carpale. Die Sehne des Zeigefingers ist deutlich erkennbar. Die Sehnen der anderen Finger sind dagegen bis in die Handinnenfläche hinein mit netzförmigem Bindegewebe und Sehnenschichten verbunden.

Nachdem sie durch die Sehnen des M. flexor digitorum superficialis getreten sind, erreichen sie ihre Ansatzstellen. Die vier Mm. lumbricales entspringen mit dem M. flexor digitorum profundus in der Handinnenfläche.

Funktion
- Flexion der DIP-Gelenke des 2.–5. Fingers
- Flexion der MCP- und PIP-Gelenke des 2.–5. Fingers (Hilfsmuskel)
- Handgelenksflexion (Hilfsmuskel).

Innervation
- N. medianus: Anteil C8–Th1 für den 2. und 3. Finger
- N. ulnaris: Anteil C8–Th1 für den 4. und 5. Finger.

Muskeln, die auf den Kleinfinger einwirken (Muskeln des Hypothenars)

158.   M. extensor digiti minimi

159.   M. abductor digiti minimi

160.   M. flexor digiti minimi brevis

161.   M. opponens digiti minimi

162.   M. palmaris brevis

158.   M. extensor digiti minimi

Ursprung
- Humerus: über eine gemeinsame Extensorensehne
- Septa intermusculares.

Ansatz

Proximale Phalanx des 5. Fingers (Kleinfinger) auf der radialen Seite. Der Muskel teilt sich proximal in zwei Sehnen, verläuft in die Dorsalaponeurose und vereinigt sich mit der Sehne des M. extensor digitorum.

Beschreibung

Der Muskel ist ein schmaler Extensorenmuskel, der medial vom M. extensor digitorum liegt. Er verläuft entlang des Unterarms zwischen dem M. extensor digitorum und dem M. extensor carpi ulnaris unterhalb des Retinaculum extensorum in einem eigenen Sehnenfach und spaltet sich in zwei Sehnen. Die laterale Sehne verbindet sich direkt mit der Sehne des M. extensor digitorum. Alle drei treffen sich in der Dorsalaponeurose und inserieren an der proximalen Phalanx des 5. Fingers.

Funktion
- Extension des MCP- und IP-Gelenks des 5. Fingers (Kleinfinger)
- Handgelenksextension (Hilfsmuskel)
- Abduktion des 5. Fingers (Hilfsmuskel).

Innervation

N. radialis (tiefer Ast, Anteil C6–C8).

159.   M. abductor digiti minimi

Ursprung
- Os pisiforme
- Sehne des M. flexor carpi ulnaris.

Ansatz
- 5. Finger: Basis der proximalen Phalanx auf der ulnaren Seite
- Dorsalaponeurose des M. extensor digiti minimi.

Beschreibung

Der Muskel befindet sich am ulnaren Rand der Handinnenfläche.

Funktion
- Abduktion des 5. Fingers vom Ringfinger
- Flexion der proximalen Phalangen des 5. Fingers im MCP-Gelenk
- Opposition des 5. Fingers (Hilfsmuskel).

Innervation

N. ulnaris (Anteil C8–Th1).

160.   M. flexor digiti minimi brevis

Ursprung
- Hamulus ossis hamatum
- Retinaculum flexorum.

Ansatz

5. Finger: ulnare Seite der Basis der proximalen Phalanx.

Beschreibung	Dieser kurzer Flexor des Kleinfingers liegt in der gleichen Ebene wie der M. abductor digiti minimi auf seiner radialen Seite.
Funktion	• Flexion des Kleinfingers im MCP-Gelenk • Opposition (Hilfsmuskel).
Innervation	N. ulnaris (Anteil C8–Th1).

161. M. opponens digiti minimi

Ursprung	• Hamulus ossis hamatum • Retinaculum flexorum.
Ansatz	Os metacarpale V: entlang des gesamten ulnaren Randes.
Beschreibung	Der Muskel ist ein dreieckiger Muskel, der tief unterhalb der Mm. abductor und flexor digiti minimi liegt. Er ist für gewöhnlich mit diesen Muskeln verwachsen.
Funktion	Opposition des Kleinfingers zum Daumen: Abduktion, Flexion und Außenrotation, was die Hohlhand vertieft.
Innervation	N. ulnaris (Anteil C8–Th1).

162. M. palmaris brevis

Ursprung	Retinaculum flexorum und Palmaraponeurose.
Ansatz	Haut am ulnaren Rand der Hohlhand.
Beschreibung	Der Muskel ist ein dünner, oberflächlich gelegener Muskel, dessen Fasern direkt nach lateral über die Erhebung des Hypothenars verlaufen.
Funktion	Er zieht die Haut auf der ulnaren Handkante zur Handinnenfläche. Dadurch wird das Hypothenar erhöht, was möglicherweise die Greiffunktion unterstützt.
Innervation	N. ulnaris (Anteil C8–Th1).

Innere Handmuskeln

163. Mm. lumbricales
164. Mm. interossei dorsales
165. Mm. interossei palmares

163. Mm. lumbricales (Abb. 9.7)

Ursprung	• Sehnen des M. flexor digitorum profundus • Mm. lumbricales I und II: Sie entspringen einköpfig an der radialen und palmaren Fläche der Sehnen des M. flexor digitorum profundus, die zum 2. und 3. Finger führt • Mm. lumbricales III und IV: Sie entspringen zweiköpfig von den nebeneinander liegenden Sehnen des M. flexor digitorum profundus, die zum 3.–5. Finger führen.
Ansatz	M. extensor digitorum (Dorsalaponeurose). Jeder Muskel erstreckt sich nach distal zur radialen Seite des entsprechenden Fingers. Uneinheitlich.

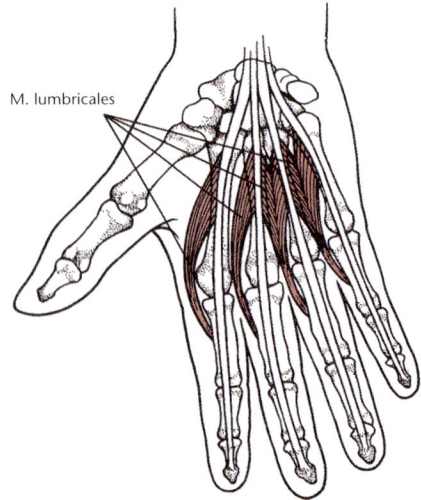

M. lumbricales

Abb. 9.7: Mm. lumbricales, palmare Ansicht

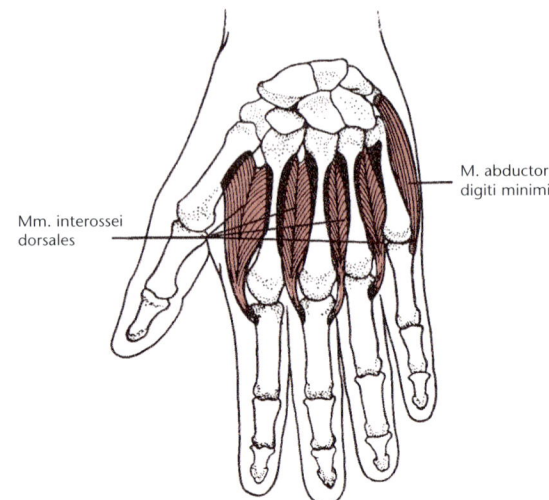

M. abductor digiti minimi

Mm. interossei dorsales

Abb. 9.8: Mm. interossei dorsales, dorsale Ansicht

Beschreibung

Diese vier kleinen Muskeln entspringen an der Sehne des M. flexor digitorum profundus und verlaufen zu den Metacarpalknochen.

Sie sind einfach oder zweifach gefiedert und erstrecken sich zu den Mittelphalangen des 2.–5. Fingers, wo sie in die Dorsalaponeurose an der radialen Seite jedes Fingers einstrahlen (Abb. 9.7). Die Mm. lumbricales verbinden die Flexorsehnen mit den Extensorensehnen. Die genauen Ansatzstellen sind sehr uneinheitlich. Daraus ergibt sich eine Vielfalt an Bewegungsmöglichkeiten und unterschiedliche Beschreibungen.[19]

Funktion

Flexion der MCP-Gelenke des 2.–5. Fingers und gleichzeitige Extension der IP-Gelenke.

Innervation

- Mm. lumbricales I und II: N. medianus (Anteil C8–Th1)
- Mm. lumbricales III und IV: N. ulnaris (Anteil C8–Th1). Der M. lumbricales III wird entweder vom N. ulnaris und N. medianus gemeinsam oder ausschließlich vom N. medianus versorgt.

164. Mm. interossei dorsales (Abb. 9.8)

Ursprung

M. interosseus dorsalis I (= M. abductor indicis):

- Caput laterale: Os metacarpale I (Daumen), proximale Hälfte des ulnaren Randes
- Caput mediale: Os metacarpale II (Zeigefinger), gesamter radialer Rand.

M. interosseus dorsalis II: benachbarte Seiten der Metacarpalknochen II und III.

M. interosseus dorsalis III: benachbarte Seiten des Metacarpalknochens III und IV.

M. interosseus dorsalis IV: benachbarte Seiten der Metacarpalknochen IV und V.

Ansatz

M. interosseus dorsalis I (= M. abductor indicis):

- Zeigefinger (2. Finger): proximale Phalanx, Basis auf der radialen Seite
- Kapsel des 2. MCP-Gelenks.

M. interosseus dorsalis II: radiale Seite der proximalen Phalanx des Mittelfingers.

M. interosseus dorsalis III:

- Mittelfinger: ulnare Seite der proximalen Phalanx
- Dorsalaponeurose.

M. interosseus dorsalis IV:

- Ringfinger: ulnare Seite der proximalen Phalanx
- Dorsalaponeurose.

Beschreibung

Diese Muskelgruppe umfaßt vier zweifiedrige Muskeln (Abb. 9.8). Im allgemeinen entspringen sie zweiköpfig an den benachbarten Metacarpalknochen, aber primär an dem Metacarpalknochen, an dem sie distal inserieren. Sie setzen an der Basis der proximalen Phalangen an.

Funktion

- Abduktion der Finger von der Längsachse des Mittelfingers weg
- Flexion der MCP-Gelenke (Hilfsmuskel)
- Extension der IP-Gelenke (Hilfsmuskel)
- Daumenadduktion (Hilfsmuskel).

Innervation

N. ulnaris (Anteil C8–Th1).

165. Mm. interossei palmares (Abb. 9-9)

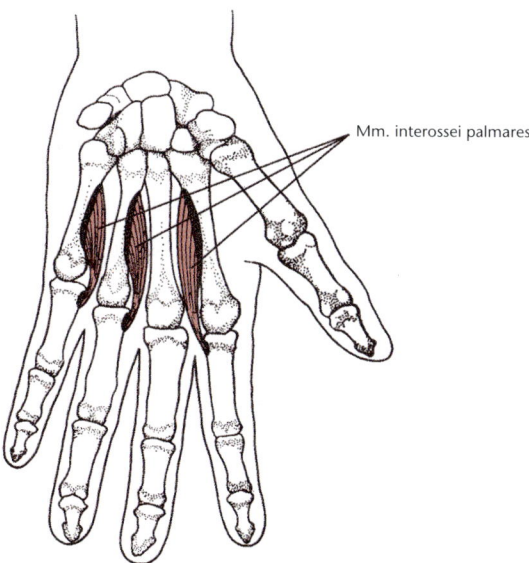

Abb. 9.9: Mm. interossei palmares, palmare Ansicht

Ursprung　　　　　M. interosseus palmaris I: gesamte ulnare Seite des Os metacarpale II.

M. interosseus palmaris II: gesamte radiale Seite des Os metacarpale IV.

M. interossei palmares III: gesamte radiale Seite des Os metacarpale V.

Ansatz　　　　　M. interosseus palmaris I:

- Zeigefinger: Basis der proximalen Phalanx, ulnare Seite
- Dorsalaponeurose.

M. interosseus palmaris II:

- Ringfinger: Basis der proximalen Phalanx, radiale Seite
- Dorsalaponeurose.

M. interossei palmares III:

- Kleinfinger: Basis desr proximalen Phalanx, radiale Seite
- Dorsalaponeurose.

Beschreibung　　　Die Mm. interossei palmares sind kleiner als die Mm. interossei dorsales. Sie befinden sich an der palmaren Fläche der Hand an den Metacarpalknochen. Drei Mm. interossei palmares sind stark ausgeprägt (Abb. 9.9). Manche Autoren beschreiben einen vierten M. interosseus palmaris und kennzeichnen ihn mit der Nummer1 für seine Verbindung zum Daumen. Wenn dieser Muskel vorhanden ist, werden die anderen mit 2, 3 und 4 gekennzeichnet. Wenn der M. interosseus palmaris des Daumens vorhanden ist, befindet er sich an der ulnaren Seite des Metacarpalknochens an der proximalen Phalanx. Andere Autoren (uns eingeschlossen) betrachten den M. interosseus des Daumens als Teil des M. adductor pollicis.

Der Mittelfinger besitzt keinen M. interosseus.

Funktion

- Adduktion von Zeige-, Ring und Kleinfinger an die Längsachse des Mittelfingers
- Flexion der MCP-Gelenke (Hilfsmuskel)
- Extension der IP-Gelenke (Hilfsmuskel).

Innervation　　　N. ulnaris (Anteil C8–Th1).

Muskeln, die auf den Daumen wirken

166.　M. abductor pollicis longus
167.　M. extensor pollicis longus
168.　M. extensor pollicis brevis
169.　M. flexor pollicis longus
171.　M. abductor pollicis brevis
172.　M. opponens pollicis
170.　M. flexor pollicis brevis
173.　M. adductor pollicis

166. M. abductor pollicis longus

Ursprung
- Ulna: hintere Fläche des Schaftes
- Radius: mittleres Drittel der hinteren Schaftfläche.

Ansatz
- Os metacarpale I: radiale Seite der Basis
- Os trapezium.

Beschreibung
Dieser Muskel liegt unterhalb des M. supinator und ist manchmal mit ihm verwachsen. Er verläuft schräg nach caudolateral und endet am Handgelenk als Sehne. Die Sehne verläuft in einer Mulde auf der lateralen Seite des distalen Radius zusammen mit der Sehne des M. extensor pollicis brevis. Seine Sehne ist für gewöhnlich gespalten. Ein Strang ist an der radialen Seite des Os metacarpale I befestigt, die andere am Os trapezium.

Funktion
- Abduktion und Extension des Daumens am Carpometacarpalgelenk (CMC)
- Radialabduktion des Handgelenks
- Flexion des Handgelenks (schwach).

Innervation
N. radialis (Anteil C6–C7, gelegentlich C8 über N. interosseus posterior).

167. M. extensor pollicis longus

Ursprung
- Ulna: posterolaterale Fläche des mittleren Schafts
- Membrana interossea.

Ansatz
Daumen: dorsal an der Basis der distalen Phalanx.

Beschreibung
Dieser Muskel entspringt distal vom M. abductor pollicis longus und verläuft nach caudolateral in eine Sehne, die in einer schmalen, schrägen Mulde über den distalen Radius zieht. Er verläuft schräg über den Extensorensehnen und trennt sich vom M. extensor pollicis brevis. Bei Extension des Daumens ist er als radiale Begrenzung einer dreieckigen Mulde, der anatomischen „Tabatiere", zu erkennen.

Er ist größer als der M. extensor pollicis brevis.

Funktion
- Extension des Daumens: IP-, MCP- und CMC-Gelenke
- Radialabduktion des Handgelenks (Hilfsmuskel).

Innervation
N. radialis (Anteil C6–C8 über N. interosseus posterior).

168. M. extensor pollicis brevis

Ursprung
- Radius: hintere Fläche des Schaftes
- Membrana interossea.

Ansatz
Daumen: Basis der proximalen Phalanx auf der dorsalen Fläche). Ansatz an der distalen Phalanx über die Sehne des M. extensor pollicis longus ist häufig.

Beschreibung
Der Muskel entspringt distal vom M. abductor pollicis longus und liegt medial von ihm. Die beiden Muskeln verlaufen zusammen, und ihre Sehnen passieren dieselbe Mulde an der lateralen Seite des distalen Radius. Häufig ist der Extensor pollicis brevis sogar mit dem M. abductor pollicis verbunden. Er kann auch völlig fehlen.

Funktion	• Extension des MCP-Gelenks des Daumens
	• Extension und Abduktion des 1. CMC-Gelenks des Daumens
	• Radialabduktion des Handgelenks (Hilfsmuskel).
Innervation	N. radialis (Anteil C6–C7, gelegentlich C8).

169. M. flexor pollicis longus

Ursprung	• Radius: Mulde an der vorderen Fläche der mittleren Schafthälfte
	• Membrana interossea
	• Ulna: Processus coronoideus, variabel
	• Humerus: Epicondylus medialis, variabel.
Ansatz	Daumen: Basis der distalen Phalanx, palmare Fläche.
Beschreibung	Der Muskel verläuft auf der radialen Seite des Unterarms in einer Ebene mit dem M. flexor digitorum profundus, jedoch lateral von ihm.
Funktion	• Flexion des IP-Gelenks des Daumens
	• Flexion der MCP- und CMC-Gelenke des Daumens (Hilfsmuskel)
	• Flexion des Handgelenks (Hilfsmuskel).
Innervation	N. medianus: Ast des N. interosseus anterior (Anteil C8–Th1).

170. M. flexor pollicis brevis

Ursprung	Caput superficiale:
	• Retinaculum flexorum: distaler Rand
	• Os trapezium: Tuberculum.
	Caput profundum:
	• Os trapezoideum
	• Os capitatum.
Ansatz	• Daumen: Basis der proximalen Phalanx an der radialen Seite
	• Dorsalaponeurose.
Beschreibung	Das Caput superficiale verläuft mehr lateral, zusammen mit dem M. flexor pollicis longus. Seine Ansatzsehne umschließt das radiale Sesambein an der Stelle, wo sie sich sich mit der Sehne des Caput profundum vereinigt. Das Caput profundum fehlt gelegentlich.
Funktion	• Flexion der MCP- und CMC-Gelenke des Daumens
	• Opposition des Daumens (Hilfsmuskel).
Innervation	Caput superficiale: N. medianus (Anteil C8–Th1)
	Caput profundum: N. ulnaris (Anteil C8–Th1).

171. M. abductor pollicis brevis

Ursprung	• Retinaculum flexorum
	• Os scaphoideum: Tuberculum
	• Os trapezium: Tuberculum.
Ansatz	• Daumen: proximale Phalanx, radiale Seite der Basis
	• Dorsalaponeurose.

Beschreibung	Dies ist der oberflächlichste Muskel an der radialen Seite des Thenars.
Funktion	• Abduktion der CMC- und MCP-Gelenke in einer Ebene 90° von der palmaren Handfläche • Opposition des Daumens (Hilfsmuskel) • Extension des IP-Gelenks (Hilfsmuskel).
Innervation	N. medianus (Anteil C8–Th1).

172. M. opponens pollicis

Ursprung	• Os trapezium: Tuberculum • Retinaculum flexorum.
Absatz:	Os metacarpale I: entlang der gesamten radialen Schaftfläche.
Beschreibung	Der Muskel ist ein kleiner dreieckiger Muskel, der unterhalb des M. abductor pollicis liegt.
Funktion	• Flexion des CMC-Gelenks nach medial über die Handinnenfläche • Abduktion des CMC-Gelenks • Innenrotation des CMC-Gelenks. Diese Bewegungen finden gleichzeitig statt im Zuge der Oppositionsbewegung, durch die der Daumen mit der palmaren Fläche eines jeden der anderen Finger (Kuppen) in Kontakt kommt.
Innervation	N. medianus (Anteil C8–Th1).

173. M. adductor pollicis

Ursprung	Caput obliquum: • Os capitatum • Os metacarpale II und III: Basen • Lig. carpi radiatum • Sehnenscheide des M. flexor carpi radialis • Retinaculum flexorum (kleiner Anteil). Caput transversum: distale zwei Drittel der palmaren Fläche des Os metacarpale III.
Ansatz	Beide Köpfe: proximale Phalanx und ulnare Seite der Basis des Daumens.
Beschreibung	Die Fasern des Caput obliquum verlaufen schräg nach unten über die Schwimmhautfalte des Daumens und bilden eine Sehne, die ein Sesambein umschließt, bevor sie sich mit dem Caput transversum vereinigt. Das tiefer gelegene Caput transversum (tiefster Muskel des Thenars) ist dreiekkig. Die beiden Köpfe sind recht unterschiedlich groß.
Funktion	• Adduktion des CMC-Gelenks des Daumens: nähert den Daumen der Handinnenfläche an • Adduktion und Flexion des MCP-Gelenks (Hilfsmuskel).
Innervation	N. ulnaris (Anteil C8–Th1).

9.3.5   Untere Extremität

Hüftmuskulatur

174.   M. psoas major

175.   M. psoas minor

176.   M. iliacus

177.   M. pectineus

178.   M. gracilis

179.   M. adductor longus

180.   M. adductor brevis

181.   M. adductor magnus

182.   M. glutaeus maximus

183.   M. glutaeus medius

184.   M. glutaeus minimus

185.   M. tensor fasciae latae

186.   M. piriformis

187.   M. obturatorius internus

188.   M. obturatorius externus

189.   M. gemellus superior

190.   M. gemellus inferior

191.   M. quadratus femoris

192.   M. biceps femoris (Caput longum)

193.   M. semitendinosus

194.   M. semimembranosus

195.   M. sartorius

174. M. psoas major

Ursprung
- L1–L5: unterer Rand der Processus transversi
- Th12–L5: Wirbelkörper und dazwischenliegende Bandscheiben
- sehnige Bögen über den Lendenwirbelkörpern.

Ansatz   Femur: Trochanter minor.

Beschreibung   Ein langer Muskel, der neben der Lendenwirbelsäule liegt. Seine Fasern verlaufen nach caudolateral. In seinem Verlauf im Bereich des Beckeneingangs wird er kleiner. Er verläuft vor dem Hüftgelenk, vereinigt sich mit der Sehne des M. iliacus und inseriert am Trochanter minor.

Dieser Muskel wird wegen seiner Vereinigung mit dem M. iliacus auch als M. iliopsoas bezeichnet.

Funktion
- bei fixiertem Ursprung: flektiert die Hüfte (zusammen mit M. iliacus)[21]
- bei fixiertem Ansatz: Rumpfflexion (zusammen mit M. iliacus)
- Außenrotation der Hüfte
- Flexion der Lendenwirbelsäule (beidseitig)
- Lateralflexion der Lendenwirbelsäule zur gleichen Seite (einseitig).

Innervation	Plexus lumbalis mit Fasern von L2–L4 (Rami ventrales).

175. M. psoas minor

Ursprung	Th12–L1: Seite der Wirbelkörper und dazwischenliegende Bandscheiben.
Ansatz	• Ilium: Eminentia iliopectinea und Linea terminalis (Linea pectinea) auf der Innenfläche des Beckens • Fascia iliaca.
Beschreibung	Der Muskel liegt als langer, dünner Muskelbauch vor dem M. psoas major und kleidet die hintere Bauchwand aus. Seine lange, flache Sehne zieht zum Ilium. Dieser Muskel ist häufig nicht vorhanden.
Funktion	Flexion des Rumpfes und der Lendenwirbelsäule (beidseitig, schwach).
Innervation	R. muscularis L1.

176. M. iliacus

Ursprung	• Ilium: obere $^2/_3$ der Fossa iliaca • Crista iliaca: Labium mediale • Ligg. sacroiliaca anterior und iliolumbale.
Ansatz	Femur: über die Sehne des M. psoas major am Trochanter minor und am Femurschaft unterhalb des Trochanter minor.
Beschreibung	Ein breiter flacher Muskel, der die Fossa iliaca ausfüllt. Er zieht entlang der Fossa nach unten und vereinigt sich lateral mit der Sehne des M. psoas major.
Funktion	• Hüftflexion (gemeinsam mit M. psoas major) • Rumpfflexion (gemeinsam mit M. psoas major) • Außenrotation der Hüfte.
Innervation	N. femoralis (Anteil L2–L3).

177. M. pectineus

Ursprung	• Pecten ossis pubis: zwischen der Eminentia iliopubica und dem Tuberculum pubicum • Fascia anterior.
Ansatz	Femur: Linea pectinea auf der hinteren Fläche.
Beschreibung	Ein flacher Muskel der im oberen medialen Oberschenkelbereich einen Teil des Triangulum femorale bildet.
Funktion	• Hüftadduktion • Hüftflexion (Hilfsmuskel).
Innervation	N. femoralis (Anteil L2–L4), gelegentlich vom R. anterior des N. obturatorius, falls vorhanden.

178. M. gracilis

Ursprung	Ramus inferior ossis pubis: in der Nähe der Symphyse.
Ansatz	Tibia: mediale Schaftfläche unterhalb des Condylus tibiae.

Beschreibung	Ein dünner breiter Muskel, der oberflächlich am medialen Oberschenkel liegt und distal schmaler wird. Seine Fasern verlaufen vertikal und gehen in eine Endsehne über, die hinter dem Condylus medialis femoris und dem Condylus medialis tibiae verläuft. Seine Sehne verläuft gemeinsam mit zwei anderen (M. sartorius und M. semitendinosus), die sich vereinigen und das Pes anserinus bilden.
Funktion	• Hüftabduktion • Knieflexion • Innenrotation des Knies (Hilfsmuskel).
Innervation	N. obturatorius: R. anterior (Anteil L2–L3).

179. M. adductor longus

Ursprung	Os pubis: ventral der Symphysis pubica und des Ramus superior.
Ansatz	Femur: über eine Aponeurose am mittleren Drittel des Labium mediale lineae asperae.
Beschreibung	Dieser Muskel liegt unter den Adduktoren am weitesten ventral. Er entspringt als schmale Sehne und entfaltet sich in seinem Verlauf nach dorsolateral zu einem breiten Muskelbauch. Er inseriert am Femur.
Funktion	• Hüftadduktion • Hüftflexion (Hilfsmuskel) • Hüftrotation (abhängig von der Position des Oberschenkels) • Außenrotation der Hüfte (bei extendierter Hüfte als Hilfsmuskel).
Innervation	N. obturatorius: R. anterior (Anteil L2–L4).

180. M. adductor brevis

Ursprung	Os pubis: Ramus inferior.
Ansatz	Femur: proximales Drittel des Labrum mediale der Linea aspera und distal an der Linea pectinea.
Beschreibung	Dieser Muskel liegt unterhalb des M. pectineus und des M. adductor longus. Seine Fasern verbreitern sich im Verlauf nach distal und dorsolateral.
Funktion	• Hüftadduktion • Hüftflexion.
Innervation	N. obturatorius (Anteil L2–L4).

181. M. adductor magnus

Ursprung	• Os pubis: Ramus inferior • Os ischiadicum: Ramus inferior und am unteren, lateralen Rand der Tuberositas ischiadica.
Ansatz	Femur: gesamte Länge der Linea aspera über eine Aponeurose, Linea supracondylaris medialis, Tuberculum adductorium am Condylus medialis. Gelegentlich inserieren die Fasern, die vom Ramus ossis pubis entspringen, auf einer Linie, die vom Trochanter major zur Linea aspera verläuft, und bilden scheinbar einen separaten Muskel. Er wird gelegentlich als M. adductor minimus bezeichnet.

Beschreibung	Dies ist der größte Muskel der Adduktorengruppe. Er liegt am medialen Oberschenkel und erscheint als drei markante Muskelbündel. Die obersten Fasern entspringen als kurze, horizontal verlaufende Fasern vom Ramus ossis pubis. Die medialen Fasern verlaufen caudolateral. Das am weitesten distale Bündel verläuft fast vertikal in eine Sehne am distalen Drittel des Oberschenkels.

Funktion.
- Hüftadduktion
- untere Fasern: Hüftextension
- obere Fasern: Hüftflexion (schwach).
- Rotation der Hüfte (abhängig von der Position des Oberschenkels).

Innervation
- obere und mittlere Fasern: N. obturatorius (R. posterior, Anteil L2–L4)
- untere Fasern: N. ischiadicus (Anteil L4–S1).

182. M. glutaeus maximus

Ursprung
- Ilium: Linea glutaea posterior und Crista
- Os sacrum: hintere Fläche
- Os coccygis: dorsal
- Aponeurose des Erector spinae
- Lig. sacrotuberale.

Ansatz
- Tractus iliotibialis der Fascia lata
- Femur: Tuberositas glutaea.

Beschreibung

Der M. glutaeus maximus ist der größte der Glutealmuskeln. Er liegt am nächsten unter der Oberfläche und bildet das Gesäß. Seine Fasern verlaufen nach caudolateral und setzen breitflächig am kräftigen, sehnigen Tractus iliotibialis an.

Funktion
- Hüftextension (kräftig)
- Außenrotation der Hüfte
- Rumpfextension (bei fixiertem Ansatz)
- Hüftabduktion (obere Fasern)
- Hüftadduktion (untere Fasern)
- stabilisiert das Knie über seinen Ansatz am Tractus iliotibialis.

Innervation

N. glutaeus inferior (Anteil L5–S2).

183. M. glutaeus medius

Ursprung
- Ilium: äußere Fläche zwischen der Linea glutaea anterior und posterior
- Glutaealaponeurose.

Ansatz

Femur: Trochanter major, schräger Grat der lateralen Fläche.

Beschreibung

Die hinteren Fasern des M. glutaeus medius liegen unterhalb des M. glutaeus maximus. Die vorderen zwei Drittel der Fasern von einer Fascie überdeckt (Glutaealaponeurose). Er liegt an der Außenfläche des Beckens.

Funktion	• aus allen Positionen: Hüftabduktion
	• vordere Fasern: Innenrotation der Hüfte
	• hintere Fasern: Außenrotation der Hüfte
	• Hüftflexion (vordere Fasern) und Hüftextension (hintere Fasern) als Hilfsfunktion.

Der M. glutaeus medius unterstützt die aufrechte Haltung beim Gehen. Während der Standbeinphase, wenn sich das Schwungbein vom Boden hebt, lastet das ganze Körpergewicht auf dem Standbein. Dadurch würde das Becken auf der Schwungbeinseite nach unten gezogen, was jedoch die Aktivität des M. glutaeus medius auf der Standbeinseite verhindert. Bei Schwäche des Muskels neigt sich der Rumpf bei jedem Schritt zur schwachen Seite (Lateralflexion), um Balance zu halten Eine bewußte Kompensation des positiven Trendelenburg-Zeichens. Man bezeichnet dies als M.-glutaeus-medius-Zeichen oder -Hinken.

Wenn das positive Trendelenburg-Zeichen nicht kompensiert wird, sinkt das Becken zur contralateralen Seite ab. Dies ist das sog. Trendelenburg-Hinken.

Innervation	N. glutaeus superior (Anteil L4–S1).

184. M. glutaeus minimus

Ursprung	Ilium: äußere Fläche zwischen der Linea glutaea anterior und inferior; Mulde des N. ischiadicus.
Ansatz	• Femur: Trochanter major, vorderer Rand
	• Kapsel des Hüftgelenks.
Beschreibung	Der M. glutaeus minimus ist der kleinste der Glutaealmuskeln und liegt direkt unterhalb des M. glutaeus medius. Seine Fasern verlaufen fächerförmig schräg nach lateral und caudal. Sie konvergieren am Trochanter major des Femur.
Funktion	• Hüftabduktion
	• Hüftinnenrotation.
Innervation	N. glutaeus superior (Anteil L4–S1).

185. M. tensor fasciae latae

Ursprung	• Ilium: Crista iliaca, vordere Fläche des äußeren Labium, Crista iliaca superior anterior
	• tiefe Schicht: Fascia lata.
Ansatz	Tractus iliotibialis.
Beschreibung	Der M. tensor fasciae latae verläuft abwärts zwischen den tiefen und oberflächlichen Schichten des Tractus iliotibialis und ist mit ihm verwachsen. Der Muskelbauch kann sehr unterschiedlich lang sein. Der Muskel liegt an der Oberfläche, zwischen vorderem und lateralem Oberschenkel.
Funktion	• Hüftflexion
	• Hüftabduktion
	• Hüftinnenrotation

- Knieflexionbei Flexion des Knies über 30° (als Hilfsmuskel über den Tractus Iliotibialis)
- Außenrotation des Knies (Hilfsmuskel).

Innervation	N. glutaeus superior (Anteil L4–S1).

186. M. piriformis

Ursprung	• Os sacrum: vordere Zacken an den Knochen zwischen den 1.–4. Foramina sacralia
	• Os ilium: obere Begrenzung der Incisura ischiadica major
	• Lig. sacrotuberale: Facies pelvina.
Ansatz	Femur: Trochanter major; oberer Rand des medialen Bereichs.
Beschreibung	Der Muskel verläuft parallel zum hinteren Rand des M. glutaeus medius hinter dem Hüftgelenk und liegt an der hinteren Beckenwand. Der breite Muskelbauch verengt sich, läuft durch das Foramen ischiadicum und inseriert am Trochanter major. Die Ansatzsehne verschmilzt oft teilweise zu einer gemeinsamen Sehne mit dem M. obturator internus und der Mm. gemelli.
Funktion	Außenrotation der Hüfte.
Innervation	Rr. musculares (S1–S2).

187. M. obturatorius internus

Ursprung	• Becken: entlang des größten Teils des Randes vom Foramen obturatorium; vom Beckenkamm bis oben am Foramen ischiadicum und unten am Foramen obturatorium
	• Os ischiadicum: Ramus
	• Os pubis: Ramus inferior
	• Membrana obturatoria: Facies pelvina
	• Fascia obturatoria.
Ansatz	Femur: Trochanter major, mediale Fläche proximal der Fossa trochanterica.
Beschreibung	Der Muskel liegt innen an den knöchernen Verbindungen des Beckens und außen hinter dem Hüftgelenk. Seine Fasern laufen im Foramen ischiadicum minus zusammen und schlingen sich hinter dem Tuber ischiadicum durch, das als Zugvorrichtung wirkt. Er verläßt das Becken durch das Foramen ischiadicum minus, kreuzt die Kapsel des Hüftgelenks und setzt am Trochanter major an.
Funktion	• Außenrotation der Hüfte
	• Abduktion der flektierten Hüfte (Hilfsmuskel).
Innervation	N. obturatorius internus (Anteil L5–S2).

188. M. obturatorius externus

Ursprung	• Os pubis und Ramus ossis ischii: medialer Rand des Foramen obturatorium
	• Membrana obturatoria: äußere Fläche.
Ansatz	Femur: Fossa trochanterica.

Beschreibung	Dieser flache dreieckige Muskel bedeckt die äußere Fläche der vorderen Beckenwand. Er hat einen breitflächigen Ursprung am medialen Rand des Foramen obturatorium. Seine Fasern verlaufen spiralförmig nach hinten und lateral in eine Sehne hinter dem Femurhals und inserieren an der Fossa trochanterica.
	Dieser Muskel, wie auch die anderen kleinen Außenrotatoren, hat wahrscheinlich mehr Haltefunktion als primäre Bewegungsfunktionen.
Funktion	• Außenrotation der Hüfte
	• Hüftadduktion (Hilfsmuskel).
Innervation	N. obturatorius (Anteil L3–L4).

189. M. gemellus superior

Ursprung	Spina ischiadica: Glutaealfläche.
Ansatz	Femur: Trochanter major.
Beschreibung	Der Muskel liegt parallel und oberhalb der Sehne des M. obturatorius internus, mit dem er sich vereinigt. Er ist nicht immer vorhanden.
Funktion	• Hüftaußenrotation
	• Hüftabduktion (Hilfsmuskel).
Innervation	N. obturatorius internus (Anteil L5–S2).

190. M. gemellus inferior

Ursprung	Os ischiadicum: obere Fläche des Tuber ischiadicum.
Ansatz	Femur: Trochanter major.
Beschreibung	Dieser kleine Muskel verläuft parallel zur Sehne des M. obturatorius internus und vereinigt sich mit ihm an seiner Unterseite.
Funktion	Außenrotation der Hüfte.
Innervation	Rr. musculares (Anteil L5–S1), die auch zum M. quadratus femoris ziehen.

191. M. quadratus femoris

Ursprung	Os ischiadicum:oberer, äußerer Rand des Tuber ischiadicum.
Ansatz	Femur: quadratischer Tuberkel im hinteren Bereich.
Beschreibung	Dieser flache, vierseitige Muskel liegt zwischen dem M. gemellus inferior und dem M. adductor longus. Seine Fasern verlaufen fast horizontal hinter dem Hüftgelenk und dem Femurhals.
Funktion	Außenrotation der Hüfte.
Innervation	Rr. musculares (Anteil L5–S1).

192. M. biceps femoris

Ursprung	Caput longum:

• Tuber ischiadicum, unterer und medialer Bereich, gemeinsam mit der Sehne des M. semitendinosus

• Lig. sacrotuberale.

Caput breve:

- Femur: Linea aspera, entlang des gesamten lateralen Labrum; Linea supracondylaris lateralis (proximale zwei Drittel)
- Septum laterale intermusculare.

Ansatz

- Fibulaköpfchen: lateral
- Tibia: Condylus lateralis
- Aponeurose über dem Muskelbauch
- Fascia am lateralen Bein.

Beschreibung

Dieser zweiköpfige Muskel liegt posterolateral am Oberschenkel. Er bildet den lateralen Anteil der ischiocruralen Muskeln. Sein langer Kopf ist ein zweigelenkiger Muskel. Seine Fasern verlaufen caudolateral und enden in einer Aponeurose, die die hintere Fläche des Muskels bedeckt. Fasern des kurzen Kopfes verlaufen in dieselbe Aponeurose, die als laterale Sehne der ischiocruralen Muskeln endet. Am Ansatz teilt sich die Sehne in zwei Teilen und umfaßt das Lig. collaterale fibulare. Gelegentlich fehlt das Caput breve.

Funktion

- Knieflexion: nur der kurze Kopf ist ein reiner Knieflexor
- Außenrotation des Knies
- Caput longum: Hüftextension und Außenrotation.

Innervation

Caput longum: N. ischiadicum (Pars tibiale, Anteil L5–S3).

Caput breve: N. ischiadicum (Pars peronaeum commune, Anteil L5–S2).

193. M. semitendinosus

Ursprung

- Tuber ischiadicum: unterer, medialer Bereich
- gemeinsame Aponeurose mit Caput longum des M. biceps femoris.

Ansatz

- Tibia: proximale, mediale Fläche
- tiefe Faszie des Beines.

Beschreibung

Dieser Muskel am posteromedialen Oberschenkel ist bekannt für seine lange, runde Sehne, die von der Mitte des Oberschenkels bis zur Tibia reicht. Der M. semitendinosus vereinigt sich mit den Sehnen des M. sartorius und des M. gracilis und bildet eine flache Aponeurose, Pes anserinus genannt.

Funktion

- Knieflexion
- Innenrotation des Knies
- Hüftextension
- Innenrotation der Hüfte (Hilfsmuskel).

Innervation

N. ischiadicus: Pars tibiale (Anteil L5–S2)

194. M. semimembranosus

Ursprung

- Tuber ischiadicum: obere, laterale Facette
- komplexe proximale Sehne und Aponeurose.

Ansatz

- Tibia: Condylus medialis, hinterer, mittlerer Bereich

- Femur: Condylus lateralis, hinterer Bereich über eine fibröse Ausbreitung, die einen Teil des Lig. polpiteum obliquum bildet
- Aponeurose, die sich über den distalen Teil des Muskels zieht (variabel).

Beschreibung   Der Muskel ist einer der beiden medial gelegenen ischiocruralen Muskeln. Sein Name leitet sich von seiner flachen, membranösen Ursprungssehne her. Seine Fasern verlaufen nach unten und verschmelzen manchmal mit denen des M. semitendinous und des M. biceps femoris. Der M. semitendinosus überdeckt ihn in seinem gesamten Verlauf.

Funktion
- Knieflexion
- Innenrotation des Knies
- Hüftextension
- Innenrotation der Hüfte (Hilfsmuskel).

Innervation   N. ischiadicum: Pars tibiale (Anteil L5–S2).

195.   M. sartorius

Ursprung   Ilium: Spina iliaca anterior superior (SIAS), Incisura unterhalb der SIAS.

Ansatz   Tibia: mediale Schaftfläche, distal vom Condylus tibiae.

Beschreibung   Der Muskel ist der längste Muskel im Körper. Seine Fasern liegen parallel und bilden einen schmalen, dünnen Muskel. Er verläuft von lateral nach medial schräg abwärts bis kurz oberhalb des Knies, wo er sich plötzlich nach unten wendet und hinter dem Condylus medialis femoris vorbeizieht. Er verbreitert sich zu einer Aponeurose, bevor er an der medialen Tibiafläche inseriert. Der M. sartorius ist der am oberflächlichsten gelegene Muskel des vorderen Oberschenkels.

Funktion
- Außenrotation, Abduktion und Flexion der Hüfte
- Knieflexion
- Innenrotation des Knies
- hilft beim „Schneidersitz".

Innervation   N. femoralis (meistens zwei Äste, Anteil L2–L3).

Kniemuskeln

192.   M. biceps femoris (siehe Hüftmuskeln)
193.   M. semitendinosus (siehe Hüftmuskeln)
194.   M. semimembranosus (siehe Hüftmuskeln)
196.   M. rectus femoris
197.   M. vastus lateralis
198.   M vastus intermedius
199.   M. vastus medialis longus
200.   M. vastus medialis obliquus
201.   M. articularis genus
202.   M. popliteus

Der M. quadriceps femoris bzw. diese Muskelgruppe auf der Vorderseite des Oberschenkels besteht aus fünf Teilen bzw. Köpfen. Zusammen bilden sie die kräftigste Muskelgruppe im menschlichen Körper. Sie sind die kräftigen Extensoren des Knies.

196. M. rectus femoris

Ursprung

Der Muskel entspringt an zwei Sehnen, die zusammenlaufen und eine Aponeurose bilden, von der die Muskelfasern ausgehen.

- Ilium: Spina iliaca anterior inferior
- Acetabulum: Mulde an der hinteren Kante und dem oberen Rand des Labrum.

Ansatz

Patella: von einer Aponeurose, die sich allmählich zur Sehne verengt und im mittleren Anteil in die Quadricepssehne inseriert.

Beschreibung

Der vorderste der Quadrizepsmuskeln hat einem Winkel von 6° nach medial zur Femurachse. Seine oberflächlichen Fasern sind zweifiedrig, die tiefen Fasern verlaufen parallel. Er zieht vertikal über den Oberschenkel.

197. M. vastus lateralis

Ursprung
- breite Aponeurose am Femur: Linea aspera, laterales Labrum bis zum Trochanter major; vorderer und unterer Rand des Trochanter major, Linea trochanterica proximalis
- Septum intermusculare laterale.

Ansatz
- Patella: in einer tief gelegenen Aponeurose, die die tiefe Schicht des Muskels bedeckt und in den lateralen Rand der Quadrizepssehne einstrahlt
- an einer lateralen Ausbreitung, die mit der Gelenkkapsel des Knies und dem Tractus iliotibiale verwächst.

Beschreibung

Der M. vastus lateralis ist der größte der Quadrizepsmuskeln. Wie sein Name sagt, bildet er den größten Teil der lateralen Oberschenkelmuskulatur. Seine Fasern verlaufen in einem Winkel von 17° zur Femurachse. Er zieht am Oberschenkel abwärts unter dem Tractus iliotibiale hindurch. Dieser Muskel wird gern für Biopsien genommen.

198. M. vastus intermedius

Ursprung
- Femur: vordere und laterale Flächen der oberen zwei Drittel des Schafts
- unterer Teil: Septum intermusculare laterale.

Ansatz

Patella: in einer Aponeurose auf der vorderen Fläche des Muskels, die mit dem Mittelteil der Quadricepssehne verwächst.

Beschreibung

Der Muskel ist der tiefstgelegene der Quadrizepsmuskeln. Er liegt unter dem M. rectus femoris, dem M. vastus medialis und dem M. vastus lateralis. Er umgibt fast vollständig die proximalen zwei Drittel des Femurschafts. Gelegentlich läßt sich ein kleiner Muskel vom M. intermedius unterscheiden, der M. articularis genus. Häufiger jedoch bildet er einen Teil des M. intermedius.

199. M. vastus medialis longus[22,23]

Ursprung
- Femur: Linea intertrochanterica, Linea aspera, mediales Labrum)
- Sehnen des M. adductor longus und magnus
- Septum intermusculare mediale.

Ansatz Patella: über eine Aponeurose am oberen Rand der Quadrizepssehne.

Beschreibung Die Fasern dieses Muskels verlaufen in einem Winkel von 15–18° zur Längsachse des Femurs nach cranial.

200. M. vastus medialis obliquus[22,23]

Ursprung
- Femur: Linea aspera, mediales Labrum, Linea supracondylaris medialis
- Sehne des M. adductor magnus
- Septum intermusculare mediale.

Ansatz
- Patella: in die mediale Quadrizepssehne und entlang des medialen Grates der Patella
- Ausbreitung der Aponeurose zur Kapsel des Kniegelenkes.

Beschreibung Die Fasern dieses Muskels verlaufen im Winkel von 50–55° zur Längsachse des Femur. Dieser Muskel scheint durch Training als erster an Volumen zuzunehmen und am ehesten zu atrophieren, wenn er nicht gefordert wird, noch bevor die andere Quadrizepsmuskeln Veränderungen zeigen. Der Anschein täuscht jedoch, denn der M. obliquus medialis hat die dünnste Fascie, so daß Veränderungen leichter zu beobachten sind.

196.–200. M. quadrizeps femoris

Ansatz Die Sehnen der fünf Köpfe vereinigen sich am distalen Oberschenkel und bilden eine gemeinsame, kräftige Sehne (Quadrizepssehne), die am proximalen Rand der Patella inseriert. Die Fasern ziehen über die Vorderfläche der Patella als Patellasehne, die an der Tuberositas tibiae inseriert.

Funktion
- Knieextension (keiner der Köpfe arbeitet isoliert)
- Hüftflexion (durch den M. rectus femoris, der über das Hüftgelenk zieht).

Innervation N. femoralis (Anteil L2–L4).

201. M. articularis genus

Ursprung Femur: vordere Fläche des unteren Schafts.

Ansatz Kniegelenk: oberer Anteil der Membrana synovialis.

Beschreibung Der Muskel ist ein kleiner Muskel, der sich oft nicht vom M. vastus intermedius unterscheiden läßt.

Funktion Zieht die Membrana synovialis während der Knieextension zurück und verhindert somit ein Einklemmen zwischen Patella und Femur.

Innervation N. femoralis (Anteil L2–L4).

202. M. popliteus

Ursprung
- Femur: Condylus lateralis, Mulde an der Vorderseite
- Lig. arcuatum
- Kapsel des Kniegelenks.

Ansatz	Tibia: hintere dreieckige Fläche oberhalb der Linea solea.
Beschreibung	Der Muskel verläuft von lateral nach medial knapp unterhalb des Knies und bildet den Boden der Fossa poplitea.

Funktion
- Knieflexion
- bei fixiertem proximalen Anteil: Innenrotation des Knies
- bei fixiertem distalen Anteil: Hüftaußenrotation.

Innervation N. tibialis (Anteil L4–S1).

Muskeln des Sprunggelenks

203.   M. tibialis anterior

204.   M. tibialis posterior

205.   M. gastrocnemius

206.   M. soleus

207.   M. plantaris

208.   M. peronaeus longus

209.   M. peronaeus brevis

210.   M. peronaeus tertius

203.   M. tibialis anterior

Ursprung
- Tibia: Condylus lateralis und proximale zwei Drittel der lateralen Fläche
- Membrana interossea
- tiefe Schicht der Fascia cruris.

Ansatz
- Os cuneiforme I mediale: mediale und plantare Fläche
- Basis des Os metatarsale I.

Beschreibung Der Muskel liegt an der lateralen Fläche der Tibia , hat proximal einen dicken Muskelbauch und wird distal sehnig. Seine Fasern verlaufen vertikal und enden als vorstehende Sehne auf der Vorderfläche des Unterschenkels. Der Muskel liegt am weitesten medial im Retinaculum extensorum.

Funktion
- Dorsalflexion des oberen Sprunggelenks im Talocruralgelenk
- Inversion und Adduktion (Supination) im unteren Sprunggelenk und in den Metatarsalgelenken.

Innervation N. peronaeus profundus (Anteil L4–S1).

204.   M. tibialis posterior

Ursprung
- Tibia: proximale zwei Drittel der hinteren Fläche und vom distalen Condylus lateralis
- Fibula: proximale zwei Drittel des Schaftes und dorsale Fläche des Fibulaköpfchens
- Membrana interossea: gesamte hintere Fläche.

Ansatz
- Tuberositas ossis naviculare
- Sustentaculum tali calcanei

- Ossa Cuneiforma I-III
- Basen der Metatarsalknochen II-IV.

Beschreibung

Der Muskel ist der tiefstliegende der Flexorengruppe und befindet sich sehr weit cranial an der dorsalen Fläche des Beines. Er wird vom M. flexor hallucis longus und M. flexor digitorum longus überdeckt. Er entspringt mit zwei schmalen Köpfen und verläuft mittig am Bein abwärts. Seine Sehne bildet sich im distalen Viertel. Sie verläuft hinter dem Malleolus medialis gemeinsam mit dem M. flexor digitorum longus und inseriert über mehrere Ansätze an der plantaren Fußsohle, wo ein Sesambein eingebettet ist.

Funktion

- Supination des Fußes
- Plantarflexion des oberen Sprunggelenks (Hilfsmuskel)
- unterstützt das Fußgewölbe bei der Gewichtsübernahme und verteilt das Gewicht über den gesamten Fuß, um das Gleichgewicht zu halten.

Innervation

N. tibialis (Anteil L5–S1).

205. M. gastrocnemius

Ursprung

Caput mediale:

- Femur: Vertiefung im oberen, hinteren Teil des Condylus medialis, Fascia poplitea neben dem Condylus medialis
- Kniegelenkskapsel.

Caput laterale:

- Femur: Condylus lateralis und hintere Fläche des Femurschafts oberhalb des Condylus lateralis
- Kniegelenkskapsel.

Ansatz

- Tuber calcanei: über eine gemeinsame Sehne mit dem M. soleus
- sehnige Raphe in der Mitte des Muskels.

Beschreibung

Als der oberflächlichst gelegene Wadenmuskel gibt er der Wade ihre typische Form. Er ist ein zweigelenkiger Muskel, der mit zwei Köpfen an den Femurcondylen entspringt und zum Calcaneus verläuft. Das Caput mediale ist größer als das Caput laterale, und seine Fasern verlaufen weiter nach distal, bevor sie in die Sehne übergehen. Die zwei Köpfe vereinigen sich dort, wo sich die Aponeurose verengt und die Achillessehne bildet.

Funktion

- Plantarflexion des oberen Sprunggelenks
- Knieflexion (Hilfsmuskel).

Innervation

N. tibialis (Anteil S1–S2).

206. M. soleus

Ursprung

- Fibula: Köpfchen, hintere Fläche; proximales Drittel des Schaftes auf der hinteren Fläche
- Tibia: Linea polplitea und mittleres Drittel der medialen Schaftfläche
- Arcus transversum des Septum intermusculare.

Ansatz

- Calcaneus: hintere Fläche über die Achillessehne, gemeinsam mit dem M. gastrocnemius

- Aponeurose über der hinteren Fläche des Muskels, die sich mit der Sehne des M. gastrocnemius vereinigt und zur Achillessehne wird.

Beschreibung	Dieser eingelenkige Muskel ist der größte des M. triceps surae. Er ist breit und flach und liegt genau unterhalb des M. gastrocnemius. Seine vordere Ansatzstelle besteht aus einer breiten Aponeurose, und die meisten seiner Fasern verlaufen schräg abwärts in die Sehne auf seiner hinteren Fläche.
Funktion	Plantarflexion des oberen Sprunggelenks. Der M. soleus ist beim ruhigen Stand ständig aktiv. Er reagiert auf die Einwirkung der Schwerkraft, die das Körpergewicht nach ventral zieht und hindert den Körper daran, nach vorn zu fallen.
Innervation	N. tibialis (Anteil L5–S2).

207. M. plantaris

Ursprung	• Femur: Linea aspera, laterales Labrum • Lig. popliteum des Kniegelenks.
Ansatz	Calcaneus: posterior.
Beschreibung	Dieser kleine, fusiforme Muskel liegt zwischen dem M. gastrocnemius und dem M. soleus. Gelegentlich fehlt er, manchmal ist er zweifach vorhanden. Sein kurzer Muskelbauch geht in eine lange, schmale Sehne über, die medial mit der Achillessehne fverläuft und gemeinsam mit ihr posterior am Calcaneus inseriert.
Funktion	• Plantarflexion des oberen Sprunggelenks • Knieflexion (schwacher Hilfsmuskel).
Innervation	N. tibialis (Anteil L4–S1).

208. M. peronaeus longus

Ursprung	• Fibulaköpfchen und craniale zwei Drittel der lateralen Fibulafläche • Tibia: Condylus lateralis, gelegentlich • tiefe Faszie und Septum intermusculare.
Ansatz	• Os metatarsale I:lateral und plantar an der Basis • Os cuneiforme I (mediale): laterale, plantare Fläche • Os metatarsale II: gelegentlich über einen Faserstrang.
Beschreibung	Dieser Muskel liegt proximal an der fibularen Seite des Unterschenkels, über dem M. peronaeus brevis. Sein Muskelbauch geht in eine lange Sehne über, die hinter dem lateralen Malleolus zusammen mit dem M. peronaeus brevis verläuft. Sie zieht schräg weiter nach ventrolateral bis zum Calcaneus und kreuzt die Fußsohle, wo sie am Os metatarsale I ansetzt.
Funktion	• Pronation des Fußes • Plantarflexion des oberen Sprunggelenks • Senkung des Os metatarsale I • unterstützt das Quergewölbe.
Innervation	N. peronaeus superficiale (Anteil L4–S1).

209. M. peronaeus brevis

Ursprung
- Fibula: distale zwei Drittel der lateralen Schaftfläche
- Septum intermusculare.

Ansatz   Os metatarsale V: Tuberositas an der lateralen Fläche der Basis.

Beschreibung   Der M. peronaeus brevis liegt tief unterhalb des M. peronaeus longus und ist der kürzere der beiden Muskeln. Die Muskelfasern verlaufen abwärts, wo sie in eine Sehne übergehen, die zusammen mit dem M. peronaeus longus hinter dem Malleolus lateralis verläuft. Beide Muskeln sind in eine Faszie eingebettet. Er krümmt sich um den lateralen Calcaneus bis zur Os metatarsale V.

Funktion
- Pronation des Fußes
- Plantarflexion des oberen Sprunggelenks (Hilfsmuskel).

Innervation   N. peronaeus superficialis (Anteil L4–S1).

210. M. peronaeus tertius

Ursprung
- Fibula: distales Drittel der medialen Fläche
- Membrana interossea
- Septum intermusculare.

Ansatz   Os metatarsale V: dorsale Basis.

Beschreibung   Dieser Muskel wird als Teil des M. extensor digitorum gesehen (als fünfte Sehne). Der Muskel zieht am Unterschenkel lateral abwärts unter dem Retinaculum extensorum hindurch, zusammen mit dem M. extensor digitorum longus, und inseriert am Os metatarsale V.

Funktion
- Dorsalflexion des oberen Sprunggelenks
- Pronation des Fußes (Hilfsmuskel).

Innervation   N. peronaeus profundus (Anteil L5–S1).

Muskeln, die auf die Zehen einwirken

211.   M. extensor digitorum longus
212.   M. digitorum brevis
213.   M. flexor digitorum longus
214.   M. flexor digitorum brevis
215.   M. abductor digiti minimi
216.   M. flexor digiti minimi brevis
217.   M. quadratus plantae
218.   Mm. lumbricales
219.   Mm. interossei dorsales (Fuß)
220.   Mm. interossei plantares

211. M. extensor digitorum longus

Ursprung
- Tibia: Condylus lateralis auf der lateralen Seite
- Fibula: obere drei Viertel der ventralen Schaftfläche

- Membrana interossea
- tiefe Faszie und Septum intermusculare.

Ansatz

Die Ansatzsehne teilt sich in vier Sehnen, die sich auf dem Fußrücken über 2.–5. Zehe ausbreiten:

- proximale Phalangen der vier Zehen: mittlere Faserzüge dorsal zu den Basen
- distale Phalangen: zwei laterale Faserzüge dorsal zu den Basen jedes Zehe.

Beschreibung

Der Muskel liegt lateral am ventralen Unterschenkel. Er verläuft lateral vom M. tibialis anterior, und seine distale Sehne begleitet die Sehne des M. peronaeus tertius, bevor sie sich teilt.

Funktion

- Extension der MCP-Gelenke der vier Zehen
- Extension der PIP- und DIP-Gelenke der vier Zehen (Hilfsmuskel)
- Dorsalflexion des oberen Sprunggelenks (Hilfsmuskel)
- Pronation des Fußes (Hilfsmuskel).

Innervation

N. peronaeus profundus (Anteil L4–S1).

212. M. extensor digitorum brevis

Ursprung

- Calcaneus: in der Nähe des Sinus tarsi
- lateral vom Lig. talocalcaneare
- Retinaculum extensorum.

Ansatz

Der Muskel endet in vier Sehnen:

- Sehne 1: proximale Phalanx des Hallux. Diese Sehne ist die größte und liegt am weitesten medial. Dieser Teil wird häufig als separater Muskel bezeichnet: M. extensor hallucis brevis
- Sehnen 2–4: vereinigen sich mit den lateralen Flächen des M. digitorum longus.

Beschreibung

Dieser Muskel verläuft medial und distal über den Fußrücken und endet in vier Sehnen. Eine zieht zum Hallux , drei weitere zum 2., 3. und 4. Zeh. Es gibt viele Varianten.

Funktion

- Extension des MCP-Gelenks der Großzehe
- Extension der MCP-Gelenke der 2.–4. Zehe
- Extension der IP-Gelenke der 2.–4. Zehe (Hilfsmuskel).

Innervation

N. peronaeus profundus (Anteil L5–S1).

213. M. flexor digitorum longus

Ursprung

- Tibia: hintere Fläche der mittleren zwei Drittel
- Faszie, die den M. tibialis posterior bedeckt.

Ansatz

2.–5. Zehe: Basen der distalen Phalangen.

Beschreibung

Der Muskel liegt in der Tiefe auf der tibalen Seite des Unterschenkels und wird in seinem Verlauf nach caudal größer. Seine Ansatzsehne erstreckt sich fast über die gesamte Muskellänge und vereinigt sich auf der Fußsohle mit dem M. quadratus plantae. Schließlich spaltet sie sich in vier Teile, die an den vier Zehen lateral inserieren.

Funktion
- Flexion der MCP-, PIP- und DIP-Gelenke der 2.–5. Zehe
- Plantarflexion des oberen Sprunggelenks (Hilfsmuskel)
- Supination des Fußes (Hilfsmuskel).

Innervation N. tibialis (Anteil L5–S1).

214. M. flexor digitorum brevis

Ursprung
- Tuberositas calcanei: Processus medialis
- Plantaraponeurose: mittlerer Anteil
- Septum intermusculare.

Ansatz 2.–5. Zehe: beidseitig über vier Sehnen an den Mittelphalangen.

Beschreibung Dieser Muskel liegt in der Mitte der Fußsohle unmittelbar oberhalb der Plantaraponeurose. Er teilt sich in vier Sehnen, eine für jeden der vier Zehen. Jede Sehne teilt sich an den Basen der proximalen Phalangen in zwei Teile. Diese zwei Züge umschlingen die Sehne des M. flexor digitorum longus. Sie teilen sich ein weitres Mal und inserieren an beiden Seiten der Mittelphalangen.

Funktion Flexion der MCP- und PIP-Gelenke der 2.–5. Zehe.

Innervation N. plantaris medialis (Anteil L5–S1).

215. M. abductor digiti minimi (Fuß)

Ursprung
- Calcaneus: Tuberositas, Processus medialis und lateralis
- Plantaraponeurose und Septum intermusculare.

Ansatz 5. Zehe: proximale Phalanx, lateraler Bereich der Basis. Die Ansatzstelle ist mit der des M. flexor digiti minimi brevis identisch.

Beschreibung Verläuft entlang dem lateralen Fußrand.

Funktion
- Abduktion der 5. Zehe
- Flexion der PIP-Gelenke der 5. Zehe (Hilfsmuskel).

Innervation N. plantaris lateralis (Anteil S2–S3).

216. M. flexor digiti minimi brevis

Ursprung
- Os metatarsale V: plantare Fläche der Basis
- Sehnenscheide der Sehne des M. peronaeus longus.

Ansatz 5. Zehe: proximale Phalanx, seitlicher Bereich der Basis.

Beschreibung Der Muskel liegt oberhalb des Os metatarsale V und sieht wie einer der Mm. Interossei aus. Manchmal inseriert er mit einigen Fasern in die laterale, distale Hälfte des Os metatarsale V. Dieser Teil wird auch als separater Muskel beschrieben und als M. opponens digiti minimi bezeichnet.

Funktion Flexion des MCP-Gelenks der 5. Zehe.

Innervation N. plantaris lateralis (Anteil S2–S3).

217. M. quadratus plantae (= M. flexor digitorum accessorius)

Ursprung
Caput laterale:

- Calcaneus: lateraler Rand, distal vom Processus lateralis, Plantarbereich
- Lg. plantare longum: lateraler Rand.

Caput mediale:

- Calcaneus: mediale, konkave Fläche und vorderer Bereich des Processus medialis
- Lg. plantare longum: medialer Rand.

Ansatz
Sehne des M. flexor digitorum longus: lateraler Rand.

Beschreibung
Dieser Muskel wird auch als M. flexor digitorum accessorius oder einfach M. flexor accessorius bezeichnet. Das Caput mediale ist größer und muskulöser als das sehnigere Caput laterale. Sie kommen von den beiden Seitenflächen des Calcaneus, ziehen nach medial, vereinigen sich in spitzem Winkel im Mittelfuß und strahlen in den Seitenrand der Sehne des M. flexor digitorum longus ein.

Funktion
- Flexion der DIP-Gelenke der 2.–5. Zehe: als Synergist des M. flexor digitorum longus
- „korrigiert" die diagonale Zugrichtung des M. flexor digitorum longus.

Innervation
N. plantaris lateralis (Anteil S2–S3).

218. Mm. lumbricales I–IV (Fuß)

Diese vier kleinen Muskeln gelten als Hilfsmuskeln des M. flexor digitorum longus.

Ursprung
I: mit einem einzigen Kopf von der medialen Seite der Sehne des M. flexor digitorum longus, die zur 2. Zehe zieht.

II–IV: entspringen doppelköpfig von den angrenzenden Seiten der Sehnen des M. flexor digitorum longus, die zu den Zehen 2, 3, 4 und 5 ziehen.

Ansatz
2.–5. Zehe: proximale Phalangen und Dorsalaponeurosen der Sehnen des M. extensor digitorum longus.

Beschreibung
Die Mm. lumbricales sind vier kleine Muskeln, die im Inneren des Fußes liegen. Sie sind von der medialen (Hallux-)Seite des Fußes aus nummeriert: M. lumbricalis I zieht zur 2. Zehe und M. lumbricalis IV zur 5. Zehe.

Funktion
- Flexion der MCP-Gelenke der 2.–5. Zehe
- Extension der PIP- und DIP-Gelenke der 2.–5. Zehe (Hilfsmuskeln.

Innervation
- I: N. plantaris medialis (Anteil L5–S1)
- II–IV: N. plantaris lateralis (Anteil S2–S3).

219. Mm. interossei dorsales I–IV (Fuß)

Ursprung
Ossa metatarsalia: Jeder Kopf entspringt von den angrenzenden Metatarsalknochen, zwischen denen er liegt.

Ansatz
- I: proximale Phalanx der 2. Zehe, medial an der Basis

- II–IV: proximale Phalanx der 2. bzw. 3. oder 4. Zehe, lateral an der Basis
- alle: Sehnen des M. extensorum digitorum longus.

Beschreibung Die Mm. interossei dorsales sind vier zweifiedrige Muskeln, die jeweils zweiköpfig entspringen. Sie ähneln dem Mm. interossei der Hand, abgesehen davon, daß ihre Aktivität in Bezug zur Längsachse des 2. Zehes (longitudinale Achse des Fußes) gesetzt wird.

Funktion
- Abduktion der 2.–4. Zehe, ausgehend von der longitudinalen Achse des Fußes, die durch die 2. Zehe verläuft
- Flexion der MCP-Gelenke der 2.–4. Zehe (Hilfsmuskel)
- Extension der IP-Gelenke der 2.–4. Zehe (eventuell).

Innervation N. plantaris lateralis (Anteil S2–S3).

220. Mm. interossei plantaris

Ursprung Os metatarsale II, IV und V: Basen und mediale Flächen.

Ansatz
- proximale Phalangen der gleichen Zehen: Basen und mediale Flächen
- Dorsalaponeurose des M. extensor digitorum longus.

Beschreibung Diese drei Muskeln breiten sich eher auf den plantaren Flächen der Metatarsalknochen aus und nicht zwischen ihnen. Jeder Muskel ist mit nur einem Metatarsalknochen verbunden.

Funktion
- Adduktion der 3.–5. Zehe zur Längsachse der 2. Zehe
- Flexion der MCP-Gelenke der 3.–5. Zehe
- Extension der IP-Gelenke der 3.–5. Zehe (Hilfsmuskel).

Innervation N. plantaris lateralis (Anteil S2–S3).

Muskeln, die auf die Großzehe einwirken

221. M. extensor hallucis longus
222. M. flexor hallucis longus
223. M. flexor hallucis brevis
224. M. abductor hallucis
225. M. adductor hallucis

221. M. extensor hallucis longus

Ursprung
- Fibula: mediale Fläche entlang der mittleren Schafthälfte
- Membrana interossea.

Ansatz
- Hallux: Basis der distalen Phalanx
- Dorsalaponeurose bis zur Basis de proximalen Phalanx.

Beschreibung Dieser dünne Muskel verläuft zwischen dem M. tibialis anterior und dem M. extensor digitorum longus, von denen er größtenteils bedeckt wird. Seine Sehne tritt erst im distalen Drittel des Unterschenkels an die Oberfläche.

Funktion
- Extension des MCP- ind IP-Gelenks der Großzehe

- Dorsalflexion des oberen Sprunggelenks (Hilfsmuskel)
- Supination) des Fußes (Hilfsmuskel).

Innervation

N. peronaeus profundus (Anteil L4–S1).

222. M. flexor hallucis longus

Ursprung
- Fibula: untere zwei Drittel der dorsalen Schaftfläche
- Membrana interossea und Septum intermusculare.

Ansatz

Hallux: plantar an der Basis der distalen Phalanx.

Beschreibung

Dieser Muskel liegt tief am lateralen Unterschenkel. Seine Fasern verlaufen in eine Sehne schräg nach unten entlang des gesamten dorsalen Unterschenkels. Distal überquert sie die Tibia, den Talus und die Unterseite des Calcaneus und inseriert am Hallux.

Funktion
- Flexion des IP-Gelenks des Hallux
- Flexion des MCP-Gelenks des Hallux (Hilfsmuskel)
- Plantarflexion im oberen Sprunggelenk und Supination des Fußes (Hilfsmuskel).

Innervation

N. tibialis (Anteil L5–S2).

223. M. flexor hallucis brevis

Ursprung
- Os cuboideum: medialer Teil der plantaren Fläche
- Os cuneiforme: lateral
- Sehne des M. tibialis posterior.

Ansatz

Hallux: Die Sehne teilt sich distal in einen medialen und einen lateralen Anteil, die medial und lateral an der Basis der proximalen Phalangen des Hallux inserieren.

Beschreibung

Der Muskel liegt plantar neben dem Os metatarsale I. Die mediale Sehne verschmilzt mit dem M. abductor hallucis, bevor er inseriert. Die laterale Sehne inseriert in der Nähe des M. addukcor hallucis.

Funktion

Flexion des MCP-Gelenks des Hallux.

Innervation

N. plantaris medialis (Anteil L5–S1).

224. M. abductor hallucis

Ursprung
- Tuberositas calcanei: Processus medialis
- Retinaculum flexorum
- Plantaraponeurose und Septum intermusculare.

Ansatz

Hallux: Basis des proximalen Phalanx, medial.

Beschreibung

Dieser Muskel liegt an der medialen Fußkante. Seine Sehne ist distal mit der medialen Sehne des M. flexor hallucis brevis verbunden.

Funktion
- Abduktion des Hallux: weg vom 2. Zeh
- Flexion des MCP-Gelenks des Hallux (Hilfsmuskel).

Innervation

N. plantaris medialis (Anteil S2–S3).

225. M. adductor hallucis

Ursprung

Caput obliquum:

- Basen der Ossa metatarsala II,III und IV
- Sehnenscheide des M. peronaeus longus.

Caput transversum:

- Kapselbänder der Grundgelenke der Ossa metatarsala III, IV und V
- Ligg. metatarsala transversa profunda.

Ansatz

Hallux: Basis der proximalen Phalnx, lateral.

Beschreibung

Die zwei Köpfe sind nicht gleich groß. Das Caput obliquum ist größer und muskulöser. Es überquert den Fuß von der Mitte nach medial entlang einer langen, schräg verlaufenden Achse. Das Caput transversum verläuft horizontal über die Metatarsophalangealgelenke.

Funktion

- Adduktion des Hallux zum 2. Zeh
- Flexion des MCP-Gelenks des Hallux (Hilfsmuskel)
- unterstützt das Quergewölbe.

Innervation

N. plantaris lateralis (Anteil S2–S3).

9.4 An Bewegung beteiligte Muskeln

In diesem Teil des Anatomischen Registers wird jede Bewegung des Bewegungsapparates zusammen mit den Muskeln aufgelistet, die daran beteiligt sind, und zwar unabhängig vom Umfang ihrer Beteiligung. Zusätzlich wird die Innervation der Muskeln angegeben

Wie für alle Aspekte der menschlichen Anatomie finden sich auch über die funktionelle Anatomie in der Literatur unterschiedliche Meinungen. Die Autorinnen legen ihren Ausführungen die amerikanische und (hauptsächlich) die britische Ausgabe von Gray's Anatomy zugrunde, doch gelegentlich folgen sie dem Gebot der Kinesiologie, und daher weicht die Liste gelegentlich davon ab.

9.4.1 Kopf, Nacken, Rumpf

Bewegungen der Halswirbelsäule und des Kopfes

Extension des Kopfes

Alle Muskeln sind bilateral aktiv.

56.	M. rectus capitis posterior major: C1 (N. suboccipitalis)
57.	M. rectus capitis posterior minor: C1 (N. suboccipitalis)
58.	M. obliquus capitis superior: C1 (N. suboccipitalis)
59.	M. obliquus capitis inferior: C1 (N. suboccipitalis)
60.	M. longissimus capitis: C3–C8
61.	M. splenius capitis: C3–C6
62.	M. semispinalis capitis: C2–Th1
63.	M. spinalis capitis: C3–Th1
83.	M. sternocleidomastoideus posterior: N. accessorius (XI), C2–C3
124.	M. trapezius (Pars descendens): N. accessorius (XI)

Flexion des Kopfes
Alle Muskeln sind bilateral aktiv.

72.	M. rectus capitis anterior: C1–C2
73.	M. rectus capitis lateralis: C1–C2
74.	M. longus capitis: C1–C3
75.	M. mylohyoideus: N. trigeminus (V)
76.	M. stylohyoideus: N. facialis (VII)
77.	M. geniohyoideus: C1–C2 (gemeinsam mit dem N. hypoglossus XII)
78.	M. digastricus: – vorderer Bauch: N. trigeminus (V) – hinterer Bauch: N. facialis (VII)

Extension der Halswirbelsäule
Alle Muskeln sind bilateral aktiv.

64.	M. longissimus cervicis: C3–Th6
65.	M. semispinalis cervicis: C2–Th5
66.	M. iliocostalis cervicis : C4–Th6
67.	M. splenius cervicis: C2–C8
69.	M. interspinalis cervicis: C3–C8
68.	M. spinalis cervicis: C3–C8
124.	M. trapezius: N. accessorius (XI), C2–C3
70.	Mm. intertransversarii cervicis: C3–C8
71.	Mm. rotatores cervicis: C3–C8
94.	M. multifidius: segmentale Spinalnerven

Flexion der Halswirbelsäule
Alle Muskeln sind bilateral aktiv.

79.	M. longus colli: C2–C6
80.	M. scalenus anterior: C4–C6
81.	M. scalenus medius: C3–C8
82.	M. scalenus posterior: C6–C8
83.	M. sternocleidomastoideus: N. accessorius (XI), C2–C3
84.	M. sternothyroideus: C1–C3
85.	M. thyroideus: C1
86.	M. sternohyoideus: C1–C3
87.	M. omohyoideus: C1–C3
88.	M. platysma: N. facialis (VII)

Lateralflexion Ohr zur Schulter
Sowohl die Kopfextensoren und -flexoren als auch die Nackenextensoren und -flexoren derselben Seite sind für diese Bewegung zuständig.

Rotation zur gleichen Seite

56.	M. rectus capitis posterior major: C1 (N. suboccipitalis)
59.	M. obliquus capitis inferior: C1 (N. suboccipitalis)
60.	M. longissimus capitis: C3–C8
61.	M. splenius capitis: C3–C6
67.	M. splenius cervicis: C2–C8
74.	M. longus capitis: C1–C3
127.	M. levator scapulae: C5 (N. dorsales scapulae)

Rotation zur Gegenseite

124.	M. trapezius (Pars descendens): N. accessorius (XI)
62.	M. semispinalis capitis: C2–Th1
65.	M. semispinalis cervicis: C2–Th5
71.	Mm. rotatores cervicis: C3–C8
79.	M. longus colli (Pars obliqua inferior): C2–C6
80.	M. scalenus anterior: C4–C6
81.	M. scalenus medius: C3–C8
82.	M. scalenus posterior: C6–C8
83.	M. sternocleidomastoideus: N. accessorius (XI), C2–C3
94.	M. multifidius: segmentale Spinalnerven

Bewegungen der Brustwirbelsäule

Extension der Brustwirbelsäule

89.   M. iliocostalis thoracis: thoracale Spinalnerven

91.   M. longissimus thoracis: thoracale und lumbale Spinalnerven

92.   M. spinalis thoracis: segmentale Spinalnerven

93.   M. semispinalis thoracis: thoracale Spinalnerven

94.   M. multifidius: segmentale Spinalnerven

95.   Mm. rotatores thoracis: Spinalnerven

97.   Mm. interspinales thoracis: Spinalnerven

99.   Mm. intertransversarii thoracis: Spinalnerven

Bewegungen der Lendenwirbelsäule und des Beckens

Ventralflexion der Lendenwirbelsäule

110.   M. obliquus externus abdominis (beide): Th7–Th12

111.   M. obliquus internus abdominis (beide): Th8–L1

113.   M. rectus abdominis (beide): Th7–Th12

174.   M. psoas major: L2–L4

175.   M. psoas minor: L1

176.   M. iliacus: L2–L3 (N. femoralis)

Extension der Lendenwirbelsäule

90.   M. iliocostalis lumborum (beide): segmentale Spinalnerven

94.   M. multifidus: segmentale: Spinalnerven

96.   Mm. rotatores lumborum (beide): segmentale Spinalnerven

98.   Mm. interspinales lumborum: segmentale Spinalnerven

100.   M. quadratus lumborum (beide): Th12–L3

Lateralflexion der Lendenwirbelsäule

90.   M. iliocostalis lumborum: segmentale Spinalnerven

99.   Mm. intertransversarii lumborum: L1–L5

100.   M. quadratus lumborum: Th12–L3

110.   M. obliquus externus abdominis: Th7–Th12

111.   M. obliquus internus abdominis: Th8–L1

174.   M. psoas major: L2–L4

Rotation der Lendenwirbelsäule zur gleichen Seite

111.   M. obliquus internus abdominis: Th8–L1

Rotation der Lendenwirbelsäule zur Gegenseite

94.   Mm. multifidi: segmentale: Spinalnerven

96.   Mm. rotatores lumborum: segmentale Spinalnerven

110.   M. obliquus externus abdominis: Th7–Th12

Atembewegungen

Ruhige Einatmung

101.   Zwerchfell: C4 (N. phrenicus)

102.   Mm. intercostales externi: Th1–Th11 (Nn. intercostales)

103.   Mm. intercostales interni: Th1–Th11 (Nn. intercostales)

104.   Mm. intercostales intimi: Th1–Th11 (Nn. intercostales)

107.   Mm. levatores costarum: Th1–Th12 (Nn. intercostales)

80.   M. scalenus anterior: C4–C6 (Cervicalnerven)

81.   M. scalenus medius: C3–C8 (Cervicalnerven)

82.   M. scalenus posterior: C6–C8 (Cervicalnerven)

108.   M. serratus posterior superior: Th1–C4 (Nn. intercostales)

Tiefe Rückenextensoren: segmentale Spinalnerven

Ausatmung
Bei starker Anstrengung, Husten, Valsalva-Versuch etc.

110. M. obliquus externus abdominis: Th7–Th12 (Nn. intercostales)

111. M. obliquus internus abdominis: Th8–Th12 (Nn. intercostales)

113. M. rectus abdominis: Th7–Th12 (Spinalnerven)

112. M. transversus abdominis: Th7–Th12 (Nn. intercostales)

102. Mm. intercostales externi (kaum belegt): Th1–Th11 (Nn. intercostales)

106. M. transversus thoracis: Th1–Th11 (Nn. intercostales)

130. M. latissimus dorsi: C6–C8 (N. thoracodorsales)

Forcierte Einatmung
Alle Muskeln, die bei der ruhigen Einatmung tätig sind, zusätzlich:

83. M. sternocleidomastoideus: N. accessorius (XI), C2–C3

88. M. platysma: N. facialis (VII)

131. M. pectoralis major: C5–Th1 (Nn. pectorales medialis und lateralis)

129. M. pectoralis minor: C8–Th1 (N. pectorales medialis)

130. M. latissimus dorsi: C6–C8 (N. thoracodorsales)

9.4.2 Obere Extremität

Scapula

Anhebung der Scapula
Schultern an die Ohren ziehen.

124. M. trapezius (Pars descendens): N. accessorius (XI), C3–C4

127. M. levator scapulae: C5 (N. dorsales scapulae)

125. M. rhomboideus major: C5 (N. dorsales scapulae)

Senkung der Scapula
124. M. trapezius (Pars ascendens): N. accessorius (XI)

Abduktion der Scapula (Protraktion)
128. M. serratus anterior: C5–C7 (N. thoracis longus)

129. M. pectoralis minor: C8–Th1 (Nn. pectorales medialis)

Adduktion der Scapula (Retraktion)
124. M. trapezius (Pars transversus und pars ascendens): N. accessorius (XI), C3–C4

125. M. rhomboideus major: C5 (N. dorsalis scapulae)

126. M. rhomboideus minor: C5 (N. dorsalis scapulae)

Rotation der Scapula nach cranial
Facies glenoidalis nach oben.

124. M. trapezius (Pars descendens und ascendens): N. accessorius (XI), C3–C4

128. M. serratus anterior: C5–C7 (N. thoracis longus)

Rotation der Scapula nach caudal
Facies glenoidalis nach unten.

125. M. rhomboideus major: C5 (N. dorsales scapulae)

126. M. rhomboideus minor: C5 (N. dorsales scapulae)

127. M. levator scapulae: C3–C4, C5 (N. dorsales scapulae)

129. M. pectoralis minor: C8–Th1 (Nn. pectorales medialis)

Schulter (Bewegungen des Glenohumeralgelenks)

Abduktion der Schulter
133. M. deltoideus: C5–C6 (N. axillaris)

135. M. supraspinatus: C5–C6 (N. suprascapularis)

Adduktion der Schulter

130. M. latissimus dorsi: C6–C8
      (N. thoracodorsalis)

131. M. pectoralis major: C5–Th1
      (Nn. pectorales medialis und
      lateralis)

137. M. teres minor: C5–C6 (N. axillaris)

138. M. teres major: C5–C6
      (N. subscapularis, unterer Ast)

139. M. coracobrachialis: C6–C7
      (N. musculocutaneous)

Innenrotation der Schulter (Medialrotation)

130. M. latissimus dorsi: C6–C8
      (N. thoracodorsalis)

131. M. pectoralis major: C5–Th1
      (Nn. pectorales medialis und
      lateralis)

134. M. subscapularis: C5–C6
      (N. subscapularis, oberer und unterer
      Ast)

138. M. teres major: C5–C6
      (N. subscapularis, unterer Ast)

133. M. deltoideus: C5–C6 (N. axillaris)

Außenrotation der Schulter (Lateralrotation)

133. M. deltoideus (Pars spinale): C5–C6
      (N. axillaris)

136. M. infraspinatus: C5–C6
      (N. suprascapularis)

137. M. teres minor: C5–C6 (N. axillaris)

Schulterflexion

133. M. deltoideus (Pars clavicularis):
      C5–C6 (N. axillaris)

131. M. pectoralis major (Pars
      clavicularis): C5–C7 (Nn. pectorales
      lateralis)

139. M. coracobrachialis: C6–C7
      (N. musculocutaneous)

140. M. biceps brachii: C5–C6
      (N. musculocutaneous)

Schulterextension

130. M. latissimus dorsi: C6–C8
      (N. thoracodorsalis)

133. M. deltoideus (Pars spinale): C5–C6
      (N. axillaris)

138. M. teres major: C5–C6
      (N. subscapularis, unterer Ast)

142. M. triceps brachii (Caput longum):
      C7–C8 (N. radialis)

Bewegungen des Ellbogens und Unterarmes

Ellbogenflexion

140. M. biceps brachii: C5–C6
      (N. musculocutaneous)

141. M. brachialis: C5–C6
      (N. musculocutaneous)

143. M. brachioradialis: C5–C6
      (N. radialis)

146. M. pronator teres: C6–C7
      (N. medianus)

148. M. extensor carpi radialis longus: C6
      (N. radialis)

151. M. flexor carpi radialis: C6–C7
      (N. medianus)

152. M. palmaris longus: C6–C7
      (N. medianus)

153. M. flexor carpi ulnaris: C8–Th1
      (N. ulnaris)

Ellbogenextension

142. M. triceps brachii: C7–C8
      (N. radialis)

144. M. anconeus: C7–C8 (N. radialis)

Pronation des Unterarms

146. M. pronator teres: C6–C7
      (N. medianus)

147. M. pronator quadratus: C8–Th1
      (N. medianus)

Supination des Unterarms

145. M. supinator: C5–C6 (N. radialis)

140. M. biceps brachii: C5–C6
      (N. musculocutaneous)

Bewegungen des Handgelenks und der Hand

Palmarflexion des Handgelenks

151. M. flexor carpi radialis: C6–C7
      (N. medianus)

153. M. flexor carpi ulnaris: C8–Th1
      (N. ulnaris)

152.   M. palmaris longus: C6–C7
(N. medianus)

166.   M. abductor pollicis longus: C6–C7
(N. radialis)

156.   M. flexor digitorum superficialis:
C7–C8 (N. medianus)

169.   M. flexor pollicis longus: C8–Th1
(N. medianus)

157.   M. flexor digitorum profundus:

    – 2.–3. Finger: C8–Th1 (N. medianus)

    – 4.–5. Finger: C8–Th1 (N. ulnaris)

Dorsalflexion des Handgelenks

148.   M. extensor carpi radialis longus: C6
(N. radialis)

149.   M. extensor carpi radialis brevis:
C6–C7 (N. radialis)

150.   M. extensor carpi ulnaris: C6–C8
(N. radialis)

154.   M. extensor digitorum: C6–C8
(N. radialis)

158.   M. extensor digiti minimi: C6–C8
(N. radialis)

155.   M. extensor indicis: C6–C8
(N. radialis)

Radialabduktion des Handgelenks (Abduktion)

148.   M. extensor carpi radialis longus: C6
(N. radialis)

149.   M. extensor carpi radialis brevis:
C6–C7 (N. radialis)

151.   M. flexor carpi radialis: C6–C7
(N. medianus)

167.   M. extensor pollicis longus: C6–C8
(N. radialis)

168.   M. extensor pollicis brevis: C6–C7
(N. radialis)

166.   M. abductor pollicis longus: C6–C7
(N. radialis)

Ulnarabduktion des Handgelenks (Adduktion)

150.   M. extensor carpi ulnaris: C6–C8
(N. radialis)

153.   M. flexor carpi ulnaris: C8–Th1
(N. ulnaris

Bewegungen des Daumens

Daumenflexion

Carpometacarpalgelenk (CMC)

169.   M. flexor pollicis longus: C8–Th1
(N. medianus)

172.   M. opponens pollicis: C8–Th1
(N. medianus)

170.   M. flexor pollicis brevis

    – Caput superficiale: C8–Th1
(N. medianus)

    – Caput profundum: C8–Th1
(N. ulnaris)

MetaCarpophalangealgelenk (MCP)

170.   M. flexor pollicis brevis

    – Caput superficiale: C8–Th1
(N. medianus)

    – Caput profundum: C8–Th1
(N. ulnaris)

169.   M. flexor pollicis longus: C8–Th1
(N. medianus)

173.   M. adduktor pollicis: C8–Th1
(N. ulnaris)

Interphalangealgelenk (IP)

169.   M. flexor pollicis longus: C8–Th1
(N. medianus)

Daumenextension

Carpometacarpalgelenk (CMC)

166.   M. abductor pollicis longus: C6–C7
(N. radialis)

168.   M. extensor pollicis brevis: C6–C7
(N. radialis)

167.   M. extensor pollicis longus: C6–C8
(N. radialis)

MetaCarpophalangealgelenk (MCP)

168.   M. extensor pollicis brevis: C6–C7
(N. radialis)

167.   M. extensor pollicis longus: C6–C8
(N. radialis)

Interphalangealgelenke (IP)

167.   M. extensor pollicis longus: C6–C8
(N. radialis)

171.   M. abductor pollicis brevis: C8–Th1
(N. medianus)

Daumenabduktion (weg vom 2. Finger)
Carpometacarpalgelenke (CMC)

166.   M. abductor pollicis longus (in der Ebene des Handtellers): C6–C7 (N. radialis)

168.   M. extensor pollicis brevis: C6–C7 (N. radialis)

171.   M. abductor pollicis brevis (rechtwinklig zum Handterller): C8–Th1 (N. medianus)

172.   M. opponens pollicis: C8–Th1 (N. medianus)

MetaCarpophalangealgelenke (MCP)
171.   M. abductor pollicis brevis: C8–Th1 (N. medianus)

Daumenadduktion (zum 2. Finger)
Carpometacarpalgelenke (CMC)

173.   M. adductor pollicis: C8–Th1 (N. ulnaris)

164.   M. interosseus dorsalis I: C8–Th1 (N. ulnaris)

MetaCarpophalangealgelenke (MCP)
173.   M. adductor pollicis: C8–Th1 (N. medianus)

Daumenopposition

Kombination aus Innenrotation, Abduktion und Flexion.

172.   M. opponens pollicis: C8–Th1 (N. medianus)

171.   M. abductor pollicis brevis: C8–Th1 (N. medianus)

170.   M. flexor pollicis brevis:
  – Caput superficiale: C8–Th (N. medianus)
  – Caput profundum: C8–Th1 (N. ulnaris)

Bewegungen des 2., 3. und 4. Fingers (Zeige-, Mittel- und Ringfinger)
Fingerflexion
MetaCarpophalangealgelenke (MCP)

163.   Mm. lumbricales I,II (2. und 3. Finger): C8–Th1 (N. medianus)

     Mm. lumbricales II und IV (4. und 5. Finger): C8–Th1 (N. ulnaris)

165.   Mm. interossei palmares (2., 4. und 5. Finger): C8–Th1 (N. ulnaris)

164.   Mm. interossei dorsales (2., 3. und 4. Finger): C8–Th1 (N. ulnaris)

156.   M. flexor digitorum superficialis (2. und 5. Finger): C7–C8 (N. medianus)

157.   M. flexor digitorum profundus (2. und 3. Finger): C8–Th1 (N. medianus)

     M. flexor digitorum profundus (4. und 5. Finger): C8–Th1 (N. ulnaris)

Proximales Interphalangealgelenk (PIP)
156.   M. flexor digitorum superficialis: C7–C8 (N. medianus)

157.   M. flexor digitorum profundus (2. und 3. Finger): C8–Th1 (N. medianus)

     M. flexor digitorum profundus (4. und 5. Finger): C8–Th1 (N. ulnaris)

Distales Interphalangealgelenk (DIP)
157.   M. flexor digitorum profundus (2. und 3. Finger): C8–Th1 (N. medianus)

     M. flexor digitorum profundus (4. und 5. Finger): C8–Th1 (N. ulnaris)

Fingerextension
MetaCarpophalangealgelenk (MCP)

154.   M. extensor digitorum 2.-5. Finger: C6–C8 (N. radialis)

155.   M. extensor indicis (2. Finger): C6–C7 (N. radialis)

Proximales und distales Interphalangealgelenk (PIP und DIP)

154.   M. extensor digitorum (2.-5. Finger): C6–C8 (N. radialis)

155.   M. extensor indicis (2. Finger): C6–C7 (N. radialis)

163.   Mm. lumbricales I und II (2. und 3. Finger): C8–Th1 (N. medianus)

        Mm. lumbricales III und IV (4. und 5. Finger): C8–Th1 (N. ulnaris)

164.   Mm. interosei dorsales (2.,3. und 4. Finger): C8–Th1 (N. ulnaris)

165.   Mm. interossei palmares (2., 4. und 5. Finger): C8–Th1 (N. ulnaris)

Abduktion der Finger

164.   Mm. interossei dorsales I und II (2. und 3. Finger): C8–Th1 (N. ulnaris)

        Mm. interossei dorsales III und IV (3. und 4. Finger): C8–Th1 (N. ulnaris)

154.   M. extensor digitorum (2., 4. und 5. Finger): C6–C8 (N. radialis)

Adduktion der Finger

165.   Mm. interossei palmaris I, II und III (2., 4. und 5. Finger): C8–Th1 (N. ulnaris)

Bewegung des 5. Fingers (Kleinfinger)

Abduktion des Kleinfingers

158.   M. extensor digiti minimi: C6–C8 (N. radialis)

159.   M. abductor digiti minimi: C8–Th1 (N. ulnaris)

Adduktion des Kleinfingers

165.   M. interosseus palmaris III: C8–Th1 (N. ulnaris)

Opposition des Kleinfingers

159.   M. abductor digiti minimi: C8–Th1 (N. ulnaris)

161.   M. opponens digiti minimi: C8–Th1 (N. ulnaris)

160.   M. flexor digiti minimi brevis: C8–Th1 (N. ulnaris)

163.   M. lumbricalis IV: C8–Th1 (N. ulnaris)

165.   M. interosseus palmaris: C8–Th1 (N. ulnaris)

Flexion des Kleinfingers

Carpometaphalangealgelenk (CMC)

161.   M. opponens digiti minimi: C8–Th1 (N. ulnaris)

MetaCarpophalangealgelenk (CMC)

160.   M. flexor digiti minimi brevis: C8–Th1 (N. ulnaris)

159.   M. abductor digiti minimi: C8–Th1 (N. ulnaris)

163.   M. lumbricalis IV: C8–Th1 (N. ulnaris)

165.   M. interosseus palmaris III: C8–Th1 (N. ulnaris)

156.   M. flexor digitorum superficialis: C7–C8 (N. medianus)

157.   M. flexor digitorum profundus (5. Finger): C8–Th1 (N. ulnaris)

Proximales Interphalangealgelenk (PIP)

156.   M. flexor digitorum superficialis: C7–C8 (N. medianus)

157.   M. flexor digitorum profundus (5. Finger): C8–Th1 (N. ulnaris)

Distales Interphalangealgelenk (DIP)

157.   M. flexor digitorum profundus (5. Finger): C8–Th1 (N. ulnaris)

Extension des Kleinfingers

MetaCarpophalangealgelenk (MCP)

154.   M. extensor digitorum: C6–C8 (N. radialis)

158.   M. extensor digiti minimi: C6–C8 (N. radialis)

Proximales und distales Interphalangealgelenk (PIP und DIP)

154.   M. extensor digitorum: C6–C8 (N. radialis)

158.   M. extensor digiti minimi: C6–C8 (N. radialis)

163.   M. lumbricales IV: C8–Th1 (N. ulnaris)

165.   M. interosseus palmaris: C8–Th1 (N. ulnaris)

9.4.3 Untere Extremität

Bewegungen der Hüfte

Hüftflexion

176.   M. iliacus: L2–L3 (N. femoralis)

174.   M. psoas major: L2–L4 (Spinalnerven)

196.   M. rectus femoris: L2–L4 (N. femoralis)

195.   M. sartorius: L2–L3 (N. femoralis)

177.   M. pectineus: L2–L4 (N. femoralis)

179.   M. adductor longus: L2–L4 (N. obturatorius)

180.   M. adductor brevis: L2–L4 (N. obturatorius)

181.   M. adductor magnus: L2–L4 (N. obturatorius)

185.   M. tensor fasciae latae (superior): L4–S1 (N. glutaeus superior)

183.   M. glutaeus medius (anterior): L4–S1 (N. glutaeus superior)

Hüftextension

182.   M. glutaeus maximus: L5–S2 (N. glutaeus inferior)

192.   M. biceps femoris (Caput longum): L5–S3 (N. tibialis)

193.   M. semitendinosus: L5–S2 (N. tibialis)

194.   M. semimembranosus: L5–S2 (N. tibialis)

181.   M. adductor magnus (inferior): L4–S1 (N. ischiadicus)

183.   M. glutaeus medius: L4–S1 (N. glutaeus superior)

186.   M. piriformis (bei flektierter Hüfte): S1–S2 (Plexus sacralis)

Abduktion der Hüfte

183.   M. glutaeus medius: L4–S1 (N. glutaeus superior)

184.   M. glutaeus minimus: L4–S1 (N. glutaeus superior)

185.   M. tensor fasiae latae: L4–S1 (N. glutaeus superior)

195.   M. sartorius: L2–L3 (N. femoralis)

182.   M. glutaeus maximus (proximaler Anteil) : L5–S2 (N. glutaeus inferior)

186.   M. piriformis: S1–S2 (Plexus sacralis)

189.   M. gemellus superior: L5–S2 (Rr. musculares)

187.   M. obturatorius internus: L5–S2 (Rr. musculares)

Adduktion der Hüfte

181.   M. adductor magnus (oberer und unterer Anteil): L2–L4 (N. obturatorius)

180.   M. adductor brevis: L2–L4 (N. obturatorius)

179.   M. adductor longus: L2–L4 (N. obturatorius)

177.   M. pectineus: L2–L3 (N. femoralis)

188.   M. obturatorius externus: L3–L4 (N. obturatorius)

182.   M. glutaeus maximus (distaler Anteil): L5–S2 (N. glutaeus inferior)

178.   M. gracilis: L2–L3 (N. obturatorius)

Innenrotation der Hüfte

183.   M. glutaeus medius (anterior): L4–S1 (N. glutaeus superior)

184.   M. glutaeus minimus: L4–S1 (N. glutaeus superior)

185.   M. tensor fasciae latae: L4–S1 (N. glutaeus superior)

194.   M. semimembranosus: L5–S2 (N. ischiadicus (N. : tibialis)

193.   M. semitendinosus: L5–S2 (N. ischiadicus (N. : tibialis)

181.   M. adductor magnus (abhängig von der Ausgangsstellung): L2–L4 (N. obturatorius), L4–S1 (N. ischiadicus)

Außenrotation der Hüfte

182.   M. glutaeus maximus: L5–S2 (N. glutaeus inferior)

188.   M. obturatorius externus: L3–L4 (N. obturatorius)

191.   M. quadratus femoris: L5–S1 (Rr. musculares)

189.   M. gemellus superior: L5–S1 (Rr. musculares)

190.   M. gemellus inferior: L5–S1 (Rr. musculares)

187.   M. obturatorius internus: l5–S2 (Rr. musculares)

186.   M. piriformis: S1–S2 (Plexus sacralis)

195.   M. sartorius: L2–L3 (N. femoralis)

192.   M. biceps femoris (Caput longum): L5–S3 (N. tibialis)

183.   M. glutaeus medius (posterior): L4–S1 (N. glutaeus superior)

174.   M. psoas major: L2–L4 (Spinalnerven)

Bewegungen des Kniegelenks

Knieflexion

194.   M. semimembranosus: L5–S2 (N. tibialis)

193.   M. semitendinosus: l5–S2 (N. tibialis)

192.   M. biceps femoris:
– Caput longum: L5–S3 (N. tibialis)
– Caput breve: L5–S2 (N. peronaeus communis)

178.   M. gracilis: L2–L3 (N. obturatorius)

195.   M. sartorius: L2–L3 (N. femoralis)

202.   M. popliteus: L4–S1 (N. tibialis

185.   M. tensor fasciae latae (über den Tractus iliotibialis): L4–S1 (N. glutaeus superior)

207.   M. plantaris: L4–S1 (N. tibialis)

205.   M. gastrocnemius: S1–S2 (N. tibialis)

Knieextension

196–200   M. quadriceps (196. M. rectus femoris, 197. M. vastus lateralis, 198. M. vastus intermedius, 199. M. vastus medialis longus, 200. M. vastus medialis obliquus): L2–L4 (N. femoralis)

Innenrotation des Knies (bei flektiertem Knie)

194.   M. semimembranosus: L5–S2 (N. tibialis)

193.   M. semitendinosus: L5–S2 (N. tibialis)

195.   M. sartorius: L2–L3 (N. femoralis)

178.   M. gracilis: L2–L3 (N. obturatorius)

202.   M. popliteus: L4–S1 (N. tibialis)

Außenrotation des Knies (bei flektiertem Knie)

192.   M. biceps femoris
– Caput longum: L5–S3 (N. tibialis)
– Caput breve: S1–S3 (N. peronaeus communis)

185.   M. tensor fasciae latae: L4–S1 (N. glutaeus superior)

Bewegungen des oberen Sprunggelenks und des Fußes

Plantarflexion des oberen Sprunggelenks

205.   M. gastrocnemius: S1–S2 (N. tibialis)

206.   M. soleus: L5–S2 (N. tibialis)

204.   M. tibialis posterior: L5–S1 (N. tibialis)

208.   M. peronaeus longus: L4–S1 (N. peronaeus superficialis)

209.   M. peronaeus brevis: L4–S1 (N. peronaeus superficialis)

207.   M. plantaris: L4–S1 (N. tibialis)

222.   M. flexor hallucis longus: L5–S2 (N. tibialis)

213.   M. flexor digitorum longus: L5–S1 (N. tibialis)

Dorsalflexion des oberen Sprunggelenks

203.   M. tibialis anterior: L4–S1 (N. peronaeus profundus)

210.   M. peronaeus tertius: L5–S1 (N. peronaeus profundus)

221.   M. extensor hallucis longus: L4–S1 (N. peronaeus profundus)

211.   M. extensor digitorum longus: L4–S1 (N. peronaeus profundus)

Supination des Fußes

204.   M. tibialis posterior: L5–S1 (N. tibialis)

203.   M. tibialis anterior: L4–S1 (N. peronaeus profundus)

221.   M. extensor hallucis longus: L4–S1 (N. peronaeus profundus)

222. M. flexor hallucis longus: L5–S2 (N. tibialis)

213. M. flexor digitorum longus: L5–S1 (N. tibialis)

Pronation des Fußes

208. M. peronaeus longus: L4–S1 (N. peronaeus superficialis)

209. M. peronaeus brevis: L4–S1 (N. peronaeus superficialis)

210. M. peronaeus tertius: L5–S1 (N. peronaeus profundus)

211. M. extensor digitorum longus: L4–S1 (N. peronaeus profundus)

Bewegungen des Hallux

Abduktion der Großzehe (weg vom 2. Zeh)

224. M. abductor hallucis: S2–S3 (N. plantaris medialis)

Adduktion der Großzehe (zum 2. Zeh)

225. M. adductor hallucis: S2–S3 (N. plantaris lateralis)

Flexion de Großzehe

Proximales Gelenk (MCP)

223. M. flexor hallucis brevis: S2–S3 (N. plantaris medialis)

222. M. flexor hallucis longus: L5–S2 (N. tibialis)

224. M. abductor hallucis: S2–S3 (N. plantaris medialis)

225. M. adductor hallucis: S2–S3, M. plantaris lateralis)

Distales Gelenk

222. M. flexor hallucis longus: L5–S2 (N. tibialis)

Extension der Großzehe

Proximales Gelenk (MCP)

212. M. extensor digitorum brevis: L5–S1 (N. peronaeus profundus)

221. M. extensor hallucis longus: L4–S1 (N. peronaeus profundus)

Distales Gelenk (IP)

221. M. extensor hallucis longus: L4–S1 (N. peronaeus profundus)

Bewegungen der 2., 3. und 4. Zehen

Abduktion der Zehen (weg von der Längsachse der 2. Zehe)

219. Mm. interossei dorsales II, III und IV (2., 3. und 4. Zehe): S2–S2 (N. plantaris lateralis)

Adduktion der Zehen (zur Längsachse der 2. Zehe)

220. Mm. interossei plantares I, II und III (3., 4. und 5. Zehe): S2–S3, M. plantaris lateralis)

Zehenflexion

MCP-Gelenke

218. M. lumbricalis I (2. Zeh): L5–S1 (N. plantaris mediales)

M. lumbricalis II, III und IV (3., 4. und 5. Zehe): S2–S3 (N. plantaris lateralis)

220. M. interossei plantares I, II und III (3., 4. und 5. Zehe): S2–S3 (N. plantaris lateralis)

219. Mm. interossei dorsales I, II, III und IV (2.–5. Zehe): S2–S3 (N. plantaris lateralis)

214. M. flexor digitorum brevis: L5–S1 (N. plantaris medialis)

213. M. flexor digitorum longus: L5–S1 (N. tibialis)

PIP-Gelenke

214. M. flexor digitorum brevis: L4–S1 (N. plantaris medialis)

213. M. flexor digitorum longus: l5–S1 (N. tibialis)

DIP-Gelenke

213. M. flexor digitorum longus: L5–S1 (N. tibialis)

217. M. quadratus plantae: S2–S3 (N. plantaris lateralis)

Zehenextension

Proximale Gelenke

211. M. extensor digitorum longus: L4–S1 (N. peronaeus profundus)

212. M. extensor digitorum brevis: L5–S1 (N. peronaeus profundus)

218.	Mm. lumbricales I (2. Zehe): L5–S1
(N. plantaris medialis)

Mm. lumbricales II, III und IV (3., 4.
und 5. Zehe): S2–S3
(N. plantaris lateralis)

220.	Mm. interossei plantares I, II und III
(3., 4. und 5. Zehe): S2–S3
(N. plantaris lateralis)

219.	Mm. interossei dorsales I, II III und
IV (2.–5. Zehe): S2–S3
(N. plantaris lateralis)

Bewegungen der Kleinzehe

Flexion der Kleinzehe
MCP-Gelenk

216.	M. flexor digiti minimi brevis: S2–S3
(N. plantaris lateralis)

218.	M. lumbricalis IV: S1–S2
(N. plantaris lateralis)

220.	M. interosseus plantaris III: S2–S3
(N. plantaris lateralis)

214.	M. flexor digitorum brevis: L5–S1
(N. plantaris medialis)

213.	M. flexor digitorum longus: L5–S1
(N. tibialis)

PIP-Gelenk

214.	M. flexor digitorum brevis: L5–S1
(N. plantaris medialis)

213.	M. flexor digitorum longus: L5–S1
(N. tibialis)

215.	M. abductor digiti minimi: S2–S3
(N. plantaris lateralis)

DIP-Gelenk

213.	M. flexor digitorum longus: L5–S1
(N. tibialis)

217.	M. quadratus plantae: S2–S3
(N. plantaris lateralis)

Extension der Kleinzehe
Proximales Gelenk (MCP)

211.	M. extensor digitorum longus: L4–S1
(N. peronaeus profundus)

Mittlere und distale Gelenke (PIP und DIP)

211.	M. extensor digitorum longus: L4–S1
(N. peronaeus profundus)

218.	M. lumbricalis IV: S2–S3
(N. plantaris lateralis)

220.	M. interosseus plantaris: S2–S3
(N. plantaris lateralis)

9.5 Von cranialen und peripheren Nerven innervierte Muskeln

9.5.1 Craniale Nerven

N. oculomotorius (III)
3.	M. levator palpebrae superiores
6.	M. rectus superior
7.	M. rectus inferior
8.	M. rectus medialis
11.	M. obliquus inferior

N. trochlearis (IV)
10.	M. obliquus superior

N. trigeminus (V, größter Hirnnerv)
28.	M. masseter (N. mandibularis)

29.	M. temporalis (N. mandibularis)
30.	M. ptyrogoideus lateralis
(N. mandibularis)
31.	M. pterygoideus medialis
78.	M. digastricus, vorderer Bauch
(N. mandibularis)
75.	M. mylohyoideus (N. lingualis)
46.	M. tensor veli palatini
(N. mandibularis)

N. abducens (VI)
9.	M. rectus lateralis

N. facialis (VII)
1.	M. occipitofrontalis (N. temporalis)
	M. occipitalis (N. auricularis posterior)
2.	M. temporoparietalis (N. temporalis)
4.	M. orbicularis oculi (N. temporalis und zygomaticum)
5.	M. corrugator supercilii (N. temporalis)
12.	M. procerus (N. buccalis)
13.	M. nasalis (N. buccalis)
14.	M. depressor septi (N. buccalis)
15.	M. levator labii superioris (N. buccalis)
16.	M. levator labii superioris alaeque nasi (N. buccalis)
17.	M. levator anguli oris (N. buccalis)
18.	M. zygomaticus major (N. buccalis)
19.	M. zygomaticus minor (N. buccalis)
20.	M. risorius (N. buccalis)
21.	M. mentalis (N. mandibularis)
22.	M. transversus menti (N. mandibularis)
23.	M. depressor anguli oris (N. mandibularis)
24.	M. depressor labii inferioris (N. mandibularis)
25.	M. orbicularis oris (N. buccalis)
26.	M. buccinator (N. buccalis)
27.	M. auricularis (N. auricularis posterior)
78.	M. digastricus, hinterer Bauch (N. auricularis posterior)
76.	M. stylohyoideus (N. auricularis posterior)
88.	M. platysma

N. glossopharyngeus (IX)
44.	M. stylopharyngeus

N. vagus (X)
41.	M. constrictor pharyngis inferior (über den Plexus pharyngis)
42.	M. constrictor pharyngis medius (über den Plexus pharyngis)
43.	M. constrictor pharyngis superior (über den Plexus pharyngis)
45.	M. salpingopharyngeus (über den Plexus pharyngis)
49.	M. palatopharyngeus (über den Plexus pharyngis)
46.	M. levator veli palatini (über den Plexus pharyngis)
48.	M. uvulae (über den Plexus pharyngis)
50.	M. cricothyroideus (N. laryngis superior)
51.	M. cricoarytenoideus posterior (N. laryngis recurrens)
52.	M. cricoarytenoideus lateralis (N. laryngis recurrens)
53.	M. arytenoideus transversus (N. laryngis recurrens)
54.	M. arytenoideus obliquus (N. laryngis recurrens)
55.	M. thyroarytenoideus (N. laryngis recurrens)

N. accessorius (XI, bildet zusammen mit dem N. vagus X den Plexus pharyngis)
48.	M. uvulae (über den Plexus pharyngis)
46.	M. levator veli palatini (über den Plexus pharyngis)
43.	M. constrictor pharyngis superior (über den Plexus pharyngis)
42.	M. constrictor pharyngis medius (über den Plexus pharyngis)
41.	M. constrictor pharyngis inferior (über den Plexus pharyngis)
45.	M. salpingopharyngeus (über den Plexus pharyngis)
83.	M. sternocleidomastoideus (N. spinalis und gemeinsam mit C2–C3)
124.	M. trapezius
49.	M. palatopharyngeus (über den Plexus pharyngis)

N. hypoglossus (XII, motorischer Nerv, der die Zunge versorgt)
32.	M. genioglossus
33.	M. hyoglossus
34.	M. chondroglossus
35.	M. styloglossus

36.	M. palatoglossus	40.	M. lingualis verticalis
37.	M. longitudinalis superior	77.	M. geniohyoideus (zusammen mit Rami aus C1)
38.	M. longitudinalis inferior		
39.	M. lingualis transversus	85.	M. thyrohyoideus

9.5.2   Periphere Nerven

Plexus cervicalis und des Plexus brachialis

Plexus cervicalis (Abb. 9.10)

1. Primär ventrale Abspaltungen der ersten vier Cervicalnerven (C1–C4).

2. C2, C3 und C4 spalten sich in obere und in untere Äste.

3. Der Plexus cervicalis ist mit drei motorischen Hirnnerven verbunden: Nn. vagus, hypoglossus und accessorius.

4. Einige spezifische Nerven spalten sich sowohl vom Plexus cervicalis als auch vom Plexus brachialis ab und versorgen einzelne Muskeln motorisch. Diese Nerven werden gewöhnlich, wenn sie mit Eigennamen versehen werden, nach dem Muskel benannt, den sie versorgen, z.B. der Nerv, der den M. rectus capitis anterior versorgt. Diese Nerven sind unter den entsprechenden Spinalnerven (Myotomen) in 9.4 aufgelistet.

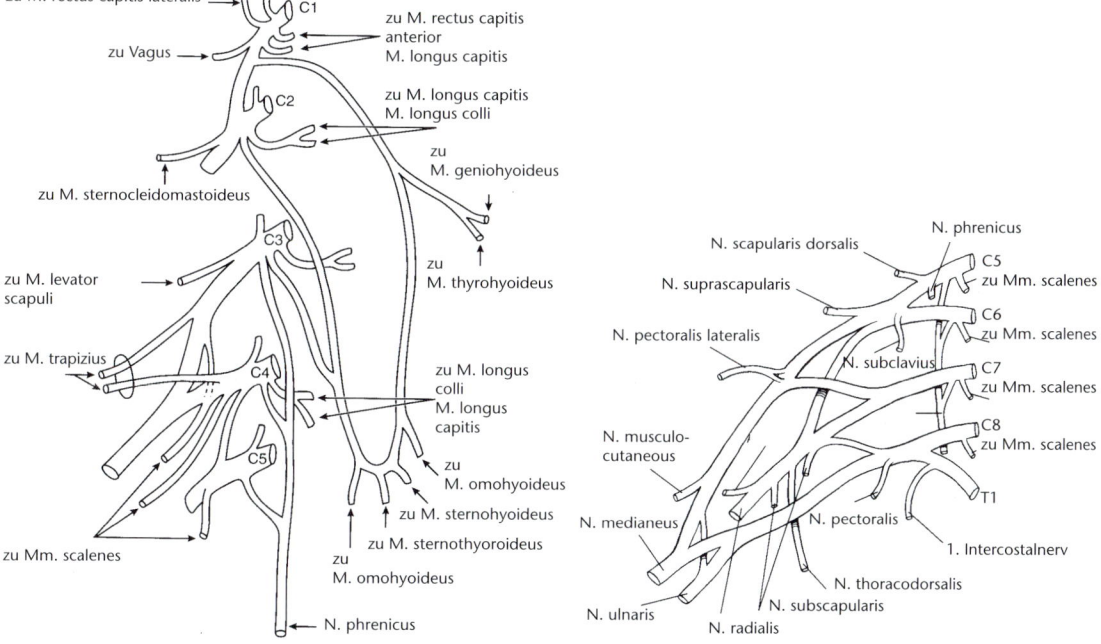

Abb. 9.10: Plexus cervicalis

Abb. 9.11: Plexus brachialis

Plexus brachialis (Abb. 9.11)

1. Er enthält die ventralen Abspaltungen der letzten vier Cervicalnerven (C5–C8) und des ersten Thoracalnerven (Th1).

2. Er enthält die Nerven, die die obere Extremität versorgen.

Plexus cervicalis

N. suboccipitale (C1)

56.	M. rectus capitis posterior major
57.	M. rectus capitis posterior minor
58.	M. obliquus capitis superior
59.	M. obliquus capitis inferior

N. phrenicus (C4, Anteile von C3 und C5)

101.	Diaphragma

Plexus brachialis

N. dorsalis scapulae (C5)

127.	M. levator scapulae
125.	M. rhomboideus major
126.	M. rhomboideus minor

N. thoracis longus (C5–C7)

128.	M. serratus anterior

N. suprascapularis (C5, C6)

135.	M. supraspinatus
136.	M. infraspinatus

N. pectoralis lateralis (C5–C7)

131.	M. pectoralis major (N. claviculare)

N. pectoralis medialis (C8–Th1)

131.	M. pectoralis major (N. sternocostalis)
129.	M. pectoralis minor

N. subscapularis (cranialer und caudaler Ast, C5, C6)

134.	M. subscapularis (cranialer und caudaler Ast, C5–C6)
138.	M. teres major (caudaler Ast, C5–C6)

N. thoracodorsalis (C6–C8)

130.	M. latissimus dorsi

N. musculocutaneous (C5–C7)

140.	M. biceps brachii (C5–C6)
141.	M. brachialis (C5–C6)
139.	M. coracobrachialis (C6–C7)

N. axillaris (C5–C6)

137.	M. teres minor
133.	M. deltoideus

N. medianus (C6–Th1)

Er versorgt die meisten Flexoren des Unterarmes und die Muskeln des Thenars der Hand. Der Nerv besitzt keine Äste oberhalb des Ellbogens, außer wenn der Nerv, der den M. pronator teres versorgt, hier entspringt.

Muskuläre Äste für den Unterarm:

151.	M. flexor carpi radialis: C6–C7
146.	M. pronator teres: C6–C7
152.	M. palmaris longus: C6–C7
156.	M. flexor digitorum superficialis: C7–C8

N. interosseus anterior:

169.	M. flexor pollicis longus: C8–Th1
157.	M. flexor digitorum profundus (2. und 3. Finger): C8–Th1
147.	M. pronator quadratus: C8–Th1

Muskulärer Ast der Hand:

171.	M. abductor pollicis brevis: C8–Th1
172.	M. opponens pollicis: C8–Th1
170.	M. flexor pollicis brevis: C8–Th1 (N. superficiale)

N. digitalis palmares communis I:

163.	M. lumbricalis I: C8–Th1

N. digitalis volaris communis I:

163.	M. lumbricalis II: C8–Th1

N. radialis (C5–C8)

Er versorgt die Extensoren des Armes und des Unterarmes.

142.	M. triceps brachii: C7–C8
144.	M. anconeus: C7–C8
143.	M. brachioradialis: C5–C6
148.	M. extensor carpi radialis longus: C6 (zusammen mit C5 und C7)

Ramus profundus des N. radialis:

145.   M. supinator: C5–C6

149.   M. extensor carpi radialis brevis:
C6–C7

158.   M. extensor digiti minimi: C6–C8

150.   M. extensor carpi ulnaris: C6–C8

154.   M. extensor digitorum: C6–C8

155.   M. extensor indicis: C6–C7

167.   M. extensor pollicis longus: C6–C8

168.   M. extensor pollicis brevis: C6–C7

166.   M. abductor pollicis longus: C6–C7

N. ulnaris (C8–Th1)

Er versorgt die Muskeln auf der ulnaren Hälfte
des Unterarmes und der Hand. Alle werden aus
C8–Th1 versorgt.

173.   M. adductor pollicis

159.   M. abductor digiti minimi

161.   M. opponens digiti minimi

160.   M. flexor digiti minimi brevis

157.   M. flexor digitorum profundus
(4. und 5. Finger)

163.   Mm. lumbricales III und IV

153.   M. flexor carpi ulnaris

162.   M. palmaris brevis

164.   Mm. interossei dorsales

165.   Mm. interossei palmares

170.   M. flexor pollicis brevis
(N. profundum)

Nerven im Bereich der Brustwirbelsäule

Nn. thoracis superioris (Th1–Th6, thoracale Intercostalnerven)

102.   Mm. intercostales interni: Th1–Th11

103.   Mm. inetrcostales externi: Th1–Th11

104.   Mm. intercostales intimi: Th1–Th11

105.   Mm. subcostales: Th1–Th11

107.   Mm. levatores costarum: Th1–Th12

108.   M. serratus posterior superior:
Th1–Th4

106.   M. thoracis transversus: Th1–Th11

Nn. thoracis inferioris (Th7–Th12, thoracoabdominale Interkostalnerven)

102.   Mm. intercostales interni: Th1–Th11

103.   Mm. intercostales externi: Th1–Th11

104.   Mm. intercostales intimi: Th1–Th11

110.   M. obliquus abdominis externus:
Th7–Th12

111.   M. obliquus abdominis internus:
Th8–Th12

112.   M. transversus abdominis: Th7–Th12

N. subcostalis (Th12)

114.   M. pyramidalis

112.   M. transversus abdominis

Nerven des Plexus lumbalis und des Plexus sacralis

Innervation der unteren Extremität.

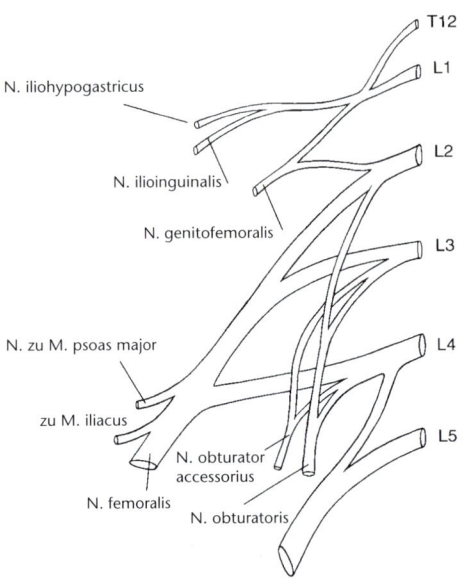

Abb. 9.12: Plexus lumbalis

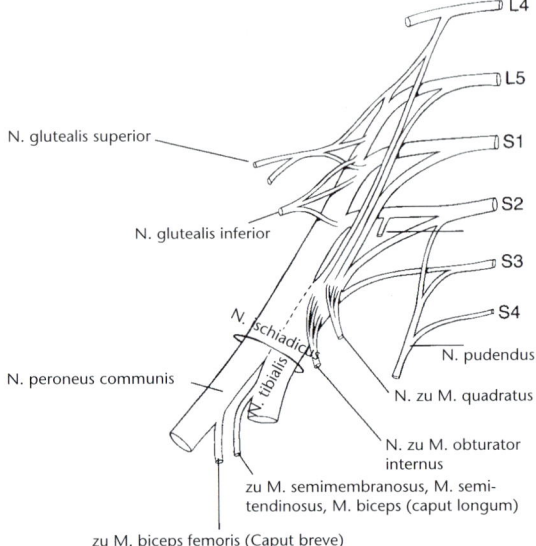

Abb. 9.13: Plexus sacralis

Muskeln, die direkt vom Plexus lumbalis versorgt werden (Abb. 9.12)

100.	M. quadratus lumborum: Th12–L3
174.	M. psoas major: L2–L4
175.	M. psoas minor: L1

N. iliohypogastricus (L1, z. T. Th12)

112.	M. transversus abdominis: L1 (zusätzlich Nn. subcostales Th7–Th12)
111.	M. obliquus abdominis internus: L1 (und Th8–Th12)

N. geniofemoralis (L1–L2)

117.	M. cremaster: L1–L2

N. obturatorius accessorius (L3–L4), falls vorhanden

177.	M. pectineus: L3–L4 (zusätzlich L2–L4 N. femoralis)

N. obturatorius (L2–L4)

R. ventralis:

180.	M. adductor brevis: L2–L4
179.	M. adductor longus: L2–L4
178.	M. gracilis: L2–L3

R. posterior:

181.	M. adductor magnus (oberer und mittlerer Anteil): L2–L4
188.	M. obturatorius externus: L3–L4

N. femoralis (L2–L4)

176.	M. iliacus: L2–L3
177.	M. pectineus: L2–L4
195.	M. sartorius: L2–L3
196.	M. rectus femoris: L2–L4
198.	M. vastus intermedius: L2–L4
197.	M. vastus lateralis: L2–L4
199.	M. vastus medialis longus: L2–L4
200.	M. vastus medialis obliquus: L2–L4
201.	M. articularis genus: L2–L4

Muskeln, die direkt vom Plexus sacralis innerviert werden

191.   M. quadratus femoris: L5–S1

190.   M. gemellus inferior: L5–S1

189.   M. gemellus superior: L5–S2

187.   M. obturatorius internus: L5–S2

186.   M. piriformis: S1–S2

N. glutaealis superior (L4–S1)
Oberer Ast:

184.   M. glutaeus minimus: L4–S1

Unterer Ast:

183.   M. gluteus medius: L4–S1

185.   M. tensor fasciae latae: L4–S1

N. glutaealis inferior (L5–S2)
182.   M. glutaeus maximus: L5–S2

N. ischiadicus (L4–S3)
Dies ist der größte Nerv im menschliche Körper. Er innerviert die Muskeln am dorsalen Oberschenkel und alle Muskeln von Bein und Fuß. Der N. ischiadicus besitzt einen Pars tibiale und einen Pars peronaeum commune und versorgt fünf Muskeln, bevor er sich in einen N. tibialis und N. peronaeus (fibularis) communis teilt.

Pars peronaeum commune (dorsale Äste, L4–S2):

192.   M. biceps femoris (Caput breve): L5–S2

Pars tibiale (ventrale Äste L4–S3):

181.   M. adductor magnus (caudaler Teil): L4–S1

192.   M. biceps femoris (Caput longum): L5–S3

194.   M. semimembranosus: L5–S2

193.   M. semitendinosus: L5–S2

N. tibialis (N. popliteus medialis, L4–S3)
Dieser Anteil ist der größere der beiden Anteile des N. ischiadicus. Er versorgt die hinteren Beinmuskeln (M. triceps surae) und den M. popliteus. Die unteren Äste versorgen die weiter distal gelegenen Muskeln im posterioren Bereich. Die Äste werden als N. plantaris medialis und lateralis bezeichnet.

Obere Rr. musculares:

205.   M. gastrocnemius (beide Köpfe): S1–S2

207.   M. plantaris: L4–S1

206.   M. soleus: L5–S2

202.   M. popliteus: L4–S1

Untere Rr. musculares::

206.   M. soleus: L5–S2

204.   M. tibialis posterior: L5–S1

213.   M. flexor digitorum longus: L5–S1

222.   M. flexor hallucis longus: L5–S2

N. plantaris lateralis (S2–S3)
217.   M. quadratus plantae: S2–S3

215.   M. abductor digiti minimi: S2–S3

Tiefer Ast:

218.   Mm. lumbricales (II, III und IV): S2–S3

225.   M. adductor hallucis: S2–S3

219.   Mm. interossei dorsales (I, II und III): S2–S3

220.   Mm. interossei plantares (I, II und III): S2–S3

Oberflächlicher Ast:

216.   M. flexor digiti minimi brevis: S2–S3

219.   M. interosseus dorsalis (IV): S2–S3

N. plantaris medialis (L5–S1)
218.   Mm. lumbricales (I), Fuß: L5–S1

224.   M. abductor hallucis: S2–S3

223.   M. flexor hallucis brevis: S2–S3

214.   M. flexor digitorum brevis: L5–S1

N. peronaeus communis (L4–S2)
Dieser kleinere Ast des N. ischiadicus teilt sich in einen tiefen und einen oberflächlichen Ast.

N. peronaeus profundus
203.   M. tibialis anterior: L4–S1

221.   M. extensor hallucis longus: L4–S1

211.   M. extensor digitorum longus: L4–S1

212.   M. extensor digitorum brevis: L5–S1

210.   M. peronaeus tertius: L5–S1

N. peronaeus superficialis

208.   M. peronaeus longus: L4–S1

209.   M. peronaeus brevis: L4–S1

N. pudendus

N. pudendus (muskuläre Äste, S2–S4)

115.   M. levator ani: S4

116.   M. coccygeus: S4–S5

123.   M. sphincter ani externus: S2–S4

N. pudendus (Äste des Perineums, S2–S4)

118.   M. transversus perinei superficialis: S2–S4

119.   M. transversus perinei profundus: S2–S4

120.   M. bulbocavernosus: S2–S4

121.   M. ischiocavernosus: S2–S4

122.   M. sphincter urethrae: S2–S4

9.6   Myotome: motorische Nervenwurzeln und von ihnen innervierten Muskeln

In diesem Teil des Anatomischen Registers werden die Nervenwurzeln der axial verlaufenden Muskeln und der Rumpfmuskeln zusammen mit den Muskeln, die von jeder Wurzel versorgt werden, aufgeführt. Er gibt die herrschende Meinung wieder, die in klassischen Anatomie- und Neurologielehrbüchern vertreten wird.

Die hier aufgeführten Muskeln werden vom ventralen oder dorsalen Ramus versorgt. Jeder Muskel ist mit einer Nummer versehen, um Quervergleiche zu erleichtern. Periphere Nerven für einzelne Muskeln sind nach den Muskeln in Klammern aufgeführt.

Spinalnervenwurzeln

Die Spinalnerven entspringen dem Rückenmark und verlassen es über die Foramina intervertebrales. Es gibt 31 Paare: 8 Cervicale, 12 thoracale, 5 lumbale, sacrale und 1 coccygeales.

Jeder Spinalnerv besitzt zwei Wurzeln, die sich zu einem Nerv vereinigen: die ventrale Wurzel (motorisch), die den Spinalkanal über das Vorderhorn verläßt, und die dorsale Wurzel (sensorisch), die über das Hinterhorn in den Spinalkanal eintritt (Abb. 9.14). In diesem Buch sind nur die motorischen (ventralen) Wurzeln aufgeführt.

Jede motorische Wurzelgliedert sich in zwei Teile:

- Rami ventrales: Die Rami ventrales versorgen die ventralen und lateralen Rumpfmuskeln und alle Extremitätenmuskeln. Die Cervicalen, lumbalen und sacralen Rami ventrales bilden in ihren Ursprungsbereichen Plexus. Die thoracalen Rami ventrales bleiben einzeln und sind segmental verteilt

- 2. Rami dorsales: Die Rami dorsales versorgen die Muskeln des dorsalen Nackens und des Rumpfes. Die primären Rami dorsales stehen nicht in Verbindung mit einem der Plexus.

Die Plexus, die von den cervicalen, lumbalen und sacralen Nerven gebildet werden, sind:

- Plexus cervicalis: Rami ventrales von C1–C4 und die damit verbundenen Hirnnerven
- Plexus brachialis: Rami ventrales von C5–Th1 und Verbindungen aus C4 und Th2
- Plexus lumbosacralis: Rami ventrales der Lumbal- , Sacral-, Pudendus- und Coccygealnerven
- Plexus lumbalis: Rami ventrales von L1–L4 und einer Verbindung aus Th12
- Plexus sacralis: Rami ventrales von L4–S3
- Plexus pudendus: Rami ventrales aus S2–S4
- Plexus coccygealis: S4–S5.

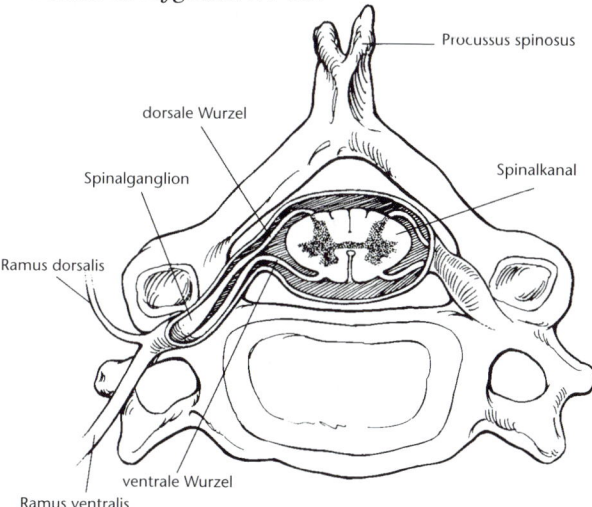

Abb. 9.14: Rami der Spinalnerven

Cervicalwurzeln und Cervicalnerven

C1
Rami ventrales

73.	M. rectus capitis lateralis
72.	M. rectus capitis anterior
74.	M. longus capitis
77.	M. geniohyoideus
84.	M. sternothyroideus
85.	M. thyrohyoideus
86.	M. sternohyoideus
87.	M. omohyoideus

Rami dorsales

56.	M. rectus capitis posterior major
57.	M. rectus capitis posterior minor
58.	M. obliquus capitis superior
59.	M. obliquus capitis inferior

C2
Rami ventrales

72.	M. rectus capitis anterior
73.	M. rectus capitis lateralis
74.	M. longus capitis
79.	M. longus colli
70.	Mm. intertransversarii cervicis (anterior)

83.	M. sternocleidomastoideus
77.	M. geniohyoideus
84.	M. sternothyroideus
86.	M. sternohyoideus
87.	M. omohyoideus

Rami dorsales[2,3]

62.	M. semispinalis capitis
65.	M. semispinalis cervicis
67.	M. splenius cervicis

C3
Rami ventrales

79.	M. longus colli
74.	M. longus capitis
70.	Mm. intertransversarii cervicis (anterior)
87.	M. omohyoideus
86.	M. sternohyoideus
84.	M. sternothyroideus
127.	M. levator scapulae
81.	M. scalenus medius
83.	M. sternocleidomastoideus
101.	Diaphragma (N. phrenicus)

Rami dorsales

60.	M. longissimus capitis
61.	M. splenius capitis
62.	M. semispinalis capitis
63.	M. spinalis capitis
64.	M. longissimus cervicis
65.	M. semispinalis cervicis
67.	M. splenius cervicis
68.	M. spinalis cervicis
69.	Mm. interspinales cervicis
70.	Mm. intertransversarii cervicis (posterior)
71.	Mm. rotatores cervicis
94.	M. multifidus

C4
Rami ventrales

79.	M. longus colli
70.	Mm. intertransversarii cervicis (anterior)
127.	M. levator scapulae

80.	M. scalenus anterior
81.	M. scalenus medius
101.	Diaphragma (N. phrenicus)

Rami dorsales

60.	M. longissimus capitis
61.	M. splenius capitis
62.	M. semispinalis capitis
63.	M. spinalis capitis
64.	M. longissimus cervicis
65.	M. semispinalis cervicis
66.	M. iliocostalis cervicis
67.	M. splenius cervicis
68.	M. spinalis cervicis
69.	Mm. interspinales cervicis
70.	Mm. intertransversarii cervicis (posterior)
71.	Mm. rotatores cervicis
94.	M. multifidus

C5
Rami ventrales

79.	M. longus colli
70.	Mm. intertransversarii cervicis (anterior)
80.	M. scalenus anterior
81.	M. scalenus medius
132.	M. subclavius
101.	Diaphragma (N. phrenicus)
127.	M. levator scapulae (N. dorsalis scapulae)
125.	M. rhomboideus major (N. dorsalis scapulae)
126.	M. rhomboideus minor (N. dorsalis scapulae)
128.	M. serratus anterior (N. thoracis longus)
131.	M. pectoralis major, Pars clavicularis (N. pectoralis lateralis)
135.	M. supraspinatus (N. suprascapularis)
136.	M. infraspinatus (N. suprascapularis)
134.	M. subscapularis (N. subscapularis, oberer und unterer Anteil)
138.	M. teres major (N. subscapularis, unterer Anteil)

133.	M. deltoideus (N. axillaris)
137.	M. teres minor (N. axillaris)
140.	M. biceps brachii (N. musculocutaneous)
141.	M. brachialis (N. musculocutaneous)
143.	M. brachioradialis (N. radialis)
145.	M. supinator (N. radialis)

Rami dorsales

60.	M. longissimus capitis
61.	M. splenius capitis
62.	M. semispinalis capitis
63.	M. spinalis capitis
64.	M. longissimus cervicis
65.	M. semispinalis cervicis
66.	M. iliocostalis cervicis
67.	M. splenius cervicis
68.	M. spinalis cervicis
69.	Mm. interspinales cervicis
70.	Mm. intertransversarii cervicis (posterior)
71.	Mm. rotatores cervicis
94.	M. multifidus

C6

Rami ventrales

79.	M. longus colli
70.	Mm. intertransversarii cervicis (anterior)
80.	M. scalenus anterior
81.	M. scalenus medius
82.	M. scalenus posterior
132.	M. subclavius
128.	M. serratus anterior (N. thoracis longus)
131.	M. pectoralis major, Pars clavicularis (N. pectoralis lateralis)
136.	M. infraspinatus (N. suprascapularis)
135.	M. supraspinatus (N. suprascapularis)
134.	M. subscapularis (N. subscapularis, oberer und unterer Anteil)
138.	M. teres major (N. subscapularis, unterer Anteil)
133.	M. deltoideus (N. axillaris)

137.	M. teres minor (N. axillaris)
139.	M. coracobrachialis (N. musculocutaneous)
140.	M. biceps brachii (N. musculocutaneous)
141.	M. brachialis (N. musculocutaneous)
143.	M. brachioradialis (N. radialis)
145.	M. supinator (N. radialis)
148.	M. extensor carpi radialis longus (N. radialis)
149.	M. extensor carpi radialis brevis (N. radialis)
150.	M. extensor carpi ulnaris (N. radialis)
154.	M. extensor digitorum (N. radialis)
155.	M. extensor indicis (N. radialis)
158.	M. extensor digiti minimi (N. radialis)
166.	M. abductor pollicis longus (N. radialis)
167.	M. extensor pollicis longus (N. radialis)
168.	M. extensor pollicis brevis (N. radialis)
146.	M. pronator teres (N. medianus)
151.	M. flexor carpi radialis (N. medianus)
152.	M. palmaris longus (N. medianus)
130.	M. latissimus dorsi (N. thoracodorsalis)

Rami dorsales

60.	M. longissimus capitis
61.	M. splenius capitis
62.	M. semispinalis capitis
63.	M. spinalis capitis
64.	M. longissimus cervicis
65.	M. semispinalis cervicis
66.	M. iliocostalis cervicis
67.	M. splenius cervicis
68.	M. spinalis cervicis
69.	Mm. interspinales cervicis
70.	Mm. intertransversarii cervicis (posterior)
71.	Mm. rotatores cervicis
94.	M. multifidus

C7

Rami ventrales

70.	Mm. intertransversarii cervicis (anterior)
81.	M. scalenus medius
82.	M. scalenus posterior
128.	M. serratus anterior (N. thoracis longus)
130.	M. latissimus dorsi (N. thoracodorsalis)
131.	M. pectoralis major, Pars clavicularis (N. pectoralis lateralis)
139.	M. coracobrachialis (N. musculocutaneous)
142.	M. triceps brachii (N. radialis)
144.	M. anconeus (N. radialis)
148.	M. extensor carpi radialis longus (N. radialis)
149.	M. extensor carpi radialis brevis (N. radialis)
150.	M. extensor carpi ulnaris (N. radialis)
154.	M. extensor digitorum (N. radialis)
155.	M. extensor indicis (N. radialis)
158.	M. extensor digiti minimi (N. radialis)
166.	M. abductor pollicis longus (N. radialis)
167.	M. extensor pollicis longus (N. radialis)
168.	M. extensor pollicis brevis (N. radialis)
146.	M. pronator teres (N. medianus)
151.	M. flexor carpi radialis (N. medianus)
152.	M. palmaris longus (N. medianus)
156.	M. flexor digitorum superficialis (N. medianus)

Rami dorsales

60.	M. longissimus capitis
62.	M. semispinalis capitis
63.	M. spinalis capitis
63.	M. spinalis capitis
64.	M. longissimus cervicis
65.	M. semispinalis cervicis
66.	M. iliocostalis cervicis
67.	M. splenius cervicis
68.	M. spinalis cervicis
69.	Mm. interspinales cervicis
70.	Mm. intertransversarii cervicis (posterior)
71.	Mm. rotatores cervicis
94.	M. multifidus

C8

Rami ventrales

70.	Mm. intertransversarii cervicis (anterior)
81.	M. scalenus medius
82.	M. scalenus posterior
130.	M. latissimus dorsi (N. thoracodorsalis)
131.	M. pectoralis major, Pars sternocostalis (N. pectoralis medialis)
129.	M. pectoralis minor (N. pectoralis medialis)
142.	M. triceps brachii (N. radialis)
144.	M. anconeus (N. radialis)
150.	M. extensor carpi ulnaris (N. radialis)
154.	M. extensor digitorum (N. radialis)
158.	M. extensor digiti minimi (N. radialis)
166.	M. abductor pollicis longus (N. radialis)
167.	M. extensor pollicis longus (N. radialis)
168.	M. extensor pollicis brevis (N. radialis)
147.	M. pronator quadratus (N. medianus)
156.	M. flexor digitorum superficialis (N. medianus)
157.	M. flexor digitorum profundus, 2. und 3. Finger (N. medianus)
163.	Mm. lumbricales I und II (N. medianus)
169.	M. flexor pollicis longus (N. medianus)
170.	M. flexor pollicis brevis, Pars superficiale (N. medianus)
171.	M. abductor pollicis brevis (N. medianus)
172.	M. opponens pollicis (N. medianus)
170.	M. flexor pollicis brevis, Pars profundum (N. ulnaris)
173.	M. adductor pollicis (N. ulnaris)

153.	M. flexor carpi ulnaris (N. ulnaris)
157.	M. flexor digitorum profundus, 4. und 5. Finger (N. ulnaris)
163.	Mm. lumbricales III und IV (N. ulnaris)
164.	Mm. interossei dorsales (N. ulnaris)
165.	M. interosseus palmaris (N. ulnaris)
159.	M. abductor digiti minimi (N. ulnaris)
161.	M. opponens digiti minimi (N. ulnaris)
160.	M. flexor digiti minimi brevis (N. ulnaris)
162.	M. palmaris brevis (N. ulnaris)

Rami dorsales

60.	M. longissimus capitis
62.	M. semispinalis capitis
63.	M. spinalis capitis
64.	M. longissimus cervicis
65.	M. semispinalis cervicis
66.	M. iliocostalis cervicis
67.	M. splenius cervicis
68.	M. spinalis cervicis
69.	Mm. interspinales cervicis
70.	Mm. intertransversarii cervicis (posterior)
71.	Mm. rotatores cervicis
94.	M. multifidus

Thoracale Wurzeln und Nerven

Es gibt 12 Paar Thoracalnerven, die an den Rami ventrales entspringen: Th1–Th11 werden als Intercostalnerven und Th 12 als N. subcostalis bezeichnet. Diese Nerven gehören keinem Plexus an. Th1 und Th2 versorgen sowohl die obere Extremität als auch den Thorax. Th3–Th6 innervieren lediglich thoracale Muskeln. Die unteren Thoracalnerven versorgen die thoracalen und abdominalen Muskeln.

Th1

Rami ventrales

107.	Mm. levatores costarum
102.	Mm. intercostales externi
103.	Mm. intercostales interni
104.	Mm. intercostales intimi
108.	M. serratus posterior superior

106.	M. transversus thoracis
131.	M. pectoralis major (Pars sternocostale) (N. pectoralis medialis)
129.	M. pectoralis minor (N. pectoralis medialis)
147.	M. pronator quadratus (N. medianus)
157.	M. flexor digitorum profundus, 2. und 3. Finger (N. medianus)
163.	Mm. lumbricales I und II (N. medianus)
169.	M. flexor digitorum longus (N. medianus)
170.	M. flexor pollicis brevis, Pars superficiale (N. medianus)
171.	M. abductor pollicis brevis (N. medianus)
172.	M. opponens pollicis (N. medianus)
153.	M. flexor carpi ulnaris (N. ulnaris)
157.	M. flexor digitorum profundus, 4. und 5. Finger (N. ulnaris)
159.	M. abductor digiti minimi (N. ulnaris)
160.	M. flexor digiti minimi brevis (N. ulnaris)
161.	M. opponens digiti minimi (N. ulnaris)
162.	M. palmaris brevis (N. ulnaris)
163.	Mm. lumbricales, III und IV (N. ulnaris)
164.	Mm. interossei dorsales (N. ulnaris)
165.	Mm. interossei palmares (N. ulnaris)
170.	M. flexor pollicis brevis, Pars profundus (N. ulnaris)
173.	M. adductor pollicis (N. ulnaris)

Rami dorsales

62.	M. semispinalis cervicis
93.	M. semispinalis thoracis
64.	M. longissimus cervicis
91.	M. longissimus thoracis
63.	M. spinalis capitis
92.	M. spinalis thoracis
89.	M. iliocostalis thoracis
66.	M. iliocostalis cervicis
94.	M. multifidus
99.	Mm. intertransversarii thoracis

95.	Mm. rotatores thoracis
97.	Mm. interspinales thoracis

Th2
Rami ventrales

107.	Mm. levatores costarum
102.	Mm. intercostales externi
103.	Mm. intercostales interni
104.	Mm. intercostales intimi
105.	Mm. subcostales
108.	M. serratus posterior superior
106.	M. transversus thoracis

Rami dorsales

93.	M. semispinalis thoracis
64.	M. longissimus cervicis
91.	M. longissimus thoracis
92.	M. spinalis thoracis
66.	M. iliocostalis cervicis
94.	M. multifidus
95.	Mm. rotatores thoracis
97.	Mm. interspinales thoracis
99.	Mm. intertransversarii thoracis

Th3
Rami ventrales

107.	Mm. levatores costarum
102.	Mm. intercostales externi
103.	Mm. intercostales interni
104.	Mm. intercostales intimi
105.	Mm. subcostales
108.	M. serratus posterior superior
106.	M. transversus thoracis

Rami dorsales

93.	M. semispinalis thoracis
64.	M. longissimus cervicis
66.	M. iliocostalis cervicis
91.	M. longissimus thoracis
92.	M. spinalis thoracis
89.	M. iliocostalis thoracis
94.	M. multifidus
95.	Mm. rotatores thoracis
97.	Mm. interspinales thoracis
9.	Mm. intertransversarii thoracis

Th4–Th6
Rami ventrales

107.	Mm. levatores costarum
102.	Mm. intercostales externi
103.	Mm. intercostales interni
104.	Mm. intercostales intimi
105.	Mm. subcostales
106.	M. transversus thoracis

Rami dorsales

93.	M. semispinalis thoracis
91.	M. longissimus thoracis
92.	M. spinalis thoracis
89.	M. ilicostalis thoracis
94.	M. multifidus
95.	Mm. rotatores thoracis
97.	Mm. interspinales thoracis
99.	Mm. intertransversarii thoracis

Th7
Rami ventrales

107.	Mm. levatores costarum
103.	Mm. intercostales interni
102.	Mm. intercostales externi
104.	Mm. intercostales intimi
106.	M. transversus thoracis
105.	Mm. subcostales
110.	M. obliquus abdominis externus
112.	M. transversus abdominis
113.	M. rectus abdominis

Rami dorsales

93.	M. semispinalis thoracis
91.	M. longissimus thoracis
92.	M. spinalis thoracis
89.	M. iliocostalis thoracis
94.	M. multifidus
95.	Mm. rotatores thoracis
97.	Mm. interspinales thoracis
99.	Mm. intertransversarii thoracis

Th8
Rami ventrales

107.	Mm. levatores costarum
103.	Mm. intercostales interni

102.	Mm. intercostales externi
104.	Mm. intercostales intimi
106.	M. transversus thoracis
105.	Mm. subcostales
110.	M. obliquus externus abdominis
111.	M. obliquus internus abdominis
112.	M. transversus abdominis
113.	M. rectus abdominis

Rami dorsales

93.	M. semispinalis thoracis
91.	M. longissimus thoracis
92.	M. spinalis thoracis
89.	M. iliocostalis thoracis
94.	M. multifidus
95.	M. rotatores thoracis
97.	Mm. interspinales thoracis
99.	Mm. intertransversarii thoracis

Th9–Th11
Rami ventrales

107.	Mm. levatores costarum
103.	Mm. intercostales interni
102.	Mm. intercostales externi
104.	Mm. intercostales intimi
106.	M. transversus thoracis
105.	Mm. subcostales
109.	M. serratus posterior inferior
110.	M. obliquus externus abdominis
111.	M. obliquus internus abdominis
112.	M. transversus abdominis
113.	M. rectus abdominis

Rami dorsales

93.	M. semispinalis thoracis
91.	M. longissimus thoracis
92.	M. spinalis thoracis
89.	M. iliocostalis thoracis
94.	M. multifidus
95.	Mm. rotatores thoracis
97.	Mm. interspinales thoracis
99.	Mm. intertransversarii thoracis

Th12
Rami ventrales

100.	M. quadratus lumborum
107.	Mm. levatores costarum
112.	M. transversus abdominis
109.	M. serratus posterior inferior
110.	M. obliquus externus abdominis
111.	M. obliquus internus abdominis
113.	M. rectus abdominis
114.	M. pyramidalis

Rami dorsales

93.	M. semispinalis thoracis
91.	M. longissimus thoracis
92.	M. spinalis thoracis
89.	M. iliocostalis thoracis
94.	M. multifidus
95.	Mm. rotatores thoracis
97.	Mm. interspinales thoracis
99.	Mm. intertransversarii thoracis

Lumbalwurzeln und Lumbalnerven

Der Plexus lumbalis wird aus den ersten vier Lumbalnerven und einem Verbindungsast aus Th12 gebildet. Der vierte Lumbalnerv speist größtenteils den Plexus lumbalis, ein kleiner Teil den Plexus sacralis. Der fünfte Lumbalnerv und der kleine Teil des vierten Lumbalnervs bilden den Truncus lumbosacralis, der ein Teil des Plexus sacralis ist.

L1
Rami ventrales

100.	M. quadratus lumborum
175.	M. psoas major
112.	M. transversus abdominis
111.	M. obliquus internus abdominis
117.	M. cremaster (N. genitofemoralis)

Rami dorsales

90.	M. iliocostalis lumborum
91.	M. longissimus thoracis
96.	Mm. rotatores lumborum
94.	M. multifidus
98.	Mm. interspinales lumborum
99.	Mm. intertransversarii lumborum

L2
Rami ventrales

100.	M. quadratus lumborum
174.	M. psoas major
176.	M. iliacus
117.	M. cremaster (N. genitofemoralis)
177.	M. pectineus (N. femoralis)
178.	M. gracilis (N. obturatorius)
179.	M. adductor longus (N. obturatorius)
180.	M. adductor brevis (N. obturatorius)
181.	M. adductor magnus, craniale und mittlere Fasern (N. obturatorius)
195.	M. sartorius (N. femoralis)
196.–200.	M. quadriceps femoris (N. femoralis)
196.	M. rectus femoris
197.	M. vastus intermedius
198.	M. vastus lateralis
199.	M. vastus medialis longus
200.	M. vastus medialis obliquus
201.	M. articularis genus

Rami dorsales

90.	M. iliocostalis lumborum
96.	Mm. rotatores lumborum
94.	M. multifidus
98.	Mm. interspinales lumborum
99.	Mm. intertransversarii lumborum

L3
Rami ventrales

100.	M. quadratus lumborum
174.	M. psoas major
176.	M. iliacus (N. femoralis)
177.	M. pectineus (N. femoralis)
178.	M. gracilis (N. obturatorius)
179.	M. adductor longus (N. obturatorius)
180.	M. adductor brevis (N. obturatorius)
181.	M. adductor magnus, obere und mittlere Fasern (N. obturatorius)
188.	M. obturatorius externus (N. obturatorius)
195.	M. sartorius (N. femoralis)
196.–200.	M. quadratus femoris (N. femoralis)
196.	M. rectus femoris

197.	M. vastus intermedius
198.	M. vastus lateralis
199.	M. vastus medialis longus
200.	M. vastus medialis obliquus
201.	M. articularis genus

Rami dorsales

90.	M. iliocostalis lumborum
96.	Mm. rotatores lumborum
94.	M. multifidus
98.	Mm. interspinales lumborum
99.	Mm. intertransversarii lumborum

L4
Rami ventrales

175.	M. psoas major
177.	M. pectineus (N. femoralis)
179.	M. adductor longus (N. obturatorius)
180.	M. adductor brevis (N. obturatorius)
181.	M. adductor magnus:
	– obere und mittlere Fasern (N. obturatorius)
	– untere Fasern (N. ischiadicus, Pars tibiale)
183.	M. glutaeus medius (N. glutaealis superior)
184.	M. glutaeus minimus (N. glutaealis superior)
185.	M. tensor fasciae latae (N. glutaealis superior)
188.	M. obturatorius externus (N. obturatorius)
196.–200.	M. quadriceps femoris (N. femoralis)
196.	M. rectus femoris
197.	M. vastus lateralis
198.	M. vastus intermedius
199.	M. vastus medialis longus
20.	M. vastus medialis obliquus
201.	M. articularis genus (N. femoralis)
207.	M. plantaris (N. tibialis)
202.	M. popliteus (N. tibialis)
208.	M. peronaeus longus (N. peronaeus superficialis)
209.	M. peronaeus brevis (N. peronaeus superficialis)

203. M. tibialis anterior
(N. peronaeus profundus)

211. M. extensor digitorum longus
(N. peronaeus profundus)

221. M. extensor hallucis longus
(N. peronaeus profundus)

Rami dorsales

90. M. iliocostalis lumborum

96. Mm. rotatores lumborum

94. M. multifidus

98. Mm. interspinales lumborum

99. Mm. intertransversarii lumborum

L5

Rami ventrales

181. M. adductor magnus, untere Fasern
(N. ischiadicus, Pars tibiale)

182. M. glutaeus maximus
(N. glutaealis inferior)

183. M. glutaeus medius
(N. glutaealis superior)

184. M. glutaeus minimus
(N. glutaealis superior)

185. M. tensor fasciae latae
(N. glutaealis superior)

187. M. obturatorius internus (Nerv, der
zum M. obturatorius internus führt)

189. M. gemellus superior (Nerv, der zum
M. obturatorius internus führt)

190. M. gemellus inferior (Nerv, der zum
M. obturatorius internus führt)

191. M. quadriceps femoris (Nerv, der zum
M. quadratus femoris führt)

192. M. biceps femoris (Caput breve)
(N. ischiadicus (N. peronaeus
communis)

194. M. semimembranosus
(N. ischiadicus, N. tibialis)

193. M. semitendinosus (N. ischiadicus,
N. tibialis)

207. M. plantaris (N. tibialis)

202. M. popliteus (N. tibialis)

206. M. soleus (N. tibialis)

203. M. tibialis anterior
(N. peronaeus profundus)

204. M. tibialis posterior (N. tibialis)

208. M. peronaeus longus
(N. peronaeus superficialis)

209. M. peronaeus brevis
(N. peronaeus superficialis)

210. M. peronaeus tertius
(N. peronaeis profundus)

211. M. extensor digitorum longus
(N. peronaeus profundus)

212. M. extensor digitorum brevis
(N. peronaeus profundus)

213. M. flexor digitorum longus
(N. tibialis)

214. M. flexor digitorum brevis
(N. plantaris medialis)

221. M. extensor hallucis longus
(N. peronaeus profundus)

222. M. flexor hallucis longus (N. tibialis)

218. Mm. lumbricales I (Fuß)
(N. plantaris medialis)

Rami dorsales

90. M. iliocostalis lumborum

96. Mm. rotatores lumborum

94. M. multifidus

98. Mm. interspinales lumborum

99. Mm. intertransversarii lumborum

Lumbosacrale Wurzeln und Nerven

Der Plexus lumbosacralis wird durch die Vermischung der Lumbal-, Sacral- und Coccygealnerven gebildet. Es ist ungewiß, ob die Rami dorsales unterhalb von S3 motorisch innervieren. Die Nerven, die von diesem Plexus abzweigen, versorgen zum Teil die untere Extremität und auch das Perineum und die Bereiche um das Steißbein über die Plexus pudendus und coccygealis.

S1

Rami ventrales

181. M. adductor magnus, untere Fasern
(N. ischiadicus, N. tibialis)

182. M. glutaeus maximus
(N. glutaealis inferior)

183. M. glutaeus medius
(N. glutaealis superior)

184. M. glutaeus minimus
(N. glutaealis superior)

185. M. tensor fasciae latae
(N. glutaealis superior)

186. M. piriformis

187. M. obturatorius internus (Nerv, der
zum M. obturatorius internus
führt)

189. M. gemellus superior (Nerv, der zum
M. obturatorius internus führt)

190. M. gemellus superior (Nerv, der zum
M. obturatorius internus führt)

191. M. quadratus femoris (Nerv, der zum
M. quadratus femoris führt)

192. M. biceps femoris:

– Caput breve (N. ischiadicus,
N. peronaeus communis)

– Caput longum (N. ischiadicus,
N. tibialis)

194. M. semimembranosus
(N. ischiadicus, N. tibialis)

193. M. semitendinosus
(N. ischiadicus, N. tibialis)

205. M. gastrocnemius (N. tibialis)

207. M. plantaris (N. tibialis)

202. M. popliteus (N. tibialis)

206. M. soleus (N. tibialis)

203. M. tibialis anterior
(N. peronaeus profundus)

204. M. tibialis posterior (N. tibialis)

208. M. peronaeus longus
(N. peronaeus superficialis)

209. M. peronaeus brevis
(N. peronaeus superficialis)

210. M. peronaeus tertius
(N. peronaeus profundus)

211. M. extensor digitorum longus
(N. peronaeus profundus)

212. M. extensor digitorum brevis
(N. peronaeus profundus)

213. M. flexor digitorum longus
(N. tibialis)

214. M. flexor digitorum brevis
(N. plantaris medialis)

221. M. extensor hallucis longus
(N. peronaeus profundus)

222. M. flexor hallucis longus (N. tibialis)

218. Mm. lumbricales I (Fuß)
(N. plantaris medialis)

Rami dorsales

94. M. multifidus

S2

Rami ventrales

182. M. glutaeus maximus
(N. glutaealis inferior)

186. M. piriformis

187. M. obturatorius internus (Nerv, der
zum M. obturatorius internus
führt)

189. M. gemellus superior (Nerv, der zum
M. obturatorius internus führt)

192. M. biceps femoris:

– Caput breve (N. ischiadicus),
N. peronaeus communis)

– Caput longum (N. ischiadicus,
N. tibialis)

194. M. semimembranosus
(N. ischiadicus, N. tibialis)

193. M. semitendinosus
(N. ischiadicus, N. tibialis)

205. M. gastrocnemius (N. tibialis)

206. M. soleus (N. tibialis)

217. M. quadratus plantae
(N. plantaris lateralis)

215. M. abductor digiti minimi
(N. plantaris lateralis)

216. M. flexor digiti minimi brevis (Fuß)
(N. plantaris lateralis)

222. M. flexor hallucis longus (N. tibialis)

225. M. adductor hallucis (N. plantaris
lateralis)

218. Mm. lumbricales II, III und IV (Fuß)
(N. plantaris lateralis)

219. Mm. interossei dorsales (N. plantaris
lateralis)

220. Mm. interossei plantaris (N. plantaris
lateralis)

224.   M. abductor hallucis
      (N. plantaris medialis)

118.   M. transversus perinei superficialis
      (N. pudendus)

119.   M. transversus perinei profundus
      (N. pudendus)

120.   M. bulbocavernosus (N. pudendus)

121.   M. ischiocavernosus (N. pudendus)

122.   M. sphincter urethrae (N. pudendus)

123.   M. sphincter ani axternus
      (N. pudendus)

Ramus dorsalis

94.   M. multifidus

S3

Rami ventrales

192.   M. biceps femoris, Caput longum
      (N. ischiadicus, N. tibialis)

217.   M. quadratus plantae
      (N. plantaris lateralis)

215.   M. abductor digiti minimi
      (N. plantaris lateralis)

216.   M. flexor digiti minimi brevis (Fuß)
      (N. plantaris lateralis)

225.   M. adductor hallucis lateralis
      (N. plantaris lateralis)

218.   Mm. lumbricales II, III und IV (Fuß)
      (N. plantaris lateralis)

219.   Mm. interossei dorsales
      (N. plantaris lateralis)

220.   Mm. interossei plantares
      (N. plantaris lateralis)

118.   M. transversus perinei superficialis
      (N. pudendus)

119.   M. transversus perinei profundus
      (N. pudendus)

120.   M. bulbocavernosus (N. pudendus)

121.   M. ischiocavernosus (N. pudendus)

122.   M. sphincter urethrae (N. pudendus)

123.   M. sphinkter ani externus
      (N. pudendus)

S4 und S5

Rami ventrales

115.   M. levator ani (S4)

116.   M. coccygeus (S4 und S5)

123.   M. sphincter ani externus (S4)

118.   M. transversus perinei superficialis
      (S4, N. pudendus)

119.   M. transversus perinei profundus
      (S4, N. pudendus)

120.   M. bulbocavernosus (S4,
      N. pudendus)

121.   M. ischiocavernosus (S4,
      N. pudendus)

122.   M. sphinkter urethrae
      (S4, N. pudendus)

Bibliographie

Basmajian JV, DE Luca DJ. Muscles Alive, 5th ed. Baltimore : Williams & Wilkens, 1985.

Clemente CD. Gray's Anatomy, 30th Am ed. Philadelphia: Lea & Febiger, 1985.

Clemente CD. Anatomy: Aregional Atlas of the Human Body. Baltimore: Urban & Schwarzenberg, 1987.

Figge FHJ. Sobotta's Atlas of Human Anatomy. Vol.1. Atlas of Bones, joints and Muscles, 8th English ed. New York: Hafner, 1968.

Grat JCB. An Atlas of Anatomy, 5th ed. Baltimore: Williams & Wilkens, 1962.

Hollingshead WH. Functional Anatomy of the Limbs and Back. Philadelphia: W.B. Sauders, 1969.

Hoppenfeld S. Physical Examination of the Spine and Extremities: New York: Appletion Century Crofts, 1976.

Kendall FP, McGreary EK, Provance PG. Muscles: Testing and Function, 4th ed. Baltimore: Williams & Wilkens, 1993.

Londrg D, Brown ME. Electromyographic kinesiology of the hand: Muscles moving the long finger. J Bone Joint Surg (Am) 46:1683-1706, 1964.

Netter FH. Atlas of Human Anatomy. Summit, NJ: CIBA-Geigy Corp, 1989.

Pernkopf E. Atlas onTopographical and Applied Human Anatomy. Philadelphia: W.B. Saunders, 1980.

Williams PL,Warwick P, Dyson M, Bannister LH. Gray's Anatomy, 37th British ed. London: Churchill-Livingstone, 1989.

Quellenverzeichnis

1. Clemente CD. Gray's Anatomy. 30th American ed. Philadelphia: Lea & Febiger, 1985.
2. Williams PL, Warwick R, Dyson M, Bannister LH. Gray's Anatomy, 37th Br ed. London: Churchill-Livingstone, 1989.
3. Figge FHJ. Sobotta's Atlas of Human Anatomy. Vol.1. Atlas of Bones, Joints and Muscles, 8th English ed. New York: Hafner, 1968.
4. Clemente CD. Anatomy: A Regional Aqtlas of the Human Body. Baltimore, Urban & Schwarzenberg, 1987.
5. Netter FH. Atlas of Human Anatomy. Summit, NJ: CIBA-Geigy Corp, 1989.
6. Hollingshead WH. Functional Anatomy of the Limbs and Back. Philadelphia: W.B. Saunders, 1969.
7. Grant JCB. An Atlas of Anatomy, 5th ed. Baltimore: Williams & Wilkens, 1962.
8. Moore KL. Clinically Oriented Anatomy, 3rd ed. Baltimore: Williams & Wilkens, 1992.
9. DuBrul EL. Sicher and DuBrul's Oral Anatomy, 8th ed. St. Louis: Ishiyaku EuroAmerica, 1988.
10. Nairn RI. The circumoral musculature: Structure and function, Br Dental J 138:49-56, 1975.
11. Lightoller GH. Facial muscles: The modiolus and muscles surrounding the rima oris with remarks about the panniculus adiposus. J Anat 60:1-85, 1925.
12. Perry J, Nickel VL. Total cervical-srine fusion for neck paralysis. J Bone Joint Surg 41A:37-60, 1959.
13. Hoskiko D. Electromyographic investigation of the intercostal muscles during speech. Arch Phys Med 43:115-119, 1962.
14. Basmajian JV. Muscles Alive, 2nd ed. Baltimore: Williams & Wilkens, 1967.
15. Jones DS, Beargie RJ, Pauly JE. An electromyographic study of some muscles of costal respiration in man. Anat Rec 117:17-24, 1953.
16. Sodeberg SL. Kinesiology: Application to Pathologic Motion. Baltimore: Williams & Wilkens, 1986.
17. Doody SG, Freedman L, Waterland Jc. Shoulder movements during abduction in the scapular plane.Arch Phys Med Rehabil 10:595-604, 1970.
18. Perry J. Muscle control of the shoulder. New York: Churchill-Livingstone; 1988, pp. 17-34.
19. Flatt AE. Kinesiology of the hand. Am Acad Orthop Surg Instructional Course Lectures XVIII. St. Louis: C.V. Mosby, 1961.
20. McKibben B. Action of the iliopsoas muscle in the newborn. J Bone Joint Surg (Br) 50:161-165, 1968.
21. Lieb FJ, Perry J. Quadriceps function: An anatomical and machanical study using amputated limbs. J Bone Joint Surg (Am) 53:749-758, 1971.
22. Lieb FJ, Perry J. Quadriceps function: An electromyographic study under isometric conditions. J Bone Joint Surg (Am) 53:749-758, 1971.

Index